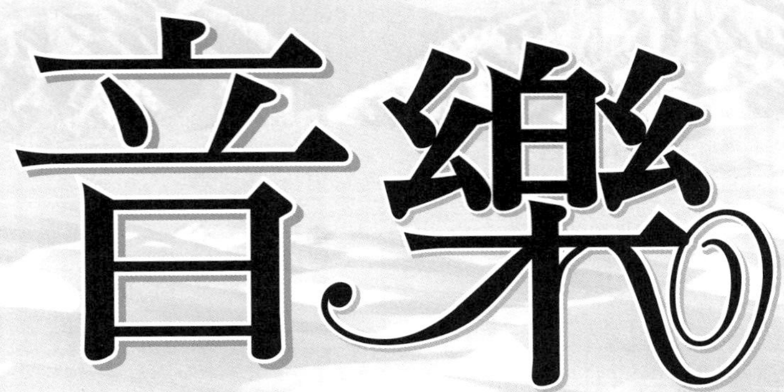

音樂治療

William B. Davis
Kate E. Gfeller 著
Michael H. Thaut

理論與實務

吳幸如・黃鏡澄 校閱

吳幸如・黃鏡澄
李招美・李玉珊
何采諭・盧鴻文
李家雯 譯

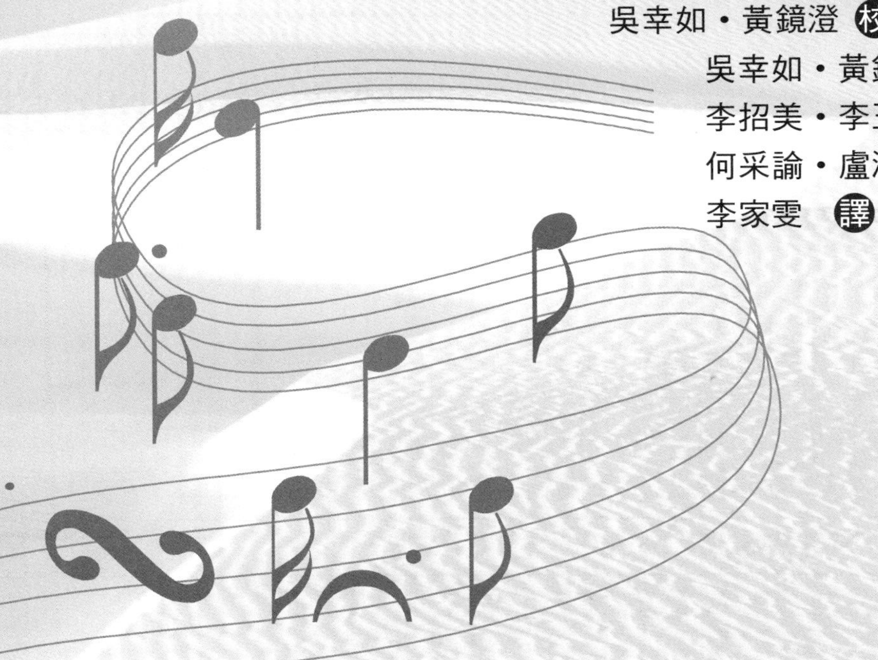

國家圖書館出版品預行編目資料

音樂治療理論與實務 / William B. Davis, Kate E. Gfeller, Michael H. Thaut 著
; 吳幸如等譯. -- 初版. -- 臺北市 : 麥格羅希爾, 2008. 11
面 ; 公分
含參考書目
譯自 : An introduction to music therapy: theory and practice, 2nd ed.
ISBN 978-986-157-580-3(平裝)

1. CST: 音樂治療

418. 986 97019654

音樂治療理論與實務

作　　者　William B. Davis, Kate E. Gfeller, Michael H. Thaut
校 閱 者　吳幸如 黃鏡澄
譯　　者　吳幸如 黃鏡澄 李招美 李玉珊 何采諭 盧鴻文 李家雯
責任編輯　許經緯
執行編輯　李　晶
總 編 輯　林敬堯
發 行 人　洪有義
合作出版　美商麥格羅希爾國際股份有限公司台灣分公司
暨發行所　台北市 104105 中山區南京東路三段 168 號 15 樓之 2
客服專線：00801-136996
心理出版社股份有限公司
新北市 231026 新店區光明街 288 號 7 樓
TEL：(02) 2915-0566　FAX: (02) 2915-2928
E-mail: psychoco@ms15.hinet.net
總 經 銷　心理出版社股份有限公司
出版日期　西元 2008 年 11 月 初版一刷
西元 2024 年 2 月 初版六刷
編　　號　22098
定　　價　新台幣 550 元

ISBN：978-986-157-580-3

目錄 Contents

PART · 1 音樂治療概覽

5 CHAPTER

精神疾病的音樂治療 111

6 CHAPTER

音樂治療與高齡族群 149

11
CHAPTER

PART · 3 音樂治療專業議題

校閱者簡介

吳幸如

- 台南應用科技大學幼兒保育系專任助理教授
- 社團法人中華國際兒童產業暨教育協會理事長
- TED×Talks講者
- 浖洣國際美感教育學院（DMIIAE）創辦人暨執行長
- 中國國家職業培訓技術指導師（OSTA/CETIC）
- 中國5p醫學正念教育機構MindUP™團督
- 「表達性藝術（EA-MPC）兒童正念與遊戲」創始人
- 美國MindUP™認證師資培訓師
- 國際頌缽（VMST）音療師
- 美國表達性藝術音樂治療證照（EAMT）
- 英國班戈大學（MBSR）正念認證師資
- 英國正念校園（MiSP）青少年「.b」授證師資
- 英國「The Present當下的禮物」兒童正念授證師資
- 美國國際Kindermusik授證師資（KCL）
- 英國TMTS按摩治療師協會認證講師
- 日本フィトセラピー協会植物療癒師
- 台南市鼓樂協會音樂藝術總監

黃鏡澄（創華）

- 水面上與水面下劇場心理總監
- 台灣正念發展協會理事
- 台灣正念發展協會「正念引導師」培訓師
- 台灣正念學學會正念療育資深督導師
- 台灣心理劇學會認證導演／訓練師
- 美國正念飲食（MB-EAT）專業群體合格教師
- 嘉南藥理大學嬰幼兒保育系專任助理教授退休
- 台灣心理劇學會考核委員會委員

譯者簡介

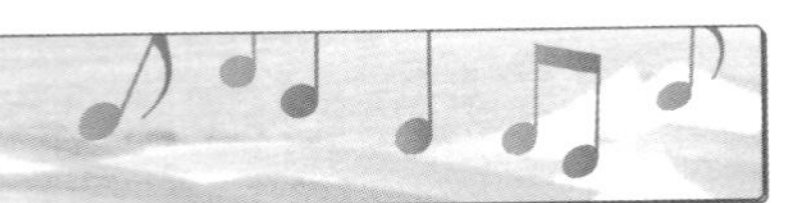

吳幸如	見校閱者簡介
黃鏡澄（創華）	見校閱者簡介
李招美	國立高雄師範大學輔導與諮商研究所碩士 國家高等考試及格諮商心理師 台南市輔導教師督導 台南市西勢國小輔導主任
李玉珊	國立高雄師範大學輔導與諮商研究所碩士 國家高等考試及格諮商心理師
何采諭	高雄醫學大學行為科學研究所臨床心理學組碩士 國家高等考試及格臨床心理師 曾任財團法人長庚紀念醫院高雄分院兒童心智科臨床心理師 曾任《親子天下》、《媽咪寶貝》、《全國兒童》雜誌諮詢專家 彩玉全方位有限公司創辦人 泓孛心智圖創意學院教務部講師
盧鴻文	國立台灣師範大學教育心理與輔導學系諮商心理學組博士 國家高等考試及格諮商心理師 美國密蘇里大學訪問學者 國立嘉義大學輔導與諮商學系助理教授 唐子俊診所諮商心理師
李家雯（海蒂）	美國芝加哥阿德勒大學諮商心理碩士 國家高等考試及格諮商心理師 現為國立台灣大學兼任諮商心理師 目前執業於台北市

原文二版序言 Preface

自從《音樂治療理論與實務》(*An Introduction to Music Therapy: Theory and Practice*)第一版(編按:以下所稱第一、二版皆為原文書版次)出版後,經過相當短的時間,音樂治療專業已有許多改變。最重要的,莫過於國家音樂治療協會(National Association for Music Therapy)與音樂治療美國協會(American Association for Music Therapy)合併成美國音樂治療協會(American Music Therapy Association)。新的組織為音樂治療在美國創造了許多引人注目的展現,並且促使音樂治療訓練有大量的進展。

《音樂治療理論與實務》第二版反映了最近專業上的改變,並提供大學生對音樂治療工作的更新知識。從學生與老師來的回饋,我們保留第一版被認為最有用的部分。

本書呈現音樂訓練目前發展的進步水準概述,目前使用最多的研究發現與臨床技巧。我們整合多元專業資訊,包括:音樂、心理、諮商、醫學、復健、特教、生物、神經及生理學。

本書主述音樂治療概要,但也與其他大學音樂治療課程有關,包括臨床族群與其技巧、臨床實務,以及研究方法。此外,本書也提供音樂治療臨床工作者對於不熟悉族群的學習,更新音樂治療現況的知識,或準備鑑定考試。

近年來,障礙成人與兒童之特殊需求,已成為教育專家與健康專業的責任,增加了對其他專業之相互關聯,使得對教育的與治療的策略有更加熟悉的需求。本書提供給學生與專業人士相當廣泛的音樂治療服務知識,如特殊教育、醫療護理、職能治療、物理治療、心理、諮商、娛樂治療、老年病學、社會工作,以及人類發展。

第二版的特別目標如下所述:

- 以明確的方式介紹音樂治療的領域,包括:音樂治療的定義、音樂治療師的教育與訓練、音樂治療師服務的臨床族群,以及受雇的選擇。

- 提供音樂治療專業發展的歷史透視。
- 提供人們對音樂反應的了解。
- 描述音樂治療師最常服務的族群，他們的特徵與需求，並介紹音樂治療介入方式。
- 介紹轉介、衡鑑、治療計畫、介入，以及評估的基本原則。
- 介紹研究的角色，以及音樂治療最常使用的重要研究方法。
- 介紹影響健康照護的重要立法，特別是與音樂治療相關的。
- 彙編音樂治療師使用的研究文獻、書籍、工具之廣泛參考書目。

本書組織

本書主要由三個部分組成：音樂治療概覽、音樂治療服務族群，以及音樂治療專業議題。

第一部分，音樂治療概覽，包括三個章節，介紹讀者音樂治療的基本概念。第一章定義音樂治療，並描述音樂治療師的教育與訓練。第二章討論音樂應用在治療上的歷史發展，重點提及十九世紀與二十世紀在美國的專業發展。第三章描述人們對音樂刺激的反應（社交、心理以及生理的）。這個章節包括將音樂視為一種終生的活動討論。

第二部分，音樂治療服務族群，由十個章節所組成。在這個部分，介紹音樂治療最常服務的臨床族群，以能讓初學者容易了解的概念來呈現。每章的結構相似，由障礙的定義與相關資訊作為開始，接下來討論音樂治療在這個領域的使用狀況。

第四、五、六章提供音樂治療最常服務的三個族群：智能不足、心理疾病，以及老年族群。第七章到第十三章，描述音樂治療服務之其他臨床族群，包括生理疾患、自閉症、學習疾患、感官損傷、醫學狀況、中風或頭部創傷，以及受刑人。

第三部分，音樂治療專業議題，提供讀者有關專業職責、研究，以及未來趨勢的資訊。第十四章，提供專業職責，包括對案主優勢與弱勢的評估、根據目標與目的所訂定的音樂治療活動計畫，以及評估治療進展。最後一個章節第十五章，則描述音樂治療的重要研究。呈現六個主要的研究方法——描述性、實徵性、單一系統、質性、哲學性，以及歷史性等研究典範。此外，也包含了如何有效閱讀研究期刊、文章的資訊。

這本書呈現音樂治療專業之過去、現在與未來的清楚概述。提升障礙者的生活技能，需要音樂治療師的熟練專業技巧。技巧與知識是幫助障礙者重組豐富潛力的要素，音樂治療專業相信對此有所貢獻。本書特別為那些獻身於此的學生與專家而撰寫，相信可以使這些特殊人們的生活有所不同。

特色

《音樂治療理論與實務》包括一連串幫助學生成功閱讀的學習方法。

章節概要

每個章節最前面都有概要，讓學生可以快速預覽這個章節的組織，以及包含什麼重要的主題。

表格、圖表，以及圖片

讀者可以隨處在本書中發現表格與圖表，以幫助澄清概念與回顧閱讀材料，圖片則協助概念的視覺呈現。

章節摘要

每章最後會有簡短的摘要，幫助學生擷取重要概念。此外，讀者可藉由閱讀結論來複習這個章節。

討論問題

每章的討論問題讓學生可以自我測試對這些資訊的了解程度，這些問題都是簡答／論述。

推薦書目

想要對特定議題或參考文獻中得到額外資訊的讀者，本書也列出書目與文獻，將可協助一個研究計畫的開始。

名詞解釋

每章的重要專有名詞都會以粗體字來表示。這些關鍵字與片語會在書的最後，按照字母順序排列，提供想要複習的學生一個方便的閱讀方式。

致謝

我們感謝下列的專家，協助《音樂治療理論與實務》第二版的修訂：

Alicia Ann Clair
University of Kansas

Peggy A. Codding
Ohio University

Martha Estes
West Texas A&M University

Kaja Jensen
Southern Methodist University

Carol A. Prickett
University of Alabama

Dale B. Taylor
University of Wisconsin, Eau Claire

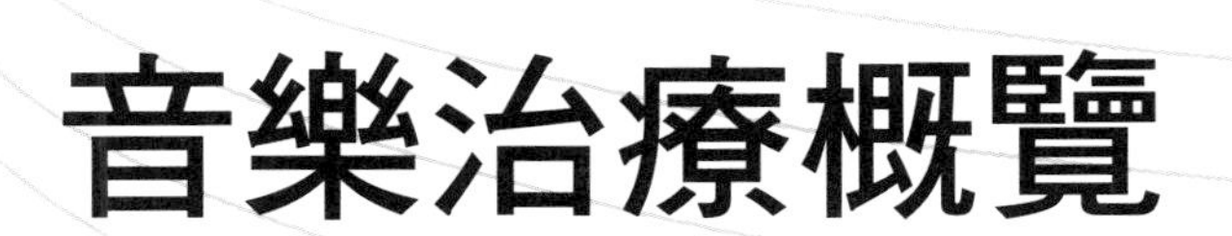

PART 1 音樂治療概覽

音樂治療實務

章節概要

何謂音樂治療？
音樂治療師與誰工作？
治療師在哪些地方工作？
音樂治療師的個人專業為何？
音樂治療師的教育準備為何？
音樂治療專業的概況為何？

Kate E. Gfeller
William B. Davis

音樂治療——那是什麼呢？這個問題經常被問到，被一些沒有音樂基礎的人問到，也被那些具備大量音樂訓練的音樂家提及。大多數的人對像是醫師、老師、會計師或建築工人等的專業，都會有些一般性的概念，因為他們在我們每天生活中，占有很大的份量。相對來說，音樂治療這門專業尚在起步與成長階段，因此許多人對於這份獨特的專業仍少有個別的經驗，也對於此領域和其進行方式有些疑問。這一章將會用一些簡短的例子，來說明音樂治療是如何應用在不同的場域，以及不同的案主身上。

John 是 New Horizons 復健中心的音樂治療師，他的案主來此是因為車禍或是神經肌肉性（neuromuscular）的狀況，導致他們有基本肢體動作的困難，例如步行、進食、書寫和其他重要生活事務。今天下午，John 正在進行步態訓練（gait training）團體，成員都是曾經可以自然輕鬆走路的成人，但是因為神經性損傷，導致目前走起路來卻是費力與不規則的。研究顯示，平穩、有節奏性的拍子具有時間提示（timing cue）的功能，可用以幫助案主重新建立更規則的步伐。因此，John 和復健中心的物理治療師，讓他們的案主透過音樂穩定與有力的節奏與速度進行步態訓練。音樂使他們樂在其中，透過喜歡的音樂，案主在困難與乏味的訓練中，看起來似乎變得更積極，也較少挫折感。因此，在步態訓練的音樂選擇上，John 考慮到每個案主喜歡的音樂類型。綜而言之，John 使用音樂來當作一個時間提示，以及維持成人在肢體復健上的動機。

在隔壁小鎮上，Lisa 是在語言遲緩兒童學前機構服務的音樂治療師，Lisa 和孩子們唱著一首受歡迎的兒歌「巴士上的輪子」。當他們唱到這段歌詞「輪子在巴士上滾來滾去」時，會用手指在空中畫圈圈。接下來，當唱到「人們在巴士上上下下」時，他們便跳上跳下。雖然看起來這很像一般的學前團體，事實上，Lisa 選擇了音樂性活動，及吟唱著可以說明或增強一些語言性概念的抒情歌，來強化語言上的治療。因為音樂性的歌曲與遊戲是年幼孩子們自然的一部分，而且因為 Lisa 在選擇適合孩子發展程度的音樂素材上，做了技巧性的安排，孩子們甚至並不知道他們正在努力學習重要語言的技巧。如果你問他們，音樂就只是好玩罷了！

Holly 是 Greenbriar 退休安養中心的音樂治療師，她的案主都是比較年長的市民。有一些老人相當虛弱，而且需要很多的醫療照護。然而，今天下午，Holly 正在帶領一個仍住在他們各自公寓的老人團體，他們來到 Greenbriar 社區中心，參加一週一次的音鐘（bell）合奏練習。每個人負責演奏一或多個鐘，當合奏時，他們可以創作出完整的曲子。他們剛剛才完成在當地市民中心舉辦的音樂會，而且即將開始準備一場音樂會。Violet 在這個團體至今已有數年時間，但是最近因為輕微中風後，她運用左手有些困難。因此，Holly 讓 Violet 只用另一隻手演奏，在後續的幾個月，Holly 將與 Violet 的物理治療師核對討論，確認是否有特殊改造的手鐘，可以用來提供 Violet 一些機會練習重新使用她的左手。Melvin 的視力有一些問題，所以 Holly 分派給他一個頻率較小的音鐘，而且就他的部分額外用了一些較大的印刷符號。Harriet 是一個相當主動、機敏，且尋求挑戰的老人，因此 Holly 安排 Harriet 演奏四個不同的鐘。Harriet 也協助發布合奏團的新聞稿及音樂會的行程。這個音鐘合奏團提供了有趣及音樂性滿足的背景下，讓這些老人可以維持他們的生理靈活度（像是控制這些音鐘）、頭腦警覺度（像是跟隨他們自己的部分及在正確的時間點上演奏），以及持續維繫他們的社交活動。

Paul 是社區心理健康中心的音樂治療師。今天下午，正和一群患有長期憂鬱症的成人團體聚會。首先你可能會注意到的一件事，就是這個團體沒有人在講話！甚至每一個團體成員都很主動地在即興演奏，一個有趣的現象是，這裡的案主沒有一個是接受過訓練的音樂家。身為一個音樂治療師，Paul 被訓練來幫助各種不同背景和能力的人們，以有意義且治療性的方式來參與音樂性的活動。在這個療程中，音樂性的即興創作是一個自我表達的媒介，而且團體成員正在使用這種非口語的溝通模式，來跟其他的團體成員分享他們今天的感受。

Kellie 是當地一般醫院的音樂治療師，在此她與患有不同健康問題的病患工作。今天她正在為一個拉梅茲（Lamaze）團體提供諮詢，團體中，孕婦媽媽們正在學習如何處理自然生產過程中陣痛的技巧。Kellie 正在解釋音樂如何用來協助處理身體的放鬆，以及聚焦於她們在生產的陣痛位置。與拉梅茲老師及每一位孕婦的合作下，Kellie 將準備每個人的個人音樂，以便每位媽媽在生產中使用。此外，Kellie 和拉梅茲老師正在指導這些女性，如何使用音樂來引發放鬆反應，Kellie 正使用一些研究支持的有效放鬆訓練準則、認識陣痛的處理，以及應用她對於人們在音樂反應上的知識，來協助這些女性準備迎接她們生命中這重要的時刻。

從這些例子，應該可以更清楚地看到，音樂如何以各種不同的方式，使用在各種不同的人們以及各種不同的場域上。因此，對於「什麼是音樂治療」的這個問題，並沒有辦法以一個簡短、簡要的方式回答。以這些例子當作開始，讓我們來回答一些普遍被問及關於音樂治療的問題：

- 何謂音樂治療？
- 音樂治療師與誰一起工作？
- 音樂治療師在哪工作？
- 音樂治療師的專業要求為何？
- 音樂治療師的準備教育為何？
- 音樂治療專業的概況為何？

何謂音樂治療？

在音樂治療中，「音樂」這個詞被用於描述使用某種特定媒介。音樂被用於當作治療性的媒介，但它在治療上最理想的益處，是根基於治療師使用上的適切性。音樂並非萬靈丹，舉例來說，如果我們給予腦性麻痺或是憂鬱症的人們一張音樂唱片或是音樂會的門票，那可能會發生什麼事呢？因為喜愛音樂會，這些人可能會變得更喜歡音樂，或是可能甚至會感受到心情上短暫性的轉換。然而，這並不可能是因為這些簡短的音樂上的經驗，讓他們經歷生理或是情緒上顯著與持續性的改善。那種非正式的音樂使用，即是人們每天都可以為自己準備的音樂，並不會考量到那些健康問題背後的潛在因素，也不會運用到經過妥善驗證的理論和技巧。音樂被當成一種治療性的工具，其效益是取決於治療者的技巧與知識。

本章一開始的例子中，不同種類的音樂被用在不同的方式上。舉例來說，在復健中心裡，John 使用極為抒情的音樂唱片當成一種時間提示以及強化動機。Lisa 和學前團體的孩子們正唱著普通的兒歌，但是選擇這歌曲在某種程度上，是深植在歌曲中獨特性的語言概念。Paul 在心理健康中心的案主正在實際創作屬於他們自己的音樂，並且使用自己的即興創作當成一種非語言的溝通。就如醫師使用不同的療程與器材（像是：進行外科手術、開藥物處方箋，以及聆聽人們的問題等等）、仰賴醫療的狀況，所以，音樂治療師會針對每個案主的需要來調整適合的音樂。

因為音樂是一個普遍性的現象，各種年紀和各種文化的人們都會聆聽、演奏、創造，以及樂在其中。有些音樂具備高度的複雜性以及挑戰性而難以理解，有些音樂則是相當簡單及容易跟隨；有些人喜歡作曲或者演奏樂器，有些人則透過聆聽就可以輕易地獲得相當的愉悅。音樂類型的變化性與各種不同的方式，讓人們可以投入其中，讓音樂變成很有彈性的治療媒材。（第三章將會描述不同結構性特色的音樂，以及它在社交上的功能，讓音樂的效益變成一種治療性的工具。）

現在我們來思考一下「治療」（therapy）這個詞。這是一個很普遍使用的字眼，經常意指協助或幫忙一個人，它常被使用在生理或心理的問題上。就如我們每天生活所知道的，治療會發生在各種不同的形式上。舉例來說，心理治療者初始會傾聽並和案主談話；營養師會針對個別的需求，來教育人們什麼食物是最有營養且合適的；物理治療師會安排各種身體活動，或是發展特殊的夾板與自動裝備；外科醫師使用一些特殊的工具，像是解剖刀和夾鉗，來修復身體受損的部位。音樂治療師則使用音樂及音樂活動來增進治療的歷程。

音樂以多樣性的方式被當成一個治療性的工具，要很明確、簡要地表達，但又要能囊括音樂治療的綜合性定義，這是很困難的。這個專業逐漸在形成中，當然，許多不同的定義多年來也一再被提及。在專業剛發展的前十年，手冊上提到「以音樂治療為專業」(National Association for Music Therapy, 1960)，其定義音樂治療是：「一種經科學性應用音樂藝術來達成治療性的目標，運用音樂或治療師本身來產生行為的改變。」

在早期的專業中（見第二章專業歷史的額外訊息），音樂治療師數量有限，訓練計畫也很少。此外，案主量的提供及療程在早期年代比現在更為狹隘。因此，這個簡短及狹隘對音樂治療的定義，在那個時候看起來也許是相當適合。

二十年後，相同的專業組織大量成長。在這個時候，新的技巧及實施標準也發展出以符合更多樣案主的類型。因此，一個適當新的定義出現，這不令人驚訝。1980 年出版的手冊「音樂治療的專業」(National Association for Music Therapy) 如此描述這個專業：

> 音樂治療是使用音樂來達成治療性的目標：修復、維持及改善生理、心理的健康。這是系統性地應用音樂，隨著音樂治療師在治療性的環境下，將可引導出期待的行為改變。這些改變使人們接受治療，促使他們對自身及其自我的世界有更多的了解，因此能在社會上有更好的適應。在計畫及實施某些特定的音樂活動，身為一個治療性的專業音樂治療師團隊，要分析個人的問題及規畫一般性的治療目標。定期的評估決定了治療歷程中的效益。

自 1980 年起，音樂治療專業持續發展成一門新知識，及出現新的健康照顧的方式。在 1997 年，美國音樂治療協會（American Music Therapy Association）在他們出版的手冊裡，對音樂治療有了專業性的定義：

> 音樂治療是一種建立在與健康結合的專業，使用音樂與音樂活動來治療生理、心理、認知與社會需求失常的個人。這份專業在 1950 年一開始，是利用音樂和音樂性的活動在二次大戰後的退伍軍人醫院與病人一起工作。今天超過五千個音樂治療師，受雇於全美的各種場所，像是醫院、診所、日間照護機構、學校、社區心理健康

> 中心、藥物濫用中心、養護之家、收容所、復健中心、矯治機構及私人執業場所。最近這五十年關於音樂治療的研究，在許多領域支持了音樂治療的功效，就像促進活動、所有身體的復健、引發人們對治療的動機、對案主及家人提供情緒上的支持、提供表達所有感受的宣洩，以及提供心理治療的歷程。（AMTA Membership Brochure, 1997）

上述音樂治療的定義在於，強調透過音樂治療處理各種不同類型的健康問題、提供一個簡要的過去歷史的觀點，以及列出一些音樂治療師最常受雇的健康照護中心的處所。然而，這特殊的定義在這專業的其他部分提供很少的訊息（例如：音樂當成一個治療性工具的功能為何？）。音樂治療意指對不同的人使用不同的方式，以及塑造個別治療師的價值觀、哲學觀、訓練背景、工作場遇，以及文化背景。每一個音樂治療師很可能會修正一些或很多關於音樂治療的特殊定義，當你進一步閱讀本書，透過以音樂為治療性媒介的益處，你將會發現有關更多樣音樂結構性的特色與社會功能。你也會讀到用更多不同方式，以音樂當成一種治療性工具，用在不同案主身上。當你讀完這本書，你應該會對這個專業工作有更多理解性的想法。

音樂治療師與誰工作？

在一開始前言的故事，指出許多透過音樂治療獲益的人們。舉例來說，John 與那些身體有障礙的人一起工作；Paul 和有情感疾患的成人們工作；Lisa 和語言發展遲緩的孩子們工作。而這些只是眾多接受音樂治療案主的其中一小部分罷了。

過去音樂治療師大多與有心理問題或智能障礙者工作，隨著預防性健康照顧的強調、協助障礙孩童回歸公立學校的整合課程、增進老人服務等，音樂治療師正在擴展各種不同的臨床新領域。音樂治療現在使用在疼痛控制、壓力管理、嬰兒的感官刺激、成人的日間照護、養護之家、健康方案、分娩過程、監獄，及醫療照顧上。

如同其他健康照顧的專業（例如：護理、物理治療、語言矯治等等），音樂治療的方法與技術在臨床的場域裡變化很大。舉例來說，Holly 使用同時適合健康與虛弱老年人的方式與媒材。Kellie 使用在準媽媽的音樂，是根基於疼痛管理原則，及懷孕過程中對自己身體需求的敏感度。Lisa 考慮到一般孩子的發展，特別是關於語言的發展，來規畫她的療程。當治療目標一旦選定後，評估的使用也影響了案主的需求、能力方針與計畫，以及與其他治療師的合作。因此，音樂治療師需要學習不只是音樂治療的方法，還必須學習應用在特定案主身上的獨特技術。

以下是在 1998 年由美國音樂治療協會（AMTA）所調查，一些音樂治療師主要服務的弱勢族群：

- 老人
- 發展障礙
- 心理健康
- 肢體障礙
- 學齡兒童
- 早期療育
- 藥物濫用
- 感官治療
- 精神疾患的治療
- 病症末期

近乎四成的音樂治療師和有心理疾患、發展疾患、在養護之家的老人或其他機構的案主工作。過去音樂治療師大多服務這些患有心理疾病及智能遲緩（發展性的障礙）的人，但是近來音樂治療師服務更多種不同類型的案主。在過去二十年來，增加了許多音樂治療師投入老人的服務。這是由於老人族群的大量成長，他們也需要更多醫療及社會服務，這也包含音樂治療。

音樂治療師服務的案主類型隨時改變。舉例來說，僅是在數十年前，很多早產兒在出生後就死亡了；現在許多在危機當中的嬰兒存活下來，且可能有特殊教育與健康照護的需求，這可能就需要音樂治療師的服務。另外的趨勢，像愛滋病的流行，也可能改變音樂治療師的案主服務類型。因此，音樂治療師服務的案主類型可能會隨時持續地不斷改變，這些改變帶來專業訓練形式及工作機會的改變。

音樂治療師為了接觸服務更多類型的人們，許多學生會尋求相關的經驗，像是當義工或是在付費機構服務，藉著與孩子、青少年或有特殊需求的成人一起工作，充滿熱情的治療師學習一種或是更多臨床的族群，而可以獲得更多的職業選擇（Henry et al., 1986）。

治療師在哪些地方工作？

在這一章一開始所提到音樂治療師的例子，音樂治療師在各種不同的場域工作。舉例來說，Paul 工作的地方是一個改建的維多利亞時期房子的心理健康中心，他們改建了諮商師的辦公室與大房間，來進行團體治療。案主並沒有住在該中心裡，但是當有團體治療的時候，他們便會來參加。另一個例子，Kellie 在一個一般性的醫院工作，她實行計畫的辦公室是在治療的活動區，但是她所提供音樂治療的場所，可能就在病人的房間或者在不同病房的治療區。Lisa 學前學校的教室是在公立學校一側的盡頭，孩子的父母們在每週末的早上將他們帶來學前學校。你可以看見音樂治療師並不一定是在醫院裡工作，治療型態的技巧將隨著個別健康問題的性質而有巨大的改變。然而，這些治療提供的多樣性選擇並不一定總是存在著。

數百年來，人們接受治療的地點有戲劇性的改變。在很久以前，我們知道患有心理或身體失常的人，有時候是被處死、被遺棄，或者讓他們變成街頭的乞丐自求溫飽（Rudenberg, 1981）。在 1800 年代，大家傾向透過建立特殊的機構來照顧這些有障礙的人們，如失明、低智能者（feebleminded）、失聰、精神病（Graham & Beer, 1980）。嚴重障礙狀況的小孩通常就會被送到安置機構，在那邊他們可能被照顧以及教育，甚至可能終其一生都在那邊。

機構的品質變化也相當大。不幸地，有些只是牆、床及提供生活必需的託管照顧罷了。其他較具備知識管理者的機構，則包括復健或休養方案。一些機構為居住的人安排含括了音樂的方案，包含交響樂、樂團、合唱團或其他的團體。經常可以發現特別有天分的居住者，而且變成終身表演團體中佼佼者。這些機構性的音樂方案有時透過有音樂天分的人，或者有心的音樂老師組織而成。在其他的例子裡，音樂治療師受雇在機構裡，去發展一些音樂的方案（Graham & Beer, 1980）。

在這些音樂方案一開始，目的是要發展出一個表演性質的團體。隨著時間推展，教育者與健康照顧的專家開始注意到音樂方案對障礙者的額外益處。舉例來說，在智能遲緩的案例中，音樂似乎變成了發展語言與社交技巧的機會。早期在失聰者的學校報告裡指出，節奏性的活動對於訓練僅存一些聽力或完全聽不到的學生是很有益處的（Darrow & Heller, 1985; Graham & Beer, 1980）。

在二十世紀，教育與復健實施上有很重要的改變。人們開始去關心那些提供貧窮照顧的機構，及進一步質疑有障礙的人們是否應該與他們的家庭和社區隔離。逐漸地，一般大眾更關注到身體和心理有限制人們的權利（Graham & Beer, 1980; Shore, 1986; U.S. Department of Education, 1988）。在父母的壓力及公益團體反應之下，在機構中的教育及社會機會的方案量，比在公立學校為了有障礙的學生所做的調整性的改變來得少（Biklen et al., 1987; Shore, 1986）。

在 1975 年，美國聯邦政府通過了一個重大的法案——94-142 公法，即「殘障兒童教育法案」（Education for All Handicapped Children Act of 1975）（Shore, 1986; U.S. Department of Education, 1988）。這個法案對有障礙兒童的教育有決定性的改變，包含適當安置在公立學校〔稱為回歸主流（mainstreaming）〕、發展個別化教學方案（individualized education plans, IEPs），並在 1978 年於全國的學校實施。（IEP 指的是針對每一個有障礙學生的書面敘述，提供了個別設計的方式來適配每一個學生的特殊需求。）因此，也教導一些在偏遠居住機構的障礙學生，從三到二十一歲各種廣泛性障礙的學生，到當地公立學校註冊入學（Graham & Beer, 1980）。

今天音樂治療師受雇在各種健康照顧機構及教育場域，包含醫院、診所、集體養護機構、發展障礙中心、監獄、學校，及心理健康機構。一些音樂治療師投入私人執業或提供諮詢；有一些則從事教學、督導音樂治療的實習生，或者變成行政管理者。

大多數的音樂治療師受雇於精神療養院及學校，主要在養護之家、老人機構、私人執業及大學（擔任音樂治療課程的老師）工作。工作機會的變化性取決於地理位置、資金的提供，以及其他因素，像是宗教及機構的運作。

根據 1997 年國家音樂治療協會（National Association for Music Therapy, NAMT）的會員手冊，大量成長的受雇領域，包含成人日間照護、精神科住院病人、物理復健及私人執業。未來在教育及健康照顧趨勢的發展，工作機會的改變可見一斑。音樂治療師的薪水也可以相較於那些其他相關的保健專業，像是特教老師及社工。

音樂治療師的個人專業為何？

一個音樂治療師必須兼具一個好的音樂家與一個好的治療師。這是什麼意思呢？在音樂上，個人必須有極佳的音樂技巧（例如：彈奏社交性樂器的能力，如吉他、鋼琴等等）、對不同音樂類型有豐富的知識（例如：流行音樂、古典、爵士、宗教音樂等等），而且在使用音樂上必須有彈性、創造性，及以滿足審美觀的方式。然而，成為一個極佳的音樂家，這是不夠的。一些極佳的音樂家缺少人際互動上的品質，而無法成為一個好的治療師。

由於治療師的工作可能須具備生理或心理上的需求，要成為一個成功的照護者，某些人格特質是不可欠缺的。精力充沛、情緒穩定是必需的，因為一個音樂治療師必須與許多不同年紀類型的人有效地連結，而且也必須扮演一個好的模範。對幫助人們有真誠的興趣、耐心、圓融、理解及好的幽默感，都是重要的。因為音樂治療師與特別容易受傷的人工作，治療師必須是可信賴的、真誠而遵守倫理的，這都是特別重要的。舉例來說，如果治療師只是為了擁有一個穩定工作，而不是具有真誠的興趣與好的治療技巧，利用案主來滿足個人經濟需求，這種「利用」案主是違反專業倫理的。

音樂治療師必須接受，在一個助人的專業中，許多的回饋是無形的。她／他必須處理挫折，及要能夠看到臨床上客觀的狀況。簡言之，一個成功的音樂治療師是一個好的音樂家，也是一個有創造力、想像力的人，可以展現和案主、督導及同儕互動的極佳技巧，是可以信賴、真誠與遵守倫理的。

音樂治療師的教育準備為何？

當你學完這個章節之後，一個音樂治療師的教育與訓練是經過多重性質的，且包含除了音樂以外的其他主題。音樂治療的學生可以學習到哲學、生物學、心理學、諮商、人類學與律動／舞蹈。你可以看見音樂治療是個被各種因素影響的多變領域。音樂治療師的訓練在學院裡的課程是相當獨特的，因為它不僅需要對音樂全盤的知識，還需要在生物科學、社會學、人類學、心理學及口語書寫等溝通的深度養成教育。

音樂治療的課程由美國音樂治療協會（AMTA）所認證，雖然在特定課程的名稱有所改變，及每一個銜接課程每個學期的授課時數不一，但課程基本上需要有以下的一般性領域：音樂治療、音樂、行為／健康／自然科學、一般教育，及一般選修課程。課程含括的內容是由美國音樂治療協會（AMTA）摘要列出的專業能力、知識與技巧，這涵蓋畢業前應修習完成的課程。學習音樂治療的領域包含音樂治療原理的課程、音樂心理學及臨床實施原則（包含一次為期六個月的實習）。基本上，課程包含了理論、觀察、衡鑑、測量技巧、文獻研究、方法、媒材及倫理。學生可以學習到這些主題應用到各個有障礙的團體中。如果你是一個全職的學生，音樂治療的課程通常需要四年，而且必須在臨床機構實習六個月。

音樂課程包含理論、歷史、主修樂器（雙簧管、鋼琴、小提琴、聲樂等等），須與吉他、鋼琴、聲樂、多功能和絃琴（autoharp），和其他樂器的技巧都一樣好。課程的其中部分專在行為／健康／自然科學，包含心理學、社會學、人類發展，及研究方法的課程。推薦的學習包含哲學、人體運動學、神經病理學、生物學。這些組合課程有一般教育的個別指導課。學校的一般課程通常包含數學、英文、哲學、健康教育，及基礎的電腦技巧。也建議有一些額外的人文學科的課程，像美術、舞蹈、戲劇及運動。有少部分的課程是一般性的選修，可以由學生來選擇。這些課程可能是音樂的領域課程，行為／健康／自然科學，或增加音樂治療的附屬工作。

在完成課程之後，學生在美國音樂治療學會認可的單位進行六個月的臨床實習。在實習的過程中，學生在認可的音樂治療師督導下精練他們的臨床技巧。這個經驗模擬了在全職音樂治療工作中的實境狀況，以及提供學生關於音樂治療各方面的實務。當實習完成後，學生就可以參加資格考。這個考試由音樂治療師檢定委員會（Certification Board of Music Therapist, CBMT）管理，這是一個獨立認證的組織。這個測驗測試了應考者關於音樂治療的功能、原則、臨床理論與技巧、音樂的一般性知識、專業角色與責任的知識。一旦通過這項考試，應考者即獲得認可，並可以申請專業執照。

音樂治療專業的概況為何？

近來在美國音樂治療協會（AMTA）有二千五百個專業的音樂治療師。在 1997 年針對個人的調查中，幾乎有九成的會員是女性，一成是男性。會員的年齡分布如下：20-29 歲的有 22%、30-39 歲的有 20%、40-49 歲的有 16%、50-59 歲的有 5%，以及超過 60 歲的有 3%。17% 的會員是碩士或博士。近 92% 的會員是白種人，非裔美國人在美國音樂治療協會（AMTA）的組成有超過 2%，而西班牙裔為 1.2%。因此在這段時間，碩士畢業的女性是占有這個專業領域最多的比例。增加性別與種族的多樣性是這個協會的重要目標，特別是提供多元文化的服務，及關注到音樂的喜好與反應，跟文化背景是有相關的。

摘要

對於那些因為行為、學習或生理上的障礙，需要特別服務的兒童及成人，對有興趣從事音樂治療工作者提供了挑戰、機會與回饋。我們定義音樂治療是一種關於改變不健康行為，並透過音樂的刺激轉換成較適應行為的行為科學。以音樂治療為職志的人，應該是個身心健康並有良好人際技巧，且能勝任的治療師。

音樂治療師與各種不同臨床類型的案主工作，包含最為頻繁的心理問題、智能遲緩及老人。雇用音樂治療師的機構也有許多種。近來許多音樂治療師受雇於心理健康中心、公立學校，以及智能遲緩的機構。美國音樂治療協會有嚴格的教育及訓練方案。課程包含音樂治療、音樂、健康行為／自然科學、實務技巧、一般課程，這含括了一個讓有熱情的音樂治療師投入專業的典型計畫。

這一本書接下來的章節會詳細闡述這些基本概念，此外，也會討論音樂治療的使用歷史基礎，以及音樂如何影響身心障礙者的情緒、心理、身體健康。我們也會考量到音樂治療的歷程、音樂治療的研究角色，以及在這獨特領域的未來趨勢。

討論問題 Study Questions

1. 音樂治療師與音樂教師的不同處為何？
2. 在決定以音樂治療為職志之前，為何與障礙者一同工作以獲得經驗是重要的？
3. 音樂治療師最常服務的三個臨床族群，包含智能遲緩、心理不健康和______的人們。
4. 描述早期機構的音樂治療方案。它們與現在所提供的音樂治療方案有何不同？
5. 列出至少四個可以雇用音樂治療師的機構。
6. 要成為一個成功的音樂治療師的三項資格為何？
7. 美國音樂治療師要求必須實習的目的為何？
8. 資格檢定考試的功能在哪裡？音樂治療師何時可以參加這個考試？

參考文獻 References

American Music Therapy Association. 1997. *1997 membership brochure.*

Biklen, D., S. Lehr, S. Searl, and S. Taylor. 1987. *Purposeful integration . . . inherently equal.* Syracuse, NY: The Center on Human Policy, Syracuse University.

Darrow, A. A., and G. N. Heller. 1985. Early advocates of music education for the hearing impaired: William Wolcott Turner and David Ely Bartlett. *Journal of Research in Music Education* 33:269–279.

Graham, R. M., and A. Beer. 1980. *Teaching music to the exceptional child.* Englewood Cliffs, NJ: Prentice Hall.

Henry, D., C. Knoll, and B. Reuer. 1986. *Music works: A handbook of job skills for music therapists.* Stephanville, TX: Music Works.

National Association for Music Therapy. 1960. *Music therapy as a career,* brochure. Washington, DC: National Association for Music Therapy.

———. 1980. *A career in music therapy,* brochure. Washington, DC: National Association for Music Therapy.

———. 1997. *1997 membership directory.* Washington, DC: The National Association for Music Therapy.

Rudenberg, M. T. 1981. *Music therapy for handicapped children: Orthopedically handicapped.* Washington, DC: National Association for Music Therapy.

Shore, K. 1986. *The special education handbook.* New York: Teachers College Press.

U. S. Department of Education. 1988. *Summary of existing legislation affecting persons with disabilities.* Washington, DC: U. S. Department of Education.

音樂治療：歷史的觀點

章節概要

William B. Davis
Kate E. Gfeller

數千年來，來自人類學、心理學、音樂學與生理學等等不同領域的學者，長期探詢音樂能留存於人類行為中的原因（Hodges, 1980; Winner, 1982）。音樂並無明顯遺留下來的價值，然而它卻在過去與現在的所有文化中，占有重要的一席之地。音樂被稱為人類所知最美好的共通語言，穿越時間洪流的紀錄，人們相信音樂在撫慰人心及表達難以言喻之情感上，具有不可思議的力量（Stevenson, 1967），音樂的價值是如此明顯且無庸置疑。在本章中，將會探討音樂在尚無文字文化中的角色、音樂與療癒在文明出現前的關係、在美國早期的音樂治療訓練，以及音樂治療職業的發展。

史前文化的音樂治療

文字未發明前的社會並無書信溝通系統存在，游牧的先人為了生存而聚集成為群體，且為了生活而成為獵人和食物採集者。彼時尚無農業、政府組織和定居點。這些小群體的發展能與其他群體區隔，並且擁有自成一格的習俗與儀式，我們僅能推測音樂在史前文化中是如何被使用，且持續到今天。這些知識能幫助我們理解人們對於音樂的反應，並提供一些關於音樂與療癒之間密切關係的背景資訊（Nettl, 1956）。在史前的人們普遍相信，他們是被超自然力量所控制，環繞周圍的是邪惡、無法預測的環境。為了維持生存，他們被迫遵守一套複雜規範來面對自然敵意的力量，以保護他們與他們的同伴。他們視超自然力量與健康和安寧生活共同成為一個統整的整體（Sigerist, 1970）。

在史前的人們相信音樂具有力量，能影響心靈與身體健康。音樂通常與超自然力量連結，例如，在某些史前社會中，歌曲會使用在重要的儀式上，被相信是來自神力或是超自然的源頭（Merriam, 1964; Sachs, 1965）。這些歌曲伴隨著他們無法解釋的力量，慣用於乞求上天與在所有需要特別支持的活動中，例如，宗教或是有治療功用的儀式。

在某些史前社會中，生病的人會被視為受敵人詛咒的受害者，他們不會被責備且能享受特別的待遇。然而在其他的社會中，卻認為人是因為觸犯部落之神，為了抵銷其罪而生病，此人若是持續對家族與社會福祉貢獻，其社會地位就不會改變；但若他變得過於病重而無法行使社會責任時，就會被視為必須被拋棄與放逐的人。在這些文化當中，關於疾病的原因與治療主要的決定權在於「巫師」，他通常運用巫術與宗教元素驅除病人身上的惡靈或是魔鬼。而音樂的使用類型是決定於入侵身體的精靈類別。因為疾病概念的些微差距，在史前社會間，樂師和醫療者的角色與音樂型態是多樣性的。在大多數的情況下，部落中的樂師／醫療者在族群間擁有一個重要的地位。這是由於此類人的責任不只是診斷出疾病的起因，還要提供合適的治療方式來驅除病人體內的精靈或惡魔。有時候，音樂的功能被視為實際治療儀式上的序曲。鼓、響環、吟唱與歌曲，可能會在儀式準備前使用，同時也可能會持續使用在實際儀式上（Sigerist, 1970）。重要的是，樂師／醫療者並不是單獨行動的，在史前社會裡，是認可整個家族和社會成員在儀式中的群體力量，在治療用的降神集會或合唱中提供精神與情感的支持，以促進迅速的恢復（Boxberger, 1962）。

早期文明的音樂與治療

狩獵者與採集者支配了史前文明約五十萬年的時間，在八千到一萬年前，農業的出現形成了穩定的生活型態，發展出較多的人口和文明的出現。文明象徵著書寫溝通的演化、城市的成長、科學與醫藥的技術成就。對多數人而言，跟隨著一套特別的風俗與對自然觀，與之形成或多或少的持久聯盟，已經是一種生活方式。介於西元前五千與六千年之間，第一個文明出現於現今的伊拉克，且在西元前三千五百年穩定建立，這段期間音樂在**理性醫療觀**（rational medicine）下，於巫術與宗教療癒儀式中都扮演了重要的部分。

古代文明裡音樂的使用：治療儀式

伴隨著文明的到來，巫術、宗教與醫學的理性成分，從不同的方式下開始發展。在遠古的埃及（大約是西元前五千年），這些要素是相互並存的，但是療癒者一般根據的是單一的治療哲學作為基礎。埃及的音樂療癒者享有特權，是因為他們跟神職人員與其他重要的政府領導者有著密切的關係。埃及的祭司／醫師會參考音樂作為治療靈魂的醫術，且通常都會把吟誦治療當作醫療工作的一部分（Feder & Feder, 1981）。

在巴比倫文化的鼎盛時期（大約是西元前 1,850 年），疾病是以宗教的框架來看待的。生病的人被認為犯了違反天神的罪而遭受苦行，且在社會裡被視為一個遭拋棄的人。若是提供治療，只被認為是為了補償觸犯神祇的宗教儀式（Sigerist, 1970），而治療的儀式通常包括了音樂。

在古希臘，音樂被視為遍及於思想、情緒與身體健康中的特別力量。西元前六百年，斯巴達的 Thales 被認為能透過音樂的力量來治療瘟疫（Merriam, 1964）。治療神殿與寺廟裡有專門唱讚美詩的人，而音樂被當成治療情緒困擾者的處方（Feder & Feder, 1981）。使用音樂來治療精神失控，反映了音樂可以直接影響情緒與發展個性的信念。在希臘著名的人當中，Aristotle 認同音樂的力量與音樂有淨化情緒的價值；Plato 亦同意音樂是心靈的良藥；Caelius Aurelianus 則警告並反對不加區辨地使用音樂來對治心神失常（Feder & Feder, 1981）。

西元前六世紀的希臘，理性醫療幾乎完全取代了巫術與宗教儀式，雖然少數的疾病仍被歸因於超自然力量，但多數是支持疾病原因理性的調查。在史上第一次關於健康與疾病的研究，是奠基於經驗上的證據（Sigerist, 1970）。

健康與疾病被普遍地解釋成四種主要體液（four cardinal humors）的理論。這個理論出現在大約在西元前 380 年出版的著作《論人之本質》（*On the Nature of Man*）一書中，作者是 Polybus，他是 Hippocrates 的女婿。四種體液包括血液、黏液、黃膽汁與黑膽汁，且每個成分都包含獨特的特質。良好的健康是由四種成分維持平衡的結果，而兩種或是更多的成分不平衡時，就會導致生病。生病的個體會被視為較低等的。隨著僅僅些微的修改，隨後的二千年裡，這個理論影響了醫學的發展，變成中世紀最重要的部分。

中世紀和文藝復興時期裡的音樂與治療

雖然在中世紀，古希臘的許多輝煌成就已消失，這段時期（大約西元476到1450年）呈現了古代與當前之間的重要連結。在羅馬帝國衰亡之後，基督教便成為西方文明中的主要力量。由於基督教影響而促使對疾病態度的改變，與早期的思想對比，一位生病的人既非較劣等也不是受到神的懲罰，當基督教遍及歐洲，社會變成會去照料與治療生病的成員。醫院的建立用來提供對身體患病者的人性化照顧。然而，精神病患者則並非如此幸運，心理有疾病的人被相信是受到惡魔的支配，且通常是被監禁與凌虐（Boxberger, 1962）。

雖然基督教的信念在中世紀裡影響著對疾病的態度，而在希臘文化中，醫學實踐仍是以四種特質的理論發展為根基，這個架構提供音樂在治療疾病上作為基礎的角色。許多政治家與哲學家都相信音樂治療的力量，例如：Boethius認為音樂可以增加或降低人類的道德。就像Aristotle一樣，Cassiodorus視音樂為強力淨化的型態，St. Basil倡導音樂對於恐懼情緒是一個正向的媒介，許多人相信，讚美詩對於某一種無法具體說明的呼吸方面的疾病具有療效（Strunk, 1965）。

在文藝復興期間，解剖學、生理學與臨床醫學上的發展，顯示了醫學以科學為傾向的開端。儘管有實驗室的發展，然而對於治療疾病仍是以Hippocrates、Galen與四種體液複雜闡釋的學說為基礎。在這段期間，音樂、醫學與藝術之間有所整合。舉例來說，許多著作像是Zarlino（音樂家）與Vesalius（醫生）的作品中，都論及音樂與醫學間的關係，類似的作品在那個時代並不算少見（Boxberger, 1962）。

音樂在文藝復興期間不只被使用在治療憂鬱、絕望與精神疾病上，也被醫生作為預防藥物來使用。如同現代，實際上音樂處方是被認可的，音樂被視為能提高情緒健康。對於那些可負擔豪華現場表演的人，音樂可以協助維持生活正向觀點。樂觀在這段時期顯得特別重要，因為歐洲被流行病肆虐破壞，有時候甚至是會造成整個村莊的滅亡（Boxberger, 1962）。

在巴洛克時期（1580-1750），仍以之前四種體液理論為基礎，音樂持續與醫療實踐間有所連結。除此之外，在性情與疾病理論上，Kircher（1602-1680）提供使用音樂在治療疾病方面一種新的觀點。Kircher 相信，人格與某種風格的音樂具有搭配性，例如，沮喪的人對於憂鬱的音樂會有反應，興高采烈的人大部分會被舞蹈類的音樂所影響，因為它能使性情興奮（Carapetyan, 1948）。如此一來，治療者便需要選擇合適的治療音樂。為了支持在治療憂鬱上使用音樂，Burton 在他的著作《解剖憂鬱》（*Anatomy of Melancholy*）中陳述：「除了傑出的力量能驅除許多其他的疾病外，音樂是對抗沮喪與憂鬱的最佳良方，甚且能驅趕惡魔本身。」（Burton, 1651）其他如 Shakespeare 與 Armstrong 的劇本與詩當中，也包含許多將音樂作為治療的例子（Davis, 1985）。

在十八世紀末期，音樂仍然被歐洲治療者所提倡用來治療疾病，但是有一潛伏的哲學觀正在改變。隨著強調科學醫療的增加，音樂被歸類成特殊事例，且僅由少數的醫療者運用在全面性（多重治療）的架構上，在美國音樂治療的成長與發展期間，這樣的改變是顯而易見的。

在美國的音樂治療

音樂治療在美國的實施有著長遠悠久的歷史，雖然在二十世紀，音樂治療成為有組織架構的職業，但音樂在美國被使用在治療身體與心理的疾病，卻是開始於十八世紀末期。

❖ 十八世紀文學作品中的音樂治療

在美國最早的音樂治療參考文獻，是 1789 年由一匿名的作者發表在《哥倫比亞雜誌》（*Columbian Magazine*）的一篇文章。這篇文章的題目為〈思考音樂醫療〉（Music Physically Considered），呈現音樂治療到今天仍然被使用的基本原理，且提供在歐洲實施音樂治療的證據。這個匿名的作者發展使用音樂的實例去影響與管理情緒狀態，其主要想法來自 Descartes（法國哲學家）。這位作者得到一個有趣的結論是，人的心理狀態可能會影響身體健康。他也聲稱音樂是一種被證明有治療效果的媒介，因為它會影響情緒。另一個在這篇文章重要的論點是，作者建議在使用音樂技巧治療疾病時，需要一位嚴格訓練的從業者。這個建議從 1789 年來就是這樣，直到現在來看仍是中肯的（Heller, 1987）。

另一篇文章也是在這段期間發表，題目是〈音樂退燒：一個明確的例證〉（Remarkable Cure of a Fever by Music: An Attested Fact）。這篇文章在 1796 年發表於《紐約週刊雜誌》（*New York Weekly Magazine*）。這位匿名的作者陳述一位匿名的法國音樂老師經歷一個嚴重的發燒，經過約兩星期持續的痛苦後，在病人的要求下舉辦一場演奏表演。據描述，他的症狀在表演期間是消失的，但在表演結束時又回復。音樂在這音樂老師醒著的時間不停重複播放，結果暫時能遏止他的病情，經過兩個星期的時間，這位音樂老師完全恢復。

這兩位作者在音樂效能的結論上是根據坊間軼事，而不是根據科學證據。這樣的結論以今天的標準來看是缺乏可信度的，而文章中的建議對於在十八世紀期間的開業者而言，在醫學治療上使用音樂是有趣的。在那段時間，醫療照顧是粗陋且通常有危險性的，因此像音樂治療這種溫和的治療，對於一般經常接受紊亂的醫療照顧的大眾來說可能會受歡迎（Heller, 1987）。

❖ 十九世紀的文學作品

在十九世紀期間，多位作家寫了關於使用音樂治療身體與心理疾病的作品，文章出現在音樂期刊、醫學期刊、精神病學刊物與醫學論文中。雖然這些論述的範圍與性質多樣化，但他們支持使用治療性的音樂，將其視為傳統醫學治療的另一種輔助或替代療法。

在此期間，最早的證據是由兩位醫學學生——就讀於賓州大學的 Edwin Atlee 與 Samuel Mathews 所發表的論文。Atlee 在 1804 年完成了一篇論文，題目為〈論音樂對疾病治療的影響〉（An Inaugural Essay on the Influence of Music in the Cure of Disease）。除了根據個人經驗外，他也舉證了文學、醫學與其他學術的資源，其素材來源包含理論家 Jean-Jacques Rousseau、醫師與精神病學家 Benjamin Rush、詩人 John Armstrong 與英國的音樂家 Charles Burney。Atlee 的論說目的是：「療效能在心中留下某種程度緩和聲音的印象就是音樂，我希望能證明音樂對於心靈擁有強大的影響，且結果會反映在身體上。」(8) 在他的原文中對於專門名詞作定義後，他提議音樂能引發與影響多變的情緒，包含高興與悲傷。在 Atlee 論文最後部分，討論音樂在多變的心理與生理疾病有益的效果，並描述一些他用音樂成功地治療病人的案例。在他的例子當中，他鼓勵一位病患重新演奏長笛。

Samuel Mathews 在 1806 年寫了一篇文章〈音樂在治療與減緩疾病上的影響〉(On the Effects of Music in Curing and Palliating Diseases)。他的文章在一些方面與 Atlee 相似，但提供更多、更複雜的資訊給讀者。Mathews 概述音樂在治療疾病的心理與身體的助益。舉例來說，為了減輕憂鬱，他建議所使用的音樂要搭配病人的心靈狀態〔今天這是所皆知的同質原理(iso principle)〕，因為「基於謹慎，我們會開始於判斷為適當狀態（在沮喪的情況）的音調，再逐漸調高至更活潑的本質」(14)。Mathews 使用聖經來支持他的附加論點，敘述關於 Saul（掃羅王）在精神困頓時，David 演奏豎琴具有治療效果的故事。

在形式、內容與身體外觀的論述中，Atlee 與 Mathews 的觀點很相似。在他們所引用的許多資料當中，沒有一個人比醫師／精神病學家 Benjamin Rush 被更信賴，他是賓州大學的教授，在使用音樂於治療心理疾病上是強力的擁護者。在十九世紀初期，Rush 在創造趣味性的音樂治療上扮演主要的角色，且很可能鼓勵 Atlee 與 Mathews 以此為主題寫作論文(Carlson et al., 1981)。他們的論述在十九世紀早期產生了對音樂治療獨特的貢獻。

❖ 十九世紀教育機構中的音樂治療

教育機構使用音樂治療開始於十九世紀，1832 年，Perkins School 的啟明學校由 Samuel Gridley 博士在波士頓創立(Heller, 1987)。也許為了激勵他的妻子 Julia Ward Howe（她為一首抒情詩「共和國的戰役讚美詩」

譜曲），Howe 博士身為學校的管理者，一開始時在課程中納入音樂。由於他是個有魅力的波士頓傑出音樂家，所以在協助學校建立的課程設計上起了相當的作用。其中一位音樂家是 Lowell Mason，從 1832 到 1836 年在學校授課，他除了負責教導聲樂與鋼琴課，也同時教導其他的音樂活動。在 Mason 離開學校的當時，他在音樂教學上所建立的穩固課程，迄今仍有影響力（Darrow & Heller, 1985）。

其他尚有在十九世紀中關於音樂治療課程設置之實例。George Root 是 Mason 的朋友及音樂學生，他在 1845 到 1850 年間於紐約的啟明學校授課（Carder, 1972）。在 1840 年代期間，William Wolcott Turner 與 David Ely Bartlett 在位於康乃狄克州 Hartford 的美國啟聰庇護所（American Asylum for the Deaf）發展了一套成功的音樂課程。一位被稱為 Avery 小姐的學生成功地完成一個困難的鋼琴課程。Tuner 與 Bartlett 將描述她的成就的一篇文章〈音樂在聾啞的世界〉（Music among the Deaf and Dumb），發表在 1848 年 10 月《美國聾啞年報》（*American Annals of the Deaf and Dumb*）中（Darrow & Heller, 1985）。在十九世紀中，音樂課程也針對肢體障礙的學生來發展。

在這段期間，音樂治療於教育的環境下發展，也重新更新使用在治療疾病上的興趣。在 1840 到 1841 年中的兩個月期間，三篇未具名的文章〔題目皆是〈音樂裡醫學的力量〉（Medical Powers of Music）〕出現在《音樂雜誌》（*Musical Magazine*）上。這些記載的焦點放在音樂治療的歷史、哲學與宗教之間的連結，但是增加一些新資訊的方法。許多文章的素材來自英國音樂史學家 Charles Burney 在 1789 年出版的著作《音樂歷史》（*A General History of Music*）。一個有名的實例，就是西班牙國王菲利浦五世（King Philip V）承受憂鬱之苦的故事。在 1730 年代晚期，一位著名的義大利閹伶 Farinelli 退休後到西班牙，被傳喚到馬德里為菲利浦國王表演。根據描述，國王受到 Farinelli 歌聲的感動，以致於他所有長期以來憂鬱症狀全都消失了，如此可確信這位歌手受到了西班牙君王終生感激。在文章最後，提到一系列來自作曲者、作家、歷史學家與表演者曾有過直接的音樂療效之故事（Heller, 1987）。儘管其可信度受到質疑，這些文章卻表示在十九世紀前三十年，持續對音樂治療保持興趣。

下一個在音樂治療上有力的支持者是 James Whittaker 醫師，於 1874 年發表在辛辛那提《臨床》（*Clinic*）期刊上的一篇文章，題目是〈音樂為良藥〉（Music as Medicine）。Whittaker 提及許多來自美國與歐洲令人印象深刻的資料，來支持他的理論——在生理、心理與社會經濟的特性，跟音樂反應之間的連結。許多例子被用來提供支持他的信念——音樂的力量會影響心靈與身體。Whittaker 認為，以溫和的形式使用音樂於精神病上，是最有效果的，然而，以音樂治療身體上的疾病與嚴重的心理痛苦，最多只是暫時性的。在那十年間，於 1878 年，他的第二篇文章發表在《維吉尼亞醫學月刊》（*Virginia Medical Monthly*）上。〈音樂是心靈良藥〉（Music as Mind Medicine）版本被部分編輯，最初是出現在紐約的報紙《世界》（*The World*）中，刊載日期是 1878 年 3 月 6 日。這篇期刊文章由 Landon B. Edwards 所編輯，描述一連串發生在 Blackwell's Island（現在的羅斯福島）的經驗，一個著名的場所用來照料紐約市貧困、有精神病的市民。這些療程用來測試「精神失常者」對於獨奏者與獨唱者提供的現場音樂所做出的反應。報告開始於介紹關於試驗目的與哪些人參與的資訊，包括美國著名的鋼琴家 John Nelson Pattison 亦被認為是這項計畫的起源者。參與者也有紐約市慈善委員 William Brennan、數名醫師與許多紐約市政府官員，許多音樂家伴隨著 Pattison 與其他人前往醫院，這個團體包含了四十名成員來自 D.L. Downing 第九樂團與數名來自紐約音樂家公會（New York Musicians Guild）的聲樂家。

由音樂家為一大群病人提供音樂來作為一系列九次的個人療程。Pattison 直接使用鋼琴作為個人療程，醫生提供協助記錄生理的數據，並錄下每位病人對音樂的反應。雖然不用特別描述，但很明顯是政府官員只作為旁觀者。這篇文章敘述發生在四個早先場合中相似的情況，至於是哪些資訊並未提及。

在 Blackwell's Island 空前的音樂試驗中，表示嘗試減輕一大群承受心理疾病的病患。這樣的計畫由有地位之權威專家支持，讓表演與個人療程能推行與維持，這樣的情形是之前在美國所未見的。

由另一位醫生 George L. Beardsley 發表的一短篇文章，出現於 1882 年《新英格蘭醫學月刊》（*New England Medical Monthly*）上。〈音樂醫學的使用〉（The Medical Uses of Music）回顧使用音樂的療法，敘述可能是摘自 Charles Burney 的《音樂歷史》中，數種舊有的、未證實的故事。在文章的第二部分，Beardsley 主張在治療緊張與精神錯亂上使用音樂。可惜的是，他並未提供具體的實例，他的報告只提供一些在美國音樂治療訓練上的進展。

〈音樂的影響與治療價值〉（The Influence of Music and Its Therapeutic Value）由 Sebastian J. Wimmer 所寫，刊登於 1889 年 9 月 7 日《紐約醫學期刊》（*New York Medical Journal*）上。類似於 Beardsley 的文章，這份報告增加了一些關於十九世紀音樂治療現有的知識。Wimmer 使用標示日期的概念，來證明音樂是一種治療工具的價值。舉例來說，他提倡音樂可以帶來身體與心靈和諧的構想。這樣的構想在先前的世紀是有用的，當時人類的生理學與神經學才剛開始被探索。但是在十九世紀晚期，生理學與神經學被認定為醫學的專業，對於腦部的疾病與損傷被視為心理痛苦的主要原因（Deutsch, 1949）。然而，Wimmer 並未提到新的趨勢，像是使用鎮定藥物於診斷與治療心理疾病。他在音樂治療文獻上顯現出短暫、不顯著的貢獻。在十九世紀最後的十年間，兩份重要的報告提供了強烈的支持於音樂治療在設立制度與個人實務上。George Alder Blumer 的論文在 1892 年 1 月發表在《美國精神病期刊》（*American Journal of Insanity*），題目是〈音樂與心靈的關係〉（Music in Its Relation to the Mind）。雖然作者認定音樂的治療價值，但他沒有認同其他人的過度主張。他相信音樂應該是正規醫療的一部分，這個為心理患者建立的良好常規治療計畫，結合了藝術、閱讀、音樂和生理教育。Blumer 給予音樂如此高的地位，以致於雇用一位移民的音樂家來為紐約 Utica 州立醫院的病人表演，他在那裡擔任總執行官員。事實上，Blumer 可能是在美國醫院第一位建立持續音樂方案的人，他應該被視為在美國音樂治療運動的先驅。

James Leonard Corning 是一個傑出的神經病學家，在十九世紀晚期，對音樂治療實踐的發展做出了另外一種創新貢獻。他的文章於 1899 年發表在《醫學檔案》（*Medical Record*）中，題目是〈睡眠前和睡眠期音樂波動的應用──視色層圖像的補充使用──對情緒治療的嘗試〉（The Use of Musical Vibrations before and during Sleep—Supplementary Employment of Chromatoscopic Figures—A Contribution to the Therapeutics of the Emotions）。Corning 在他的工作中，第一次控制性地嘗試使用音樂來治療精神病。他持有對心理學和神經學的最新趨勢，並且使用這兩個專業的資訊，來構成他稱之為波動醫藥（vibrative medicine）的不尋常治療步驟。

透過使用一系列有趣的設備，Corning 維持一個穩定的環境，來測試他的病人對音樂的反應。當病人從睡前過渡到睡眠的過程中，他呈現給病人音樂和視覺影像。Corning 相信，在睡眠過程中，人的思維過程進入靜止狀態，從而允許「音樂的振動」浸入頭腦的潛意識。選擇適當的音樂（僅指古典音樂），有助於將那些愉快的影像和情緒轉移到病人清醒的狀態，從而抑制與最後能消除困擾病人的恐怖思緒。Corning 關於睡眠、情緒和健康間關係的理論，是建立在沒有現代研究證實的假設基礎上。然而，他的工作是重要的，因為它是試圖在音樂對精神病療效上用系統記錄的第一份文獻。

在整個十九世紀，音樂治療藉由音樂家、醫生、精神病學家，以及其他對促進這一獨特治療形式的個人所支持。然而，這些提倡者彼此獨立工作，因而在音樂治療全面地運用並沒有發展起來。在最後十年期間，關於音樂治療的文章在普通和專業的期刊上出現得更加頻繁，大眾開始意識到治療的可能性（Davis, 1987）。這樣的成長持續到二十世紀早期。

❖ 二十世紀早期的音樂治療

在二十世紀頭幾年，音樂治療持續零星的獲得支持。醫生、音樂家、精神病學家和一般大眾，在科學出版物、報紙和流行雜誌上發表他們音樂治療的案主。臨床和實驗研究都提供了數據來支持治療師的論點，即音樂在許多情況下是有效的。除此之外，在醫院有許多推動音樂治療計畫的短期組織，特別是為了從第一次世界大戰和第二次世界大戰返回的老兵（Taylor, 1981）。

在二十世紀頭二十年促進音樂治療的最有影響的人物之一是 Eva Vescelius。她透過許多出版物來促進音樂治療，且在 1903 年成立紐約市全國治療協會（National Therapeutic Society of New York）。在她去世前的 1917 年，迅速完成《音樂與健康》（*Music and Health*）這份刊物，也在過去與現代健康與疾病概念的基礎上，提供了一個精采的音樂治療觀點。Vescelius 認為，音樂治療這個客體能使生病的人從不協調振動回復到和諧的狀態。她在使用音樂治療發燒、失眠與其他疾病上，提供詳細具體的指導。

這份出版於 1913 年的短期期刊《音樂與健康》，或許是她最重要獨特的貢獻，但只有出版三期。每期都包含 Vescelius 與其他人在音樂治療應用上的詩和文章。除此之外，Vescelius 還為「音樂治療」的課程作廣告。在她去世後，她的妹妹 Louise 還為她的工作持續了一短暫的時間（Davis, 1993）。

第一位在大學提供有組織且講授音樂治療課程的人，是位英國出生的鋼琴家 Margaret Anderton，她在第一次世界大戰期間，為生理和精神障礙的加拿大士兵提供音樂治療服務。在 1919 年期間，她任教於紐約市的哥倫比亞大學，學生都是準備作為治療師到醫院工作的音樂家。她寫道：「這樣的課程目標包括了音樂的心身反應，與在醫學控制下的治療處遇所提供的實際訓練。」（*Literary Digest,* 1 March 1919, 59）就像 Vescelius 一樣，她強烈地深信，音樂家作為治療師在為病人工作之前，要接受全面的訓練。

Anderton 提倡兩種有關音樂治療的基本方法。對於遭受心理創傷的士兵，治療師應該提供音樂；但對於遭受身體折磨的士兵，病人的責任是演奏音樂，因為演奏樂器有助於強壯受傷的手臂或腿。她也喜歡使用木管樂器（特別是對心理症狀者），因為根據她的研究，音色可以產生治癒的效果（Taylor, 1981）。

Isa Maud Ilsen 是一位音樂家、護士與醫院的經營者，於 1926 年建立了醫院國家音樂協會（National Association for Music in Hospitals）。最初，她在 1919 年和 Margaret Anderton 一起，在哥倫比亞大學擔任音樂治療的教師。她也在第一次世界大戰中，於美國紅十字重建醫院中擔任音樂指導。Ilsen 認為，音樂可以是為外科病人及那些身體疾病患者減輕痛苦的一種方式。在她作為醫院音樂家的二十年中，這些幫助她推論了音樂治療的理論，且就像 Eva Vescelius 一樣，她認為一個健康的人就是一個達到協調的人（Ilsen, 1926）。Ilsen 相信，節奏是音樂中最重要的治療元素，然而她相信某些音樂類型，如爵士樂，就不適用於治療。

在二十世紀頭五十年，Ilsen 像其他的音樂家和醫生一樣，描述了一個具體治療的養生法，基本使用古典音樂來減輕種種的小病。對於嚴重的失眠症，舉例來說，她使用一「劑」舒伯特（Schubert）的聖母頌；對於臨終關懷，她相信布拉姆斯（Brahms）的華爾茲或蘇薩（Sousa）的進行曲是適合的。她有時候在做選擇時，會考量到病人的音樂喜好，來使用民族歌曲與樂器曲（*Literary Digest,* 23 August 1919, 26）。就像其他早期的音樂治療者，她會要求醫院使用能勝任的個體來執行音樂治療的方案。Isa Maud Ilsen 被認為是在美國的醫院中，促進音樂治療運動的一個重要先驅（Boxberger, 1962）。

像 Ilsen 與 Anderton 一樣，Harriet Ayer Seymour 成為一名音樂治療師，為第一次世界大戰的老兵服務，她從音樂治療價值中得到經驗與領悟。受 Eva Vescelius 著作的激勵，她也於 1920 年出版了嚮往成為音樂治療師的獨特指導手冊，題目為《音樂可以為你做什麼？》（*What Music Can Do For You*）。接下來的二十五年，她透過她的作品與實際的示範演練來積極的推動音樂治療。在蕭條的 1930 年代，她加入了聯邦音樂計畫的工作發展機構，這是由羅斯福政府實施的一個就業計畫。在她的指導下，音樂表演被呈現在許多紐約市的醫院與監獄裡。她所進行的實驗，是為了證實在身體與精神障礙上，哪些特定的音樂類型有效的（Davis, 1997）。Seymour 於 1941 年建立了國家音樂治療基金會（National Foundation for Music Therapy）。身為主席，她做了演講與授課，強調將音樂治療應用在第二次世界大戰返回老兵的使用技術。1944 年，在她的生涯中達到高潮，因為出版了她第一本概述音樂治療學習進程的教科書（Boxberger, 1962; Seymour & Garrett, 1944）。

《音樂治療實務導論》（*An Instruction Course in the Use of Practice of Musical Therapy*）呈現了 Seymour 適當地運用音樂於種種臨床病人的想法。唯一簡短的考量是給予具體明確的技術。基本上，她治療的策略是，對所有當事人都用相同的方式，在主要治療師的指導下，由音樂家小型團體演奏多樣化、愉快的古典與民俗歌曲所構成的音樂。根據 Seymour 的論點，一個成功的治療經驗的達成，是透過音樂與正向思考或是結合音樂冥想。因為這本書的出版是粗糙的，且以混亂的方式來安排，在發行上出現排版和拼字上的錯誤，所以這本書不可能受到廣大的銷售與使用。儘管有這些缺點，但在 1941 到 1944 年間，Seymour 大約使用此教科書來協助訓練五百多個音樂治療的學生（Davis, 1996）。

儘管在二十世紀頭五十年，音樂治療活動在制度設置上的報告數量迅速增加，但音樂治療並沒有被醫學界同行所接受。Vescelius、Ilsen 與 Seymour 都試圖在醫院、監獄和學校建立長期的工作，可能是由於醫生和醫院管理者的支持有限，沒有獲得很大的成功（Davis, 1993）。然而，有一些醫生積極地推動音樂治療。在 1914 年，Evan O'Neill Kane 博士給《美國醫學協會期刊》（*Journal of the Americal Medical Association*）的信中，熱切地贊同在執行手術的場合使用留聲機，是為了讓正在接受外科手術的病人分散注意力與冷靜下來。音樂在執行麻醉的期間是特別重要的，因為「留聲機傳達的話語、訊號或是播放，不論是如何焦慮、忙碌或是出神的外科醫生、麻醉師和可能是助手的人，跟心神不寧的病人耳朵，皆能充滿愉悅的聲音，與他的心靈能有其他的思維，更甚於他目前的危險」（Kane, p. 1829）。

在 1915 年，W.P. Burdick 博士經常與 Kane 在手術室一同工作，在《麻醉與痛覺缺失美國年刊》（*American Yearbook of Anesthesia and Analgesia*）中，描述留聲機不只能被用在手術室，還能用在病房中，作為轉移不舒服的注意力與幫助睡眠。Burdick 指出，當音樂播放時，即使是最嚴重的病案也能有改善；且有 95% 的病人表示，對於將音樂作為治癒過程中的一部分感到興趣（Burdick, 1915）。

到 1920 年時，Esther Gatewood 更強調在手術室裡使用音樂，特別是在實施麻醉的過程中。就像 Kane 與 Burdick，Gatewood 提倡在外科手術時，使用病人喜歡的音樂，但他相信在開始階段，音樂與病人心境的適切性是很重要的，然後就可漸漸改變病人的情緒。Gatewood 的描述後來被命名為同步原則的技術。這項技術在 1940 年代被 Ira Altshuler 充分地解釋（Taylor, 1981）。

隨著愈多報告的出現，音樂的使用從手術室擴展到其他治療領域。在1929年，杜克（Duke）大學不僅在手術室和恢復室讓病人使用音樂，也讓病房中的兒童與成人使用音樂。每位病人可透過設置在整個醫院的耳機或喇叭接收音樂。這樣的發展表示了主要的美國醫院第一次對音樂治療大規模的支持（Taylor, 1981）。

在1930年，J.A. McGlinn發表了一篇文章，回顧麻醉在產科和婦科中的副作用。McGlinn描述了音樂可以有效減輕病人在接受麻醉過程中的焦慮，且不會干擾手術室的例行活動。特別的是，他認定替病人挑選適合心情的音樂有四種益處：(1) 它能有效地掩蓋手術室的聲音；(2) 在局部麻醉和脊髓麻醉時，它吸引了病人的注意力；(3) 在手術過程中，它能使手術室裡的全體人員，包括護士、醫生和其他助手放鬆；(4) 它能使手術後管理人員在清掃時享有樂趣。McGlinn也反對爵士樂和感傷音樂，相信這些音樂在醫院沒有用處（McGlinn, 1930）。

A.F. Erdman繼續在1930年代支持外科手術過程中使用音樂。就像McGlinn，Erdman相信，音樂能有效分散病人對即將開始的手術的注意力。然而，Erdman以西方電子的音樂複製機與耳機來做試驗，讓病人聽音樂與外科醫生的指示，以此取代提供音樂給全體人員。在外科手術之前選擇音樂時，要考慮到病人的喜好（Erdman, 1934）。

除了在外科手術過程中使用音樂，音樂治療也被應用在整形外科醫院和小兒科醫院。Harriet Ayer Seymour是國家音樂治療基金會的創立者，為類似患結核病和肢體障礙的病童設計了特殊的音樂類型。後來音樂被醫生（例如K.L. Pickerall及其同事）為入院到出院各個階段的住院病人成功地使用音樂。音樂的提供除了可減輕焦慮外，Pickerall注意到，比起沒有接受音樂的患者，藥物層級通常是降低且恢復的時間更縮短（Taylor, 1981）。

Willem Van de Wall是另一位有記載主要的音樂治療創新者，他的貢獻是在第一次世界大戰和第二次世界大戰之間，於精神病醫院和監獄中發展音樂治療計畫。Russell Sage Foundation是個致力於改善人類狀況的慈善機構，替他的工作提供了經濟支持。贊助金讓許多重要的音樂治療書籍能夠出版，其中包括一本發表於 1936 年，名為《在機構中的音樂》（*Music in Institutions*）的綜合性著作。

Van de Wall 就像 Anderton 與 Ilsen，從 1925 到 1932 年，在哥倫比亞大學講授音樂和健康。他也服務於賓州的精神健康局，是負責音樂領域與其他治療項目的代表。這個職位是用來改善賓州精神病醫院的狀況（Boxberger, 1963）。第一個醫院音樂計畫便是由 Van de Wall 在 1920 年代晚期，賓州的 Allentown 州立精神病醫院所發展起來的。在 1944 年，Van de Wall 被任命為醫院應用音樂委員會（Committee for the Use of Music in Hospitals）的主席，目的是為了管理精神病院中音樂治療項目的發展情況。Boxberger（1963）認為，Willem Van de Wall 是二十世紀於醫院與機構中發展音樂治療最重要的人物之一。

雖然在二十世紀頭四十年裡，有大量的音樂治療活動被記錄著，但音樂並沒有經常被使用的趨勢。雖然有來自一些像 Van de Wall、Vescelius、Ilsen 與 Seymour 等人的支持，音樂治療還是沒能被視為有組織的臨床職業發展起來（Boxberger, 1962）。

音樂治療專業的發展

在 1940 年代，用音樂治療精神障礙變得更加廣泛，部分原因是治療哲學的逐漸改變。許多治療師，包括著名的精神病學家 Karl Menninger，開始提倡一種整體治療取向（一種混合多樣治療的模式）。隨著在哲學上的看法改變，與增加相關於音樂有效運用的知識，音樂治療最後在許多醫院成為被認可的治療模式。此外，當醫院與臨床上開始對音樂治療資助科學方面的研究時，音樂具有某種「神奇力量」的信念開始被驅散。許多這樣的努力成果要歸功於 Frances Paperte，他是 1944 年音樂研究基金會（Music Research Foundation）的創建者，之後擔任位於華盛頓特區的 Walter Reed 綜合醫院的應用音樂指導者（Rorke, 1996）。

在第二次世界大戰期間，許多組織包括音樂家緊急基金（Musicians Emergency Fund）、住院治療退伍軍人音樂服務（Hospitalized Veterans

Music Service)、Sigma Alpha Iota(是一種音樂婦女聯誼會)、Mu Phi Epsilon(是一種國際音樂聯誼會)與 Delta Omicron(是一種國際音樂聯誼會),會提供音樂家到退伍軍人管理醫院與州立機構,這些自願者支持醫院員工為病人安排持續的音樂表演。

在那時候,許多音樂治療師是免費的,他們在醫院員工監督下擔任兼職工作,並沒有專業地位。許多人開始認清未來的專業發展取決於訓練音樂治療師的有效領導。在 1940 年代間,像是密西根州立大學、堪薩斯大學、芝加哥音樂學院、太平洋學院與艾微諾(Alverno)學院,開始在大學與碩士設置培訓音樂治療師的課程(Boxberger, 1962)。研究所的這些課程包含訓練音樂治療師的第一個專業團體,他們大部分都是從事治療精神疾病患者的工作。

隨著音樂治療訓練課程被幾所學院與大學推展後,形成全國性組織的行動也應運而生。音樂教師全國協會(Music Teachers National Association, MTNA)的音樂治療學會(Committee on Music in Therapy)在 1940 年代後期推出課程,來教育音樂家、醫生、精神科醫生與其他人,在這樣的方式下,音樂治療可以被使用在學校與醫院上。Ray Green 領導一個籌備委員會,已形成一個全國性的音樂治療協會(Boxberger, 1962)。這個新的組織於 1950 年 6 月召開第一次會議,參與者通過一個章程、設立目標、發展會員目錄,並安排一個常備的研究委員會,產生了國家音樂治療協會(NAMT),第一次年會聯合音樂教師全國協會(MTNA)於 1950 年 12 月在華盛頓特區舉辦。NAMT 成立後的幾年來,焦點集中於改善教育和臨床訓練,也建立音樂治療師認證的標準與步驟。專業性的出版刊物也增強了這一新興組織的可信度。通訊月刊、年刊與季刊早於 1964 年《音樂治療期刊》(*Journal of Music Therapy, JMT*)的發行。這個期刊由 William Sears 所編輯,他(現在仍是)是一位致力於研究的音樂治療師。

大概在 NAMT 形成的幾年期間,音樂治療領域最重要的領導人是 E. Thayer Gaston(1901-1971)。他是堪薩斯大學音樂教育學系的系主任,也在 40 年代、50 年代與 60 年代數十年期間,以支持音樂治療為目標。他與有名的 Menninger Clinic 合作,這是一個在堪薩斯州 Topeka 的機構,專門治療精神病患者，他在美國成立第一個實習醫生培訓場所。除此之外，Gaston 在美國堪薩斯大學設立了第一個研究生音樂治療課程。他「對學識永不滿足的渴望，致力於學術與毫無疑問的完整性，促成他在這個領域卓越的地位，且他的同事認為他是『音樂治療之父』」（Johnson 1981, 279）。

在 NAMT 早年期間，最重要的行動或許就是註冊音樂治療師（registered music therapist, RMT）認證的建立。這個命名是與音樂學校全國協會（National Association for Schools of Music, NASM）合作於 1956 年建立，是一個負責認定資格的服務機構。RMT 認證為雇主提供保證，表示治療師達到 NAMT 與音樂學校全國協會（NASM）所訂定在教育與臨床上的標準。

隨著 RMT 治療師的增多，服務對象的型態也更多樣化。在 NAMT 早年期間，音樂治療師首先是在較大的、受州政府支持的機構中，為精神病人工作。在 1960 年代中期，音樂治療師也為精神障礙的成人與小孩、肢體障礙的人與感覺受損的案主工作。到了 1990 年，音樂治療的患者包括了老人院的老人、健康出狀況的病人與犯人。在二十世紀最後幾年，音樂治療師繼續增加對不同臨床患者的服務。除如上述情形外，許多音樂治療師也致力於改善雷氏症候群（Retts syndrome）、愛滋病、藥物濫用與重大疾病患者。

第二個組織音樂治療美國協會（American Association for Music Therapy, AAMT）建立於 1971 年。它的目標與國家音樂治療協會（NAMT）近似，但在學術觀點與臨床培訓上應該如何訓練音樂治療師的方法有所差異（參見第一章）。在 1998 年 1 月，國家音樂治療協會與音樂治療美國協會合併為一產生一個獨特的組織，成為美國音樂治療協會（AMTA）。

隨著 1950 年 NAMT 和 1971 年 AAMT 的開始，音樂治療的職業持續成長，兩個組織皆重視教育、臨床訓練與臨床實行的高標準。此外，刊物的出版增進了職業的發展。《音樂治療》（*Music Therapy*）是由 AAMT 於 1980 年開始出版的年刊，與第二個由 NAMT 在 1984 年所出版的定期刊物《音樂治療展望》（*Music Therapy Perspectives*）。這份半年性的期刊提供了為特殊人們使用音樂治療技術的資訊。從 1998 年以來，由 AMTA 提供兩份官方期刊《音樂治療期刊》與《音樂治療展望》。在 1985 年，由 NAMT 與 AAMT

主辦的認證考試之實施強化了職業的可信度。在 1997 年，在美國有超過三千六百位 NAMT 成員以及七百位 AAMT 成員，在不同的機構為各樣的殘障團體服務。音樂治療職業在進入二十一世紀是穩固、可實行與可預期的繼續成長。

摘要

在音樂與醫學之間最早涉及的關係，是被發現在古代文字發明前的文化中。在一些社會裡，部分仍存在於現今的世界中，一個生病的人被視為邪惡詛咒的受害者；而其他社會中，則被看作是觸犯部落神明的罪人。音樂由「巫師」廣泛地使用在治療儀式中，或是取悅造成疾病的神祇，或是驅除病人體內的惡靈。

透過文明的發展，音樂與治療間的關係被當時盛行的疾病理論所說明，演化歷程包括巫術、魔法／宗教的，與理性的疾病解釋。西元前六世紀，希臘的理性醫學觀幾乎完全取代了巫術與宗教儀式觀。這是史上頭一遭健康與疾病的研究是根據經驗的證據為基礎，而在那時，主要理論的發展是來自 Hippocrates 時期的四種體液學說。

在中世紀期間，基督教影響了對生病的人之看法，它視生病的人既不是較劣等，也不是為了他的罪而被懲罰。醫院被建立來對身體上有疾病的人們提供人性化的照顧，雖然心理上有疾病的族群仍然是受虐待的，四種體液學說仍是主要提供使用音樂治療疾病的基礎。

在文藝復興期間，解剖學、生理學與臨床醫學上的發展，表示了醫學以科學為傾向的開端。然而，在治療疾病上，仍是以希臘醫生 Galen 與 Hippocrates 的理論為基礎。音樂結合了醫學和藝術來處理醫療狀況，也可用於預防心理或生理失常。

在巴洛克時期，四種體液理論持續占有主要地位，但加入了 Kircher 的性情與疾病理論。音樂持續與醫療工作緊密連結。音樂就如從前般被用來治療身體上的疾病，但也扮演一個增加的角色——改善精神違常，例如憂鬱症。

在十八世紀最後幾十年當中，音樂用在治療疾病上仍相當普遍，但是持續在改變中，在醫學方面變得更科學傾向。這樣的改變在歐洲與美國是明顯的。在美國的音樂治療記述第一次出現是在十八世紀末期，各式各樣的醫師、音樂家與精神學家都支持音樂使用在治療精神違常與身體失調。

在十九世紀與二十世紀前半，音樂治療被規律地使用在醫院與其他機構，但是總會與其他療法結合。相關報告出現在書籍、期刊與報紙上，說服著二十世紀早期的先驅者，如 Vescelius、Anderton、Ilsen、Van de Wall 與 Seymour，都透過個人的運動與組織來推動音樂治療，但是很不幸只有短暫的存在。一些研究者，例如：Gatewood、Seymour 與 Altshuler，試圖研究為何音樂能有效治療某些身體與精神疾病的理由，然而他們的努力被缺乏訓練的音樂治療師，與無確切證實有效的主張而黯然失色，使得專業的成長受阻，直到在 1940 年代中期開始，聚集研究努力的成果和研究所與大學課程的設立，才開始有轉機。

在二次大戰期間，音樂治療主要是用在幫助退役軍人鼓舞士氣，但是它也使用於復健休閒技巧、社會化與身體和情緒的功能。大多數的音樂治療師在這段期間，是在醫生與其他醫院員工的監督下以自願者來服務。

國家音樂治療協會（NAMT）成立於 1950 年，音樂治療美國協會（AAMT）則成立於 1971 年，對於音樂治療師的專業認可終於到來。隨著課程標準化、定期的刊物、一個有效的行政組織與國家音樂治療協會（NAMT）和音樂治療美國協會（AAMT）在 1998 年合併形成美國音樂治療協會（AMTA）等的發展，全都是致力於專業的成長。現今，音樂治療已被認定是一個穩固、可實行的職業。

討論問題 Study Questions

1. 在史前的文化中，疾病原因與疾病治療的概念是什麼？
2. 請定義與討論四種主要體液的重要性，與古希臘健康和疾病概念之間的關係。
3. 在文藝復興時期，音樂在治療疾病所扮演的角色是什麼？

4. 對於 1789 年發表於《哥倫比亞雜誌》上未署名的文章之重要性是什麼？
5. 在十九世紀中期一些傑出的人在協會設置上建立起音樂治療課程，包括哪些？
6. 為什麼音樂治療試驗的實施在 1878 年的 Blackwell's Island 被認定是重要的？
7. 請敘述 James L. Corning 在音樂治療上的貢獻。
8. Eva Vescelius 在二十世紀早期是音樂治療的先驅，在美國編輯與出版第一份音樂治療期刊。這份期刊的名字為何？
9. 誰是第一個在美國大學講授音樂治療課程，且是在哪裡？
10. 在二十世紀早期，音樂是如何使用在手術場所？
11. 在第二次大戰期間，音樂治療職業的情況是什麼？
12. 由美國音樂治療協會所出版的兩份期刊包含哪些？
13. 1940 年代晚期，是什麼樣的事件促使 NAMT 的形成？
14. 討論委員會認證（board certification, BC）在音樂治療職業中的重要性。

參考文獻 References

Atlee, E. A. 1804. *An inaugural essay on the influence of music in the cure of diseases.* Philadelphia: B. Graves, Printer.

Beardsley, G. L. 1882. The medical uses of music. *New England Medical Monthly* 2:214–216.

Blumer, G. A. 1892. Music in its relation to the mind. *American Journal of Insanity* 5:350–364.

Boxberger, R. 1962. Historical bases for the use of music in therapy. In *Music therapy 1961,* edited by E. H. Schneider, 125–166. Lawrence, KS: National Association for Music Therapy.

———. 1963. A historical study of the National Association for Music Therapy, Inc. In *Music Therapy 1962,* edited by E. H. Schneider, 133–197. Lawrence, KS: National Association for Music Therapy.

Burdick, W. P. 1915. The use of music during anesthesia and analgesia. In *The American yearbook of anesthesia and analgesia,* edited by F. H. McMechan. New York: Surgery Publishing.

Burton, R. 1651. *The anatomy of melancholy.* Oxford, England: Henry Cripps, Printer.

Carapetyan, A. 1948. Music and medicine in the Renaissance and in the 17th and 18th centuries. In *Music and medicine,* edited by D. M. Schullian and M. Schoen. New York: Wolff.

Carder, M. P. H. 1972. George Frederick Root, pioneer music educator: His contributions to mass instruction in music. Ph.D. diss., University of Maryland, College Park.

Carlson, E. T., J. L. Wollock, and P. S. Noel, eds. 1981. *Benjamin Rush's lectures on the mind.* Philadelphia: Philadelphia Philosophical Society. Columbia University to heal wounded by music. 1919. *Literary Digest* 60 (1 March): 59–62.

Corning, J. L. 1899. The use of musical vibrations before and during sleep—supplementary employment of chromatoscopic figures—a contribution to the therapeutics of the emotions. *Medical Record* 14:79–86.

Darrow, A. A., and G. N. Heller. 1985. Early advocates of music education for the hearing impaired: William Wolcott Turner and David Ely Bartlett. *Journal of Research in Music Education* 33:269–279.

Davis, W. B. 1985. An analysis of selected nineteenth-century music therapy literature. Ph.D. diss., University of Kansas, Lawrence, KS.

———. 1987. Music therapy in nineteenth-century America. *Journal of Music Therapy* 24:76–87.

———. 1993. Keeping the dream alive: Profiles of three early twentieth-century music therapists. *Journal of Music Therapy* 30:34–45.

———. 1996. An instruction course in the use and practice of musical therapy: The first handbook of music therapy clinical practice. *Journal of Music Therapy* 33:34–46.

———. 1997. Music therapy practice in New York City: A report from a panel of experts, March 17, 1937. *Journal of Music Therapy* 34:68–80.

Deutsch, A. 1949. *The mentally ill in America: A history of their care and treatment from colonial times.* 2d ed. New York: Columbia Press.

Edwards, L. B., ed. 1878. Music as mind medicine. *Virginia Medical Monthly* 4:920–923.

Erdman, A. F. 1934. The silent gramophone in local anesthesia and therapy. *Scientific American* 149:84.

Feder, E., and B. Feder. 1981. *The expressive arts therapies.* Englewood Cliffs, NJ: Prentice Hall.

Heller, G. N. 1987. Ideas, initiatives, and implementations: Music therapy in America, 1789–1848. *Journal of Music Therapy* 24:35–46.

Hodges, D. A., ed. 1980. *Handbook of music psychology.* Lawrence, KS: National Association for Music Therapy.

Ilsen, I. M. 1926. How music is used in hospitals. *Musician* 31:15, 30.

Johnson, R. E. 1981. E. Thayer Gaston: Leader in scientific thought on music in therapy and education. *Journal of Research in Music Education* 29:279–285.

Kane, E. O. 1914. The phonograph in the operating room. *Journal of the American Medical Association* 57:1829.

Mathews, S. J. 1806. *On the effects of music in curing and palliating diseases.* Philadelphia: Wagner.

McGlinn, J. A. 1930. Music in the operating room. *American Journal of Obstetrics and Gynecology* 20:678–683.

Medical powers of music. 1841. *The Musical Magazine; or, Repository of Musical Science,*

Literature and Intelligence 55:45–47.
Merriam, A. P. 1964. *The anthropology of music.* Evanston, IL: Northwestern University Press.
Music physically considered. 1789. *Columbian Magazine* 111:90–93.
Musical prescriptions. 1919. *Literary Digest* 60 (23 August): 26.
Nettl, B. 1956. Aspects of primitive and folk music relevant to music therapy. In *Music therapy 1955,* edited by E. T. Gaston, 36–39. Lawrence, KS: Allen Press.
Remarkable cure of a fever by music: An attested fact. 1796. *New York Weekly Magazine* 11:44.
Rorke, M. A. 1996. Music and the wounded of World War II. *Journal of Music Therapy* 33:189–207.
Sachs, C. 1965. *The wellsprings of music.* New York: McGraw-Hill.
Seymour, H. A. 1920. *What music can do for you.* New York: Harper.
———, and E. E. Garrett. 1944. *An instruction course in the use and practice of musical therapy.* New York: National Foundation of Musical Therapy.
Sigerist, H. E. 1970. *Civilization and disease.* 3d ed. Chicago: University of Chicago Press.
Smith, B. 1978. Humanism and behaviorism in psychology: Theory and practice. *Journal of Humanistic Psychology* 18:27–36.
Stevenson, B., ed. 1967. *The home book of quotations: Classic and modern.* 10th ed. New York: Dodd, Mead.
Strunk, D. 1965. *Source readings in music history.* New York: Norton.
Taylor, D. B. 1981. Music in general hospital treatment from 1900 to 1950. *Journal of Music Therapy* 18:62–73.
Van de Wall, W. 1923. *Music in correctional institutions.* Albany, NY: Russell Sage Foundation.
———. 1936. *Music in institutions.* New York: Russell Sage Foundation.
Whittaker, J. T. 1874. Music as medicine. *The Clinic* 6:289–294.
Wimmer, S. J. 1889. The influence of music and its therapeutic value. *New York Medical Journal* 50:258–260.
Winner, E. 1982. *Invented worlds.* Cambridge, MA: Harvard University Press.

音樂：人類現象與治療工具

章節概要

Kate E. Gfeller

Carol 因為喉嚨痛去看醫生，在診察之後，醫生開了抗生素的處方，用以殺死由細菌所引起的感染。如果 Carol 的喉嚨痛是由於病毒所引起的而非傳染的，醫生會推薦不同療法，因為病毒不像細菌感染般，會對抗生素有所反應。醫生是基於生理學、特殊疾病的病因、特定藥物的作用，與經過精確的研究和臨床試驗之測試為基礎的其他療法等等，基於科學知識而做的治療選擇。

就像一位醫生應該了解藥物的影響或外科手術的程序，相同地，一位專業的音樂治療師應該了解音樂的影響，與音樂活動在生理、心理與社會的功能，以及音樂在治療上的特殊用途。

本章將論述人類於生命過程中對音樂的反應。人類對音樂形式的反應知識構成音樂治療的重要基礎，這將在後面的章節介紹。

人類是音樂性的存有

人類與較高等的脊椎動物有許多相似，如同人類，動物會尋找食物與庇護所、交配與形成家庭、照料牠們的年幼子嗣、為了領土而打鬥，甚至會透過特殊的發聲和肢體動作來溝通。然而，有一種方式是人類與動物所不同，就是創作和有目的地運用音樂。這種非語言的溝通形式不是為了生存，它是日常生活普遍的一部分，且存在於每個文化中（Nettl, 1956; Radocy & Boyle, 1979）。

數世紀來，音樂的力量以詩文與歌曲的方式被頌揚著。Carlyle 論及音樂就像是「天使的語言」，Martin Luther 形容音樂像是「能夠帶來和平與內心愉悅的藝術」。有史以來，音樂鼓舞了戰鬥的夥伴、表達社會良知與宗教信念、引發愉悅的舞蹈與遊戲，以及安撫焦躁的嬰兒。

音樂治療的早期領導人物 E. Thayer Gaston，描述音樂的力量「就功能的角度，音樂基本上是一種溝通的工具，它比文字更精細。事實上，非語詞的意義賦予了音樂的潛能與價值，假使沒有語言可以溝通的話，以音樂來達成是容易多了」（Gaston, 1958, 143）。

然而，表達感覺與心境等非語言的溝通，在為了健康的目的時，通常是需要的。當詞不盡意時，音樂總是承擔起人與人溝通的角色（Gaston, 1968）。

「從搖籃曲到輓歌」——這些字暗寓了音樂一個重要的特徵：即從出生到年老，音樂是有價值的藝術，這個事實說明了音樂的多面性與實用性，及可以成為治療的媒介。

音樂貫串人的一生

年輕人總被告知，當你長大一點，就可以做這做那。許多有樂趣的活動，像是閱讀、騎車、畫圖、籃球，或是與朋友的對話，都需要足夠的心理或生理成熟度才能參與，這些對嬰兒與幼兒來說，則是困難或不可能做到的。反之，全世界所有的新生兒對於照顧者輕柔的搖籃曲，或是有節奏性的童謠，都會產生反應。音樂對於嬰兒在每天的生活當中是個常見的部分，且會持續形成一個普遍的藝術，遍及在我們的生活。接下來，我們將根據生理、心理、社會與情緒的成長，來了解兒童音樂的發展。

❖ 兒童的音樂發展

音樂的（musical），就像非音樂的（nonmusical）一樣（例如走路或說話），在每位兒童之間，技能的展現是有些不同的；然而在一般的情況下，發展的里程碑會發生於一個相對可預測的結果裡。雖然有許多現存的理論來描述兒童發展的歷程，可能最為人所周知的是瑞士心理學家 Jean Piaget，他概述了兒童發展的四個基本階段：(1) 感覺動作期；(2) 前運思期；(3) 具體運思期；與 (4) 形式運思期。在這些發展階段裡，兒童展現了特定層次的心理、社會與肢體動作能力之預備狀態。也就是說，在每個階段的開始，一個正常發展的兒童會展現身體的成熟度（例如神經與肌肉的發展），顯示出他們所達到的階段與特質。發展會隨著兒童與環境互動而持續著。舉例來說，為了踏出他們的第一步，學步的幼兒必須具備足夠的神經肌成熟度，使得在有目地的移動下，控制他們的腿與軀幹。回想學步幼兒搖擺不穩的第一步時，通常需要媽媽或爸爸有力支撐的手臂之扶持。隨著重複的練習，這些微小的肌肉會變得更強健，且幼兒的腳步會變得更穩健與準確。就如 Piaget 在許多年前就提到的，發展的過程主要是身體的成熟與環境的互動導致而成。

雖然 Piaget 並沒有特別在他的作品中提到音樂的發展，我們知道音樂的反應與涉入，需要許多的心理、動作與社會的技能，這是被發展心理學家所證明的。研究者學習到每個兒童發展階段的音樂里程碑，且音樂活動的參與提供了持續的心理、社會及動作的發展。

感覺動作期（新生兒到二歲）（Sensorimotor Development） 在感覺動作階段的發展，兒童透過感覺與動作來了解他們的環境。舉例來說，一位嬰兒最初是透過母親的聲音、氣味與碰觸，來學習關於母親的事。當動作技巧發展時，嬰兒會藉由抓取、對物體誇大地說話、踢、緩慢地移動、爬行，與其他探勘的活動，來開始探索目前的環境。在這個發展階段對兒童而言，音樂在感覺刺激與運動的活動力上，提供多樣化的機會。

在生下來的第一天，當父母搖動嬰兒、唱些搖籃曲時，嬰兒都會接受到來自感覺與動作的刺激。新生兒是個主動的傾聽者（Bayless & Ramsey, 1982）。即使聽覺在出生時尚未發展完全，幼小的嬰兒可以區辨一種聲音與另一種聲音的不同，且會尋找聲音的來源（McDonald & Simons, 1989; Standley & Madsen, 1990）。

出生二天大的嬰兒會對有節奏的敲擊做出反應（Spiegler, 1967）；二個月大的嬰兒會對歌唱者或是樂器聲有持續的注意力。隨著嬰兒的成熟，他們會對樂聲與物體有更廣泛的反應。對於三個月大的嬰兒而言，音樂鈴或是鐘琴聲能引起他們的笑容或搖擺。在第六個月，幼兒將會尋找感覺的刺激，且對於音樂來源會有選擇性的注意（Standley & Madsen, 1990），像是搖籃曲、讚美詩與童韻、音樂盒、搖響器（rattles），以及照顧者聲調的轉換。當發現的聲音是來自於他們踢著的物品，或腳踝上清脆的鈴鐺聲時，眼睛明亮的嬰兒會愉快地喃喃低語。

經過了一年半的時間，幼兒聽覺能力會逐漸發展。最初的時候，幼兒將能區別音樂的型態（大聲及輕柔的）與音質上的差異（例如，周遭環境的聲音與不同類別的樂器）。最後區分音調與節奏的能力會逐步形成（Greenberg, 1979; Moog, 1976; Zimmerman, 1971）。

在六個月時，對於音樂的整體身體反應會變得更明顯。在嬰兒六個月時，對於音樂的反應是全身性的身體活動。當身體愈成熟時，手臂與小腿偶爾會短暫地同時跟隨著外在的拍子一起動，最終會變成有目標性的動作（McDonald & Simons, 1989）。在這個階段中，嬰兒發展會從反射性活動到精細性活動，例如打滾、站立、爬行，甚至行走。同時，嬰兒將會學到操作物體，包含晃動搖響器與踢腳踝上的鈴鐺來產生音樂的聲響。小孩在父母的膝蓋上跟著「派蒂蛋糕」（Patty-Cake）這首歌曲來躍動拍手，這是透過動作與觸覺的經驗來顯示出事件在時間上的關係。學步的小孩用水壺與鍋子砰砰作響，是為了學習關於聲響、外形與大小。不只是在腳與軀幹上增加肢體動作，也包括了聲音的結構。小孩在十二到十八個月之間，嘴巴會發出咿呀的聲音（產生反覆的聲音，如叭、叭、叭，或答答答答答）。這些第一次的咿呀聲音，是舌頭、牙齒與嘴唇動作在控制上很重要的步驟。到了十九個月，一些旋律性與節奏的模式會出現在發音上，接著是增加使用由短的旋律音程與彈性節奏的模式所組成的自發性歌曲（Davidson et al., 1981）。當兒童在玩他們的貯藏箱與沙箱時，觀察敏銳的聆聽者可以聽見短而零碎之有旋律的片語，這是為了替往後更複雜的說話方式與歌謠鋪路。

事實上，感覺動作期的兒童是一個有音樂性的兒童。在這些稚嫩的歲月中，音樂可以當成促進感覺刺激活動一個學習的理想媒介。音樂在童年時期是個令人感到自然和愉悅的部分，包含感覺、認知、溝通、社交與肢體活動的反應。音樂活動可以隨著兒童現階段的心理發展層次來設計。如此一來，兒童可以透過彈性和實用的治療或教育性的工具來精熟練習，以達成重要的發展任務。對嬰兒與幼兒而言，音樂的功能就像一個出色的治療媒介（例如，高風險嬰兒、住院幼童與學步兒童等等），也可用於嚴重肢體障礙的人，甚至是年紀較長而心智功能仍然在這個發展層次的人。

前運思期（二到七歲）（Preoperational Stage） 快速的語言與概念成長，是前運思期的發展特色。兒童可以使用符號字詞來表達環境中的物體與事件，而不像在感覺動作期，透過感覺動作的單一功能來完成同一件事。舉例來說，兒童在感覺動作期是藉由直接的觀察或是參與來經驗快慢的概念，呈現的例子是這些對比的速度（像是打鼓的快與慢）。在前運思期，兒童可以把這些概念以快與慢的字詞加以歸類，對於物體或事件，不再完全依賴身體的參與來獲得了解。在音樂的活動中，語言的迅速發展是明顯的，兒童學習分辨音樂物體與事件，像是「大鼓」與「小鼓」，或「大聲的音樂」與「輕柔的音樂」。

伴隨語言溝通的迅速成長，音樂活動中聲音運用的增加也平行進展。在此階段早期，兒童可以即興表演短暫的、有旋律性的模式，或在歌曲中加入少數字句。舉例而言，如成年人的歌曲「王老先生有塊地」（Old MacDonald Had a Farm），二或三歲的兒童也許可以唱出「咿呀咿呀喔」。到四或五歲時，兒童能更準確模仿音高和發聲，假扮、演戲、故事歌曲與模仿不只是有趣的歌唱經驗，更是溝通練習的絕佳機會（Barrickman, 1989; Bayless & Ramsey, 1982; McDonald & Simons, 1989）。

除了語言的成長，前運思期的發展是增進社會覺察的時機。在此階段開始的前幾年，兒童是非常自我中心的。換句話說，他們不會覺察到其他人的觀點或需要。兒童也許會一個接一個按順序玩耍與投入相似的活動，但合作或互動的情形是少見的。這樣遊戲時間互動的模式稱為平行遊戲（parallel play）。大約在四或五歲的兒童，會有增加跟夥伴分享與合作意願的表現。雖然仍是以自我為中心，兒童從四到六歲時會遵從指導、輪流、與他人合作，以及在其他音樂活動上，表現出對社會互動的愉悅感。就像是「在小山谷的農夫」（Farmer in the Dell）或是「倫敦鐵橋」（London Bridge）之類的音樂遊戲，能提供練習與發展社交技巧的機會。

漸進的動作發展能促進協調性與廣泛動作技能（McDonald & Simons, 1989）。從二到四歲，學步兒能短暫展現出隨著音樂的節奏進行同步的敲擊。每個兒童間的變化速率是不同的，敲擊的能力需要更成熟的身體。對於二或三歲的兒童來說，音樂遊戲中可以包含行走、奔跑與跳躍。動作的發展隨著複雜空間概念的增加，像是在什麼之上、在什麼之下、往上或往下。音樂遊戲就如「帶動唱」(Hokey Pokey)，需要經過肢體動作的指導，鼓勵練習這些遊戲能展現出空間與動作的技能。在前運思期的最後幾年，正常發展的兒童會跟隨拍子做出跳躍與拍手的動作。

雖然在前運思期發展階段的兒童，不再依靠單一的感覺或動作的經驗來理解他的世界，涉入感覺與動作的活動仍有助於學習的價值（Gfeller, 1990a; McDonald & Simons, 1989），並且在直接性的經驗與象徵性表徵之間產生連結。許多新的語言概念，像是對於方向或尺寸大小的歸類，在視覺協助或動作經驗上的教育是相輔相成的。

當個體到達前運思期階段發展時，在這個階段發展的特質能力上，音樂仍然是一個有效的、有樂趣的學習形式，需要語言、社會合作與身體的活動來促進練習與精熟。

具體運思期（七到十一歲）(Concrete Operations) 大約到了七歲，正常發展的兒童會開始以新的方式來了解自己的世界。兒童在這個階段，可以有組織地思考與解決心理問題的能力，只要情況是與目前的現實有關（即事件在他們普遍的經驗裡）。這項邏輯性的思考能力能幫助年輕的音樂家，學習音樂符號和獲得節奏與和聲的概念。在此階段，兒童可在他們的記憶中持續或保留一段旋律或是節奏，儘管有時對一些和聲或輪唱式（competing melody）的旋律會分心。例如，他可以在其他兒童唱主旋律時，仍維持自己的旋律來合聲。

前運思期兒童的自我中心被引向更廣闊的社區參與感中，社會經驗是在家庭之外的，像是童子軍、女童軍與足球都是重要的事件。音樂性的團體像是合唱團與樂團，提供了合作和團體參與的特別機會。

七歲時，正常發展的兒童能精熟基本的動作。像是民族舞蹈需要連續大動作技巧，交響樂（弦樂器、木管樂器、銅管樂器）與社會性的樂器（吉他、多功能和絃琴）需要精細動作的精熟與協調性。

以音樂治療來說，對於具體運思期階段的案主，有效的音樂活動重點在於能促進團體中社會互動與合作。進一步說，在發展動作功能和個人成就上，音樂的活動能提供充足的機會以及精熟音樂技能。

形式運思期（十一歲到成年）（Formal Operations） 有能力進行抽象性思考是這個階段最值得注意的特色。在具體運思期，只要這個經驗是與他們自己世界中的事件有關聯的，兒童可以系統性地思考與解決心理問題。然而在形式運思期，人們有能力在其生活領域之外，在心中去獲取概念。舉例來說，七或八歲的幼童可以透過看到挨餓的兒童，或者錯過自己的午餐，而了解到饑荒；然而，青少年可以透過作物生產與人口衰減的抽象概念，來思考關於饑荒的問題。透過青少年的抽象思考，可以讓從成年世界學習到的經驗，更加多元與精練。

❖ 青少年的音樂

在青春期，這些兒童已達到達形式運思期的階段，也有更寬廣的音樂經驗。有些十幾歲的青少年會參加正式的音樂組織，像是合唱團或是鼓隊與軍樂團；其他人可能開始組織自己的非正式音樂團體，像是搖滾樂團或爵士樂團。然而，演奏不是唯一通往音樂的大道。十幾歲的青少年花許多時間看音樂錄影帶或聆聽音樂錄製品。搖滾樂在十幾歲的文化中是特別重要的部分，且音樂通常是陪伴這段時期的混亂與叛逆迷惘的情感出口（Brooks, 1989）。因為音樂在青少年的文化中是非常重要的一部分，對這年紀的案主來說，音樂是一個強而有力的治療工具。

❖ 成人的音樂

少數人可以發展出較高層次的音樂技巧，他們會變成專業的表演者、音樂老師、作曲家與音樂治療師。雖然音樂涉入程度與技巧層次在成人間差異很大，但對於許多人來說，音樂仍是一個重要的藝術形式。音樂的聆聽帶來生活的美好與樂趣，一些成人在娛樂性的音樂活動中感到滿足，像是聖歌班、市民樂團與社交舞。和兒童一樣，成人沒有特別音樂的才能或訓練，也能從聆聽音樂裡得到許多樂趣。我們的社會每年花了大量的金錢參加音樂會、購買立體音響設備，以及聆聽錄製品，是為了把音樂帶入我們的生活中。所有這些活動，不論是主動還是被動的，都可以提供社群感、樂趣與個人表達。

高齡者　過去幾年，有些人認為音樂的樂趣會在退休後逐漸降低。年紀大太常會與衰老、被動與不感興趣相連結。一些研究者會建議，當我們年老時，會脫離占據我們成年早期與中期平常的活動。這個理論稱之為撤離理論（disengagement theory），認為對音樂的反應與興趣將會隨著年齡而降低（Gibbons, 1988）。關於對高齡者的音樂偏好、技能與能力的研究，與這個理論剛好呈現矛盾之處。

隨老化的過程，事實上會伴隨著聽力的喪失。此外，研究發現，對於年紀六十五歲以上的人，在區辨一些微小的音高變化或是複雜的節奏模式上，會產生較多的困難（Gibbons, 1982a, 1983）。然而，音樂的樂趣在退休後並非必然會衰退，特別是在他們年輕時就對音樂有興趣的老年人（Gibbons, 1977）。更多的是，年輕時就聽大型樂團表演的老年人，他們會跟著音樂輕點腳指頭，這打破高齡者只喜歡安靜、平靜音樂的迷思。

被動的聆聽不只是在退休時期投入音樂的唯一途徑。根據 Gibbons（1982b）所言，許多年老者對於唱歌與敲奏樂器表現出興趣。事實上，音樂的嗜好是在幼兒早期就被引發，也許會在生活壓力消除後再度出現（Larson, 1983）。這種狀況在其他年齡層也是如此，音樂偏好端賴個人過去的音樂訓練與文化背景而有差異（Gilbert & Beal, 1982; Lathom et al., 1982）。

在後面的章節我們將學習到，音樂可以有效地運用在高齡者身上，包括身體健康者與不健康者。音樂可以用於鼓勵社會參與及身體運動（即為了社交舞或伴唱使用音樂）（Bright, 1972; Palmer, 1977）。此外，音樂可以表達溫和的情感。舉例來說，一些重大疾病的成年人在面對自己的死亡時，也許會選擇一些特別的歌來展現他們的宗教信仰（Munro, 1984）。

總之，音樂是藝術的一種形式，從出生到死亡，都是我們生活中重要的部分，對所有年齡層都具娛樂性，可以彈性成為治療的工具。音樂在許多方面都被證明是具彈性與實用的藝術形式，例如，音樂提供廣泛多樣的功能。

音樂的功能

世界各地的學者發現，所有文化中都有音樂，A.P. Merriam 指出：「很可能再沒有其他的人類文化活動可以如此普遍（就如音樂），可以觸及、形塑，並且管控如此多的人類行為。」（Merriam, 1964, 218）

考量生活中使用音樂的方式，幾乎無法完整列舉所有清單。我們由電視與收音機、工作場合、教堂、學校、運動會、音樂會與舞蹈中，以及家裡，都能聽到音樂，而能列舉出來的還只是一部分。人們每年花費百萬美元在製作錄音帶、CD 播放器、手提錄音機、音樂會的門票，以及樂器上。音樂是被年輕人與老年人、富有者與貧窮者、男人與女人，以及來自所有地位的人所喜愛。

雖然在社會中音樂被多樣化地使用，能列出的方式有很多，Merriam（1964）基於廣泛的目的與理由，嘗試將在全世界文化中的音樂功能進行分類。在大多數的文化中，他認為有以下十個主要功能：(1) 生理反應；(2) 溝通；(3) 情感表達；(4) 象徵性表徵；(5) 增強對社會規範的順服；(6) 社會機構與宗教儀式上的效用；(7) 提供文化的持續與穩定；(8) 提供社會整合；(9) 美感的樂趣；(10) 娛樂。我們接下來將會討論這些功能。

❖ 生理反應

每天都可以想到身體對於音樂反應的實例，這很容易想到：跟著一個好的音樂節奏會輕點腳趾頭、跟隨鼓的節奏能讓樂團行進、跳舞，隨著傳統歌曲拍手。然而，並非所有的身體反應都是如此容易看見。我們的身體對於音樂刺激的反應也有許多不同的方式，這些都是從耳朵與腦中的聽覺中心來察覺到音樂。

音樂作為感官刺激　在大部分基本層次裡，音樂是一種能量形式，由聽覺與觸覺感官所覺察。不管聲音的來源是小提琴、鋼琴、音樂盒，或是人類唱歌的聲音，每一種音樂的來源都會產生能量，是由於周圍空氣分子以較大（壓擠）或是較小（稀薄）密度的形式移動。這樣的模式就是音波（圖3-1）。音樂與環境中的噪音，其最大的差異就是，音樂的聲波是有組織的，在隨著時間的進行下是具規則的。這些結構性品質，像是音高、音量、音色與和諧性，可以協助聆聽者組織音樂的聲音，令人有愉快和有意義的聆聽經驗。聲波是從外耳道傳達到鼓膜（耳鼓），此能將聲音能量傳送到其他的中耳組織（圖 3-2）。在裡面有三個小骨，稱作內耳小骨（ossicles），引導這些聲波進入內耳、耳蝸。聽覺的感官接收器位於耳蝸之內，它會獲取聲音資訊的特徵，像是頻率（音高）與強度（音量）。這些訊息之後會藉由聽覺神經傳送到大腦。耳朵傳送聲音，只有在大腦中聲源才能呈現意義。大腦覺察到身體組織的旋律、和聲、器樂和其他的元素，也能詮釋音樂。例如，音樂形式是熟悉的嗎？音樂是悅耳的嗎？它聽起來是悲傷的、誇張的或是煩躁的呢？沒有二個人在詮釋特定的音樂刺激上是完全相同的，因為音樂的意義和許多因素，像是過去經驗、音樂訓練、文化觀點和認知發展相關聯。音樂反應是個複雜現象，在許多不同的功能層次發生效應（Gfeller, 1990c）。

雖然我們想到音樂時，會認為是那些浮現在腦海中的聽覺感受，然而聲波也是藉由觸覺或是動覺所覺察到的。舉例來說，在房間裡，即使無法聽到旋律，或許你也可以感覺到胸腔裡跳動的節奏，是來自鄰居的立體音響。隨著一連串的吉他彈奏，吉他的木箱會傳達由聲波所產生的振動。腹部與胸部會感受到一些聲音；其他的頻率則藉由頭骨產生共鳴。即使是嚴重聽覺喪失的人，也會因為這種觸覺傳送，而可以感受到音樂的刺激。

聲音的治療層面　在此最基本層次中，音樂可成為聽覺與觸覺的刺激，用來控制注意力與促進學習。特別地，假如聲音（聽覺的）刺激被察覺是美妙、新奇或是有趣的，音樂會獲得更多注意。這對於音樂治療來說有重要的涵意。舉例而言，一些嚴重的腦傷患者或許無法用多種方式互動，譬如

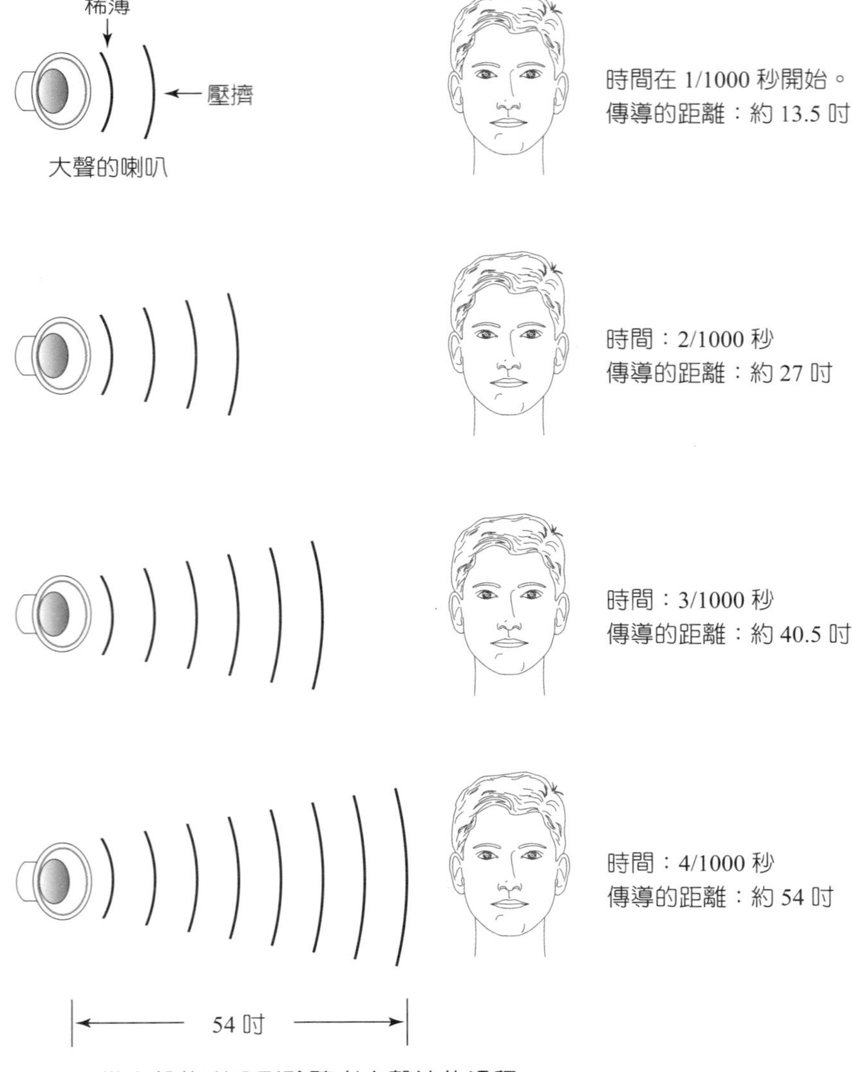

圖 3-1　從大聲的喇叭到聆聽者之聲波的過程

交談，或是解讀複雜的指示。然而，在具吸引力或是熟悉的音樂刺激上，他們會顯現出警覺的反應（即眨眼、微笑、眼神接觸、流淚等）。換句話說，

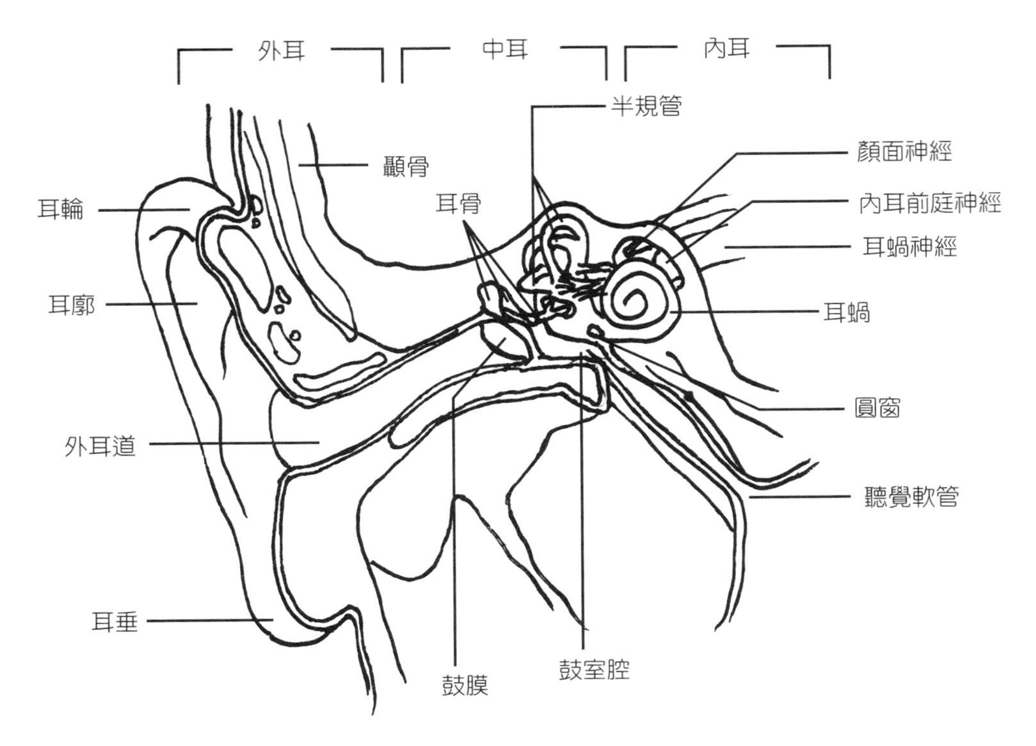

圖 3-2　耳朵（註解外耳、中耳與內耳）

對這些無法以傳統交談做即時回應的病人，音樂的聽覺與觸覺刺激可以成為誘發啟動反應的有價值工具。

甚至嚴重智力缺陷的成人，智力程度在功能上近似於嬰兒，在此刺激水準也可以對音樂做出回應。動聽的音樂刺激可以幫助重殘案主的注意力，他們需要被鼓勵以維持對他人注意力。簡而言之，音樂的聽覺與震動之品質提供多樣的基礎，而來自感覺動作刺激的吸引力可以提供特別治療的目標（Gfeller, 1990c）。Sears（1968）與 Gaston（1968）歸納出音樂的治療益處是在於它有結構性的特性、特別的節奏，這些有助於個體的自我組織與知覺意識。

音樂在自主反應上的效能　過去一百年來，科學家嘗試去發掘身體的內部系統是如何對音樂產生反應，像是循環或是呼吸系統（Thaut, 1990）。

這些內在與自動的功能被稱為自動化反應，且是由自主神經系統所控制。科學家從事研究身體中各種型態或是速度的作用，像是脈搏速率、呼吸速率、血壓，以及肌肉伸展。大部分音樂在生理反應研究的想法是音樂影響生理的反應。然而，研究者發現在不同類型的音樂上，都有不同的反應：亦即沒有特別的類型會導致既存的反應（Dainow, 1977; Thaut, 1990）。例如，我們無法確切地說，假如有人聆聽貝多芬的第五號交響曲會增加心跳速度，以及聽到布拉姆斯的「搖籃曲」會減緩心跳速率。

為何難有一致的見解？部分原因在於，研究差異來自不同的科學家使用非常多樣類型的音樂，或是因為他們用不一致的方式測量生理功能。其他產生差異的事實是，給予任何刺激都會呈現多樣的生理反應。人類是非常複雜的，不是所有的人對於快樂或是恐懼時生理情況的反應都完全一樣。人們在面對許多類型的刺激下，有多樣的個人反應型態，包括音樂（Thaut, 1990）。此外，音樂是個複雜的刺激，會隨著時代而快速轉變，每個人知覺到的也會不同。

總之，音樂刺激的確能引發生理上的反應，就 Thaut（1990）所言，較高且獨特的反應型態裡，做決定的不只是藉由音樂不同的特性，也由個體內在多變的因素。雖然我們無法容易預測音樂的自主性反應，但我們有較大的信心說出關於音樂刺激整體動作的反應。

節奏性的聽覺—動作整合　雖然關於聽覺知覺在動作學習上的身體研究較少，仍有幾個基本途徑，可以預測與規律重複的節奏性訊號，相信能促進時序性（在特定的時間內活動）肌肉動作的控制模式（Thaut, 1990）：藉由 (1) 在肢體動作轉換的控制中，影響神經系統的時間性與預備度（稱為強化）；及 (2) 由提供時間的暗示來促進自主性的活動。此外，對於動作的預備來說，音樂可以經由生理心理因素影響動作表現，譬如疲乏。

研究指出（Pal’tsev & El’ner, 1967; Rossignol, 1971; Rossignol & Jones, 1976），聲音經由激發脊椎的動作神經啟動動作系統，並讓動作系統處於高度的預備度與刺激度的狀態。當聲音以有組織的節奏性重複模式時，啟動效果會激起動作神經與肌肉反應模式在一個可預測的時間結構中；如此產生一種生理學上的聽覺—動作共乘效應（auditory-motor entrainment effect），那是動作系統對於聽覺節奏性刺激的時間結構下同時運作的反應。這樣的同時性維持得非常穩定，甚至是當節奏改變時（Thaut & Schauer, 1997）。

近來的研究（Thaut & Miller, 1994; Thaut et al., 1998）認為，同時性以下述的方式呈現：在聽到一或二個鼓聲間距（beat interval）時，大腦非常迅速地估算出拍打的間距，然後大腦會符合拍子拍打間距持續的時間內的活動，且在建立拍子與活動反應之間一個較舒適的時間後，在節奏性拍子的間距上，同時配合持續性的動作，這顯示出使用節奏來提示動作的重要意涵。我們也很容易想到每天生活中的實例：如跟隨鼓的節奏行進、隨著節奏性音樂來舞蹈，或是跟著強力節奏音樂做有氧舞蹈。在這些情況下，人們藉著反覆規律的節奏來協助正確的運動速度。

另外，節奏在時間與準備度的效能上，伴隨著肢體的活動與身體的復健上，正向的聽覺刺激可以分散對身體不舒服或是疲倦的注意力（Marteniuk, 1976）。如此可以協助動作的持續性。

治療性的益處　這一節我們將發現在整形外科裡，實際上，節奏刺激提供加強時間與準備度對治療計畫是有助益的，像是步態的復健或是身體健康的計畫。Gaston（1968）提到，「利用獨特潛在的節奏特質來強化與帶來規則」，這在音樂提供的治療過程中是一種主要的方法。

最近臨床的調查與研究中提及，在動作控制與活動失調的復健上，節奏聽覺刺激提供一個重要的角色，特別是對神經性失調者的步態訓練，像是中風（Thaut et al., 1993; Jeffery & Good, 1995; Prassas et al., 1997）與帕金森氏症（Miller et al., 1996; Mcintosh et al., 1997）。節奏性暗示的活動使動作表現得到立即性的改善，也隨著時間長期與穩定的治療而改善（Thaut et al., 1996; Thaut et al., 1997）。

另外，對於加強時間與準備度上，音樂可以幫助維持肌肉的運作。例如，Marteniuk（1976）指出，在愉快舒適的音樂刺激中，案主可能會付出更多的注意力，更甚於伴隨運動所延長的肌肉疲累。多年以來，音樂治療師也注意到做些身體運動的活動，像是玩樂器會有較高的動機，如此能減少無趣與反覆性的身體練習（Staum, 1983; Thaut, 1990）。

因此，在音樂與身體反應之間的連結，可以開發成多樣的方法來維持或改善身體機能。音樂可以被使用在：⑴ 當作觸覺的刺激；⑵ 刺激動作的準備度（即節奏的步態或是有氧運動）；⑶ 作為肢體動作的一個結構；以及 ⑷ 在費力或是不舒服的活動期間，作為鼓勵與維持的動機。

在許多生理反應的方法中，音樂是唯一可對它產生影響的。下一節將把重點放音樂的溝通功能。

❖ 音樂作為溝通

溝通與情感表達　當想到溝通，我們想到文字。舉例來說，英文字母 c a d 拼在一起時，帶來的意思是一位阿諛奉承、玩世不恭的人，以諂媚與承諾來吸引年輕天真的少女。然而，當我們在鋼琴彈奏 C A D 三個音時，並不會在心裡產生特別的意義。音樂的符號在本質上是抽象的，且並非容易詮譯的（Kreitler & Kreitler, 1972; Winner, 1982）。音樂長久以來被認為是溝通的一種象徵系統，人們可透過它來表達自己（Berlyne, 1971; Kreitler & Kreitler, 1972）。

音樂長期以來與情感表達有所關聯，事實上亦被稱為「情感的語言」（language of emotions）（Winner, 1982）。作為情感的供應者，音樂在社會中扮演重要的角色，因為它提供了一種表達想法與情感的媒介，這是不容易透過平常的談話來達成的（Radocy & Boyle, 1979）。譬如，像是悲傷或失落的時刻，我們可能無法找到適當的文字來表達最深層的感覺。再者，像是社會抗爭，假如說出來的話是有爭議的或是不被接受的時候，音樂成為一種能被接受的方式，用來表達想法與概念。舉例來說，青少年或是政治團體成員通常會使用搖滾音樂作為反抗社會問題的表達媒介，許多人稱此為發牢騷或情緒發洩（let off steam），具有關於社會議題的安全閥（safety valve）功能（Merriam, 1964; Radocy & Boyle, 1979）。

在特定文化中，音樂可單獨地傳遞情感的內涵或心情（Gaston, 1968; Merriam, 1964; Radocy & Boyle, 1979）。但是音樂與文字或是視覺資訊作連結，也可以強化或改變在文字或是影像上所呈現的訊息（Galizio & Hendrick, 1972; Gfeller et al., 1990; McFarland, 1984; O'Brian & Willbanks, 1978; Thayer & Levenson, 1983; Wintle, 1978）。音樂的內涵是一種非語言式的語言，在電影及電視節目上使用音樂，可以傳達感受與闡述想法。長期以來，影片導演都認可音樂在溝通上的魔力。舉例來說，在默片的時期，電影的許多訊息靠著鋼琴的背景音樂來傳遞，如歸心似箭的年輕婦女，當火車愈來愈近終點時，音樂的使用點出速度與力量。即使在今天，伴隨著高複雜度的電影藝術與說話對白，電影導演仍然倚賴音樂表達在行動背後的情感。愛情場景伴隨著悠揚的小提琴聲，以及在不和諧音樂的閃電雷鳴下，被預測有不祥的怪物出現。在恐怖電影中，閉上眼睛是有些許安慰，因為靠著背景音樂可以傳遞恐怖的感受與迫近的厄運。

廣告是另一個音樂可提供有意義訊息的場所。注意到廣告背景音樂的選擇裡，就如一個堅固耐用的 Landrover Jeep 車，對照使用在另一個商業廣告的 Mercedes Benz 車子的音樂。研究指出，對於強調特殊屬性的產品上，音樂是一種有效能的溝通形式（Wintle, 1978）。總之，音樂作為一種溝通的形式，可以傳遞非語言情感的訊息、影響或是反映聆聽者的心情，以及可以被用來強化、擴展，或是改變埋藏在文字或視覺上的資訊（Gfeller, 1990b; Gfeller et al., 1990）。

為什麼音樂如此經常被使用作為感情的表達呢？在過去的幾十年裡，許多學者企圖解答這個疑問，且提出多樣的解釋。有一種講法是，音樂提醒我們反映情感與在生活中的非音樂性事物（Langer, 1942）。這是大家所知道的，把音樂的意義作為一種參照哲學（referential philosophy）。另一種看法則是提出，在音樂結構本身，情感表達的意義與結果是鑲嵌於其中（embodied）或是直接被發現的。這個哲學是人們所知的表現主義（expressionism）。我們將會簡短地檢視這二者。

❖ 音樂與情感

參照主義觀點　這個名稱參照（referential）的意思是，相信在音樂本身與一些非音樂的物體或事件中，音樂的意義能由聆聽者的連結所產生。舉例來說，像是貝多芬的田園交響曲（第六號），在樂器上使用長笛高頻率的顫音來模仿鳥叫的聲音，在音樂上所帶來的關聯是心中愉悅的景象、聲音，與漫步在森林幽谷的芳香味。對照之下，定音鼓的滾奏暗示著不祥的雷電聲或是意味著戰爭。音樂的其他結構特質，則是被用於非音樂性的相關事件或感受中，這些情況很明顯是在模仿大自然或是一些事件。舉例而言，沮喪是一種感受，通常導致垂頭喪氣的臉與緩慢、無生氣的行為，音樂可能會透過緩慢的節拍或是下降的音階呈現（Kreitler & Kreitler, 1972）。這樣模仿非音樂的事件或物體被稱為仿同性（iconicity）。

仿同性不是音樂可以與非音樂事件連結的唯一途徑。藉由近似連結（association through contiguity）在生活中的物體或事件有所關聯中，音樂可以產生另一種方式的連結（Radocy & Boyle, 1979）。這種現象發生在選擇一種特殊音樂或音樂風格與某種特殊事件加以配對。音樂會導引出類似事件的相同感覺。例如，我們大多數會在恐怖電影中驚恐的時刻，聽到來自小提琴刺耳的不和諧聲音。當我們在觀看一個斧頭謀殺犯或是怪物的電影時，在恐怖電影中這樣陳規地使用音樂，會引起毛骨悚然（spine-tingling）的感受。正面來說，足球賽結合蘇沙進行曲（Sousa marches）則可以引起興奮的感受與團隊精神。

我們大多數都可以由特別的歌曲或是音樂類型，挑起回憶與過去的情感。然而，即使是我們從前沒聽過的音樂，我們也有一種情感反應。表現派學者的想法總會爭論著音樂的真正意義不是依賴著音樂外的參照（extramusical reference），而是從音樂本身結構的特性所顯現。換句話說，音樂情感的意義由音樂本身來具體化。

表現主義觀點　從表現派的觀點來看，音樂的價值或意義是來自音樂本身的聲音，僅此而已（Radocy & Boyle, 1979）。這是音樂本身結構性的特質，而非聆聽者對音樂外的連結，激起聆聽者的感受與情感。

假如音樂結構性的特質能夠確實引起情感的反應，這是如何發生的呢？有些人提出理論與施行實驗，來解釋情感是如何受到音樂經驗的引發。其中一個理論由心理學家 Daniel Berlyne（1971）提出，音樂的結構性特質，像是複雜或簡單，或是樂曲的近似性，導致了情感的反應。根據 Berlyne 的理論，假如音樂是在適宜而理想的熟悉度和／或複雜度，我們會有快樂舒暢的感受。太複雜或不熟悉的音樂風格，會帶給聆聽者困惑、混亂與不舒服的感覺。相對來說，假使音樂過於簡單，或是一再反覆聆聽，會失去新鮮感，聆聽者會感到無趣或是不滿足。

這種理論可以由收音機中排行前十名的歌曲來說。當新歌在廣播中被介紹，他們音樂的風格通常與許多其他受歡迎的歌曲是相似的，因此這些相似性早已經存在。這樣的熟悉度幫助人們組織他們所聽到的感覺。然而，一些歌曲能吸引特別的注意力，是因為它們加入了新穎且有趣的元素，像是獨特的節奏或是特殊的歌詞。

但是，這些前十名的排行曲最後將從排行的頂端落下。為什麼呢？隨著它們的流行，廣播唱片的 DJ 將它們重複播放——實際上，它們會失去當初吸引聽眾的新奇感與新鮮感。以搖滾歌曲獲得一個星期的榜首時為例，其歌曲獨特性與更熟悉之間仍然持續一定的平衡，依據 Berlyne 的講法，這樣的平衡應能引起聆聽者愉悅的感受。

Berlyne 的理論〔即其激發與快樂價值的理論（theory of arousal and hedonic value）〕關注對音樂等藝術的情感反應，從許多的調查顯示，多方面的研究（Berlyne, 1974; Gfeller et al., 1990; Gfeller & Coffman, 1990; Heyduk, 1975）似乎支持這個理論是合理的。其他對於音樂情感反應的理論所根據的並非實驗，而是哲學探究的邏輯來解釋人類反應。Leonard Meyer 的預期理論就是一個例子。Meyer 是一位音樂學者，以心理學家 John Dewey 的情緒衝突理論，作為他在音樂與情感信念的基礎。這個理論說明情感的激發是一種反應被阻止或是被抑制的現象（Meyer, 1956）。這是什麼意思？當我們聽到熟悉的音樂風格時，通常將會預期下一步發生的可能性。舉例來說，想像有人在鋼琴上彈奏連接著的音符：C、D、E、F、G、A、B，然後停止。來自西方文化多數的人應該會覺得驚訝，因為他們期待接下來將聽到另一個音符—— C 來將音階完成。這種預期全音階的完成是被壓抑的，因為一個音被遺漏了。有些人的可能反應是唱出最後一個音，有些人可能只是傻笑，有些人可能面露驚訝。簡單來說，當典型的音樂模式沒有完成，聆聽者的預期是會被抑制的，並且造成一種驚訝的反應。

這樣的理論也用在海頓的「驚愕交響曲」（*Surprise Symphony*）中。在這首曲裡，音樂以完全可預測的方式單獨進行，剎那間海頓加入一個非常大聲的和絃音。當人們第一次聽到這首交響曲，通常會帶來咯咯笑或是驚嚇的反應。根據 Meyer 的期望理論，這些情感上的反應是產生壓制的情形或是預期被阻止了。這是樂曲中預期與非預期的平衡，可產生音樂的情感與意義。

神經學的解釋　一些研究者將音樂情感上的反應歸因是在大腦神經系統的改變（Goldstein, 1980; Roederer, 1982）。先前的研究顯示，音樂的歷程至少部分發生在大腦與情感反應有關聯的部分，譬如邊緣系統。目前，支持這個想法的研究才剛萌芽。大腦是非常複雜的器官，即使對於神經學家來說仍然有許多謎點。但是隨著精密技術的出現，提供我們更多對於大腦的了解，而對於音樂的情感或是感情的反應上，我們應該會有更完整神經學上的闡釋。

治療意涵　雖然許多人會同意音樂與感情是有連結的，但是在治療場域中，音樂是如何來連結呢？我們會在之後的章節看到，許多案主掙扎於表達或處理情感時，藉由音樂治療會有健康與適當的表達方式。舉例來說，精神病患或是年紀較長的人面對迫近死亡的時候，對於面臨悲傷、孤獨的感覺、生氣或是其他不舒服的情感上，可能會不知所措。假如無法更直接地表達情感與需要時，他們可能變得退縮或是採取攻擊性的方式，像是企圖自殺或攻擊他人。

有時候，這些相同的案主不易以言語表達不舒服的感受，他們會發現，在較少威脅或是替代方式下，可以利用音樂來分享情感。最為心煩的案主在表達情感的出口上，音樂是具有極大潛能的一種治療性工具。Gaston（1968）更強調，當文字不足時，音樂通常可以表達更深層的情感。

❖ 象徵性表徵

此外，在溝通情感訊息時，音樂可傳遞象徵性意義。一個象徵代表或呈現另一項東西，譬如文化價值或普世原則。舉例來說，描繪一隻鴿子的美術品，不是簡單的一張圖上有著白色羽毛的鳥。事實上，通常鴿子是表現人類的和平與融洽。如同貝多芬第五號交響曲開場的主題，通常的解釋當成命運在敲門的象徵。根據 Kreitler 與 Kreitler（1972）的看法，象徵於藝術形式的表達就像是音樂引起知覺與感受。

音樂的象徵性在不同文化中是有差異性的，雖然許多人形容音樂是一普遍性的語言，事實上，沒有任何單一音樂類型在每個文化裡都是有意義的〔然而，音樂的確有一定普遍性，在我們所知道的每個文化中，它都是一種藝術形式（Nettl, 1956）〕。當然，每個文化的傳統與信念影響著音樂的創作與反應。舉例來說，在西方文化裡，許多音樂是由一系列的半音與全音組成的大調與小調的音階。從大調的音階中，我們通常感到正向的快樂感受，然而，小調式的音樂通常意味著憂鬱或是悲傷。暗沉的、低音色的英國管可能表現出憂鬱；小號響亮的和聲可能意味著勝利的喜悅與歡欣。

相對而言，印度的音樂組織是由許多較細微的音程（musical interval）或是半音（semitone）所構成。舉例而言，在鋼琴中我們的音符 C 與 D 之間，在印度的音階中可能有許多的音（泛音），並非只一個半音（C#）。一位美國人首次聽到傳統的印度音樂可能會發現，這些音樂是很難去組織與了解，因為這與他們自己文化中的音樂是如此不同。美國人也許很難去詮釋這樣的音樂情感表現。

簡而言之，在某種特殊文化脈絡底下，音樂是一種象徵性的表達方法（Merriam, 1964）。在特定的文化中，音樂在溝通心情與感情的溝通下有某種程度的標準化（Meyer, 1956）。這些音樂常見的象徵化使用，意味著在相同的文化背景下人們可以共享的意義，也被當作有效的訊息載體。每個文化都透過它自己的音樂象徵，表現出情感、文化價值或是其他的抽象意念。

治療意涵　因為象徵是一個非常有力與效能的訊息傳達方法，音樂的象徵性在治療場域的溝通上，可以是一個有用的工具。然而，不同文化的象徵意義是非常不同的，治療師對此必須非常敏銳，尤其重要的是在服務不同群體時。下個章節將會談到在文化脈絡下理解音樂的重要性。

❖ 音樂與文化

音樂與社會價值　根據 Merriam（1964）所言，音樂反映出特定文化中的價值與行為，諸如性別習俗；社會中男人、女人與小孩的地位；宗教價值；或是工作倫理。社會的歌曲直接或間接管控社會成員的行為合宜（Merriam, 1964; Radocy & Boyle, 1979），以此來強化遵從社會規範。舉例來說，在越戰初期，政府與許多美國公民相信，軍人保護美國是必要的與受到關注的。一些抒情歌曲像是「一百個男人今天將要去打仗，但是只有三位會帶著綠色的貝雷帽」（綠色的貝雷帽是一個唯一受過高度訓練的士兵團體），表達的期待是男人在社會裡應該是勇敢地面對戰鬥與攻擊。然而當戰爭拖延，這種衝突變得愈來愈有爭議性，擴展成巨大的抗爭及政治混亂的目標。這些價值被反映在許多歌曲中，像是「給和平一個機會」（Give Peace a Chance）、「殘酷戰爭的怒吼」（The Cruel War Is Raging），與其他反戰的民謠。大部分政治抗爭的這些歌曲，不論是標語或是言詞，都被認可地用在和平抗爭的想法上。

除此之外，在表達合適行為與社會規範上，音樂被用在落實社會機制與宗教儀式上。舉例而言，我們在許多主要的集會中唱國歌（即運動會、學校集會、建築的揭幕儀式等）；大學通常會有激勵性的歌曲描述學校的光榮；大部分的宗教依據教義的信念也會用音樂來表達教義。舉例來說，一些教堂的讚美詩與禮拜儀式講述著教堂的教義與傳說。在組織或是宗教的中心裡，這些音樂儀式化的使用強調與傳達重要的態度與信念。當音樂強化了社會規範的順從與落實社會機制及宗教儀式，社區成員分享了該價值與信念，且由這個世代傳遞到下個世代。

如同 Merriam（1964）指出：「很少有文化中的元素像音樂一樣如此多樣化，能滿足人類的需求。音樂能表達情感，提供藝術上的愉悅、娛樂、溝通、引發生理反應、強化遵從社會規範，與落實社會機制及宗教儀式。（因此）它清楚地提供了文化的持續性與穩定性。」（Merriam, 1964, 225）

治療過程中的文化議題 因為音樂是如此平易地出現在每日生活中，所以極易具有承載文化價值的力量。當我們在宗教或政治活動中和同伴一起歌唱時，無疑的，我們會憶起某些時刻。「戰役之聲」（The Battle Hymn of the Republic）、「奇異恩典」（Amazing Grace）與「征服」（We Shall Overcome）能振奮我們的心靈與鞏固我們的決心。當音樂治療師於工作中陪伴掙扎於痛苦或憂傷的案主時，身為文化承載物的音樂，可以讓他們對探索人生意義與品質得到助益。

當我們考量到音樂力量作為文化承載物時，重要的是去了解每個文化都有自己的音樂傳統。音樂意義的塑造不只是透過全國民眾，也透過多種的次文化團體成員。宗教同盟是一個強大的文化脈絡，我們由此而覺察與詮釋音樂。對於衛理公會（Methodist）的成員而言，讚美詩「奇異恩典」有偉大心靈與感情的價值。相對而言，猶太教祭司複雜、半音調（chromatic）的咒文，對於猶太傳統的人們來說意義則更深遠。

不同社經地位也會影響文化視野（Radocy & Boyle, 1979）。許多研究顯示，收入與教育程度的差異會對不同風格音樂的偏好有所不同。舉例來說，經濟階層較高者比藍領階層傾向於喜愛歌劇與交響樂（Gilbert & Beal, 1982; Lathom et al., 1982）。簡言之，對音樂價值與意義的選擇，會透過我們自身的文化脈絡加以過濾。

當使用音樂來當成治療目的時，要關注任何文化脈絡嗎？一點也沒錯！在音樂刺激的選擇或介入，應該考量這些案主所涉及的傳統文化。舉例來說，一位治療師可能會發覺案主是來自一個拉丁美洲都市鄰近地區、靠近德州的邊境者，比起高加索、白領階級、來自田納西州 Nashville 中部的案主而言，感覺自在的音樂風格相當不同。簡單說，單一的音樂型態並不是對所有人都具價值性，因為音樂的作用端視在適當功能脈絡下合乎一般人的音樂經驗（Radocy & Boyle, 1979）。

社會整合的貢獻 根據 Merriam（1964）的看法，音樂形成一個穩固的觀點是來自於社會的聚結、合作與協調。很多音樂活動需要許多音樂家在共同目標上努力與結合：教堂的唱詩班、社區的合唱團、城市的音樂會、管弦樂團、營火晚會、搖鈴詩班、方塊舞、爵士與搖滾團體——這些清單是列不完的。這些音樂活動須有強大的合作性，因為作品價值的完整需要每個人的貢獻。節奏、旋律與和諧的元素，需要結合團體的努力來產生有條理的層次與結構。

將社會整合視為治療性目標 雖然社會整合可被視為日常生活所產生的自然副產品，但對許多音樂治療師服務的案主而言，其社會互動卻是困難或是有所限制的。舉例來說，有情緒障礙的人可能會表現出退縮或攻擊的行為，如此可能會阻礙適當的社會化。其他像是高齡者，希望有機會獲取友誼，但也許沒有體力或資源去投入社區。不管什麼理由，改善社會互動確實在許多音樂治療上是一個重要的目標。

Gaston（1968）與 Sears（1968）皆是音樂治療專業發展早期的領導者，他們皆注意到音樂在社會整合上的價值。根據 Gaston 所言，音樂的幫助在於「建立或再建立人際關係」(1968, v)。因為音樂活動通常在團體中發生，適合的結構性音樂可以提供「與他人產生連結的經驗」(Sears, 1968, 31)。事實上，瀏覽過去十年一些關於音樂治療期刊的研究指出，在音樂治療訓練中，增進社會化是一個共同的目標（Gfeller, 1987）。

❖ 審美與娛樂

另一個音樂功能是由 Merriam 所提出的審美。這是什麼意思呢？這個字審美（aesthetic）就是對美好事物的鑑賞。根據哲學家所言，審美對象的價值源自於它本身成為美好事物時的內在價值，更甚於它實際上的使用或是功能。因此，當 Merriam 談論到音樂當成審美的功能時，他認為透過內在美好與有價值的音樂能夠使文化更豐富。

將音樂當成娛樂是因為它的娛樂性與轉移性。音樂可以是娛樂的，而不是一直被當成有價值的藝術品，但是倒不如說，它能幫助人們開心或是忘卻每天生活中的憂慮。舉例來說，在醫師辦公室或是電梯中的等待，通常我們會聽著音樂企圖來分散等待的過程。在類似的情境中，也有一些人彈奏吉他或鋼琴，其目的是為了樂趣或是取悅他人。在這些例子中，音樂的演奏有藝術上的價值，也可能沒有。音樂的主要功能是娛樂，更甚於藝術的豐富。

有些作品是具有代表性的審美性更甚於娛樂性。舉例來說，荀白克（Schoenberg）的樂曲「華沙歷險」（*A Survivor from Warsaw*）是敘述一名囚犯在集中營中的回憶。這個強而有力的樂曲絕非只有娛樂性，這首樂曲所呈現給聆聽者的是歷史中現實的醜陋行為，而不是作為娛樂之用。當聆聽者發現內容講述納粹士兵的暴行時，他們會感到焦慮或是不舒服。除了它會喚起悲傷與不舒服的感受外，這首樂曲在審美的價值裡，是一個富有深遠意義的藝術品。只要人們繼續追尋尊嚴及和平共存的方式，那麼它將傳遞且持續表達出關於人類行為的一個重要訊息。

相對而言，一些娛樂性的音樂在本質上聽起來是有趣的，它的功能性更甚於作為審美的藝術形式。舉例來說，被大部分的國中青少年所喜愛的「流行樂」（bubble gum），它動聽且節奏容易記得，也很適合跳舞。這種「來得快去得快」（come-and-go）的新曲，是速食享受而不具持續性的價值。進一步說，這種藝術價值與意義的深度是有爭議性的。

有些時候，音樂有審美上的價值，但也可能是有娛樂性的。舉例來說，許多人總會想到莫札特（Mozart）的歌劇「魔笛」（*The Magic Flute*），的確是有藝術價值的作品。在偉大的歌劇曲目中，展現了出色的合唱與旋律的配置，聆聽者可以發現在其作品中，象徵的意義是關於手足之情與一個美好世界的價值。同時，在歌劇中豐富的舞台布景、滑稽的服裝與喜劇的元素，是有趣且具娛樂效果的。

音樂治療意涵　在大部分的文化裡，音樂的功能同時作為審美與娛樂對象，且這兩種功能都在滿足人類的重要需求。根據 E. Thayer Gaston 所言，美感表達與經驗是人類發展中最基本的需求（Radocy & Boyle, 1979）。成功與滿足之審美經驗的介入，可以透過自我實現來提高自尊（Gaston, 1968）。相同的，身為心理學家與哲學家的 Maslow（1970）主張，美感經驗對於個人價值感或自我實現是重要的，但前提是需要配合生理的基本需求。

如同後面的章節會學習到，長期以來，音樂治療師認為有障礙的人需要、並有權利去自我實現，及參與審美活動作為其人生經驗的一部分（Nordoff & Robbins, 1971; Ruud, 1980）。如此一來，音樂作為一種美感藝術的形式，可促進許多音樂治療案主的生活品質。雖然將音樂作為娛樂來使用，比起它用於美感上的目的似乎較不崇高或那麼重要，但娛樂性的音樂在社會中仍有其地位，亦可以促進情感與生理健康。人們通常尋找娛樂性的活動，是為了在難熬的一天工作後能放鬆，或是把注意力從緊迫的個人事件中抽離。作為放鬆的形式，娛樂性的音樂可以促進、改善心靈的健康與降低壓力。從演奏音樂的樂趣分享中，可以提供團體互動與合作的焦點。

總結來說，音樂在我們的生活中是重要的部分，且具多元化的功能。Merriam（1964）對社會音樂功能的看法指出，音樂以廣泛性的藝術形式展現於每天的生活中。在基本層次裡，音樂是一種聲音力量的形式，可以刺激聽覺或觸覺。它可以使生理動作的神經系統做好準備，像是行進或是跳舞。音樂也是一種非語言的溝通，能夠精緻化地展現我們最深層的思想與許多微妙的情感。它是一種藝術的形式，可以使我們連結一起朝向共同的方向。因為音樂是如此彈性的媒介，對於專業的音樂治療者在多樣化的治療對象中，提供有力的工具。

摘要

有很多理由說明音樂可以作為彈性與治療的工具。一個優點是，對於任何年紀的人來說，都有某一些類型的音樂可能會產生連結或是愉悅感。從最早期的嬰兒到晚年，受過或者非受過正式音樂訓練的人都可以欣賞音樂，端視發展程度和對音樂涉入程度的深淺。年幼的兒童以感覺動作的刺激來經驗音樂，且從製造與聆聽音樂的直接經驗中獲益。當兒童漸長，從參與音樂來作為社會互動的情形會愈頻繁。在成年期，可以透過聆聽音樂或是直接參與活動，以及單獨或是加入團體來欣賞音樂。音樂的欣賞可以延伸到退休年紀，並能提供美感的來源與社交的參與度。

另一個理由是在社會中，許多音樂如此有效地被用在多種治療上。Merriam 概述了十種音樂的功能：(1) 生理反應；(2) 溝通；(3) 情感表達；(4) 象徵性的表徵；(5) 增強對社會規範的順服；(6) 社會機構與宗教儀式上的效用；(7) 提供文化的持續與穩定；(8) 提供社會整合；(9) 美感的樂趣；(10) 娛樂。每一種功能對於音樂治療的訓練都有重要的意涵。

討論問題 Study Questions

1. 描述感覺動作發展階段兒童對音樂的反應。
2. 哪種形式的音樂活動能吸引前運思期兒童的注意力？
3. 形容具體運思發展階段中兒童的音樂能力。
4. 何者為形式運思發展階段最值得注意的特質？
5. 與六十五歲以下的成人相較，老年人如何展現對音樂的偏好與能力？
6. 列出 Merriam 所說的十種音樂的功能，並舉例說明發生在每天的各一種實例。
7. 比較並對照參照主義和表現主義在音樂與情感上的觀點。
8. 透過脈絡下的近似關聯來連結音樂與情感是什麼意思？
9. 哪一位心理學家認為音樂的情感反應起因於結構性的音樂特性（即複雜、簡單等等）？
10. 哪一位學者與預期理論有關聯性？
11. 音樂是共通的語言嗎？請說明。
12. 比較與對照音樂在審美性與娛樂性上的用途。
13. 描述關於音樂對自主反應之影響相關知識的目前研究。

參考文獻 References

Barrickman, J. 1989. A developmental music therapy approach for preschool hospitalized children. *Music Therapy Perspectives* 7:10–16.

Bayless, K. M., and M. E. Ramsey. 1982. *Music, a way of life for the young child.* St. Louis, MO: Mosby.

Berlyne, D. E. 1971. *Aesthetics and psychobiology.* New York: Appleton-Century-Crofts.

———. 1974. *Studies in the new experimental aesthetics: Steps toward an objective psychology of aesthetic appreciation.* New York: Halsted Press.

Bright, R. 1972. *Music in geriatric care.* New York: St. Martin's Press.

Brooks, D. M. 1989. Music therapy enhances treatment with adolescents. *Music Therapy Perspectives,* 6:37–39.

Dainow, E. 1977. Physical effects and motor response to music. *Journal of Research in Music Education* 25:211–221.

Davidson, L., P. McKernon, and H. Gardner. 1981. The acquisition of song: A developmental approach. Documentary report of the Ann Arbor Symposium: National Symposium on the Applications of Psychology to the Teaching and Learning of Music. Reston, VA: Music Educators National Conference.

Galizio, M., and C. Hendrick. 1972. Effect of musical accompaniment on attitude: The guitar as a prop for persuasion. *Journal of Applied Social Psychology* 2:350–359.

Gaston, E. T. 1958. Music in therapy. In *Progress in psychotherapy,* edited by J. H. Masserman and J. L. Moreno, 142–148. New York: Grune and Stratton.

———, ed. 1968. *Music in therapy.* New York: Macmillan.

Gfeller, K. E. 1987. Music therapy theory and practice as reflected in research literature. *Journal of Music Therapy* 24:176–194.

———. 1990a. A cognitive-linguistic approach to language development for the preschool child with hearing impairment: Implications for music therapy practice. *Music Therapy Perspectives* 8:47–51.

———. 1990b. Music as communication. In *Music therapy in the treatment of adults with mental disorders,* edited by R. F. Unkefer, 50–62. New York: Schirmer.

———. 1990c. The function of aesthetic stimuli in the therapeutic process. In *Music therapy in the treatment of adults with mental disorders,* edited by R. F. Unkefer, 70–81. New York: Schirmer.

Gfeller, K. E., E. Asmus, E. Eckert, and M. Eckert. 1990. An investigation of musical stimuli on emotional response to verbal information. Paper presented at the Music Educators National Conference Research Session, Washington, DC.

Gfeller, K. E., and D. Coffman. 1990. An investigation of emotional response of trained musicians to verbal and musical information. Paper presented at the Music Educators National Conference Research Session, Washington, DC.

Gibbons, A. C. 1977. Popular music preferences of elderly people. *Journal of Music Therapy* 14:180–189.

———. 1982a. Music aptitude profile scores in a noninstitutionalized elderly population. *Journal of Research in Music Education* 30:23–29.

———. 1982b. Musical skill level self-evaluation in noninstitutionalized elderly. *Activities, Adaption, and Aging* 3:61-67.

———. 1983. Primary measures of music audiation scores in an institutionalized elderly population. *Journal of Music Therapy* 14:21–29.

———. 1988. A review of literature for music development/education and music therapy with the elderly. *Music Therapy Perspectives* 5:33–40.

Gilbert, J. P. 1977. Music therapy perspectives on death and dying. *Journal of Music Therapy* 14:165–171.

Gilbert, J. P., and M. Beal. 1982. Preferences of elderly individuals for selected music education experiences. *Journal of Research in Music Education* 30:247–253.

Goldstein, A. 1980. Thrills in response to music and other stimuli. *Physiological Psychology* 8:126–129.

Greenberg, M. 1979. *Your children need music.* Englewood Cliffs, NJ: Prentice Hall.

Heyduk, R. 1975. Rated preference for musical composition as it relates to complexity and exposure frequency. *Perception and Psychophysics* 17:84–91.

Jeffery, D. R., and D. C. Good. 1995. Rehabilitation of the stroke patient. *Current Opinion in Neurology* 8:62–68.

Kreitler, H., and S. Kreitler. 1972. *Psychology of the arts.* Durham, NC: Duke University Press.

Langer, S. 1942. *Philosophy in a new key.* New York: Mentor.

Larson, P. S. 1983. An exploratory study of lifelong musical interest and activity: Case studies of twelve retired adults. Ph.D. diss., Temple University. Philadelphia, PA. *Dissertation Abstracts International* 44: 100A.

Lathom, W., M. Peterson, and L. Havlicek. 1982. Musical preferences of older people attending nutritional sites. *Educational Gerontology: An International Bimonthly Journal* 8:155–165.

Marteniuk, R. G. 1976. *Information processing in motor skills.* New York: Holt, Rinehart and Winston.

Maslow, A. H. 1970. *Motivation and personality.* 2d ed. New York: Harper and Row.

McDonald, D. T., and G. M. Simons. 1989. *Musical growth and development.* New York: Schirmer.

McFarland, R. A. 1984. Effects of music upon emotional content of TAT stories. *Journal of Psychology* 116:227–234.

Mcintosh, G. C., S. H. Brown, R. R. Rice, and M. H. Thaut. 1997. Rhythmic auditory-motor facilitation of gait patterns in patients with parkinson's disease. *Journal of Neurology, Neurosurgery, and Psychiatry* 62:22–26.

Merriam, A. P. 1964. *The anthropology of music.* Evanston, IL: Northwestern University Press.

Meyer, L. B. 1956. *Emotion and meaning in music.* Chicago: University of Chicago Press.

Miller, R. A., M. H. Thaut, G. C. Mcintosh, and R. R. Rice. 1996. Components of emg symmetry and variability in Parkinsonian and healthy elderly gait. *Electroencephalography and Clinical Neurophysiology* 101:1–7.

Moog, H. 1976. The development of musical experience in children of preschool age. *Psychology of Music* 4:38–47.

Munro, S. 1984. *Music therapy in palliative/hospice care.* St. Louis, MO: Magnamusic-Baton.

Nettl, B. 1956. *Music in primitive cultures.* Cambridge, MA: Harvard University Press.

Nordoff, P., and C. Robbins. 1971. *Music therapy in special education.* New York: John Day.

O'Brian, M. P., and W. A. Willbanks. 1978. The effect of context on the perception of music. *Bulletin of the Psychonomic Society* 12:441–443.

Palmer, M. D. 1977. Music therapy in a comprehensive program of treatment and rehabilitation for the geriatric resident. *Journal of Music Therapy* 14:162–168.

Pal'tsev, Y. I., and A. M. El'ner. 1967. Change in the functional state of the segmental apparatus of the spinal chord under the influence of sound stimuli and its role in voluntary movements. *Biophysics* 12:1219–1226.

Prassas, S. G., M. H. Thaut, G. C. Macintosh, and R. R. Rice. 1997. Effect of auditory rhythmic cuing on gait kinematic parameters in hemiparetic stroke patients. *Gait and Posture* 6:218–223.

Radocy, R. E., and J. D. Boyle. 1979. *Psychological foundations of musical behavior.* Springfield, IL: Charles C Thomas.

Roederer, J. G. 1982. Physical and neuropsychological foundations of music. In *Music, mind, and brain,* edited by M. Clynes, 37–48. New York: Plenum Press.

Rossignol, S. 1971. Reaction of spinal motor neurons to musical sounds. *Proceedings XXV International Physics Congress IX.* Abstract 480.

Rossignol, S., and G. Jones. 1976. Audio-spinal influence in man studied by the H-reflex and its possible role on rhythmic movements synchronized to sound. *Electroencephalography and Clinical Neurophysiology* 41:83–92.

Ruud, E. 1980. *Music therapy and its relationship to current treatment theories.* St. Louis, MO: Magnamusic-Baton.

Sears, W. 1968. Processes in music therapy. In *Music in therapy,* edited by E. T. Gaston, 30–44. New York: Macmillan.

Spiegler, D. 1967. Factors involved in the development of prenatal rhythmic sensitivity. Ph.D. diss., West Virginia University, Morgantown, WV. *Dissertation Abstracts International* 28: 3886B.

Standley, J. M., and C. M. Madsen. 1990. Comparison of infant preferences and responses to auditory stimuli: Music, mother, and other female voice. *Journal of Music Therapy* 27:54–97.

Staum, M. 1983. Music and rhythmic stimuli in the rehabilitation of gait disorders. *Journal of Music Therapy* 20:69–87.

Thaut, M. H. 1990. Physiological and motor responses to music stimuli. In *Music therapy in the treatment of adults with mental disorders,* edited by R. F. Unkefer, 33–49. New York: Schirmer.

Thaut, M. H., G. C. Mcintosh, R. R. Rice, and S. G. Prassas. 1993. Effect of rhythmic cuing on temporal stride parameters and emg patterns in hemiparetic gait of stroke patients. *Journal of Neurologic Rehabilitation* 7:9–16.

Thaut, M. H., G. C. Mcintosh, R. R. Rice, R. A. Miller, J. Rathbun, and J. A. Brault. 1996. Rhythmic auditory stimulation in gait training with parkinson's disease patients. *Movement Disorders* 11:193–200.

Thaut, M. H., G. C. Mcintosh, and R. R. Rice. 1997. Rhythmic facilitation of gait training in hemiparetic stroke rehabilitation. *Journal of Neurological Sciences* 151:207–212.

Thaut, M. H., and R. A. Miller. 1994. Multiple synchronization strategies in tracking of rhythmic auditory stimulation. *Proceedings of the Society for Neuroscience.* 146:11.

Thaut, M. H., R. A. Miller, and M. L. Schauer. 1998. Multiple synchronization strategies in rhythmic sensorimotor tasks: phase vs. period corrections. *Biological Cybernetics.* In press.

Thaut, M. H., and M. L. Schauer. 1997. Weakly coupled oscillators in rhythmic motor synchronization. *Proceedings of the Society for Neuroscience* 298:20.

Thayer, J. F., and R. W. Levenson. 1983. Effects of music on psychophysiological responses to a stressful film. *Psychomusicology* 3:44–52.

Winner, E. 1982. *Invented worlds.* Cambridge, MA: Harvard University Press.

Wintle, R. R. 1978. Emotional impact of music on television commercials. Unpublished Ph.D. diss., University of Nebraska, Lincoln.

Zimmerman, M. P. 1971. *Musical characteristics of children.* Reston, VA: Music Educators National Conference.

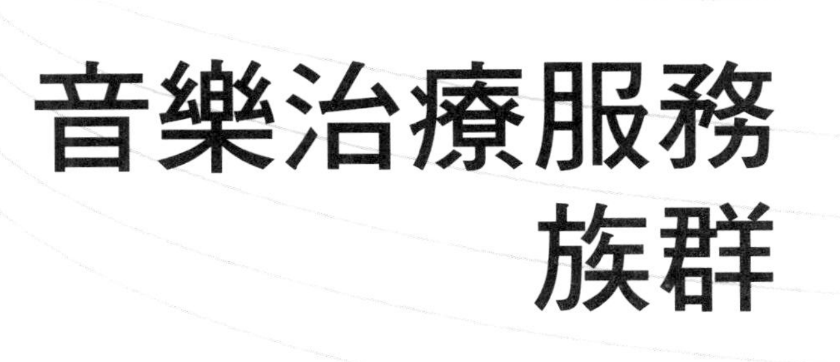

音樂治療服務族群

PART 2

智障兒童與成人的音樂治療

章節概要

William B. Davis

在十歲 Jimmy 的家中，早上上學就像許多其他的家庭一樣。起床後，接著是完成更衣和梳洗，吃早餐，然後為學校的一天做準備。然而，差別卻是這些工作是如何被完成的，因為 Jimmy 是智能障礙者。雖然十歲，但他在穿衣服、上廁所和進食方面，還是必須有人協助。Jimmy 在哥哥姊姊就讀的同一所公立學校裡的特殊教育班級裡接受教育。學習一些像是辨識出基本的顏色、文字和數字的學前技能。他也致力於學習社會技能、溝通和語言藝術能力。Jimmy 在大肌肉動作和精細肌肉動作（gross and fine motor skills）能力上都需要幫助，所以他每週須會見職能治療師兩次。他也固定和語言治療師、學校心理師以及音樂治療師一起工作。Jimmy 就像數百萬其他同樣智能障礙的兒童與成人們一樣，在語言的學習、認知能力、肢體能力和社會適應上呈現出發展遲緩的現象。

歷史觀點概要

一段關於過去對智能障礙狀況的簡短概述，能使我們更加了解現階段的趨勢。有了這樣一段的歷史觀點，我們才能更感激那些隨著時間對這個族群們所有成功的——以及不成功的——各種照護。

不到幾十年前，智能障礙者在美國社會裡曾經是被不當對待的一群。藐視、隔離、迫害，甚至有時懲罰至死，這群人們從沒有被給予學會對這個社會付出貢獻的機會。然而時代不同了，如今許多智能障礙者過著有生產力的生活。

在十八世紀以前，智能障礙在任何文化裡並不被認為是一個嚴重的問題，因為在當時，中度或輕度智能障礙者通常能夠在以農業為主的文化裡運作。重度與極重度的智能障礙者常會因自然的因素而死亡，而一些對社會沒有貢獻的人通常亦會被殺（Drew et al., 1996）。

改善對智能障礙者的照護與治療運動開始於十九世紀中的法國和瑞士，然後在歐洲的其他地方擴散開來，最後傳到了美國。兩位法國人——Jean Itard 醫師，以及 Edouard Seguin 教育家——發展了用來教導智能障礙成人和兒童社會、學業、語言，和大肢體與精細肢體動作技能的計畫（Sheerenberger, 1983）。在 1800 年代晚期，Seguin 將他的教育理念介紹給美國的教育機構。Seguin 也提倡利用音樂來教導聽與說的能力，以及大肢體動作與精細肢體動作能力的發展。在他的影響之下，許多在十九世紀為智能障礙者而設立的學校，利用鋼琴和節奏樂器來擴展傳統的教學技巧（Kraft, 1963）。

自 1900 年以來，智能障礙者的教育品質持續在改善，但在那時候還是參差不齊的。教育場景的範圍從大型的州立收容機構，到較近年來的小型團體收容之家和公立學校的教室。

從十九世紀中期起，音樂治療在治療智能障礙的機構與教育場景上，扮演著一個非常重要的角色。在本章節，我們將定義智能障礙、學習有關它的成因、討論教學策略，並學習音樂治療是如何適用於這群人身上。

智能不足定義

「智能不足是在個人、社會和行為脈絡裡都具有意義的概念。數十年來，社會科學家們使用各種方法來強調智能障礙這個概念，並且做出的分類與定義也逐漸改變。而隨著觀點看法的改變，其理解與接受度也有顯著的影響。」（Drew et al., 1996, 54）

根據 Thomas（1996）的觀點，某些規範要制定出一個讓所有這個領域裡的專家們都能同意的定義非常困難。各種不同的規範，像是醫療、教育、法律、社會學，以及心理學，都發展了各自的定義，以反應他們各自的看法。最普遍且能被接受的定義，是由美國智能障礙協會（American Association on Mental Retardation, AAMR）所制定的（Drew et al., 1996）。AAMR 對智能障礙的定義：「智能障礙是指在現階段功能的確實缺陷。它的特徵顯示出智能低於一般平均值，同時在下列應用性的適應能力上，有二個或二個以上的缺陷：溝通能力、自我照顧、居家生活、社交技能、社區應用、自我指導、健康與安全、實用性學科、休閒娛樂，以及工作等能力。智能障礙發生在十八歲以前。」（AAMR, 1992, 1）

AAMR 對智能障礙的定義有三個主要因素：低於平均數的智力功能、適應能力障礙，以及發生在十八歲以前。讓我們更仔細來檢視這三個部分。

1. 智能障礙的特徵為顯著低於平均值的智能。智力（或認知）功能通常是由智力商數（intelligence quotient, IQ）所判定的。在比西智力量表（Stanford-Binet Intelligence Scale）上，IQ 程度介於 70-75 之間，便表示在智力功能上的缺陷。這個數字要視所使用的心理測量量表而有些許差異。當與平均或更高智能的同儕一起比較時，智能障礙的成人與兒童們較不容易去記住訊息、使用抽象的概念、顯現邏輯性思考，以及做出好的決定（Dunn & Fait, 1989）。
2. 智能障礙同時在下列適應能力上有二個或以上的缺陷：溝通能力、自我照顧、居家生活、社交技能、社區應用、自我指導、健康與安全、實用性課業、休閒娛樂，以及工作等能力。換句話說，僅有低於平均數的智能這個部分並不足以做出智能障礙的診斷，適應能力上的缺陷也必須同時存在。這個定義的部分是在觀察到一些即使有智力上的障礙，卻能有良好生活功能的成人與兒童之後所增加的。

   Evans（1990）將適應性能力定義為：「能夠改變個人行為以適應環境所需的能力。」（34）社會期待隨著年齡改變。在生命的最初幾年，智能障礙可能在溝通能力、自我照護能力（用來照顧個人需求的能力），以及感覺動作活動（爬行與行走的延遲）上，有重大的遲緩而顯現出來。在青少年時期，在人際關係上顯示出障礙。在成年時期，智能障礙者可能無法維持一個工作，或是在社會責任上表現出困難。在社會的基準和價值適應上有嚴重困難的人，通常在收容機構裡被照護著（Dunn & Fait, 1989）。
3. 智能障礙發生在十八歲以前。在大多的西方社會裡，十八代表了成年的年紀。必須注意的是，定義裡的這個部分是飽受批評的，因為智能障礙有時候並不會顯現出來，直到過了十八歲之後。許多專家認為，這個定義應該擴展到包含那些需要類似職業訓練等服務的智能障礙成人。公立學校經常在十八歲（有時是二十一歲）時，就停止智能障礙學生的公立教育（Thomas, 1996）。

智能障礙衡鑑

以歷史的角度來看，對智能障礙者的衡鑑可以藉由測量智力、適應能力、教育成就，以及其他發展面向的標準化心理測驗工具來測得（Hickson et al., 1995）。今天，衡鑑的普遍概念已擴大到包含了非正式的來源，像是家裡和學校教室所得到的資訊。

AAMR 界定出為智能障礙案主衡鑑時的四個重要考量：

1. 個人的文化背景、主要語言、溝通需求，以及行為，都是必須考量的。若沒有考慮到一些重要的因素，像是一個人的文化和主要語言，可能會使得衡鑑無效，並且導致錯誤的診斷。
2. 個人的智力與適應功能（adaptive functioning），必須在環境需求的複雜度中測量。因此，一個住在像是都市裡複雜環境中的智能障礙者，將必須和無數的社會與安全議題打交道；反觀，同一個人若住在較能被預測的環境裡，則較能發揮獨立功能。
3. 每個人都有可能在部分的適應能力上展現出一些優勢，而在另一些方面有困難。一個智能障礙者可能經常能夠展現一個或一個以上的適應技能範圍。例如，一個人可能同時在社會與情緒功能上表現出優勢，但卻在溝通上出現困難。
4. 許多智能障礙的個體長時間在獲得適當的支持和服務下，都能夠改善他們的適應能力。但是，在一些狀況裡，治療目標也可能是只要維護現階段的功能水準，或是防止慢性退化（AAMR, 1992, 1）。

智能障礙分類

一個人被診斷出智能障礙後，下個步驟便是確定嚴重的程度。分類的目的是要試圖將智能障礙者依能力和／或成就來歸類成不同的類型。智能障礙的分類制度隨著時間，如同其定義一樣有所差異。直到最近，許多分類系統將重心著重在兩個準則：嚴重度，以及造成障礙的原因。最新版本的《診斷

表 4-1　智能障礙描述碼

輕度（Mild）智能障礙：IQ 在 50-55 到 70
中度（Moderate）智能障礙：IQ 在 35-40 到 50-55
重度（Severe）智能障礙：IQ 在 20-25 到 35-40
極重度（Profound）智能障礙：IQ 在 20 或 25 以下
嚴重度未註明之智能障礙（Mental retardation, severity unspecified）：智能無法以標準智力測驗來施測

資料來源：*Diagnostic and Statistical Manual,* 1994.

與統計手冊》（*Diagnostic and Statistical Manual, DSM IV*, 1994）使用了智力商數（IQ）的範圍，以及描述碼，例如輕度（mild）、中度（moderate）、重度（severe）和極重度（profound），來描述這個障礙的嚴重度，和適應行為的程度（見表 4-1）。

❖ 輕度智能障礙

輕度智能障礙的人有著能夠學習基本數學、閱讀，和書寫到小學六年級程度的能力。這些個體能夠在社區裡獨立生活，但當遭遇到嚴重社會或職業壓力時，可能需要協助與支持。他們通常可以成為在經濟上獨立或半獨立的狀況。

輕度智能障礙的兒童，有時被認為是「可教育的」（educable），通常在公立學校裡是進入回歸主流教育（mainstreamed，與一般班級合併）（Hickson et al., 1995）。許多輕度智能障礙的個體在肢體上顯得正常，一直都不會顯現出智能障礙的徵兆，直到入學後，才發覺學業程度無法趕上同年齡的夥伴（Brantley, 1988）。35% 的智能障礙者屬於這個分類（*DSM IV*, 1994）。

❖ 中度智能障礙

中度智能障礙者能夠有小學二年級課業的能力，包含了基本閱讀能力、

簡易數字概念，以及有限的口語溝通能力。這些個體能夠學會自我照護的能力，以滿足他們基本需求，像是上廁所、換衣服和吃食。他們能與家人、朋友和熟人發展出滿意的人際關係。中度智能障礙成人可能在有督導的工作環境下工作，像是庇護性小型工廠，那裡為智能障礙者在機構以外的地方工作而做出準備，或者在某些例子中，機構裡提供了長久的工作（Brantley, 1988; Drew et al., 1996）。

儘管他們的能力如此，中度智能障礙的成人與兒童在他們的生活裡，仍需要督導與經濟支持。今天，小型的住宿團體家庭（group home）提供了這些支持與督導，同時也允許這些住民們獲得某種程度的社會與經濟獨立。

中度智能障礙的兒童們有時也被認為是「可訓練的」（trainable），他們通常被留在公立學校裡的隔離教室內。隨著智力上的缺失，他們可能也顯現出第二種障礙，像是口語和語言障礙、神經性問題〔腦性麻痺（cerebral palsy）〕、知覺障礙（耳聾和／或眼盲），以及飲食不良和牙齒咬合問題（Dunn & Fait, 1989），約有 10% 的個體屬於這個分類（*DSM IV*, 1994）。

❖ 重度和極重度智能障礙

除了低於一般的智力之外，許多重度／極重度智能障礙個體們因為遭受到一些醫療狀況，延遲或完全阻礙了他們社交能力的發展。約有 4%-6% 落在這個分類的智能障礙者們不但顯現出上述這些障礙，且更加頻繁和嚴重（*DSM IV*, 1994）。除此之外，肌肉骨骼缺失（發展不完全的四肢），與脆弱的情緒與精神問題，通常伴隨著重度／極重度智能障礙。這個分類裡，雖然有許多個體能夠在高度結構性、受督導的情境下，獲得某些程度社交能力，但所有人仍都需要終生的照護與治療。

重度／極重度智能障礙的兒童們有時候會被安置在區隔的公立學校教室裡，但他們也是能夠在療養機構場所裡受教育的。這些課程內容著重在自我照護能力上（飲食、更衣與上廁所），以及基礎的口語和非口語溝通能力（Brantley, 1988）。

一個六歲的輕度或中度智能障礙兒童的壽命，被預期與正常兒童的壽命差不多；對重度或極重度智能障礙的兒童來說，雖然有些仍活到七十或八十歲，但平均壽命顯著少了許多。因為醫療與照護的進步，這個族群在未來也許能夠活得更久。這樣的改變將會為照護者與政策制定者帶來更多的挑戰，以便能為不斷增加的智能障礙老人提供照護。

❖ 嚴重度未註明之智能障礙

嚴重度未註明之智能障礙這個診斷，是用在當案主有極高的可能性智能障礙，但卻沒有可使用的方法，像是用標準化智力測驗來測驗。落入這個分類族群的人，通常包含了障礙太過嚴重或無法合作的案主，或是無法利用像是 Bayley 嬰兒動作發展量表（Bayley Scales of Infant Development）或是 Cattell 幼兒智力量表（Cattell Infant Intelligence Scales）等現有的心理測量工具，來加以施測的嬰兒。除了那些極度障礙者之外，通常要測驗的人的年紀愈小，就愈難建立出智能障礙的診斷（*DSM IV*, 1994）。

美國智能障礙協會分類取向

對智能障礙的分類，AAMR 所使用的觀點，與 *DSM IV* 和其他同樣使用 IQ 為主要基礎分類的取向有所不同。AAMR 系統刪去了嚴重程度（輕度、中度、重度和極重度），而僅使用單一診斷碼。案主因此會被診斷為有或者沒有智能障礙，基於低於平均數的智力功能，在二個或二個以上的上述能力領域中適應行為的缺陷，以及初發的年齡（Luckasson et al., 1992）。而其差異性則在於智能障礙者所需的支持程度。

支持程度的分類分別從指導性最多到最少的：(1) 全面性的（pervasive）；(2) 廣泛性的（extensive）；(3) 有限的（limited）；以及 (4) 間歇性的（intermittent）。全面性和廣泛性支持的定義是：通常範圍超出學校環境，到職業與家庭場景的持續性、極度指導性服務。極重度和重度智能障礙的人通常需要全面性或廣泛性支持，這些支持的特徵是家人、老師與醫療專業的高度涉入。有限的和間歇性支持包含較少指導性服務，和較少的支持工作人員。輕度或中度智能障礙的個體通常會落入這個分類裡。

這個主要目的是為了提供每個個體適當的支持程度，使他或她的功能程度最大化。這需要跨領域（interdisciplinary）團隊提供一個相關且完整的衡鑑與治療計畫（Thomas, 1996; Drew et al., 1996）。在 AAMR 系統下診斷出的智能障礙，因此會是像這樣的說明：(1) 鮑伯是一位智能障礙患者，且在實用性學業上需要廣泛性的支持；和 (2) 珍是一位智能障礙患者，且在社交能力、人際溝通，和自我指導上，需要間歇性的支持（Jones, 1996）。

智能障礙的成因

兒童在出生前和出生後的一小段短暫時間內，對他們處在友善環境的健康與身心發展非常重要。在出生前、出生的過程中，或是在兒童時期裡，都有許多種情況能夠破壞腦部，並造成智能障礙。超過三百個成因已被辨識出來，在大約 30% 到 40% 的智能障礙案例中，其病源（原因）並無法被確定（*DSM IV*, 1994）。

1992 年，AAMR 標示出數種與智能障礙的發展相關聯的危險因子，包括生物醫療、社會、行為與教育因素。生物醫療因素涵蓋了由遺傳基因疾病和營養不良所造成的情況；社會因素與嬰兒由照護者身上所獲得感官知覺刺激的質與量有所關聯；行為因素包括了從事危險活動（例如，魯莽地開車）與母親藥物濫用；以及教育因素包含協助認知發展和適應能力的教育支持的質與量（Jones, 1996）。智能障礙可能發生在出生前（產前）、出生時（產程），或出生後（產後）。

智能障礙的產前因素包括了染色體異常與基因錯誤。例如，唐氏症（Down's syndrome）或是 X 染色體易裂症（fragile X syndrome）（兩大主要造成智能障礙的原因），都是因為特定染色體的數量或結構上的改變而造成的。苯酮尿症（Phenylketonuria, PKU）是種因為身體無法分解一種稱為苯氨基丙酸（phenylalanine）的化學物質，而造成嚴重腦性傷害的遺傳性代謝疾病。藥物或有毒物質，像是酒精或古柯鹼，經由懷孕婦女吸收後，便會造成孩子的智力不足。在這個分類裡的其他疾病，還包括了大腦、中樞和外圍神經系統，或是其他器官系統裡的腫瘤。這些情況，其中有許多是遺傳性的，都在產後時期顯現出來。

神經纖維瘤病（neurofibromatosis），又稱雷克靈豪森氏骨病（von Recklinghausen's disease），也是屬於這個分類裡，是種神經系統和皮膚的遺傳性疾病。智能不足也可能因母親在懷孕期間，無法維持平衡的飲食而造成。

智能障礙的產程期成因，包括異常分娩和生產〔早產（premature）、臀位分娩（breech）、多產（multiple births）〕、嬰兒腦部氧氣不足的情況〔缺氧（anoxia）〕，以及感染〔腦膜炎（meningitis）、泡疹（herpes）、愛滋〕。過低或過重的出生體重，也是另一個造成認知發展遲緩的產程期例子。

少數案例裡，百日咳、水痘和痲疹會導致腦膜炎或腦炎，而造成智能障礙的產後案例。其他的產後成因包括了頭部的傷害、溺水，或攝取鉛、水銀，或其他傷害腦部和／或神經系統的有毒物質。

不利的社會和經濟情況顯示出造成智能障礙因素，是眾所周知的。許多研究證實貧窮與智能障礙之間的關聯。不良的生活情況、營養不良、匱乏的產前與產後醫療照護，以及不正常的家庭情境，均與智力不足有所關聯（Jacobson & Mulick, 1996）。除此之外，少女、超過三十五歲的婦女、營養不良或過重婦女，以及患有糖尿病或有遺傳性疾病史的婦女們，都有較高的風險因妊娠期的疾病，而導致孩子的智能障礙。

近幾年來，藉由在產前照護和在檢驗出智能障礙危險因子能力上的持續改善，使得許多智能障礙案例的數量逐漸減少。隨著高危險嬰兒的早期辨識，治療介入則能提早開始，如此便能在一些例子中達成智能障礙的預防。

智能障礙的預防

雖然藉由基礎和應用研究在預防智能障礙上有不少進步，但進展仍很緩慢。我們將簡短地檢視在三種預防分類上的進展：初級（primary）、二級（secondary）和三級（tertiary）。

❖ 初級預防

特定的產前照護策略能降低產生智能障礙兒童的危機。在懷孕前就開始恰當的產前照護，是降低危險最好的方法。準備懷孕的母親應該節制攝取酒精、菸草、藥物，和其他有毒物質。嚴重慢性醫療狀況，像是糖尿病、心臟疾病和高血壓，都顯現了對胎兒的潛在危機。這類狀況都應在懷孕期間受到關注。

未成年媽媽、超過三十五歲的婦女，以及已生產過多次的母親們，都被視為高危險群，因為她們產下體重過輕嬰兒的機率高於平均。體重輕於1,500公克的嬰兒死亡率較高，而那些存活下來的嬰兒也較有可能導致智能障礙。對於各個年齡層的婦女來說，降低早產兒和過輕嬰兒的數量上，恰當的營養扮演著重要的角色。因此，也能幫助減少產生智能障礙或其他障礙情況的兒童的數量（Drew et al., 1996; Brantley, 1988）。

❖ 二級預防

二級預防是基於辨認出有高機率生出智能障礙兒童的潛在父母。近來在父母診斷科技上的進步，像是羊膜穿刺術和超音波等，已經有可能偵測出遺傳基因的異常、代謝異常，以及其他可能導致智能障礙的遺傳情況。

下列情況能有效檢測出產前缺陷：高齡母親或父親（分別是三十五和五十五）；遺傳性疾病的家族病史（像是唐氏症或X染色體易裂症）；流產或不孕症的紀錄；父母或前一個小孩有先天畸形的歷史；因嚴重醫療狀況，母親需要服用藥物或X光治療；或者父母親是近親。

父母親的診斷與治療技巧的精細度仍持續在進步。未來，用來減少與腦水腫相關問題的子宮內的手術科技、改善母親的飲食以減少嬰兒代謝疾病的可能性，以及能對胎兒成長有良性影響的藥物，都能夠降低智能障礙嬰兒的出生率（Brantley, 1988）。

❖ 三級預防

三級預防是為了將智能障礙兒童的長期影響減到最小。研究已經指出，嬰兒刺激計畫（infant stimulation programs）和早期教育計畫（early education programs）已經幫助許多智能障礙兒童們達成獲得溝通能力、社會能力和課業能力。因為支持智能障礙的早期療育（early intervention）的有力證據，在 1990 年起生效的聯邦法律 99-457 公法，要求對三到五歲的障礙兒童們提供教育服務。此條款也同樣有財務支持，以協助家庭為他們剛出生一天的嬰兒提供服務。諸如此類的計畫，像是大學附屬設備與學前啟蒙（University Affiliated Facilities and Head Start）的各科學領域間的計畫，都將智能障礙的影響減到最小，以及將個人的潛能擴展至最大（Hickson et al., 1995; Dunn & Fait, 1989）。

雖然在初級、二級和三級不同程度上，對預防智能障礙的重要研究持續進行著，但進度仍是緩慢的。在我們能確保生出一個健康兒童之前，仍有很多部分是需要學習及理解的。

智能障礙者的成長概況

若正常族群的發展時間都能顯現出差異性，那更何況是對智能障礙族群。對於智能障礙案主們在發展語言能力、適應社會和情緒上、獲得肢體能力，和處理訊息上的這些部分也是一樣。在這個段落，我們將檢視這部分的特徵。

❖ 認知發展

有限的認知能力是智能障礙兒童們最明顯的特徵。基本上，他們與非障礙同儕們的學習發展順序上，相較下速度較慢且對訊息記憶較少。獲得訊息與留存的比例與障礙的嚴重度相關。重度和極重度障礙個體比起輕度和中度障礙的同儕們，獲得和留存的資訊更少。其他的學習特徵還包括了較短的注意力、無法使用抽象的概念，以及將訊息類化到其他情境上的困難（Thomas, 1996; Dunn & Fait, 1989）。

智能障礙者是如何思考與處理訊息呢？只知道他們的學習困難是什麼是不夠的，我們也同樣必須對他們的思考有所理解，因為這影響了在教室和在治療時間裡的教學策略。訊息的處理可以被劃分為三個運作過程：

接收（reception）：對視覺、聽覺或其他感官刺激的接收。

中樞處理（central processing）：使用記憶、推論和評估接收到的刺激的分類。

表達（expression）：從不同的選擇中，對所接收的刺激選擇出恰當反應的能力。

根據 Kirk、Gallagher 和 Anastasiow（1993）的描述，這三個階段是由執行功能（executive function）所控制的，執行功能是處理控制每個人每天時時刻刻都須做的決定。每個決定都基於數種因素，包括從刺激所接受的訊息（接收）、將刺激分類的能力（中樞處理），以及最後，從不同可能性的分類裡選擇反應（表達）。表達能使個體最初的刺激得到回饋。由回饋所提供的資訊又成了新的刺激，使得個人接著再度運用三個訊息處理階段來加以反應。

下面的這個例子，將會協助澄清訊息處理模式是如何運作。一位年輕的女孩走在人行步道上，一個男人從另一個方向接近她，這是刺激。她對這個男人的存在有所察覺（接收）。女孩並不認得這個男人。她記得父母和老師曾呼籲過她，要對陌生人有所警覺（中樞處理）。女孩的行為選擇包括了朝男人的反方向走開、走向這個男人並對他說話，或者忽視他。她決定要朝男人的反方向走開（表達）。

這個模式能夠用在辨識出智能障礙個體的認知問題。認知障礙發生在執行功能處理中，或是在訊息處理三個階段裡的任何一個或全部階段。智力障礙者多半無法注意到相關的刺激、組織訊息，以及選擇出適當的反應。例如，如果一位智能障礙的女孩在上述的情況下，她可能不記得她的老師或父母曾告訴她，關於遇到陌生人的事情，也因此可能不會因為警覺而做出行動。因此，她做出最佳決定的能力可能因為她的智能障礙而受損。

另一個智能障礙者所經歷到的認知問題，是無法正確地將訊息加以分類。例如，一個正常的十歲兒童很少會有困難將老鷹、知更鳥和麻雀歸類為鳥類，反倒是 Jimmy，在本章一開始時所介紹的十歲大智能障礙男孩，他會對這樣的連結感到困難。

智能障礙個體通常對保留訊息（retaining information）有困難，而此又與類化（generalization）會相互干擾；類化是指能將在一個場景（例如教室）裡所學到的訊息帶入並運用在不同的場景裡（在家裡）。老師、家長和治療師必須緊密地朝相同的目標一起努力，讓案主有機會練習他們在各種不同情況下所學到的東西。

❖ 語言獲取

在我們複雜的社會裡想要成功，有效使用語言的能力是極為重要的。對智能障礙的人來說，語言發展遲緩的這個特徵，或許是這個障礙中讓人感到最無力的一面（Thomas, 1996）。

許多研究者都同意，語言獲取的比例和品質取決於認知的發展。如同你已經學到的，智能障礙個體的認知能力發展緩慢，這也因此妨礙語言的發展（Kirk et al., 1993）。

在一般兒童中，溝通（牙牙學語、咕咕聲）在學語前最早的形式，會在第二十個月時，被二或三字的片語取代。到了第三年開始時，代名詞便被併入兒童們的語言裡；接著到了四歲時，大部分的兒童都能夠問問題、掌控文字，以及對大部分兒童來說（許多父母都會同意！），話通常說個不停。在五歲時，鬆散的說話型態會被較有結構的語言能力所取代（Baroff, 1986）。

智能障礙的兒童們會隨著正常的語言發展順序，但整體上，會依據障礙的嚴重度而在語言獲取上顯示出遲緩。重度與極重度障礙個體在語言能力的發展上，比起輕度和中度障礙者還要困難。

智能障礙者幾乎總是表現出語言上的缺陷。如同前面所提到的，語言障礙防礙了認知、社會和情緒上的成長。縱使是輕度障礙的兒童，也顯現出明顯不同於正常夥伴所表現出的語言型態。但其語言數量減少、內容有缺陷，且語言結構也較基本。隨著障礙嚴重度的增加，因為腦部語言區塊的潛在神經性傷害，語言發展就更加受損了。這樣的損害使得對部分案主來說，說話變得更不可能。其他狀況也可能負面地影響語言發展。舉例來說，患有唐氏症的兒童常有難以偵測的輕度聽力損害（Kirk et al., 1993），但卻造成語言能力遲緩的情形。

❖ 肢體與動作發展

大多智能障礙兒童在肢體的健康、粗動作與精細動作控制、姿勢，和體力上顯現出困難。經常伴隨智能障礙的情況，像是腦性麻痺、脊髓露出體外癱瘓症（spina bifida）和癲癇（epilepsy），都會妨礙或甚至阻止肢體與動作能力上的發展。

研究顯示出，智能障礙者在體力、耐力、協調力、跑步速度、彈性，和反應時間的肢體任務上的程度表現，呈現出低於正常的同儕（Thomas, 1996; Bruininks, 1974; Rarick, 1973）。他們成就比例平均落後約二至四年，但一些輕度和中度障礙兒童表現的程度類似於同年齡的正常夥伴。

輕度和中度障礙兒童的動作表現的許多困難裡，都被認為可能是因為缺乏問題解決能力和難以理解問題，兩者皆為認知性任務，而不是動作操作和執行的先天不足。除此之外，重度和極重度障礙個體通常遭受大腦皮質運動區（motor cortex）和脊柱（spinal column）的損傷（Drew et al., 1996; Dunn & Fait, 1989）。

特定成人和兒童團體，像是唐氏症，顯現出特有的肢體問題。許多人是矮小且過胖的，而且顯示出肌肉張力不足（hypotonia）或缺乏肌肉張力。經常的呼吸道感染、心臟缺陷，和稱為第一、二頸椎不穩定（atlantoaxial instability）的上脊柱彎曲，在這個族群裡都是很常見的。治療師和教師必須注意到這些醫療狀況的存在，並且做出適當的調整。

❖ 社會性與情緒性特徵

智能障礙成人和兒童通常顯現出干擾適當學習和互動的不良行為。有些行為，像是注意力的短暫、低挫折忍受度、過動和打架，可能來自個人在教室或其他場景中，重複的學習挫折所造成，而不是來自智能障礙，其他的問題來自與正常同儕的關係而產生。自信和社會模式的發展，在兒童早期藉由玩耍而產生。一個智能障礙的兒童可能被同儕拒絕，或因為受限的智能，與可能對玩耍只有一點或毫無興趣。缺乏和正常同儕的經驗和高品質互動，可能導致不良的自信心。除此之外，延遲獲取語言很明顯與社會適應相互干擾（Jones, 1996）。

環境也同樣影響社會能力發展。許多機構化的智能障礙成人和兒童表現出顯著的不適應行為，可能是來自不足的注意力、不良訓練，和因為缺乏隱私而造成的壓力等共同造成。1960 年代晚期，開始了對智能障礙者去機構化的潮流。許多住民們搬出州政府所支持的大型機構，轉至小型的團體之家，這些多位於住宅區內。通常每個團體之家不會居住超過八名住民，這些設備提供了一個較正常的場域，在其中可以學習到在學校、在工作場域，以及在社區裡所需的技能。在許多案例中，特別是輕度和中度障礙的住民，這些團體之家能藉由降低失敗、提供正向穩定的模範角色，以及創造一個較像家庭的環境，來正向地影響自信心（Baroff, 1986; Dunn & Fait, 1989; Kirk et al., 1993）。

智能障礙兒童的教育安置

直到 1975 年 94-142 公法〔全體障礙兒童教育法案（Education for All Handicapped Children Act）〕的通過，智能障礙兒童過去通常多半是在與非障礙同儕們區隔開來的環境下受教育，且這通常是在療養院的設置內發生。1975 年的法令是數年來對障礙兒童的歧視不斷抗爭下的成果。史上第一次在美國，所有就學年齡的兒童被賦予免費且適當教育。在 1990 年，美國國會通過 101-476 公法——個人身心障礙教育法（Individuals with Disabilities

Education Act, IDEA），更明確地鞏固了較早的法案。IDEA 明令：

- 無歧視且跨領域的衡鑑（nondiscriminatory and multidisciplinary assessment）
- 個別化教育方案（individual education program, IEP）
- 父母參與（parental involvement）
- 在最少限制環境裡的教育（education in the least restrictive environment）

根據 Drew 與其同事（1996）的論述，大約有五百萬個介於三到二十一歲在 IDEA 下接受教育的美國障礙兒童，其中約五十萬個學生是智能障礙。

個別化教育方案的角色在一個障礙兒童的復健計畫中，是極度重要的。IDEA 要求為每位有障礙（包含智能障礙）並在公立學校註冊的兒童，完成個別化教育方案。這個書面計畫包括這個兒童的優勢與弱勢的評估、具體的目標與目的、計畫執行者的名字，以及評估的步驟過程。智能障礙學生的班級主要是依照他們的智力和社會功能的程度來安置。有些輕度和中度障礙兒童進入主流教育裡，和他們正常的同儕們一起在一般教室裡，但他們可能仍需要特殊的服務。通常，提供的矯正性協助是為了協助閱讀、數學、說話、動作發展，和心理需求。這個協助通常在資源教室裡提供，在那裡設有職員和配備，針對障礙學生們特定的困難來幫助他們（Hickson et al., 1995; Thomas, 1996）。

較嚴重的障礙生們也在公立學校就讀，但他們被分配至全天的特殊班級裡，以因應他們更多的需求。一位特別訓練的老師通常會針對學前能力、個人整潔、安全，和社會能力，與小團體學生們一起工作。安養機構較高結構設置的教育是特別保留給那些更需要的人，包括許多重度和極重度障礙的學生，以及輕度和中度障礙且有嚴重情緒性或行為性混亂的兒童。在這個場景的學生們學習個人照護的能力，像是飲食、穿衣、上廁所、安全性，和基本溝通。智能障礙且有情緒問題或嚴重不適應行為的兒童，也會因這些困難而接受治療。

智能障礙者的教育策略使用

當給予機會和適當的教育課程，智能障礙者是能夠學習的。但要注意的是，由於這個族群的異質性（heterogeneity），所以，智能障礙學生所學的課程內容成效是多樣的。

根據 Kirk、Gallagher 以及 Anastasiow（1993）所言，智能障礙學生最重要的教育目標是減少干擾學習進度和發展社會能力的行為。因此，學校或機構會強調社會能力的獲得並不令人驚訝。在指導性課程裡，三個對輕度和中度障礙兒童重要的領域有：(1) 課業能力（閱讀、書寫和數學）；(2) 溝通能力（口語，和如果有需要的話，非口語技巧，像是手語）；和 (3) 職前（prevocational）和職能訓練〔合作、專心工作行為（on-task behavior）、敏捷迅速（promptness）、可信賴度，和特定的工作技能〕。達成社會能力（social competence）也是重度和極重度障礙學生的主要目標。其他目標通常著重在溝通、安全，和個人整潔技能。為達成這些目標的兩個主要教學策略是，行為矯治技巧（behavior modification techniques）和作業分析（task analysis）。

當選擇教材時，很重要的是考量四個順序性學習策略：獲取（acquisition）、熟練（proficiency）、維持（maintenance）和類化（generalization）（Hickson et al., 1995）。獲取是關於新技能的學習；熟練與技能的精熟相關；維持是涉及長期成功地使用某個技能；而類化則是指將學會的策略使用在一個不熟悉的場景裡。

❖ 作業分析

一個教導智能障礙兒童和成人將某種技能獲取、熟練、維持和類化的取向，稱為作業分析。這個將作業分解成較小步驟的方式，是讓智能障礙成人或小孩們學會原本被認為很困難的技能一個非常有效的方法。舉例來說，一個要刷牙的小孩拿起牙刷，打開牙膏的管子，抹上正確的牙膏量，然後使用正確的刷牙技巧。在作業分析裡，這些步驟會一步一步地被學會，直到能夠勝任整個順序。這個取向可以被用來教導穿衣服、餵食、上廁所，和職前技能（Baroff, 1986; Hickson et al., 1995; Kirk et al., 1993）。

❖ 行為矯治技巧

根據 B.F. Skinner 的理論，行為矯治普遍且成功地被用在減少不良行為和改善社會技能上（Davis et al., 1983; Madsen, 1981; Sulzer-Azaroff & Mayer, 1977）。我們將簡短地檢視四個行為矯治技巧：正向增強（positive reinforcement）、區辨性增強（differential reinforcement）、隔離（time out）和後效社會性增強（contingent social reinforcement）。

正向增強　用來增加目標行為，像是守時或閱讀，最常被青睞的方法便是藉由正向增強的使用。立即地在學生示範了恰當的反應之後，他們會獲得一個想要的獎勵。這個獎勵可能是一個微笑、一個擁抱、在背上輕拍、一塊糖果、聆聽最喜愛歌曲的一個機會，或者是許多其他事情。當正向增強被有系統且恰當地應用在每個獨立的兒童時，這個學生便很有可能重複這個目標行為。要注意正向增強和賄賂的不同，正向增強的獎勵只有在目標反應發生之後才會被給予。

區辨性增強　這個技巧同時使用在獎勵恰當的行為和忽略不想要的行為，像是口語攻擊。忽略一個不受歡迎的行為，然後獎勵相對受歡迎的行為的治療方式，能導致被忽略行為的消失，以及目標反應的增加。這個策略被普遍地用在不恰當的尋求注意行為（attention-seeking behaviors），像是插嘴、發脾氣（tantrums），和離開座位的行為（out-of-seat behavior）。

隔離　雖然隔離有許多不同的樣式，最普遍的方式是將某人從一個通常有鼓勵性的場景，像是晚餐桌、音樂治療階段中，移開一段簡短的時間。一旦規則被介紹說明後，隔離可以很有效地使用在減少暴怒、攻擊行為，和其他不適當的行為。

後效社會性增強 代幣系統在塑造行為上非常有效，示範出被需要的或目標行為時，學生就會獲得代幣或其他具體的物件，像是貼紙或銅板。代幣可以接著被用來「購買」他們想要的東西或活動，像是額外的休息時間、一個霜淇淋筒、一個玩具，或是一個聆聽音樂的機會（Baroff, 1986; Kirk et al., 1993; Sulzer-Azaroff & Mayer, 1977）。因為不受歡迎的行為而拿走代幣，通常可以增加這個技巧的效用。

行為矯治技巧是有效的，它們可以被用來改善智能障礙兒童和成人的課業、社交和語言能力，能幫助創造出有助於學習的架構。但是，這些技巧並非毫無爭議的。當某人沒有理解或同意使用行為矯治來控制行為時，反對可能就會發生。任何治療形式的使用，包含行為治療，通常受到法律規範和專業倫理的管制，需要有知後同意（informed consent）。許多智能障礙者並沒有能力提供知後同意，因此這個責任便轉至父母或監護人身上。

另一個批評是，行為矯治技術著重在明顯的（能觀察到的）行為，而忽略了感受和態度。一個稱之為認知行為矯治的取向，則藉由包含在治療過程中自我鼓勵與自我評估測試，嘗試要克服這個限制。這個策略對輕度和中度障礙的學生，以及有能力處理情緒的學生很有效，但卻因為被受限的認知和語言能力，對障礙較為嚴重的人效果較小（Kirk et al., 1993）。

因為智能障礙的兒童和成人疾病的複雜性質，對家庭、教育者和治療師來說都帶來挑戰性。我們已經學到，在認知功能的不足，只是智能障礙的診斷準則的其中之一，社交能力也許是個人在社會裡的運作能力一個較重要的指標。因此，對智能障礙的人來說，主要的治療目標便是達成社交能力，而這包含了語言的持續進步發展、安全、學前能力（preacademic）、課業、職前，和職業技能。音樂治療師在這個部分可以成為完整的團隊成員之一。

智能障礙者的音樂治療

在美國，對智能障礙者使用音樂治療可追溯回十九世紀中期。在這期間，少數私立和公立學校利用鋼琴、吉他和節奏樂器，來協助語言、動作能力和社會能力的發展。在麻薩諸塞州、伊利諾州、賓州、俄亥俄州和肯德基州，為「低能的」（feebleminded）的公立訓練學校，在他們的課程中將音樂視為整合元素之一。位於東岸市區的私立學校，只有少數兒童的父母能負擔得起專門的訓練（Kraft, 1963）。

到了二十世紀時，多數州立機構過度擁擠，智能障礙者像是被判保護管束似的，在這些人滿為患的機構裡被照護生活；如果有的話，在那裡會提供了少量的訓練（包含音樂治療）。隨著時間狀況慢慢改善，直到 1950 年代，對智能障礙案主的音樂治療使用文獻才開始定期出現（Brewer, 1955; Isern, 1959; Loven, 1957; Peterson, 1952; Wendelin, 1953）。音樂治療師闡述音樂能引出情感性（情緒性）反應，且改善記憶、溝通和社會及動作能力，即使是對最低功能的案主來說也是如此。

1960 年代的十年裡，呈現智能障礙治療上的顯著改善。首先，政府政策的轉換使得州立機構經費增加，發展出教導住民們個人照護、社會、動作和語言技能的課程。在這個時期裡，音樂治療變成許多安養院治療課程的一個完整的部分。第二，改善了音樂治療研究文獻的量與質，這更加強化了音樂治療納入治療方案裡的合理性（Reynolds, 1982）。第三，視智能障礙為一種無藥可醫的疾病的醫療模式（medical model），逐漸被強調獲取社會、學前和課業、動作，以及語言能力的發展模式（developmental model）所取代（Coates, 1987）。音樂治療被認為是發展過程中的一個重要元素。

行為矯治（behavior modification）技巧在 1960 年代晚期嶄露頭角，和音樂治療合併用以增進許多不同的能力和行為。音樂被發現是一個強而有力的刺激，用來改善社會行為（Davis et al., 1983; Garwood, 1988; Hauck & Martin, 1970; Jorgenson, 1971; McCarty et al., 1978; Reid et al., 1975; Steele, 1968）、語言能力（Michel & May, 1974; Seybold, 1971; Talkington & Hall, 1970; Walker, 1972）、課業成就（Eisenstein, 1976; Holloway, 1980; Madsen & Forsythe, 1975; Miller et al., 1974），和動作能力（Holloway, 1980; James et al., 1985; Moore & Mathenius, 1987; Wolfe, 1980）。音樂的行為技巧仍廣泛地被用來訓練和教育障礙者，亦包括了那些嚴重障礙者。

直到 1975 年，許多智能障礙兒童仍住在提供他們教育以及其他需求的安養機構裡；但是，也有一些公立學校的班級提供非機構化的障礙生們一些音樂和其他特殊服務。很可惜的，這些學生與他們一般的同儕們被區隔開來，且只能達到些微的課業進步。在 1975 年通過的全體障礙兒童教育法（PL 94-142）（稍後又被 IDEA——1990 年的身心障礙個人法案的頒布而更加鞏固），戲劇性地改變了三到二十一歲障礙兒童的教育過程。這項法令規範了所有身心障礙兒童享有免費及接受適當的公立教育的權力。94-142 公法促進了以後智能障礙族群社區服務的擴展，包含了教育、住家和工作機會。許多原先被限制在安養機構內的兒童，後來被安置在領養家庭、小型團體之家，或是與他們的親生父母住在一起（Coates, 1987）。除了為智能障礙個體開啟了新的途徑之外，這個法案更提供了音樂治療師一個新的工作契機。

許多年來，音樂治療師觀察到智能障礙成人與兒童通常對音樂的反應，比其他教育和治療策略來得好（Atterbury, 1990; Boxhill, 1985; Goll, 1994; Howery, 1968; Lathom, 1980; Standley & Hughes, 1996）。事實上，使用音樂治療幫助智能障礙案主的成長速度，已經遠超過使用於其他治療族群了。今天，所有註冊音樂治療師裡，有大約 6% 在像是安養機構、中途照顧養護中心、公立和私立學校，以及私人診所等場域裡，和智能障礙案主們一起工作（NAMT, 1997）。

音樂治療目標

智能障礙者的音樂治療目標，能夠分為五類：⑴ 改善社會和情緒性行為策略；⑵ 改善動作能力的方法；⑶ 改善溝通的工具；⑷ 教導學前和課業能力的輔具；以及 ⑸ 一種休閒活動（Atterbuy, 1990; Boxhill, 1985; Carter, 1982; Coates, 1987; Edenfield & Hughes, 1991; Graham & Beer, 1980; Lathom, 1980; Michel, 1979）。因為智能障礙個體的需求有所差異，即使大部分的音樂治療是在團體裡進行，治療策略也必須依個人而制定。

❖ 改善社會與情緒性行為的音樂治療

學會適當的社會能力對智能障礙者來說通常有困難。含蓋動作、歌曲和節奏性活動之結構性音樂治療活動，提供了一個刺激性的環境，在其中可以學習到社會行為。因為結構性的音樂治療課程中的團體特性與團體體驗，可以促進合作、分享、輪流，和學習適當與他人打招呼的方式。例如，一首「哈囉歌」（hello song）教導了團體成員的名字、一種正確的打招呼（例如握手），以及輪流。參與在音樂活動裡的喜悅是一種很有力的增強物，且通常能獲得案主的注意和合作。

不恰當的行為，像是插嘴、口語或肢體攻擊，和離席行為，通常是許多障礙者的問題。因為對大部分的案主來說，音樂治療裡的參與是很愉悅的，不恰當行為通常會減低，甚或是完全消除。一位熟練的音樂治療師把一個使人愉悅的音樂活動，像是演奏樂器、聆聽或隨著音樂動作、唱歌或創造音樂，結合正向增強，能夠增加案主合作的行為（Lathom, 1980）。

❖ 改善動作能力的音樂治療

動作能力的發展與學習有高度關聯（Boxhill, 1985; Cratty, 1974）。因為音樂是時序性的（必須毫無中斷地持續和完成一個構思），是一種用來幫助協調動作的理想刺激。所有的動作都包括了刺激和控制肌肉活動的中樞神經系統，這個高度複雜的系統在出生時還尚未成熟。正常的嬰兒會快速地成熟，接著到了六歲時，所有的兒童都有能力執行複雜的動作技能，像是單腳跳、跑跳步（galloping）、踏跳步（skipping）。但是在智能障礙個體中，中樞神經系統發展緩慢或不夠完整，動作的自主控制可能很困難或是不可能。動作活動允許案主探索環境，而且動作能力的發展創造了學習的基礎。因此音樂和動作活動在音樂治療過程中，對智能障礙者是很重要的一部分。

輕度或中度障礙的案主大致有能力學會複雜的大肢體與精細動作，雖然與他們正常的同儕相較之下，其程度上較不精確。相反的，重度和極重度障礙的兒童因為肢體和認知上的限制，通常連熟悉最基本的動作都有困難。然而，促進動作的音樂治療活動能使這些案主們與環境有完整的互動。動作活動的範圍從最簡單的任務，像是在簡單的拍子上點頭或是踏步，到複雜的動作任務，像是踏出錯綜複雜的民族舞步（Lathom, 1980）。

音樂的節奏元素提供了幫助案主學會走路、跑步、單腳跳、踏跳步和跑跳步的結構與動力。依序，這些能力與改善身體意象（body image）、平衡（balance）、移動（locomotion）、敏捷（agility）、彈性（flexibility）、耐力（strength）、單側性（laterality，靠側移動）、定向性（directionality，上／下、右／左、後／前移動），以及整體學習等有所關聯。一開始，試著節奏性的移動比成功還重要。隨著案主對動作感到較適應，治療師會鼓勵他們跟著音樂來協調運動。大肢體動作活動，像是民族舞，強化大肌肉和協助發展協調性、敏捷和平衡。樂器性活動，像是彈鋼琴、吉他或多功能和絃琴，能夠促進精細動作控制，而這有助於改善像是書寫或畫畫等的活動（Boxhill, 1985; Lathom, 1980; Moore & Mathenius, 1987）。

❖ 改善溝通能力的音樂治療

如同我們先前所學到的，使智能障礙者最感到無力的問題是受限的溝通能力。當中度或輕度障礙的個體將發展出基本的說話能力時，重度／極重度障礙者必須發展出非口語的溝通方式，像是基本手語，或需要在環境中利用不同重要物件的圖片的溝通板（communication board）（Atterbury, 1990）。音樂是個用來教導溝通能力最理想的工具，因為治療師可以利用旋律、節奏、拍子、音調、力度（dynamics）和歌詞，來發展表達性語言（口語或非口語傳遞訊息的能力）、接收性語言（理解訊息的能力），以及跟隨指示的能力。除此之外，音樂活動能夠幫助改善聲域（vocal range）、辨識音高（pitch discrimination）、發音（articulation）和聲音品質（vocal quality）（Boxhill, 1985; Grant, 1989）。

聽力的覺察（auditory awareness），或是對環境裡聲音的接收，是一個對語言理解很重要的能力。智能障礙者通常缺乏能力去區辨有意義和不相關的聲音刺激，因此他們無法領悟要溝通的訊息。音樂治療師能夠幫助聽覺系統進行「調音」（fine-tune），利用所設計的音樂體驗，在聲音中進行追蹤、定位、辨識和區別（Grant, 1989; Lathom, 1980）。

音樂治療階段應包括許多語言體驗，藉由使用歌曲中一些反覆性的旋律和歌詞（來幫助案主記取重要的素材），以及每首歌曲裡強調重要的字眼。很重要的是，治療師說話要清楚，使用簡單的句子，並允許案主有一段足夠的時間來反應（Lathom, 1980）。另外，也建議可以使用視覺上的提示（visual cues）來強化學習。例如，關於感恩節的歌曲和活動，可以用包含火雞、朝聖者、美國原住民，以及其他適當符號的圖片。

❖ 改善學前技能的音樂治療

有些特定行為必須在學習開始前就先具備，包括充分地注意廣度、跟隨指示的能力和眼神接觸。我們將檢視音樂是如何能夠幫助這些通常在智能障礙案主身上所缺乏的基本能力之發展。

注意廣度　許多智能障礙者難以專注在一個簡單的任務，因為他們無法過濾出不相關的刺激，且注意到重要的指示。利用聽覺、視覺、觸覺，和其他感官知覺的提示（sensory cues），利用提供結構和動機，可以幫助治療師改善較差學習者的注意力。舉例來說，一個團體音樂活動可能需要案主在演奏他們自己的音樂部分時，先等候一個音樂的提示，像是打出鼓的拍子聲。這個活動的成功與否，一部分取決於案主在適當時候演奏的能力。治療師利用案主逐漸被延長的等待時間，便能夠提高案主的注意廣度（Atterbury, 1990）。

跟隨指示　有效的學習需要有足夠的能力跟隨簡單的命令。發展這個能力的活動著重在將指示按順序排成一、二、三個步驟的命令。例如，案主首先學著跟隨一個步驟的指示，像是「起立」。一旦熟練後，兩個步驟的活動再被指示，像是「起立，然後把鈴鼓撿起來」。三個步驟的指示例子是，「起立，把鈴鼓撿起來，然後交給鮑伯」。把指示放在歌詞裡的音樂活動對於幫助案主學習順序的排列是非常有效的。

眼神接觸　最初無法開始和維持眼神的接觸，會干擾注意力的發展和溝通的能力。若缺乏眼神接觸的建立，許多非口語的重要訊息就因此被遺漏掉（Lathom, 1980）。有趣的音樂活動能幫助治療師與案主們建立眼神的接觸。眼神接觸的時間長短可以利用行為矯治或其技巧有系統地延長。

❖ 改善學業能力的音樂治療

音樂活動可以被用來教導學業概念，像是辨識顏色和形狀〔物體分類（object classification）〕；以尺寸、數量或屬性來分類物品〔系列化（seriation）〕；學習上／下和內／外〔空間關係（spatial relationships）〕；辨認第一、第二和最後之間的不同〔時態關係（temporal relationships）〕。以實例來說，顏色可以藉由利用不同顏色的樂器來教導，而高／低可以用音樂音調來表達（Gfeller, 1990）。

智能障礙案主通常有短期記憶（short-term memory）的困難，就是在訊息出現後的短暫時間內回想起來的能力。音樂能幫助案主記得重要的課業資訊。例如，一段享受的、熟悉的旋律與獲得的資訊互相搭配，便是一個改善記憶力很有效的方法。多元感官活動（multisensory activities），包含兩種或兩種以上感官模式裡的訊息呈現，也能改善維持訊息的短期記憶能力。例如，動物的圖片可以和「去動物園」（going to the zoo）這首歌一起使用。除此之外，用來提高訊息記憶力的音樂，必須經常的反覆和相對利用較緩慢的速度。

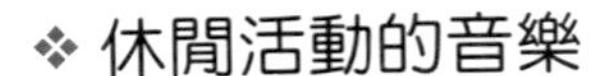

❖ 休閒活動的音樂

沒有適當的訓練，智能障礙者的自由時間可能是無意義的（DiGiammarino, 1990; 1994）。音樂治療能夠幫助智能障礙者發展休閒能力。在早年的社區整合（community integration）裡，案主在職業場域裡工作，學習適當的社會互動，且照顧他們自己的基本需求。然而，許多人對他們在下班後、週末和在假日時，如何使用自由時間，卻完全毫無頭緒。許多剛離開教養院的人投入了例如小型犯罪（petty crime）或藥物濫用等活動，這使他們最後又回到了機構內。

音樂治療師有許多辦法能夠鼓勵休閒時間的音樂使用。案主可學習如何操作音響系統，和如何購買或使用圖書館借出已錄製的音樂。他們可以參加社區音樂團體或出席音樂會。學習演奏樂器可以是滿足休閒的另一個方式（Coates, 1987; Howery, 1968）。治療師可能需要幫助案主適應樂器或音響設備，以因應他們的社會需求。另外，音樂治療師必須了解案主與社區資源間的適當接觸。例如，是否會有音樂老師願意提供鋼琴課程給智能障礙的學生？有什麼音樂會？是否有教會合唱團或市民音樂團體好讓案主加入？音樂像是一個有意義的休閒活動，有助於智能障礙者促進成功的社區適應。

摘要

智能障礙的特徵為智力和適應性能力的缺陷，影響著數百萬的成人和兒童。教育與社區的安置取決於社會需求的適應能力。在這個討論裡，我們辨識了四種智能障礙的分類：(1) 輕度；(2) 中度；(3) 重度／極重度；和 (4) 未被分類之重度。智能障礙可能由基因和代謝疾病、有毒藥劑、環境因素、創傷、感染，或受傷等所造成的，但最常見的案例卻是尚未明確的病因。

智能障礙的問題分為四個領域：(1) 認知發展；(2) 肢體／動作發展；(3) 語言獲取；和 (4) 社會／情緒發展。這些問題的嚴重度是決定居住和教育安置的主要因素。較常被採用在教育智能障礙學生們的教育策略，包含了行為矯治技巧和作業分析。

許多年來，音樂對智能障礙者來說是一個重要治療部分。音樂治療師根據五個主要範疇，以個別的治療目標和這個族群一起工作：

1. 改善社會和情緒行為的策略。治療性音樂體驗可以結構化地促進恰當和／或減少不恰當的行為。
2. 改善動作能力的方式。音樂與動作活動可以幫助發展動作能力和提高學習能力。
3. 改善溝通能力的工具。音樂治療體驗能夠促進語言發展和改善口語表達。
4. 教導學前和課業能力的輔具。詳細計畫的治療音樂體驗能夠幫助教導基本能力，像是專注、跟隨指示、保持眼神接觸，和其他困難的概念。
5. 休閒活動。音樂治療師能夠幫助智能障礙個體藉由傾聽或演奏，或兩種都使用，將有意義的音樂活動納入他們的休閒時間裡。

討論問題 Study Questions

1. 在 AAMR 對智能障礙的定義裡，三個部分包括：________________、________________和________________。
2. 智能障礙可以根據智能障礙程度分為四種分類。列出這四種分類，並討論它們的不同。
3. 列出至少五項智能障礙的成因。
4. 在預防智能障礙的現存進展中，列出名稱，並定義三個已被討論的預防類別。
5. 何種認知缺陷是你很可能在重度或極重度智能障礙者身上找到的？
6. 為什麼智能障礙者的教育裡強調社會能力？
7. 請列出，然後定義用來幫助智能障礙者學習的三種行為矯治策略。
8. 為什麼音樂是用來幫助智能障礙者學習的一個有效策略？
9. 為智能障礙者所發展的三個重要音樂治療目標，包括______________、______________和______________。

10. 什麼是 101-476 公法，這個法案對身心障礙兒童的教育又有什麼影響？

參考文獻 References

American Association of Mental Retardation (AAMR). 1992. *Mental retardation: definition, classification, and systems of supports.* 9th ed. Washington, DC: American Association of Mental Retardation.

Atterbury, B. W. 1990. *Mainstreaming exceptional learners in music.* Englewood Cliffs, NJ: Prentice Hall.

Baroff, G. S. 1986. *Mental retardation: Nature, cause, and management.* 2d ed. Washington, DC: Hemisphere.

Boxhill, E. H. 1985. *Music therapy for the developmentally disabled.* Rockville, MD: Aspen Systems.

Brantley, D. 1988. *Understanding mental retardation.* Springfield, IL: Charles C Thomas.

Brewer, J. E. 1955. Music therapy for the mentally deficient. In *Music therapy 1954,* edited by E. T. Gaston, 113–116. Lawrence, KS: Allen Press.

Bruininks, R. 1974. Physical and motor development in retarded persons. In *International review of research in mental retardation,* edited by N. R. Ellis, 209–261. New York: Academic Press.

Carter, S. A. 1982. *Music therapy for handicapped children: Mentally retarded.* Lawrence, KS: National Association for Music Therapy.

Coates, P. 1987. "Is it functional?" A question for music therapists who work with the institutionalized mentally retarded. *Journal of Music Therapy* 24:170–175.

Cratty, B. J. 1974. *Motor activity and the education of retardates.* 2d ed. Philadelphia: Lea and Febiger.

Davis, W. B., N. A. Wieseler, and T. E. Hanzel. 1983. Reduction of rumination and out-of-seat behavior and generalization of treatment effects using a nonintrusive method. *Journal of Music Therapy* 20:115–131.

Diagnostic and statistical manual of mental disorders (*DSM IV*). 1994. Washington, DC: American Psychiatric Association.

DiGiammarino, M. 1990. Functional music skills of persons with mental retardation. *Journal of Music Therapy* 27:209–220.

———. 1994. Functional music leisure skills for individuals with mental retardation. *Music Therapy Perspectives* 12:15–19.

Drew, C. J., M. L. Hardman, and D. R. Logan. 1996. *Mental Retardation: A life cycle approach.* 6th ed. Englewood Cliffs, NJ: Prentice Hall

Dunn, J., and H. Fait. 1989. *Special physical education: Adapted, individualized, developmental.* 6th ed. Dubuque, IA: William C. Brown.

Edenfield, T. N., and J. E. Hughes. 1991. The relationship of a choral music curriculum to the development of singing ability in secondary students with Down's syndrome. *Music Therapy Perspective* 9:52–55.

Eisenstein, S. R. A. 1976. A successive approximation procedure for learning music symbol names. *Journal of Music Therapy* 13:173–179.

Evans, I. M. 1990. Testing and diagnosis: A review and evaluation. In *Critical issues in the lives of people with severe disabilities,* edited by L. H. Meyer, C. A. Peck, and L. Brown. Baltimore: Brookes.

Garwood, E. C. 1988. The effect of contingent music in combination with a bell pad on enuresis of a mentally retarded adult. *Journal of Music Therapy* 25:103–109.

Gfeller, K. E. 1990. A cognitive-linguistic approach to language development for the preschool child with hearing impairment: Implications for music therapy practice. *Music Therapy Perspectives* 8:47–51.

Goll, H. 1994. *Special education music therapy with persons who have severe/profound retardation.* Frankfort, Germany: Peter Lang.

Graham, R. M., and A. S. Beer. 1980. *Teaching music to the exceptional child.* Englewood Cliffs, NJ: Prentice Hall.

Grant, R. E. 1989. Music therapy guidelines for developmentally disabled children. *Music Therapy Perspectives* 6:18–22.

Hauck, L. P., and P. L. Martin. 1970. Music as a reinforcer in patient-controlled duration of time-out. *Journal of Music Therapy* 7:43–53.

Hickson, L., L. S. Blackman, and E. M. Rice. 1995. *Mental retardation: Foundations of educational programming.* Boston: Allyn and Bacon.

Holloway, M. S. 1980. A comparison of passive and active music reinforcement to increase preacademic and motor skills in severely retarded children and adolescents. *Journal of Music Therapy* 17:58–69.

Howery, B. I. 1968. Music therapy for mentally retarded children and adults. In *Music therapy 1968,* edited by E. Thayer Gaston, 47–55. New York: Macmillan.

Isern, B. 1959. The influence of music on the memory of mentally retarded children. In *Music therapy 1958,* edited by E. H. Schneider, 162–165. Lawrence, KS: Allen Press.

Jacobson, J. W., and J. A. Mulick, eds. 1996. *Manual of diagnosis and professional practice in mental retardation.* Washington DC: American Psychological Association.

James, M. R., A. L. Weaver, P. D. Clemens, and G. A. Plaster. 1985. Influence of paired auditory and vestibular stimulation on levels of motor skill development in a mentally retarded population. *Journal of Music Therapy* 22:22–34.

Jones, C. J. 1996. *An introduction to the nature and needs of students with mild disabilities.* Springfield, IL: Charles C Thomas.

Jorgenson, H. 1971. Effects of contingent preferred music in reducing two stereotyped behaviors of a profoundly retarded child. *Journal of Music Therapy* 8:139–145.

Kirk, S. A., J. J. Gallagher, and N. J. Anastasiow. 1993. *Educating exceptional children.* 7th ed. Boston: Houghton Mifflin.

Kraft, I. 1963. Music for the feebleminded in nineteenth-century America. *Journal of Research in Music Education* 11:119–122.

Lathom, W. 1980. *Role of music therapy in the education of handicapped children and youth.* Lawrence, KS: National Association for Music Therapy.

Loven, M. A. 1957. Value of music therapy for mentally retarded children. In *Music therapy 1956,* edited by E. T. Gaston, 165–174. Lawrence, KS: Allen Press.

Luckasson, R., ed. 1992. *Mental retardation: Definition, classification, and systems of supports.* 9th ed. Washington, DC: American Association on Mental Retardation.

Madsen, C. K. 1981. *Music therapy: A behavioral guide for the mentally retarded.* Lawrence, KS: National Association for Music Therapy.

Madsen, C. K., and J. L. Forsythe. 1975. Effect of contingent music listening on increases of mathematical responses. In *Research behavior in the classroom,* edited by C. K. Madsen, R. D. Greer, and C. H. Madsen, Jr. New York: Columbia University, Teachers College Press.

McCarty, B. C., C. T. McElfresh, S. V. Rice, and S. J. Wilson. 1978. The effect of contingent background music on inappropriate bus behavior. *Journal of Music Therapy* 15:150–156.

Michel, D. E. 1979. *Music therapy: An introduction to therapy and special education through music.* 2d ed. Springfield, IL: Charles C Thomas.

Michel, D. E., and N. H. May. 1974. The development of music therapy procedures with speech and language disorders. *Journal of Music Therapy* 11:74–80.

Miller, D. M., L. Dorow, and R. D. Greer. 1974. The contingent use of music and art for improving arithmetic scores. *Journal of Music Therapy* 11:57–64.

Moore, R., and L. Mathenius. 1987. The effects of modeling, reinforcement, and tempo on imitative rhythmic responses of moderately retarded adolescents. *Journal of Music Therapy* 24:160–169.

National Association for Music Therapy (NAMT). 1997. *1997 Membership directory.* Silver Spring, MD: National Association for Music Therapy.

Peterson, E. D. 1952. Music to aid the mentally handicapped. In *Music therapy 1951,* edited by E. G. Gilliland, 19–21. Lawrence, KS: Allen Press.

Rarick, G. L. 1973. Motor performance of mentally retarded children. In *Physical activity: Human growth and development,* edited by G. L. Rarick, 225–256. New York: Academic Press.

Reid, D. H., B. K. Hill, R. J. Rawers, and C. A. Montegar. 1975. The use of contingent music in teaching social skills to a nonverbal, hyperactive boy. *Journal of Music Therapy* 12:2–18.

Reynolds, B. J. 1982. Music therapy literature related to mental retardation. In *Music therapy for handicapped children: Mentally retarded,* edited by S. A. Carter, 43–56. Lawrence, KS: National Association for Music Therapy.

Seybold, C. K. 1971. The value and use of music activities in the treatment of speech-delayed children. *Journal of Music Therapy* 8:102–110.

Sheerenberger, R. C. 1983. *A history of mental retardation.* Baltimore: Brookes.

Standely, J. M., and J. E. Hughes. 1996. Documenting appropriate objectives and benefits of a music therapy program for early intervention: A behavioral analysis. *Music Therapy Perspectives* 14: 87–94.

Steele, A. L. 1968. Programmed use of music to alter uncooperative problem behavior. *Journal of Music Therapy* 5:103–107.

Sulzer-Azaroff, G., and G. R. Mayer. 1977. *Applying behavior analysis procedures with children and youth.* New York: Holt, Rinehart and Winston.

Talkington, L. W., and S. M. Hall. 1970. A musical application of Premack's hypothesis to low verbal retardates. *Journal of Music Therapy* 7:95–99.

Thomas, G. E. 1996. *Teaching students with mental retardation.* Englewood Cliffs, NJ: Merrill.

Walker, J. B. 1972. The use of music as an aid in developing functional speech in the institutionalized mentally retarded. *Journal of Music Therapy* 9:1–12.

Wendelin, A. 1953. Instrumental music for the mentally retarded. In *Music therapy 1952,* edited by E. G. Gilliland, 133–138. Lawrence, KS: Allen Press.

Wolfe, D. E. 1980. The effect of automated interrupted music on head posturing of cerebral palsied individuals. *Journal of Music Therapy* 17:184–206.

精神疾病的音樂治療

章節概要

Kate E. Gfeller

Michael H. Thaut

精神病（psychiatric）或精神疾患（mental disorders）一詞帶給不同人有不同的意思。有些人也許會聯想到，在恐怖電影裡所描述的病態殺人狂；其他人可能會認為：那些陰沉且有自殺傾向的人多半是有精神問題的人。然而，另有人會聯想到那些像是背著古怪背袋的婦女，穿著怪異的服飾，推著屯滿物品的購物推車四處遊移，才是真正尚未被診斷的精神疾病受害者。雖然許多人會同意上述這些行為都很怪異，且也可能多是因精神疾病所造成的，但許多其他類似的行為，卻可能是會被社會所接受的。例如，在二次世界大戰中，陸戰隊的軍人赤手空拳地將敵人殺死，而他的行為卻被認為是種英勇的表現。一位悲傷的寡婦所表現出來的淚水與憂傷被視為正常，甚至是健康的事情。政治混亂下的難民們除了穿著衣衫襤褸、尺寸不合的衣物，將他們所有的東西都裝在背包裡，四處顛沛流離之外，別無它選，但造成他們這些凌亂不整外表的因素，都會歸咎於政治情勢所逼，而非精神疾病。究竟這個社會，特別是精神健康專家們，是如何判斷何種行為是屬於「正常」，而什麼又是構成精神疾病的條件呢？

精神疾患的概念與分類已經被明確定義過許多次了，而且，它仍會是個持續性的爭議。但是在每種文化裡，每個特定的情況都有個合理的行為範圍。例如，對於人在各種不同情況下該有的行為表現，都有些非口語以及能夠清楚說明的看法。那些適合在教會裡的行為，是不同於適合在運動場或足球場的行為。有些行動，像是殺人，在日常生活中被認為是非法的，但在戰場上卻能夠被赦免。因此，社會習俗或多或少都決定了什麼才構成合理或正常的行為。

究竟到何種地步，某個行為才會被認為不恰當到足夠被視為一種精神疾病？診斷出某個情緒性或行為疾病的工作，大部分都與這些行為所發生時的⑴頻率、⑵持續時間和⑶強烈度，以及這些行為發生時的環境情勢有所關聯。舉例來說，一個人要經歷情緒波動並不是件很不尋常的事情。偶爾，每個健康的個體都會因為某些事件，像是失去了所愛的人，或是面對學業或事業的挫折等，而感到沮喪或憂鬱。但是，若是憂鬱發作發生得相當頻繁，維持連續數個月（持續期間），且嚴重到（強烈度）使一個人無法維持運作，或甚至企圖自殺，像這樣的情緒就可能被認定是適應不良。簡言之，廣泛的一般行為都被認定為合理的，但當某些這類型的行為變成具有破壞性，或是使人受到壓迫，則它們就會被認為是精神疾病的病徵之一。

精神疾病幾乎在任何年紀都可能會發生，受病情影響的個體可能表現出在情緒和想法上、現實感的知覺上，以及在和他人建立連結上的混亂。他們可能遭受到極度的恐懼、驚慌，和過分妄想或強迫性的行為。其他像是飲食疾患、藥物濫用和器質性疾病（一種腦部功能的惡化），也被認定是種精神疾病。

1980 年時，初版的《精神疾病診斷與統計手冊》（*Diagnostic and Statistical Manual of Mental Disorders, DSM-III*）開始嘗試蒐集整理資料，用來客觀的形容和診斷出精神疾病。這個重要的工作將許多不同精神疾病系統性地加以組織，且歸納成一個統一的系統。自 1980 年起，隨著心理健康專家學到了更多關於不同疾病的成因與特性，數種不同的修訂版本亦陸續出版。在 1994 年出版的《精神疾病診斷與統計手冊第四版》（*DSM-IV*），是目前最新且重要的診斷工具（譯註：在本書翻譯時，*DSM-IV-TR* 已出版）。本章接下來會依照 *DSM-IV* 中所列出的一些主要精神疾病，做簡短的描述與介紹。在這些主要疾病的概略簡述之後，會接著敘述數種主要的精神治療取向，以及能運用在治療精神疾病上的不同音樂治療方法。

主要精神疾病的基本介紹

❖ 精神分裂症

Susan 是個二十八歲的女性，她與父母同住，且因為過去八年來都無法維持支薪的工作，而目前正接受身心障礙的社會福利救濟金。Susan 的兒童時期似乎沒有什麼特別不同，但在她大學第一年時，父母注意到她個性上的改變。Susan 看似疏離冷漠，且與他人相處顯得不自在。儘管缺乏任何真實的證據，但有時候她呈現出害怕別人要「對抗」她，或試圖要「捉住她」。隨著她的狀況在數個月間愈來愈惡化，就連她打扮與照顧自己的能力也每況愈下。她總是非常出神地想著事情，到連完成一些簡單的日常工作都無法達成，像是採買生活必需品或整理床單。當然，Susan 的父母開始擔心起來，直到 Susan 開始提到有關從其他星球來的外星人透過廣播在對她說話，他們才意識到 Susan 需要精神科的幫助。精神科醫師對 Susan 進行的行為評估，確認了他們對 Susan 患有精神疾病的懷疑。精神科醫師告訴他們，Susan 患有精神分裂症，並且建議 Susan 住院。在那裡，Susan 將會被施以藥物與環境治療（milieu therapy，一個結構性的環境，包含像是諮商、職能復健和其他治療形式的支持性治療）。

什麼是精神分裂症？ 精神分裂症（schizophrenia）是一種嚴重的精神疾病，在其中個體會感受到在想法、感官知覺、情緒（情感表達）和行為上的嚴重改變。根據 *DSM-IV* 顯示，要診斷出精神分裂，一個人必須在一段顯著的時間內，顯現出超過兩種以上下列這些病徵：妄想、幻覺、不連貫的語言、非常混亂（disorganized）或僵直（catatonic）的行為，或者像是缺乏臉部表情、少話或無話，或極度社交退縮等病徵。精神分裂經常與一個領域以上的功能損害有關，且通常有多種以上的病徵（Wilson et al., 1996）。也許同樣有兩個人被診斷為精神分裂症，但他們卻可能體驗到不同的病徵。在這個疾病的某些階段裡，這些行為會達到精神病狀態，這是指病患會完全喪失與現實感和自我認知的連結（Scully, 1985）。對這個疾病最普遍的誤解是將它誤認為「人格分裂」（split personality），而事實上那是另一個稱為多重人格（multiple personality）的疾病（Andreasen, 1984）。事實上，精神分裂一詞指的是「心靈的分裂」（splitting of the mind），意思是在思想、感覺和行動上的混亂。

在一般人口裡，大約有 1% 的人在一生中會發展出精神分裂症。雖然這在人口裡是個很小的比例，但這個疾病所帶來的衝擊卻是極巨大的。精神分裂通常在行為上有非常負面的影響，且大多可能是長期慢性的。在美國多數被診斷為精神分裂症的人，都是精神病院裡病床的主要使用者（Wilson et al., 1996）。

根據 *DSM-IV*（1994）顯示，精神分裂患者通常顯現出幾種臨床病徵（至少下列兩種以上）：

1. 妄想（delusions）：缺乏任何現實根基的錯誤信念，並且即使證據顯示是錯的，患者也堅信不移。這些包括被害妄想、誇大妄想（例如，相信自己是個有名的人，像是貓王或耶穌基督）、被控制妄想（例如，認為外星人的力量控制著自己的行為），以及愛戀妄想（錯誤的信念認為有人愛上了自己，像是 John Hinckley 認為 Jodi Foster 愛上了她）（譯註：美國著名的 Hinckley 事件，美國著名女演員 Jodi Foster 的影迷 John Hinckley 為了示愛，仿效電影情節，試圖刺殺當時美國總統）。
2. 幻覺（hallucinations）：發生在沒有實際環境刺激下，而感覺到的知覺體驗，例如，聽見或看見不存在的聲音或東西。
3. 解構的語言（disorganized speech）：在沒有自然的轉變下，從一個主題轉換到另一個，或是文不對題、答非所問。這樣的語言通常顯得無邏輯性或無連貫性。在最嚴重的情況，這樣的解構語言幾乎是不可能達成有效的溝通。
4. 整體而言混亂的行為或僵直的行為（grossly disorganized behavior or catatonic behavior）：就連基本的日常活動都無法組織，或是在僵直行為的情況下，顯示出異常的運動行為，像是長期的固定姿勢。
5. 負向症狀（negative symptoms）：缺乏臉部情感表現、語言貧乏，或是無法開始和維持有目標的活動行為（*DSM IV*, 1994; Wilson et al., 1996）。

精神分裂症有許多種類，每個種類都依照特定和其主要的症狀來分類。僵直型（catatonic type）精神分裂症的特徵為其奇特的運動行為型態，像是僵硬、像雕像一樣的姿勢。混亂型（disorganized type）精神分裂症的特徵是語言上的不連貫，以及整體混亂的行為。妄想型（paranoid type）精神分裂症的特徵是全神貫注的妄想，像是相信自己被迫害，沒有事實根據的信念。未分類型（undifferentiated type）精神分裂症的特徵是精神病症狀，像是毫無邏輯的想法，而在這個分類之下的病患卻不符合其他全部亞型種類的條件。殘餘型（residual）精神分裂症，指的是病患已經不再顯現出整體的思維障礙（譬如幻覺或妄想），但仍有部分症狀（如受限的情感、微少動機）（*DSM IV*, 1994）。

造成精神分裂症的原因是什麼？ 精神分裂的初次發作通常發生在青少年晚期或成年早期，其症狀至少持續六個月，這種情況導致相當嚴重的社會和職業功能損害。此疾病的病程可能呈多樣化，有些人在一或兩次的活耀發作後便會完全復原；有些人則會在一生中間歇地需要住院，但仍會有長期較為正常和獨立的功能性。不幸的是，有一部分的人對目前的治療方法並沒有反應。此疾病是長期性的，而且日常功能會也嚴重地受到損害。

多種生理、心理以及社會因素被認為是造成精神分裂症發展的成因。在研究中曾提及的生理因素，包括基因因素、腦部功能障礙，和生理化學的異常；心理因素包含家庭功能失調和溝通異常；造成人們患有精神分裂症風險的社會因素，則包括低教育背景與低收入。大多的專家們認為，造成精神分裂症的成因是，因為有些人對這個疾病有先天基因上的素質傾向，但是，環境因素（像是：長期的壓力，或是工作、生活上重大的轉變）也促成這個疾病發展於那些較傾向發病的人身上（Wilson et al., 1996）。

如何治療精神分裂症？ 本世紀抗精神疾病藥物的發展，是在治療精神分裂症上最重大的改變之一。這些藥物幫助了神經系統運作的正常化，也改變那些一度在精神病院最後面的病房內，被終生居留放逐的許多精神病患的生活。雖然這些藥物不能治癒這個疾病，但它們可以在某些人身上降低或減少這些使人變得非常衰弱的病徵，如妄想或幻覺。但是，有一部分的人因藥物而產生了嚴重的副作用，而其他人則是受到限制或是毫無起色。

許多不同樣式的心理社會治療可用來幫助精神分裂病患去適應疾病所帶來的負面影響（Smeltekop & Houghton, 1990）。許多臨床研究顯示，藥物治療本身相較於藥物結合個別和團體治療，藥物可能帶來的效益較少。案主主與治療師之間穩定的治療關係，以及穩定的工作與家庭環境，能夠幫助案主適應病情，且能促進案主在不良行為模式中，強化行為力量和改變。

治療經驗可以幫助案主在支持性環境裡，測驗他們感官知覺的真實性。同時，也可教導案主們不同技巧，以降低焦慮並提升放鬆。每日的治療行程結構和活動（環境治療）能使現實變得更可預期，且也對案主有較少的威脅感。治療師的功能如同外在的支持性人格，去強化、引導案主的混亂人格，包括教導案主應付每天的問題，例如個人衛生、付帳單、試著獨立生活，以及服藥（Smeltekop & Houghton, 1990）。

❖ 情感性疾患

Bryan 是個二十五歲的業務員，他最近才由他的太太帶來住院。她抱怨有關他無節制地瘋狂大採購，和關於他在五金生意上一些誇張的想法。特別是僅僅在幾天內，他就購買了一車隊的白色加長型禮車、一艘快艇，和 100 件渦紋花呢圖的毛織燕尾服外套，這些全都是為了一個要替他生意夥伴舉辦派對的構思而買；且在派對裡，他還計畫要吹奏長號來娛樂大夥。儘管他的音樂天分事實上與他的生意資產一樣毫不起眼，這些所有的行動卻都已做完了。Bryan 的太太同時還對精神科醫師詳述，Bryan 經常日夜不睡，且他似乎有無窮的精力。若是他聰明地運用這些精力倒也無妨，但相反地，他老想到一些輕率的方案，像是有關購買一艦隊的噴射機，要在世界各地運輸他的五金貨品。Bryan 的精神科醫師告訴 Bryan，他患了一種情感性疾病，而且目前正經歷躁狂發作。

什麼是情感性疾患？ 情感性疾患（mood disorder）是精神疾病的類型之一，其特徵主要是情緒中的混亂，像是憂鬱或極度高亢（Wilson et al., 1996）。因為大部分的情感疾患傾向是反覆的（發作），*DSM-IV*（1994）整理了一段關於情感疾患在不同種類的情緒發作期的診斷。發作期是指，在非連續的期間內，一個人有許多種特定的，且反映出和之前功能相較下有明顯改變的症狀（Wilson et al., 1996）。這個在功能上明顯的改變，可能是一段時間的憂鬱情緒和興趣降低（憂鬱發作），或是一段時間的不尋常情緒高昂，而這便是躁狂發作。

在憂鬱發作時，人們會有持續不停的憂鬱情緒（大部分的日子且幾乎每天都有），以及許多其他的徵狀，像是對一般有趣的活動興趣降低、食慾或體重上的改變、睡眠習慣改變、煩躁或缺乏精力、感受到無價值、困難於專注或清楚地思考，和自殺的念頭（*DSM-IV*, 1994）。這些症狀可能是在個人危機時發展出來的（像是失去另一半，或離婚），但人們也可能沒有為了什麼明顯的原因而感到憂鬱。

在躁狂發作時，人們可能會明顯少了睡眠的需要，他們的思維可能像在奔馳，且他們可能會極度說個不停。他們可能會陷入蠻橫無節制的花錢，或承擔一個不實際的工作計畫。例如，簡述裡的 Bryan 放肆地大採購，包含遊艇和紋花呢圖毛織燕尾服，以及他不實際地把自己當作音樂家一樣來評估自我的技能，這些全都是躁狂發作的特性。

和其他特徵（例如疾病的病程和結果）綜合在一起，便形成了情感疾患。例如，在 11 月時，Donna 開始感到非常憂鬱且沮喪。這個憂鬱的感覺維持了大約四個月。在 3 月中左右，她再次開始感覺像是「原來的自己」。有大概八個月的時間，她持續有不錯的感覺。然而在 10 月底左右，她開始又有那些之前低潮時所感覺到的憂鬱情緒。這個憂鬱發作的典型，以及數個期間的正常狀態，形成了一種情緒疾患，稱之為重複發作重度憂鬱症（recurrent major depressive disorder）。Donna 的反覆憂鬱發作模式只是許多種情感疾患之一而已。情感疾患的另一種常見種類，雙極性疾患（bipolar disorder）的特性是一個或以上的狂躁、混合發作（manic, mixed）（其特徵為在憂鬱與躁狂發作之間轉換的情緒發作），或輕躁狂發作（hypomanic）（一種較為溫和版本的躁狂發作）。在一開始簡述中提到的 Bryan，患有雙極性疾患。在這個大分類之下，情感疾患、不同發作的連續類型，以及在症狀嚴重性的差異，都按照不同情感疾患的特定種類來描述（如：重度憂鬱症、雙極性疾患等等）。

但是，所有的症狀都有共同性，主要的特徵是在情緒的顯著改變，伴隨著足夠的頻率、期間和嚴重性而發生，就會被認定為是適應不良（*DSM IV*, 1994）。

造成情感疾患的原因是什麼？ 重鬱症是一種常見的疾病。有些疾病盛行率（指在人口中什麼百分比的人患有某種疾病）的研究指出，至少12% 的男人和 21% 的女人在一生中曾經經歷至少一次的憂鬱症（Wilson et al., 1996）。有時憂鬱症會與其他疾病共同發生，例如焦慮或藥物濫用。有許多因素被認定是造成情感疾患的成因。憂鬱症的生物模式主宰了精神健康領域超過三十年以上（Wilson et al., 1996）。兩種主要的探測領域是：(1) 遺傳基因的研究（genetic studies）以及 (2) 神經生化（neurobiochemical）因素。根據遺傳基因理論，人們繼承了先天的素質傾向，產生容易造成憂鬱症的神經生化障礙（Wilson et al., 1996）。神經生化因素的研究指出，憂鬱症是由於神經傳導素（腦中的化學訊息物質）中的異常和賀爾蒙異常所造成的。其他與憂鬱症有關聯的因素，還包含了親密關係的失去、自信心的擾亂、生活的負面看法，和人際互動問題。但不清楚究竟這些因素是如何與憂鬱症有所關聯，可能有些原因促使憂鬱症的產生或持續，而其他的可能是憂鬱症所帶來的影響。

如何治療情感疾患？ 現今，有許多種類的藥物能夠有效地治療憂鬱和躁狂發作。許多種類的抗憂鬱劑的存在，在於它對腦神經傳導素或內分泌系統的作用。鋰鹽（lithium）是一種對治療雙極性疾患相當有效的藥物。對患有嚴重憂鬱且對藥物沒有反應，同時又有傷害自己的嚴重危險之病患，電擊治療（electroconvulsive therapy, ECT）一直都是一種有效的治療選擇（Andreasen, 1984; Wilson et al., 1996）。心理治療通常是一個對情感疾患有用的治療成分。依照被認為造成此疾病的因素，以及個體的特別需求，其治療模式是多樣化的。在一些狀況裡，支持性輔導和諮商可能是很有用的，且也可能就已足夠。認知治療技巧，相對而言，是用來改變被認為是造成憂鬱症因素之一的錯誤現實認知。一些病患需要更深入的治療，在其中，他們可探究出曾無法解決或無意識的衝突、問題或人際關係（Goodwin & Guze, 1979）。在許多例子裡，介入模式可能就包含了藥物和多種不同心理治療模式的綜合。

❖ 人格違常疾患

Nancy 是一個二十二歲在當地折扣商店工作的結帳收銀員。但是，Nancy 會告訴你，這個工作只是暫時性的，因為她預料了自己不久就會被一個有眼光的經紀人相中她的美貌和魅力。相反地，一些同事們認為她的魅力挺討厭的：她通常要額外的休息時間，讓她可以「修復她的臉」，且認定其他人會顧好店面，畢竟，她需要看起來是最好的狀態。當她被店長質問有關她額外的休息時間時，Nancy 會憤怒地走掉，對於店長對她的天分與魅力缺乏敏感度而感到困惑。隨著顧客們排隊結帳時，Nancy 會和他們交談關於她外表——她的新髮型、她的好膚質，或是她如同模特兒一般的未來。Nancy 是那種耐性很差的人，且常擁有令她不滿意的人際關係。她所遭遇的，便稱為自戀性人格疾患。

什麼是人格疾患？ 當我們被要求去形容某個人的人格時，我們通常會聯想到關於一些相對較穩定的特殊個性或特徵。例如，我們也許會形容一些人像是擁有一種外向且能言善道的人格，其他人可能被形容為害羞或內向，一些人比較像是有點愛抱怨或愛冷嘲熱諷。但是，大多數的人都可修飾他們的行為到某種程度，好幫助我們成功地駕馭每天的生活所需。

在人格疾患的例子裡，個體顯現出的一些人格特質是非常極端且非常沒彈性，以致造成個人苦惱，也造成他們在學業、工作和人際關係上的困難（Wilson et al., 1996）。根據 *DSM IV*（1994）顯示，有一種個體內在經驗（譬如想法）及行為的持續模式，是明顯不同於此人文化上的期待。這些差異可能包括在下列領域上的偏離：⑴ 認知（cognition），即人們對自己、他人和生活事件的知覺方式；⑵ 情感性（affectivity），意指情緒反應的範圍、強度和合宜性；⑶ 人際功能（interpersonal functioning）；或 ⑷ 衝動控制（impulse control）。這些特質是無彈性，且在廣泛的情況下都存在，多半影響個體的社會和職業功能，也多偏於穩定的，也就是指長時間的持續（*DSM IV*, 1994）。

人格疾患有許多種類，但可依據其描述的相似性分為三大群組（*DSM IV*, 1994; Wilson et al., 1996）。第一群，A 群，包含了個體看似怪異或古怪的人格疾患。在這個群組中特定的人格疾患，包括：(1) 妄想性人格疾患（paranoid personality disorders）；(2) 類分裂性人格疾患（schizoid personality disorders）；和 (3) 分裂病性人格疾患（schizotypal personality disorders）。這些疾患的名稱，與另一個分類裡所使用的名詞精神分裂症（schizophrenia）相似。雖然這個疾患有部分特徵和精神分裂症類似，但也有重要的差異。例如，與精神分裂症的案例相比，患有 A 群人格疾患的人們多半在人際關係上較為隱遁或感到不舒服；部分可能會對他人懷疑（像是在妄想性人格疾患上），或有些怪異或古怪的行為。但是，患有精神分裂症的人會有間歇性的精神病發作，在這期間，他們會脫離現實，且他們古怪的想法和行為可能會惡化到使他們需要住院或抗精神病藥物的治療。

相反地，患有人格疾患（A 群）的人會有長期的人格特質（相對於間歇性的發作），像是隱遁性或懷疑性；但是，他們的怪異行為不像精神分裂症的案例一樣造成精神病，這些個體並沒有完全失去與現實的聯繫。城鎮中的怪人，或某個我們可能非正式地描述他像隱形人物的人，可能就患有人格疾患。這類型的人可能從不曾去尋求或被轉介到精神科治療，因為這些行為可能並不會徹底干擾到日常生活功能而去治療。

第二種群組，B 群，包含了戲劇化（dramatic）、情緒化（emotional）、和怪僻的個性（erratic personalities）（*DSM IV*, 1994; Wilson et al., 1996）。例如，在本段開頭的結帳收銀員 Nancy，就符合這個分類。符合這個群組的四種特定診斷為：反社會性（antisocial）、邊緣性（borderline）、做作性（histrionic），以及自戀性（narcissistic）人格疾患。這些診斷的每一種都有特定的特徵。例如，反社會的人通常會侵犯別人的權利，而自戀性的人則極端需要被讚美。

第三種群組，C 群，特徵包括了焦慮或恐懼的人格疾患（*DSM IV,* 1994; Wilson et al., 1996）。在這個群組裡的診斷，包括：畏避性（avoidant）、依賴性（dependent）和強迫性（obsessive-compulsive）人格疾患。每個這些診斷都有其特徵行為。例如，患有依賴性人格疾患的人有著被照顧的過度需要，且多半是順從（submissive）且依附（clinging）的；有強迫性人格疾患的人多半過度專注於秩序（preoccupied）和控制。

造成人格疾患的原因是什麼？ 人格疾患是相當普遍的。根據 Wilson 與其夥伴所述，大約有 10% 到 13% 的人會在一生中顯現出人格疾患。患有人格疾患的人同時也伴隨其他症狀，例如憂鬱症、藥物濫用或飲食疾患，是非常普遍的現象。這可能造成診斷和治療的複雜性。因為人格本身被認定是生理上先天氣質（biological temperament）和發展特質（developed character）的綜合體（Wilson et al., 1996），許多研究者認為，先天性遺傳與後天環境都是對造成人格疾患很重要的因素。但是，要具體說明每個例子裡的特定因素，以及這些因素究竟是如何相互影響，而造成了人格疾患，也很困難。

如何治療人格疾患？ 因為人格疾患是長期的人格特質所構成的，要改變是很困難的。少許的人格疾患種類，特別是來自怪異和古怪的分類，是自願尋求治療的，通常會是在一般門診。案主可能會因為抱怨生活中的問題而來尋求門診治療，他們通常缺乏對於自我限制的覺察，總是把責備投射在他人身上。他們缺乏自我覺察，使得治療過程難以達成（Scully, 1985）。他們抱怨關於生活上的問題、情緒困擾，或是身體疾病，但卻無法辨識到他們本身對這些問題的助長因素。

因為在這些診斷裡，長期不適當行為模式以及缺乏自我覺察的觀察，患有這些疾病的個體們可能在許多傳統的治療模式很少獲得受益。心理分析（目標在藉以產生基本性格結構的改變）長期以來都被當成治療人格疾患的選擇（Corey, 1996; Wilson et al., 1996），但是對於這種治療模式來說，需要時間和經濟資源的長期投入，才能達到正向的改變。促進改變認知、行為或社交互動的諮商技巧，目前則較頻繁地被使用（Wilson et al., 1996）。藥物已用來減少許多不同症狀的負面衝擊，像是憂鬱、焦慮、衝動性或認知混亂，但是就本身而言，這些藥物無法改變基本的性格特質。因此，綜合心理治療與藥物療法是很普遍的現象（Wilson et al., 1996）。

❖ 焦慮性疾患

Carrie 是一間大型保險公司的電腦程式設計師。她聰明、能幹，且受朋友喜愛。但是，自從她辦公室搬到大樓的二十三樓後，每天往返辦公室，便成為她焦慮的來源。Carrie 對電梯有恐懼的反應。當她開始預期要搭電梯時，感受到嚴重的焦慮和恐懼。雖然她知道自己的恐懼感很傻，有時還會走樓梯來避免搭電梯。她告訴朋友說，走樓梯是為了有氧運動，但她太清楚自己非理性的行為。Carrie 患了一種焦慮性疾患，稱為特定對象畏懼症（specific phobia）。

什麼是焦慮性疾患？ 焦慮性疾患（anxiety disorder）是一組不同的診斷（見表 5-1），其特徵為非實際或過度的焦慮、恐慌發作或逃避行為（avoidance behavior）。焦慮（anxiety）一詞，在心理名詞上，是一種想法和感受的混合，在其中，人會感覺到失去控制，且無法預期令人反感的生活事件之出現。根據 *DSM IV*（1994），有兩種特別徵候會發生在許多焦慮性疾患中：恐慌發作（panic attacks）和懼曠症（agoraphobia）。恐慌發作是一種非連續發生突然且嚴重的擔憂、害怕或恐懼感受，這些感覺也許會伴隨著生理徵狀，像是呼吸、心悸，或感覺到失去控制。若發生在面對生命威脅事件，像是車禍或受攻擊時，這種感覺看似是正常的。但是，這樣的恐懼和擔憂可能是在沒有任何明顯原因所造成的。懼曠症是一種感覺到焦慮，或會想逃避某些地方或場合，因在這些地方或場合若發生令人困窘或令人無力的事件時，會得不到救助（像是獨自離家在外、處在擁擠人群中、利用公共交通工具旅行等等）。如同恐慌發作的案例一樣，害怕或負面反應的程度和壓力源所引起的危險是不成比例的（像是在銀行裡排隊、處在橋上等等）。

焦慮性疾患在美國是最為普遍的精神疾病種類（Wilson et al., 1996）。表 5-1 是焦慮性疾患分類裡的詳細診斷，以及每一診斷最顯著的徵狀（*DSM IV*, 1994）。

表 5-1　焦慮性疾患分類內的詳細診斷

A	**未伴隨懼曠症之恐慌發作疾患**（panic disorder without agoraphobia）：特徵為反覆且無預警的恐慌發作，而造成持續性的擔憂。無懼曠症之病史。
B	**伴隨懼曠症之恐慌發作疾患**（panic disorder with agoraphobia）：特徵為反覆且無預警的恐慌發作與懼曠症。
C	**無恐慌發作病史之懼曠症**（agoraphobia without history of panic disorder）：特徵為懼曠症與恐慌相似的病徵，並無恐慌發作的病史。
D	**特定對象畏懼症**（specific phobia）：特徵為被某種可怕的物體或情境而觸發的嚴重害怕，而導致逃避行為。
E	**社會畏懼症**（social phobia）：特徵為被某特定現象或社會情境所促發的嚴重害怕，而導致逃避行為。
F	**強迫性疾患**（obsessive-compulsive disorder）：特徵為強迫意念（反覆的想法、影像或衝動而造成焦慮或痛苦）或強迫性行為（重複且刻板的行為，像是洗手或鎖門等，不具有效用的目標）。
G	**廣泛性焦慮疾患**（generalized anxiety disorder）：特徵為至少持續六個月的廣泛焦慮，且並無任何特定情境或事件造成的焦慮。焦慮的嚴重性與發生期間已足夠影響每日的生活機能。
H	**創傷後壓力疾患**（posttraumatic stress disorder）：因暴露在創傷事件（像是戰爭或脅迫）而造成的，使個體在事件之後，經由記憶、夢及相關影像和事件而再次經驗。

造成焦慮性疾患的原因是什麼？　過去焦慮被認為是一種對內在根深柢固衝突或外在壓力的心理反應，這與心理動力對焦慮的看法一致。認知行為學派認為，焦慮是對嫌惡或壓力情境的習得反應，而此反應超過個體所能因應。但是，最近有些研究顯示，腦中的特殊生化歷程，可能和伴隨焦慮或恐慌的感受和生理症狀有關，亦即某些人可能是生物素質傾向造成焦慮狀態（Scully, 1985; Wilson et al., 1996）。

如何治療焦慮性疾患？　因為一種疾病的治療通常與治療師所抱持的病原觀點有關，也因為特定疾病都有其症狀範圍和相關成因，因此，焦慮性疾患有許多不同的治療方式。傳統的心理治療著重在根深柢固的衝突，而最近研究卻顯示，心理治療對某些焦慮性的效益很小（Wilson et al., 1996）。

認知行為治療著重在改變引發焦慮的災難性想法，被證實對許多焦慮患者是成功的。例如，個體可能被教導逐漸暴露在令人害怕的刺激物的期間，學習特殊的放鬆技巧來降低焦慮反應（Corey, 1996）。成功地使用藥物治療，暗示某種焦慮形式與生理因素間的連結。例如，藥物成功地降低了恐慌性疾患和強迫性疾患（Scully, 1985）。認知行為與藥物的共同治療已幫助了許多焦慮症患者。

其他精神疾病

雖然上述疾病被視為精神科裡主要診療的疾病（Andreasen, 1984），仍有許多其他心理疾病也在精神治療中常見到。你會在心理學的課程裡，或更高階音樂治療課程裡，學到關於其他種類的心理疾病。

正如所見的，不同情緒疾患有著非常不一樣的症狀，也可能因不同的原因所造成。有些疾病是短期的；其他則較為長期。部分疾病對日常生活機能比其他的更具有破壞性。因此，治療的選擇也隨著疾病的不同而不同。例如，如果某個疾病有生化的基礎，精神科醫師很可能會開立藥物處方來緩和負面症狀。有時候，藥物並不能完全針對負面症狀，所以個體必須學習藉由治療與支持的心理與社會形式來適應這個疾病。

如果一些心理、環境壓力源的類型是主因，則諮商、改變生活型態或環境改變，都可以成為主要的介入方式。但是，因為壓力源可能對生理功能有負面的影響，精神科醫師（專長於情緒疾患的醫生）可能希望開立藥物處方同時進行諮商。簡言之，介入模式的種類會依據疾病的種類與其成因來加以建議。在本章下面的章節，我們會討論一些在目前心理治療中發現的重要治療原理。接著，我們會描述音樂治療的介入如何幫助這些治療取向。

精神治療的原理導向

對精神治療來說，有許多不同的原理導向。幾種現存的精神治療理論導向包括：(1) 心理動力模式（psychodynamic）；(2) 行為治療模式（behavioral）；(3) 認知治療模式（cognitive）；(4) 人本主義模式（humanistic）；和 (5) 生理醫學模式（biomedical）（Corey, 1996; Ruud, 1980; Unkefer, 1990）。讓我們簡短地複習每種模式，以及每種理論在音樂治療上的運用。

❖ 心理動力模式

心理動力治療模式首先建立在 Sigmund Freud 發展的理論基礎上（Corey, 1996）。此模式將情緒問題歸因於內在衝突的存在，這些內在衝突是由負面事件和衝突關係而造成的，且許多都發生在兒童時期。治療師的角色是為了幫助案主對潛意識的衝突上有更多認知，以連結這些現存的焦慮。在此模式中，情緒健康可藉由使潛意識的趨力和衝突意識化來達成，並以此來強化自我（ego）或自我感（sense of self）。因此，行為能基於對現實事件的反映，而不再是本能衝動的反應（Core, 1996; Ruud, 1980; Unkefer, 1990）。

雖然 Freud 自己從未強調音樂在治療中的使用，但一些 Freud 的跟隨者曾討論過音樂的治療性。根據 Ruud（1980）的描述，把音樂在此模式內當成一種治療工具來使用，可以有數種方法：(1) 將音樂當成一種非語言形式的表達可以用來探索潛意識的材料；(2) 音樂可以用來當成一種表達敵意或無法被接受的衝動的出口〔昇華（sublimation）〕；以及 (3) 藉由投入在成功音樂性參與，案主可以體驗到一種征服和控制的感受，其感受有助於改善自我價值和強化自我。

音樂性活動像是即興創作或引導想像（guided imagery，利用音樂來喚起影像），可以用來探索潛意識的材料（Blake & Bishop, 1994; Bonny, 1994; Goldberg, 1989; Nolan, 1994; Warja, 1994; Wheeler, 1983）。個體可將樂器的演奏作為一種替代性的表達，用來表達不舒服或衝突性的想法或感受（Ruud, 1980）。例如，也許有一個人正對某人感覺到非常敵意且憤怒。與其用口語或身體的衝突來表達出那些感受，他更可以用肢體，大聲地彈奏鋼琴。社會性不適當的感受，也因此而昇華替代成可被接受的行動，如同彈奏鋼琴。針對提升征服感的這個目標，音樂治療師選擇了可提供案主真實挑戰的音樂任務（像是學習一種新的樂器，或是重現音樂的技能）。藉由這個過程，個體對自己的行動有控制感，且發展出自我價值的增進（Ruud, 1980）。

在心理動力音樂治療中所使用的技巧通常是重建性（reconstructive）的，這麼一來，結果造成了人格結構的重大改變。由於這些專業技巧需要特殊訓練，因此遠超過大學中音樂治療學位的要求（Bonny, 1994; Wheeler, 1983）。再者，為了達到有意義的改變，重建治療通常需要長時間，案主必須有意願投入相當的個人精力和財務資源。有些人們爭論那些必需性的財務與個人承擔責任是不實際的，或者，有些人（特別是低功能或非口語案主們）可能發現到來自這個模式的幫助非常少（Core, 1996; Wilson et al., 1996）。除此之外，有些治療師對心理動力模式的基礎原理感到不舒服。行為治療模式便是因為反動於心理動力原理而發展的（Corey, 1996）。

❖ 行為模式

這個模式和 B.F. Skinner、Joseph Wolpe 和 Hans Eyseneck 等心理專家們有所關聯。行為主義者（原本是行為理論導向的治療師與心理學者）相信人類行為是習得的（Corey, 1996; Hall, 1971）。我們不只學習 ABC 字母和其他學業上的資訊，我們也學習如何與他人連結，在不同場景該有何行為表現（例如，在教會裡該有怎麼樣的行動，相對於在球場上該有的行為），以及如何去表達我們的感受。我們藉由增強（獎勵）的過程中學習。如果我們因為自己所做的某件事情而獲得某種獎勵，很有可能將會重複這個行為。例如，嬰兒早期會發出的聲音之一是「ma-ma-ma」。當這個嬰兒發出這聲音，通常媽媽的臉和聲音就會表現出很大的興奮。「喔，Don，你聽！ Allison 說『媽媽』！你看，她認識她媽媽！」這個嬰兒便對媽媽的興奮有正向的反應；再來，這個小小孩也會對她自己的聲音感到欣喜。接著，Allison 被獎勵了，且她將會再次嘗試那個同樣的聲音。例如，我們工作是因為薪水而被獎勵。如果某些原因沒了薪水，大多數的人便不太可能再選擇待在同樣的工作上。這些是許多用來改變或矯治行為的增強方式其中之二。

上面這兩種例子說明了用來提高想要的行為的增強。有時候，我們也會不注意地去增強不想要的行為。例如，在睡覺時間，許多小孩會抗拒因為要放棄玩樂時間而去睡覺。有時候，小孩會哭鬧、尖叫，或會要求說更多的床邊故事、喝水，或者以其他形式來引起注意。

> 如果三歲的 Jason 無法在第一次口頭要求時，就順了他的意，他可能會決定要用哭鬧或尖叫來獲得媽媽的注意。父母順從於小孩的尖叫，允許多說一個故事，或給多一杯水，來停止他們大聲的嚎啕，是常見的情況。當此情況發生時，兒童會發現利用尖叫，就會獲得他想要的。因此，當下次 Jason 想要熬夜久一點的時候，他更有可能會尖叫。

在非常相同的方式裡，Jason 的尖叫行為是學習而來的，而更嚴重的行為，像是肢體衝動、反社會行動，和其他心理疾病的特徵，可能也是藉由增強而學習到的。例如，一個來自貧困環境的青少年可能只從父母那裡得到了少量的注意；但是，他可能會因為擁有從店裡順手牽羊的昂貴錄音帶，來贏得同儕的敬佩。簡而言之，特別是當面臨一個來自貧困的家庭，這樣反社會行為的增強有足夠的強度去鼓勵將來的非法行動。

治療師在行為治療模式的基本角色，是為了創造一個能夠獎勵正面與被需要的行為的環境，及利用那些行為的增強來減少、消除負面的行為（Corey, 1996）。為了做到這點，治療師有時與案主一起，共同評估案主目前的行為。問題行為被辨認出來，影響範圍也會被註記（參見第十章關於臨床衡鑑）。接著，這個治療師和案主會談論關於他們這些行為應如何改變。例如，如果一個兒童很容易分心，可能在活動過程中，減少這個兒童眼光離開治療師的次數是很重要的。同時，治療師會希望增加這個兒童實際參與目的性活動的次數（Hall, 1971）。

在治療團隊中，不同的專家有很多方法來達成目標行為，關鍵是要找出對某個特定案主真正且有意義的增強。某些人對讚美反應很好；有些人可能更想要有自由時間來玩喜歡的遊戲；食物對有些人更具說服力。有許多不同的東西能夠在行為計畫中被當作增強物來使用（Hall, 1971）。除了使用一些上述的獎勵之外，音樂治療師可能用來增強的特別工具之一，便是音樂。因為音樂是種美麗的聲音，且音樂活動有很大的樂趣，它可能被用來當作一種獎勵，依照想要的方向來幫助改變行為（Lathom & Eagle, 1984）。

可能因為 Sarah 眼神注視了治療師，治療師便演奏她最喜愛的歌曲或樂器來獎勵 Sarah 這個容易分心的兒童。當 Sarah 眼神接觸了治療師，音樂治療師可能會在自己的臉龐附近響起美妙的鐘聲。這兩種都增強了眼神的接觸與轉移注意力到治療師的臉上。

在這個階段，音樂成為一種有魅力且有鼓勵性的知覺刺激。

對更成熟或更高功能性的案主來說，更複雜且細緻的音樂活動可能會用來當成一種獎勵。例如，許多青少年被吉他音樂所吸引，因為搖滾音樂在青少年文化中是一個重要的部分（Paul, 1982）。

當一個行為上混亂的青少年 Jerry 在他的治療計畫中顯示出適當的行為後，音樂治療師會與他一起上吉他課來當成對他的獎勵。

行為治療可以被用來改變範圍廣大的行為，包括反社會行為、肌肉緊張、不良社會技巧、發展不完全的溝通、畏懼（非真實的恐懼）、被動或無效的與他人連結方式等。行為治療非常有彈性，並且可以用在所有年齡層與各種不同功能程度的案主身上（Corey, 1996）。但是，並非所有治療師都能完全被說服，關於行為治療是改善心理健康最好的方式。一些心理學家相信，行為理論僅有部分或不適當地解釋了許多人類行為的種類。再者，一些治療師擔心，外在行為可能被改變，但伴隨問題的信念仍還持續著（Corey,

1996)。因此，一些治療師更接近以一種強調內在的想法，或者事件的意義的理論來工作。

❖ 認知治療模式

許多治療模式都屬於認知治療這個普遍群組之中：Ellis 的理情療法（rational emotive therapy, RET）、Maultsby 的理性行為療法（rational behavior therapy）、Beck 的認知治療（cognitive therapy）、Meichenbaum 的認知行為矯正法（cognitive behavior modification）、Glasser 的現實療法（reality therapy），以及 Berne 的溝通分析（transactional analysis, TA）。雖然這些不同的取向都有差異性，但全都有基本的前提假設，即情緒性與行為疾病來自對於自己或世界有著失功能的想法（Corey, 1996; Unkefer, 1990）。相對於強調早期事件在人格形成的重要性（如同心理動力模式），或學習上對增強的影響（如同行為治療），認知治療模式強調認知（心理）過程在決定行為上的重要性。非理性想法製造了壓力與不適感。因此，治療目標是辨識出且接著改變非適應性的想法。

> Janna 有著一種信念，相信她必須在所有事情上都勝於他人。因為沒有一個人是可以從人的角度上，來期待在所有的努力中都會達到優秀的表現，這便會被視為一種非理性的想法。在她尋求勝任感（此對 Janna 來說，代表在所有事情上都是優秀的），Janna 逼迫自己要在所有課程的所有考試都拿到 A、要有完美的身材、要打贏所有的網球比賽、要總是看起來美麗整齊，以及要被每個人喜愛。

可以想像這種來自不滿足的壓力與感受，將會伴隨著這種內心所製造出來的壓迫感。

認知治療師扮演指導的角色，幫助案主了解和正視非理性想法，然後採取新的健康的反應。例如，由於她認為她必須達到完美表現的信念，Janna 可能開始感到無望或是非常焦慮。在治療師與 Janna 建立了治療關係之後，會引導她跟著下面的步驟：(1) 幫助她變得更理解這個信念；(2) 面質其非理性的本質；(3) 辨認出這個非理性信念系統在生活中引起作用的經驗；然後 (4) 採取朝向改變行為的步驟（Corey, 1996）。

在音樂治療中，治療師可能會在團體或個別治療中使用歌詞和歌曲的內容，來幫助探索信念與因為扭曲思維所產生的情緒結果（Bryant, 1987; Maultsby, 1977）。例如，歌手 Billy Joel 曾經錄製了一首歌曲叫「壓力」（Pressure），它描繪了當人們試著要完成超過人類的可能程度時的壓力累積。或許音樂治療師會讓 Janna 參與團體治療討論，利用「壓力」這首歌的歌詞當作互動焦點（Plach, 1980）。希望 Janna 將會提高對自己的非理性想法，以及它們如何引發她不健康行為的自我覺察（self-awareness）與體悟（insights）。

❖ 人本主義模式

有數種治療被認為是人本主義的模式，包括了存在主義治療（與 Rollo May 相關）、個人中心學派治療（與 Carl Rogers 相關），以及完形治療（與 Firtz Perls 相關）。這些所有取向的基本假設是，情緒性疾病是當個體在他們的生活中無法建立個人的滿足感與意義所造成的結果。中心的概念便稱為自我實現（self-actualization），這是如同人本主義思想家 Abraham Maslow 所闡釋的，超越基本需求（食物、庇護所、基本經濟安全），且活得豐富，並具備意義與安適。在人本治療裡，治療師與案主的關係是極度重要的。對個體的真誠一致和無條件正向關懷，以及對案主主觀想法和感受的同理心是必要的。因此，音樂治療師與案主建立一個支持性的關係，基於真誠的關心且尊重案主為一個人，是很重要的。這個關係幫助了案主感受到足夠的安全，來跨越防衛或心理與情緒障礙，並且面質個人生命意義，這最重要的基本問題。

在這個治療模式裡，治療師與案主之間的關係也許比任何個別技巧還重要（Corey, 1996）。但是，音樂治療師或使用音樂活動（不論是基於音樂的討論，或是類似即興創作的積極音樂演奏）如同一種媒介一樣，藉此讓關係可以建立起來，也藉此案主可以達到對他們自己生命的體悟。

有些音樂治療師強調，能夠趨近音樂的審美經驗，不論是在其中或在它本身，都有助於生命品質。例如，Nordoff 和 Robbins（1971）主張，音樂能夠幫助提高障礙者在自我實現與個人成就的概念裡，跳脫他們的限制（Ruud, 1980）。在人本主義模式中工作的音樂治療師，使用了音樂的經驗來幫助案主獲得生命的品質以及意義感。

人本主義模式高度強調案主掌控其生活，與為自己做出好決定的固有能力。相對而言，生物醫療模式強調了生理歷程對人類行為的影響，而人的某些行為確實是超過了個體所能控制的。

❖ 生物醫療模式

生物醫療模式將情緒與行為的混亂歸咎於生物因素，像是生物化學的不平衡、遺傳基因問題，或像是傳染病等的身體疾病（Andreasen, 1984; Unkefer, 1990; Wilson et al., 1996）。最近的科技進步使得辨認出一些伴隨心理疾病的生物性改變的可能性，例如，精神分裂症。能夠讓醫生觀察到腦內組織的特殊 X 光科技，證明了部分在慢性精神分裂病患腦中明顯的生理差異。此外，在各種不同體液的化學分析中，顯示出幫助控制心理穩定性的重要化學物質有比例上的不同（Andreasen, 1984）。

雖然有些身體基礎的疾病可以明顯傾向於像是基因素質所引起的原因，但在一些案例裡，要確定出心理疾病的病因是很困難的。舉例來說，雖然我們知道身體的改變（指食慾的改變、嗜睡、較差的睡眠型態）可能伴有憂鬱症，這個問題仍在於，究竟最初是否是生理性的改變且實際上帶來了憂鬱症，或是事實上源於環境的壓力引發了隨之而來的生理改變。打量著每天的生活，就說明了我們的感覺和身體安適兩者之間有著密切關係的例子。當一些人有長期的壓力，他們的皮膚會出現疹子或增加青春痘；也有些人抱怨著他們與日俱增的胃灼熱或心跳加速。事實上，心身密切地在外在環境的反應下一起運作（Andreasen, 1984）。

被認為是生物起因的一些疾病，主要是藉由藥理方式（藥物），或藉由其他特別的治療類別（像是電療）來治療（Andreasen, 1984）。在其他例子裡，特別是當環境的壓力源被認為是因素時，環境的改變或是對壓力源的行為反應，可能被用來合併或代替藥物治療（Hanser, 1985; Unkefer, 1990; Wilson et al., 1996）。例如，與憂鬱或焦慮相關的壓力源，可能會經由肌肉放鬆治療方案來加以治療（Byrnes, 1996）。

Neil 是一個大公司的商務主管，他一直感覺到在工作上極大的壓力，以及長期隨之而來的焦慮和憂鬱。他的治療團隊建議，除了心理治療外，也可以進行放鬆訓練。音樂治療師可能會在放鬆反應中協助 Neil，藉由放鬆訓練過程中，選擇要使用的適當音樂刺激。因為 Neil 也在會診晤談時指出，他過去曾經很享受演奏爵士樂，音樂治療師可能會與 Neil 一起探索重新玩音樂變成正向休閒活動技巧的可能性。

除了協助放鬆練習之外，音樂治療師可能與因為症狀而服藥，但卻仍需要額外支持，來協助其回復正常生活的案主一起工作。例如，患有精神分裂症的嚴重慢性疾病的案主，可能僅對藥物有部分反應。縱使服藥，有些案主可能更需要結構性的環境，以及一些協助他們發展更適當人際互動技巧的協助（Unkefer, 1990）。有些案主可能在重大情緒巨變之後，在回歸到他們每天的義務責任之前，需要重建自尊與信心。音樂治療師可以提供不同結構層級，不同反應難度的音樂活動。在音樂治療活動的背景內，案主可以練習和角色扮演社會互動、維持良好現實定向、遵從要求、恰當的情感表達，和其他的重要行為。

❖ 折衷主義模式

雖然這些理論模式看起來似乎是非常不同，事實上它們很多都具有一些共同的特徵；再加上許多治療師會爭論說，沒有一個現存的模式是在所有的情況中，對所有案主都是有效益的。因此，雖然某個特定的治療師或是臨床場合可能較偏向某個理論（例如，某些診所主要使用行為治療模式），更多時候，治療團隊會從各種模式中抽出，交錯數種取向的益處，以達到服務某個特定案主的需要。這稱之為*折衷主義模式*（eclectic model）（Corey, 1996）。

在精神病的場域之中，音樂治療師必須為每個案主考量較合適的治療模式。藉由與治療團隊裡其他人（例如精神科醫師、心理師和社工師）在一個治療取向的合作，案主會從一個前後一貫且協調的治療計畫中受益。可是音樂治療師的取向仍有重大不同。相對於仰賴口語治療和藥物治療的改變，音樂治療師從許多音樂經驗引出促進情緒與動作的改變。以下章節提供音樂治療介入方法的不同種類的簡述。

精神醫療場域裡的音樂治療之臨床使用

在精神治療的背景裡，音樂療法的臨床使用，因案主本身的差異性而有不同。正如本章先前討論的，精神疾病可以是由於人格結構的不當面向、環境壓力源、生理化學問題，或先天基因素質等所造成的。症狀範圍可能從社會退縮到侵犯行為，或是從心情亢奮到憂鬱感。有些案主可能會有較差的現實定向感，而有些則對自己的現況完全理解；有些病程很短，有些會間歇性反覆發作，而有些則屬於慢性長期的性質。除此之外，情感疾患可能跨越了廣泛的年齡範圍，而一些問題可能首先出現在兒童時期；考量這些案主的差異，音樂治療師是如何選擇出適用於個別治療計畫的介入方式呢？

部分音樂能被用在各類型治療計畫上的這個事實，是由於它能彈性地被當作一種藝術型態。音樂可能對廣泛的年齡層都具有意義，且能夠滿足在這個社會內的許多種功能（參見第三章）。結構性與複雜性的音樂風格有很大的不同。想想這首童謠「The Itsy-Bitsy Spider」（英語童謠──小蜘蛛）、這首鄉村西部歌曲「The Gambler」（譯註：肯尼羅傑斯所演唱的著名西洋鄉村歌曲：賭徒），和貝多芬的第五交響曲之間的不同。幾乎所有的人都可能認為，有些音樂種類是令人享受且很有趣的。另外，可能有人以許多不同的方式來置身於音樂之中。他們利用所產生的想法和感受來聆聽與回應音樂、創作音樂、演奏音樂，及在音樂中運動（Unkefer, 1990）。音樂能獨自穩定地被當作一種令人滿足的藝術形式，或者它能藉由視覺藝術、舞蹈或戲劇及文字來搭配。音樂可能是一個非常情感或美學經驗的一部分、一種樂趣與娛樂的催化劑，或是促進放鬆的刺激物。下面的章節概略說明了音樂用來作為一種對精神病案主所使用的治療介入的方式。

❖ 在治療裡音樂的不同使用方式

如同先前所討論的，將音樂當成治療工具的真正優勢之一就是它的彈性。音樂存在著各種類型風格和複雜度。除此之外，它能透過被動式的聆聽，或是透過在音樂創作中的直接參與來娛樂。音樂能被受過一些訓練、或是沒有音樂訓練的人，以及有長期音樂背景的案主所共同喜愛。它可以單獨欣賞，或與詩詞、舞蹈結合，或者被當成視覺刺激的一部分（例如電影裡的背景音樂）。音樂能使個人愉悅，或是在團體裡分享。這些所有特徵使得音樂成為一個彈性的治療媒介，藉此產生個人成長以及行為的改變。

聆聽與回應音樂　如同我們在第三章提及的，音樂能喚醒人的情緒與想法。有時候，人們形容音樂聽起來像是某個特定感受一般。例如，可能有人形容音樂聽起來像是悲慟的，或可能是開心的。有些音樂可能令人想起特定的想法。例如，一首歌可能喚起生活中某個之前的經驗。因為音樂是一種能引出想法和感受的情緒性語言，它是一種對於增加情緒的表達和自我意識的有力工具。

John 是一個音樂治療的案主，在他一生中經歷了一連串嚴重的個人失落。當他還是小孩的時候，他父親拋棄了家庭。之後，他的母親生病，並在他高中時過世了。在他青春期與成年早期，對於認識女性並與她們建立合宜的關係，是件很困難的事。他的音樂治療師 Hal 決定將今天團體治療的焦點放在人際關係這個主題上，他利用 Simon 與 Garfunkel 的經典老歌「I Am a Rock」（我是顆石頭）這首歌，來描述一個因為害怕受傷而不敢與他人接近的人，來揭開今天的團體討論。當這首歌結束的時候，John 告訴 Hal，說他感覺到自己就像這個歌手，他也是因為害怕人們會拋棄他而不敢與人接近，並且他一次又一次地受傷。其他的團體成員接著給予 Hal 回饋與支持。

如同這個例子所描繪的，一個音樂治療師可以使用音樂的情緒語言來幫助案主變得開始覺察到他們的感受與想法，或用來激發討論、社會互動或自我覺察（Unkefer, 1990）。在上面的這個例子，音樂是用在與心理治療的口語形式相結合。

當音樂的使用為成為心理治療的一部分時，治療師會利用幾個階段來促進治療的改變。雖然有許多不同的團體治療取向，通常，治療師會在活動開始時先介紹小組的基本規則，並幫助成員們在團體中感到舒適與安全。在適應階段初期，治療師也能了解團體成員現階段的感受與功能程度，並且，成員們能對團體的目標和方向投入貢獻。

在暖身初期之後，治療師會選擇能促進情緒反應與個人覺察，或鼓勵期待的行為改變之音樂刺激與活動。例如，經由音樂經驗，案主能紓解焦慮。治療師幫助案主反映出這些感受，之後幫助案主在晤談中，把感受到的經驗和現實生活情境之間建立連結。案主隨著治療師與其他成員的幫助，可以開始制定治療改變的具體計畫，以回應在晤談期間所學到的東西。關於音樂心理治療的晤談結構，讀者們可參照附錄。

演奏與創作音樂　音樂治療師是被訓練來幫助沒有音樂背景者去唱歌、演奏樂器或創作音樂。演奏音樂包括即興創作，在其中，成員們創作音樂並和其他人互動。音樂表演也可能包含演奏早已譜好的樂曲。有時候，音樂表現會將焦點放在個人或團體案主所創作出來的新作品（Ficken, 1976）。適切的教學技巧與特別被安排的樂曲，可以促進人們從參與中擴展技能和功能層次。

音樂製作包含了過程導向（process-oriented）和結果導向（product-oriented）這兩個音樂活動。過程導向是指，發生在製作音樂過程中的實際互動與行為，這是主要治療的焦點（Unkefer, 1990）。很多時候，案主會顯現出他們在其他生活面向裡所表現的同樣行為類型（健康或不恰當的）。例如，團體演唱的時候，一個害羞且退縮的案主可能感到主動去選一首喜愛的歌曲，是很難的事情。案主可能也會感到相當強烈的自我意識，因此很難實際從頭到尾待在團體中。相反地，一個患有躁症發作的案主可能會膨脹且支配整個團體。在音樂製作團體中，治療師鼓勵每個案主嘗試更健康且適當的行為，並且對不恰當行為設定限制。健康的互動以及目標上（on-task）的行為，是這類活動的首要目標。

結果導向活動主要是將焦點放在最後成品的創作上，像是一件音樂作品的完成，或是最新學會歌曲的表演（Unkefer, 1990）。因為許多案主有著非常低的自尊感，或者感覺到無能或失敗，這個活動所帶來的成就感與改善的自尊感，便是被期待的治療結果。

跟著音樂活動　音樂與舞蹈或律動有史以來一直是結合在一起的。律動是一個對個人表達或提高自我意識的有力工具。例如，一群案主可能將「永不獨行」（You'll Never Walk Alone）這首歌的歌詞，轉換成表達性的律動。除此之外，更具結構的社交舞蹈可能會被用來促進恰當的社會互動與積極參與。在某些例子裡，音樂可以被用來促進肢體演練，譬如有氧舞蹈課程。在這些例子裡，不論是民族舞蹈的支持性活動，或在像表達性律動的覺察導向活動裡，音樂都扮演一個刺激活動的角色（Unkefer, 1990）。

音樂結合其他表達性藝術　音樂不只可以有效地與律動和舞蹈配對，也能與視覺和書寫藝術結合。音樂刺激可以在藝術或文學媒介中扮演想法與感受的催化劑。例如，在團體治療中，案主可能合作畫一幅畫並寫一首詩，來反應出他們聽德布西的「牧羊神的午後」（*Afternoon of a Faun*）這首音樂。這個活動至少有兩個治療目標。第一，個體在這個團體裡被鼓勵藉由藝術性媒介來表達他們自己。第二，團體成員們為了完成最終的作品，必須彼此合作，解決問題，並且處理人際間的差異。音樂的品質，不論是有旋律、活潑的，或是安靜且沉思的，都能幫助產生想法，且建構出視覺與文學的藝術（Plach, 1980; Unkefer, 1990）。

為娛樂與歡欣的音樂　心理治療常帶給人們一種全然陰鬱且激發思考的事情所組成。但是事實上，許多案主也從中得到放鬆，且有機會玩得開心而受益，特別是在結構性社會活動中（Plach, 1980; Unkefer, 1990）。例如，一些高功能的商業主管受到的主要困擾，可能就是無法放開心情、享受自己。而對組織自己想法或行動有困難，以致於無法有效地參與休閒活動的低功能或精神病患們，娛樂消遣可能一樣重要。有些藥物依賴的案主可能在他們自由的時間裡，花上好一段時間體驗藥物帶來快感（get high）。緊接著戒毒之後，這些個體們可能需要適當的休閒及技能，來填滿那些現在變得空白的時間。

在這些例子中看到，音樂活動可以提供一個健康的個體或團體，將焦點放在個人娛樂與樂趣之中。與朋友們一起演奏音樂是個完美的例子。學彈吉他或鋼琴是一件享受且有益處的消遣。玩一些像是「說出歌名」（Name That Tune）或「音樂賓果」（Musical Bingo）的遊戲，可以為那些生命中充滿問題和社會孤獨感的人，增加其所需要的休閒樂趣。

音樂與鬆弛　在音樂治療裡，音樂用於促進放鬆並非偶然發生在休閒時，反倒是常用在促進身心放鬆的結構化技術準備裡。例如，音樂可以引導許多種不同肌肉放鬆的訓練，以促進身體的放鬆（Hanser, 1985）。隨著足夠的訓練，有時候就算是經常被使用在放鬆訓練的某個特定音樂片段，也能夠引發放鬆的反應。音樂被用來喚起影像的這個過程，稱之為音樂想像（music imagery）。例如，音樂治療師可能會選擇一個樂器演奏的音樂片段使聆聽者容易想起舒服的事情，或想起平靜的湖面。這些畫面能夠幫助案主減少緊張，並將焦點放在正面的思考和感受（Scartelli, 1989）。在比較表面的層次，聆聽喜愛及放鬆性質的音樂，可以暫時使案主從焦慮想法或感受的負擔下抽離。

前所提及的音樂治療技術不應該被解讀成一種教導如何去運作音樂治療的「食譜」(cookbook)；相對地，它提供了一個以許多不同方式，讓音樂能全面地被當成治療工具來使用。活動或音樂刺激的效益需要恰當地實施與落實。即使是最好的活動，如果使用在錯誤的案主身上，或是如果活動沒被有效地運作，也可能成為一場大災難。一個活動的成功實踐，需要有足夠訓練專家的敏銳與知識。除此之外，介入模式的選擇應該基於衡鑑中個人或團體的治療需求。一個重要的考量就是案主現有的功能程度。接下來將提供一個概略說明，根據案主功能與需求來分類之團體治療層級的音樂治療介入法。

基於案主不同功能程度的團體治療層級

前面在診斷類別的討論中提過，患有情緒或行為障礙的案主顯現出廣泛的特徵和功能範圍，或多或少影響著日常生活。例如，患有精神病發作的人可能對於他們是誰或是身處在哪裡感到困惑（不良的現實定向感），且就連基本的自理能力都有困難（指飲食或穿衣服）。相反地，某些人雖然正苦於情緒變化，卻對現實感有充分的認知，且對問題有個人的覺察（*DSM IV*, 1994; Unkefer, 1990; Wilson et al., 1996）。

除此之外，個人功能受損程度在整個治療過程中都不相同。剛開始住院的前幾天，患有生理基礎疾病的案主可能感到困惑，且對簡單的任務都有困難。在幾天的成功藥物治療，以及具結構性的個人或團體治療後，該案主可能變得較為清楚，且能跟得上日常責任。

Wheeler（1983）曾提倡三個音樂治療臨床實踐的層級，用來廣泛地符合精神病案主的各種不同需要：(1) 支持性，活動導向音樂治療（supportive, activity-oriented music therapy）；(2) 再教育，自我覺察與歷程導向音樂治療（reeducative, insight-and-process-oriented music therapy）；(3) 再建構，分析性與宣洩導向音樂治療（reconstructive, analytically and catharsis-oriented music therapy）。

❖ 支持性，活動導向音樂治療

在此層級，音樂治療師設計了促進健康行為與培養參與感的活動。這個音樂活動需要主動的投入，以及對此時此刻（here and now）的覺察（Unkefer, 1990; Wheeler, 1983）。在這個階段所使用的活動種類，可能看起來與在每日生活當中非正式的活動，像是團體歌唱、樂器演奏或音樂活動等相似。

然而，也有許多重要的不同處。為了讓功能程度與音樂能力有很大差異的案主們都能盡量參與，所以音樂治療師需要仔細規畫。例如，失去定向感、畏縮或焦慮的案主，可能就連開始或維持最簡單的互動，或加入他人都有困難。音樂治療師可以設計活動，使這些個體在社交活動中能夠體驗一些成功和適當的參與。這個活動階段可能會適合一些因嚴重情緒問題而暫時功能較低於平常的案主。縱使是較高功能性的案主，也可能在活動導向中發展出的休閒技巧中受益。

在活動導向的音樂治療中，有許多可以實現的治療目標是：(1) 改善社會互動與對他人的覺察；(2) 維持現實定向感，或對此時此刻的覺察；(3) 轉移神經性擔憂或固著；(4) 適當與成功地投入團體活動中；(5) 衝動行為控制；以及 (6) 健康地使用休閒時間（Unkefer, 1990; Wheeler, 1983）。讓我們看看一個活動導向音樂治療的例子。

在 Patricia 音樂治療中的案主多患有嚴重精神疾病，且通常在專心度、簡易的社會互動，以及完成任務有所困難。今天，她選擇了這首來自《真善美》（*The Sound of Music*）裡的歌曲「我最愛的事」（My Favorite Things），來開始她的治療。首先，她擺出這首歌歌詞的圖解，並且在團體唱這首歌時彈吉他。在團體唱完這首歌之後，她要求每個團體成員把臉轉向隔壁的夥伴，並詢問他們最喜愛的音樂種類、最喜愛的運動，和一年中最喜歡的季節。數分鐘後，Patricia 放上一份「我最愛的事」這首歌詞，但是少了其中部分的字句。Patricia 要求成員來分享一個他們夥伴所談到的最喜愛的事，然後她將這些想法放入這首歌曲中。最後，這個團體唱出他們自己版本的「我最愛的事」。現在這首歌已經融入他們自己的想法，而不是原本歌曲中所出現的「雨滴與玫瑰和小貓咪的鬍鬚」（raindrops and roses and whiskers on kittens）。有時候，有些成員會非常不情願地參與，或是對於待在團體裡有困難。其他人做出看似怪異或與眼前的主題毫不相關的評論。Patricia 會加以鼓勵或重新引導，以維持治療團隊的治療計畫。

雖然這看起來基本上像是個好玩有趣的帶動唱（sing-along），實際上卻有許多東西在這中間發生。這團體的參與者們患有嚴重的精神疾病，使他們在他人說話時，或是專注在完成簡單任務時被干擾（Unkefer, 1990; Wilson et al., 1996）。在這個活動的過程中，Patricia 先以讓案主們投入團體合唱中，來鼓勵在結構化、現實導向工作中的目的性參與。接著，她在最喜愛的事情這個以事實為基礎的主題上，引導出適宜的社會性互動。一個簡單主題的結構能協助畏縮或精神病個體們更有效地互動。隨著她用新歌詞來填滿這首歌，Patricia 幫助提供案主們一個與喜愛的事物為主題的各種相關想法。

在支持性團體治療中，當一個負面行為發生時（像是打斷別人、跟別人談論與團體討論不相關的話題、無法遵守指示等等），治療師可能會對案主回應，並幫助案主嘗試健康的替代選擇。但是，在這個方案介入的層級，治療師通常無法對不適應行為的理由加以深入探究。那樣的介入種類較有可能發生在下一個治療層級裡：再教育，自我覺察與歷程導向音樂治療。

❖ 再教育，自我覺察與歷程導向音樂治療

在這個層級裡，主動的投入仍是很重要的，但有更多強調在口語反應、人際關係和情緒有關的歷程上。因此，活動設計用來：(1) 情緒的辨識和表達；(2) 問題解決；(3) 對自我行為的覺察；以及 (4) 行為改變的催化。

在這個層級，案主有能力對感受、行為、價值重組和行為模式的自我覺察（Unkefer, 1990; Wheeler, 1983）。在這個層級如何使用音樂？讓我們來看看這個例子。

> Patricia 每週有一個例行性門診團體，來幫助那些不再需要住院，但在這個治療層級上仍需一些持續性支持和治療的案主。Patricia 用了看似帶動唱的方式展開治療。每個團體成員都獲得一本有許多流行歌曲的歌本。若是 Patricia 為了低功能案主而設計這個團體活動，她可能會簡單地要求每個案主選一首歌，與其他團體成員一起來歌唱。此治療目標便是適當的團體參與。但是，在這個在教育性層級裡，她將會設定更高的治療期待。對此團體，她會要求每位案主挑出一首最能夠表達出他們今天感受的歌曲。在團體合唱這首歌曲之後，接著，Patricia 鼓勵每位案主分享這首歌是如何反應出他們的感受、情緒，並探索可能的因應策略。

這個治療層級通常需要現實定向感好的案主，且還要更能夠與他人溝通。在這個簡單的活動中，治療師可能要求案主：(1) 辨識一種他們曾經有過的感受；(2) 與團體分享這個感受；以及 (3) 試著確定出一個可能有助於這個感受的事情。雖然治療師可能引導出關於情緒或行為的認知與自我覺察，但在這個階段，重心仍較傾向於放在現階段的事件上，而不是在造成情緒性悲痛的潛意識衝突上。那樣的深入探索會發生在下個層級：再建構，分析性與宣洩導向音樂治療。

❖ 再建構，分析性與宣洩導向音樂治療

在這個階段，音樂活動被用來揭露、再體驗或解決潛意識的衝突，像是兒童期所經歷過且持續阻礙了人格發展的創傷經驗（Corey, 1996）。

Steven 是一位四十歲的成年男性，他對自在地與女性互動有些困難。Steven 的心理治療師認為，這個困難可能源自於他與他母親之間的關係，其母親是個嚴苛且令人生畏的女人。在音樂治療門診裡，Patricia 為 Steven 選擇了能引導出與案主現在或過去有所關聯的畫面或感受的活動。藉由將潛意識感受和衝突帶領到意識覺察的過程中（即 Steven 對母親挫敗和敵意的感受），案主能夠獲得用在解決不適應行為和焦慮上所必需的自我覺察（Corey, 1996; Ruud, 1980; Unkefer, 1990; Wheeler, 1983）。因此，案主行為中精神病的元素能夠實際上被重建，降低不正常的行為。例如，Steven 可能在治療的結果顯示，當與女人互動時較不感到恐懼。

提供再建構治療的音樂治療師需要具備進階的訓練與督導（Unkefer, 1990; Wheeler, 1983）。投入這個治療層級的病患需要有很好的現實定向感，和對個人改變有高度的動力。在重建治療中，音樂多被用來幫助誘發出畫面或是重現過去的衝突。例如，許多人可能聽過音樂，並形容它像是會提醒他們一些畫面一般（即一個平靜的湖面，或是一暴風雨），或像是代表了不同種類的情緒。音樂治療師選擇特別有效能誘發出畫面的音樂。即興創作便是多被用在這層級的另一種活動（Unkefer, 1990; Wheeler, 1983）。藉由這個與樂器互動的過程，案主能非言語地表達出感受，或表現出與過去重要他人之間的關係。

案主的診斷、治療團隊的理論取向，以及心理社會功能程度和治療需求，在設計適切的介入方案是重要的考量（Unkefer, 1990）。案主的發展成熟度、實際年齡，以及文化背景上的考量也同樣重要。

發展與文化考量

除了案主的功能程度和治療計畫的理論取向之外，治療師還必須因應案主的實際與發展年齡而做出調整。隨著兒童自嬰兒期發展至成年早期，他們在認知、溝通、社會和情緒發展上快速地改變。然而，有時候因為情緒障礙的因素，可能造成正常的發展遭受延宕或阻礙。例如，典型的情緒疾患兒童較無法精確地將他們的問題或焦慮口語化。他們也可能缺乏衝動控制，或是對於組織他們的行動有困難（Friedlander, 1994）。

音樂活動是童年時期很自然的一部分，且可為各個成長階段的兒童們的能力與需求而加以量身訂做。因此，對兒童來說，音樂是種奇妙的治療工具。音樂治療師可選擇的活動是能降低口語需求的（Friedlander, 1994），但卻強調動作、藝術和主動的音樂創作。玩偶、玩具以及其他兒童遊戲都可能被納入治療介入方案中。

與青少年一同工作的音樂治療師可能會大量地利用搖滾類型的音樂，因為這樣的音樂類型對青少年文化來說，是相當重要的一個部分（Brooks, 1989）。隨著年齡漸長，成人們多逐漸發展出較為偏好的風格，像是古典、流行、搖滾和爵士。與年長案主一起工作的音樂治療師必須滿足他們的音樂嗜好，以及因老化過程而產生的一些特有的身心變化（Corey & Corey, 1987）。

音樂治療師考量個別案主的文化背景同樣也很重要。例如，一位生長在中東地區的伊斯蘭教徒案主，可能無法從「奇異恩典」這首歌曲中感到特別情緒的滿足，但對許多生長在美國的基督徒來說卻格外有意義。再者，許多有關價值與可被接受行為的重要文化差異是必須詳加考量的。例如，眼神的直接接觸在某些文化裡，是種正向自信與良好社交技巧的象徵；在其他文化中，與年長者或陌生人直接的眼神接觸可能是不恰當的。這些文化差異都必須涵蓋在治療目標中（Brooks, 1989）。

健康照護提供的改變：短期照護

在過去數十年中，提供精神疾病的治療方法有戲劇性的變化。許多年裡，患有慢性精神疾病的人們，像是精神分裂症或慢性情緒疾患，耗費許多生命在偏遠的安養機構裡。音樂治療師的幫助提升了生活品質，並藉由醫院樂隊、管弦樂隊和合唱團等，來增進他們完成任務的功能。在抗精神疾病藥物的發現之後，許多患有嚴重慢性精神疾病的人能夠正常地運作，但可能仍需要數週或數月的間歇性住院治療。

在過去十年，因應較有效的藥物治療以及健康照護政策的改變（Sarafino, 1997），精神疾病的住院治療多半是相當短期的。個體可能因為一個嚴重的精神病發作，或為自殺企圖而住院。但是，住院時間可能僅足夠用來精神評估，或用來藉由藥物或環境治療穩定個體的行為，以及用來計畫門診治療方案，像是在社區心理健康中心的個別心理治療或團體治療。

強調短期住院改變了音樂治療提供的服務，當案主住院時，音樂治療師較可能提供幫助穩定個體行為的活動（支持性、活動導向治療）。音樂治療師可能提供再教育或重建性音樂治療計畫給較高功能且參加門診治療的案主。

簡言之，選擇音樂治療活動並沒有一個簡單的處方準則。音樂治療師必須考慮每一種案主的診斷、發展階段、實際年齡，以及文化背景、治療團隊的理論取向、功能程度，以及案主的治療需求。通常，團體治療參與者會代表各式各樣的診斷、年紀、功能、能力以及文化背景。這便呈現出了治療師將面對的一個有趣的挑戰，他們必須找到每位案主需要的方法，來因應每次的活動。由於考量這些複雜性，音樂治療師必須在基本治療互動上，以及音樂的特定使用上有紮實的訓練，為患有精神疾患案主提供最佳的服務。

摘要

精神疾病以各式各樣的方式呈現。本章第一個部分討論了精神疾病的分類，包含精神分裂症、情感疾患、人格疾患、焦慮性疾患，和其他分類。精神病徵可能在各個年齡層被觀察到，且在許多不同的人格功能上受苦，包括思維、感受、現實知覺，和對日常生活工作的控制能力。同時，我們也見到許多精神疾病涵蓋了不同的面向，有些病況可能擴大，也可能較溫和而讓病患可以過幾乎正常的生活。

因對心理疾病成因的了解，以及在藥物與心理治療中發展出更好的治療方式，所以在過去的三十年裡有很多進步。音樂治療是一個頻繁用在減少或降低不適當行為影響的治療方式之一。音樂治療服務了患有精神疾病的兒童與成人們，因為治療是彈性的，且能吸引很多人的一種藝術形式，它是一個具有很大的潛能及廣泛被需求的治療工具。依照案主不同的功能程度，所以音樂會被用在不同的方式上。

音樂治療扮演一個支持性、團體導向的治療，像是在教育性、覺察導向的治療，或像是一個再建構、分析性工具。除了適應不同功能的案主外，音樂治療介入方案必須也反應出治療的理論導向。五個常用在精神照護的治療模式，包括：心理動力、行為、認知、人本主義，以及生物醫學治療模式。

音樂治療有各式各樣的形式，包含音樂的聆聽和反應、音樂演奏和創作、音樂與律動、合併表達性藝術的音樂、娛樂享受的音樂，以及音樂與鬆弛。各種不同介入方法的運用必須合適於案主的實際與發展年齡。除此之外，它的基礎應該是建立於音樂治療衡鑑中所獲得的資訊，以及來自案主紀錄中發現並已存在的資料。

討論問題 Study Questions

1. 精神分裂症的主要診斷特徵是哪些？
2. 對於造成精神分裂症、主要情感疾患的兩個主要顯著成因為何？
3. 描述精神分裂疾病的不同種類。
4. 描述對精神分裂症的不同治療取向。
5. 情感疾患的診斷分類為哪些？
6. 人格疾患的定義為何？
7. 焦慮性疾患的診斷分類有哪些？對何種疾病，哪種治療取向最有效？
8. 列出三個被認為造成焦慮疾患的因素。
9. 列出 Wheeler 所提出的三個治療層級。
10. 簡短地概述心理動力治療、行為治療、認知治療、人本主義治療，與生物醫學模式等背後的基本理論。辨識出與每一個理論相關的主要領袖。
11. 說出音樂治療可能運用在第十題所提到的每一個治療理論的例子。

參考文獻 References

Andreasen, N. 1984. *The broken brain.* New York: Harper and Row.

Blake, R., and S. Bishop. 1994. Bonny method of guided imagery and music (GIM) in the treatment of posttraumatic stress disorder with adults in the psychiatric setting. *Music Therapy Perspectives* 12:125–129.

Bonny, H. 1994. Twenty-one years later: A GIM update. *Music Therapy Perspectives* 12(2): 70–74.

Brooks, D. 1989. Music therapy enhances treatment with adolescents. *Music Therapy Perspectives* 6:37–39.

Bryant, D. 1987. A cognitive approach to therapy through music. *Journal of Music Therapy* 24:27–34.

Byrnes, S. R. 1996. The effect of audio, video, and paired audio-video stimuli on the experience of stress. *Journal of Music Therapy* 33:248–260.

Corey, G. 1996. *Theory and practice of counseling and psychotherapy.* 5th ed. Pacific Grove, CA: Brooks/Cole.

Corey, M., and G. Corey. 1987. *Groups: Process and practice.* 3d ed. Monterey, CA: Brooks/Cole.

Diagnostic and statistical manual of mental disorders (DSM IV). 1994. Washington, DC: American Psychiatric Association.

Ficken, T. 1976. The use of songwriting in a psychiatric setting. *Journal of Music Therapy* 13:163–172.

Friedlander, L. H. 1994. Group music psychotherapy in an inpatient psychiatric setting for children: A developmental approach. *Music Therapy Perspectives* 12:92–97.

Goldberg, F. S. 1989. Music psychotherapy in acute psychiatric inpatient and private practice settings. *Music Therapy Perspectives* 6:40–43.

Goodwin, D., and S. Guze. 1979. *Psychiatric diagnosis.* New York: Oxford University Press.

Hall, V. 1971. *Managing behavior.* Vol. 2. Lawrence, KS: H & H Enterprises.

Hanser, S. 1985. Music therapy and stress reduction research. *Journal of Music Therapy* 22:193–203.

Lathom, W., and C. Eagle. 1984. *Music therapy for handicapped children.* Vol. 2. Lawrence, KS: Meseraull Printing.

Maultsby, M. 1977. Combining music therapy and rational behavior therapy. *Journal of Music Therapy* 14:89–97.

Nolan, P. 1994. The therapeutic response in improvisational music therapy: What goes on inside? *Music Therapy Perspectives* 12:84–91.

Nordoff, P., and C. Robbins. 1971. Music therapy in special education. New York: John Day.

Paul, D. 1982. *Music therapy for handicapped children: Emotionally disturbed.* Washington, DC: National Association for Music Therapy.

Plach, T. 1980. *The creative use of music in group therapy.* Springfield, IL: Charles C Thomas.

Ruud, E. 1980. *Music therapy and its relationship to current treatment theories.* St. Louis,

MO: Magnamusic-Baton.

Sarafino, E. 1997. *Heath psychology: Biopsychosocial interactions.* 3d ed. New York: Wiley.

Scartelli, J. P. 1989. *Music and self-management methods.* St. Louis, MO: Magnamusic-Baton.

Scully, J. H. 1985. *Psychiatry.* New York: Wiley.

Smeltekop, R., and B. Houghton. 1990. Music therapy and psychopharmacology. In *Music therapy in the treatment of adults with mental disorders,* edited by R. F. Unkefer, 109–125. New York: Schirmer.

Unkefer, R., ed. 1990. *Music therapy in the treatment of adults with mental disorders.* New York: Schirmer.

Warja, M. 1994. Sounds of music through the spiraling path of individuation: A Jungian approach to music psychotherapy. *Music Therapy Perspectives* 12:75–83.

Wheeler, B. 1983. A psychotherapeutic classification of music therapy practices: A continuum of procedures. *Music Therapy Perspectives* 1:8–16.

Wilson, G. T., P. E. Nathan, K. D. O'Leary, and L. A. Clark. 1996. *Abnormal psychology: Integrating perspectives.* Boston: Allyn and Bacon.

音樂治療與高齡族群

章節概要

William B. Davis

老化看來似乎是個相當易於定義的概念。我們知道老化是個可預見的過程，就像是有皺紋的皮膚、駝背的姿態、灰白的頭髮，以及常有記憶的損傷。不過，這也常被以一種心理社會的觀點來看待。老化是個複雜的發展過程，包含生理、心理及社會因素交織而成（Birren & Bengsten, 1988; Posner, 1995）。

這一章節將會介紹急速成長的老人學專業、老化的統計學、著名的理論、老化的特性，及相關的老化疾患。章節最後的部分，將會探討音樂治療如何使用在高齡族群的復健方案。

老人學：老化的研究

在過去三十年來，老人學是在眾多發展快速的科學學科之一，這可以被定義為「老化現象的科學化研究，包含了老化及衰老的過程，及老人的相關問題與成就」（Spence, 1989, 1）。老人學家是專精於一個或是更多方面老化的專業，顯著領域的研究，包含藥物、心理學、社會學、職能治療、物理治療、醫護，及音樂治療。事實上，老化的研究應該是有關各種學問的，包含研究發現及各種不同領域的研究。

老人醫學（geriatrics）這個詞有時（錯誤的）用來替代**老人學**（gerontology）。老人醫學是一門照顧老人病患及治療老人醫療問題的專科醫學，因此這侷限在老人學範圍的一部分（Papalia et al., 1996; Spence, 1989）。**衰老**（senescence）這個詞時常在老化中被討論，用來描述在身體系統效能的普遍及不可避免的退化。衰老是緩慢的，且在不同人身上衰老的速度也不同。這指的是體力的耗弱、最終器官組織的敗壞，以及最終的死亡。一個更正向被注意到延緩衰老的策略，是使老年人活出更滿意、更有用的人生（Cunningham & Brookbank, 1988; Rybash et al., 1995; Spence, 1989）。

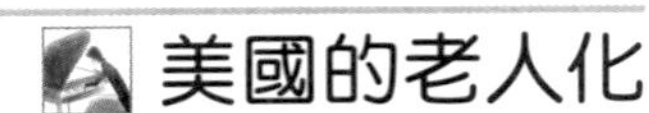

美國的老人化

美國超過六十五歲的人數與比例在二十世紀中持續成長，這樣成長增加人們知覺到老化的相關問題，也增加人們與老人一起工作的興趣（Papalia et al., 1996; Spence, 1989）。在 1900 年，六十五歲以上的美國人，共超過三百萬人，占約總人口數 4%。到了 1940 年，這個數字增加了三倍多，已經超過九百萬人，占約總人口的 6.8%。而到了 1991 年，六十五歲以上的老年人，占了超過 12.5% 的人口比例（3,180 萬人）。這可以預估美國的老年人會在 2000 年達 13%，以及在 2030 年會超過 21%（Papalia et al., 1996）。

一個促成老年人比例增加的因素便是長壽。舉例來說，一個出生於 1900 年的男性，可能只能活到 46.3 歲，而此時期的女性平均壽命為 48.3 歲；但在 1985 年，這生命的歲數男性可能延長到 71.3 歲，而女性平均壽命更可能延長到 78.3 的歲數（Longino et al., 1990）。平均壽命的增加，可能歸因於幾個因素，包含健康照顧的改善、生活型態的改變（例如，運動、飲食習慣的改變、減少使用菸草的產品）。今天對這個國家的人們來說，超過八十歲是件普通的事情，或是九十歲，甚至是一百歲。事實上，我們人口快速成長的部分是那些八十五歲以上的人（Lewis, 1989; Rybash et al., 1995）。

如你所見，我們社會正朝向相當大量的高齡人口邁進，這對他們是有助益的。由於人數上的強勢，所以，這個群體在經濟、政治及社會上是具有影響力的。然而，這個成長是社會的一個挑戰，因為高齡族群需要增加醫療、社會及心理上的服務。高齡人口構成了總人口的 13%，但占了我們總健康照顧支出的 33%（Posner, 1995）。此外，這個成長也暗指了高齡社交及休閒活動的特別需求（Rabin, 1989; Spence, 1989）。

老化的生理理論

三個典型的老化型態定義為：初級、次級，以及三級老化。初級的老化是系統性的，基因上決定了的身體器官組織功能的老化。初級老化的速率變化因人而異，而且是不能被改變的。壓力、創傷以及疾病，則是促成次級老化的原因；三級老化指的是迅速發生在非常老的老人身上的改變。個人衰老上的速率快慢，是取決於初級、次級及三級老化的因素（Birren & Schaie, 1996; Lewis, 1989）。

我們知道老化是一種被心理社會及環境因素所影響的基本生物過程，但是我們的了解僅止於如何與為何我們的年齡是有限的。有許多理論企圖解釋這種普遍性的現象，包含以下六種描述（Cunningham & Brookbank, 1988; Davis, 1986; Papalia et al., 1996; Saxon & Etten, 1987; Thorson, 1995）。

❖ 自由基理論

這個理論敘述了一個自由基化學分子（正常細胞活動的製造）的增加，改變正常細胞的活動，造成染色體的改變以及膠原的改變（一種提供身體連結組織彈性的蛋白質）。這理論認為，是因為環境的污染，以及脂肪、蛋白質與醣類的氧化，而造成這些改變。Papalia 和同事們（1996）指出，最能支持這個理論的資料，還未定論，而且無法確定自由基是老化的成因，或是老化結果的危險因子。

❖ 壓力適應理論

這個理論認為，內在及外在的壓力（生理、心理及社會的）累積，終將會損害身體的構造。透過生活型態的改變，包含改變運動、飲食習慣，以及使用壓力減輕技巧，諸如此類的損害將會減少。

❖ 耗損理論

這個早期過度簡化的理論敘述有機體過度使用及損害身體，終將會「耗損」（wears out）。這個理論忽略了身體有其非凡的能力可以自我修復，以及增加某些系統（例如肌肉）的使用會強化身體的事實。

❖ 遺傳程序理論

這個理論是由 Leonard Hayflick 所發展，這是指每一個人類細胞在死之前，能進行細胞分裂的數量是有限的。每一個細胞有其生物性的時間序，在一段時間後進行自我破壞。研究指出，身體溫度的下降及飲食的改變會減緩細胞的分裂，但是不能改變每一個細胞分裂的程序數目。

❖ DNA-RNA 理論

這個理論認為，新陳代謝隨著一個人的年紀變得失去效率，是因為去氧核糖核酸（DNA）分子的改變。DNA 的失誤，隨後會轉換 RNA 核糖核酸（ribonucleic acid），製造不好的酵素，改變正常新陳代謝的歷程。

❖ 免疫學理論

根據這個理論，免疫系統隨著年紀必然會自相掠食，這結果會造成正常細胞將被免疫系統所攻擊與破壞。此外，B 細胞（保護免於病毒與細菌的入侵）及 T 細胞（保護對抗外來組織，例如腫瘤）將會隨著年紀而漸見喪失它們的效能。這也許可以解釋為何年老的人常常會有慢性疾病。

這只是一些企圖解釋生物性老化複雜過程的理論，這些理論共同解答了一些老化機制的問題，也帶出有關遺傳、營養、環境、新陳代謝及免疫系統因素等角色的問題。

老化的普遍生理觀點

每個人身上都有一些特殊的老化特性。老化可能被視為一個始於出生，終於死亡的持續性過程。大概在四十歲，人開始會出現一些身體老化過程的訊號，例如，精力與力氣的減少、一些皺紋或白髮的外顯表現，以及體重與身體構造上的改變。值得注意的是，這些特性並不是出現在所有同樣年紀的人身上（Whitbourne, 1996）。

此外，細胞、分子與器官的功能隨著年紀變得比較沒有效能。這會減少老人維持體內平衡的能力，以及身體內化學與物理狀態的穩定。舉例來說，隨著年歲的增加，管理血液中化學物質與輸送血液的速率將會衰退，最終將造成骨骼、肌肉、神經組織及感官系統的失功能（Spence, 1989; Weiner et al., 1987）。

老化的特定生理觀點

隨著年紀發生的一般生理改變，每個身體系統經歷自己的老化過程。這節會強調下述系統的改變：(1) 中樞神經系統；(2) 感官系統；(3) 肌肉骨骼系統；(4) 心血管系統；(5) 肺／呼吸系統；(6) 消化系統；(7) 泌尿生殖系統；(8) 內分泌系統。

❖ 中樞神經系統

中樞神經系統是身體的溝通中樞，包含了脊髓神經及大腦。隨著時間的流逝，大腦出現了組織、電化學（electrochemical）功能的改變，以及記憶與認知的改變（Menks, in Davis & Kirkland, 1986）。當神經老死後並不會再生，因此腦部組織從幼兒到一生的歷程，有必然的損耗。在九十歲時，這個腦部的損耗會高達 10% 到 12%。這個損耗並非平均地散布在大腦中，這個損耗一般侷限在大腦皮質層（這個區域負責思考、記憶，以及其他複雜的認知歷程），與那些掌控聽覺、視覺及感官運動功能的區域。神經單位的減少將會造成短期記憶、運動神經的協調、耐力、力氣、步態，以及學習新資訊能力的問題。視力及聽力的敏銳度也可能會受到牽連（Cunningham & Brookbank, 1988; Whitbourne, 1996）。大腦內電化學活動的改變，可能導致反應能力的減少，以及反應時間的增加（Gambert, 1987; Lewis, 1985; Spence, 1989）。

一個更值得注意的是，研究指出，大腦可以在老年持續發揮高度功能，它在具有趣味性及挑戰性的環境，會呈現出持續創造新的神經中樞連結（Papalia et al., 1996）。

❖ 感官系統

味覺、嗅覺、視覺、聽覺、平衡感、痛覺及觸覺，均包含在關於環境的資訊累積上。當我們老化，這些重要感官知覺的效能將會減弱。

隨著年齡的增加，接受鹹、甜、酸及苦的味覺能力會降低。這種味覺的損耗是由於味蕾數量的減少，以及唾液數量的減少。這會減少老年人對於食物與吃東西的興趣，緊接而來的便是導致營養失調以及體重的減輕（Cunningham & Brookbank, 1988; Gambert, 1987）。

嗅覺（olfactory）的能力會在中年後衰退，這是確信的。嗅覺細胞的損耗可能來自於老化的過程，或是因為長期吸入的物質所破壞，像是菸草或是瓦斯氣體。研究指出，對於接受大量氣味的限度也隨著年齡而降低（Spence, 1989）。

眼睛在老化過程中典型的改變，包含了眼睛大小的些微減小、眼睛中細胞的退化、流到眼睛的血液會減少，以及眼睛周圍組織的脂肪與彈性減少。此外，角膜變得比較不圓滑，就大家所知道的散光，以及周遭視力的減少，這些改變會經歷一段長期的時間，以及在一些人身上會有視力的損耗（Birren & Schaie, 1996）。

大約在四十歲後，聽力便開始逐漸喪失。大概到了七十五歲，50% 的人聽力會有明顯的損耗，這會讓人造成挫折與孤離的感覺。一般說來，女性比男性的聽力較為敏銳，以及在之後生活中的聽力喪失也是比較少的（Lewis, 1989; Spence, 1989）。

跟年齡有關且會影響聽力的變化，大多是發生在內耳。然而，一個重要的例外，就是耳道內的耳垢堆積。耳垢會隨著年紀增長而乾掉，然後變得難以清除。如果沒有定期除垢，耳垢會導致聽不到低頻音而妨礙言語的理解。中耳內的鼓膜（耳膜）變薄以及三小聽骨（鎚骨、砧骨、鐙骨）鈣化，也可能會發生。而這將只會稍稍損害聲音的振動傳到內耳，不太會影響到聽力。

聽神經乃是位於內耳的組織，負責二種功能。耳蝸跟聽覺有關，而前庭組織控制平衡感。年齡超過四十五歲的人，這二區域內的纖維會老化，而導致聽力受損與平衡相關的問題。跌倒便是老年人常見的問題，因為他們的骨頭易碎，容易骨折（Spence, 1989）。

痛覺是種警告內、外環境裡的某些東西正造成身體的傷害。大部分的痛覺接收器位在皮膚表面的附近，或是位於肌肉、肌腱、關節、結締組織、器官裡。有些研究已經顯示，當人變老時，感受痛覺的能力會衰減；其他研究則發現，痛覺敏銳度隨年齡增加而增加的結論；還有調查指出，年輕人和老年人之間的痛覺閾值，只有些微或沒有改變（Papalia et al., 1996）。

溫與冷的接受器也位在皮膚表層附近。當人們有了年紀，維持體溫恆定以及調節溫度劇烈變化的能力會減弱。就算在正常環境裡，某些老年人會發生低溫症，即體溫明顯掉到正常體溫（攝氏三十五度）以下的情形，多加或脫掉幾件衣服即能達到舒適的效果（Lewis, 1989; Papalia et al., 1996）。

❖ 肌肉骨骼系統

脊柱隨著年齡增長，會變得較無彈性且多被壓迫，這是由於防止脊椎骨受傷的椎間盤變形之故。彎腰駝背的姿勢，是因為脊柱裡的韌帶和柔軟纖維鈣化（硬化）了。下顎的變化，尤其是顎關節，與掉牙會導致說話與進食的毛病。骨頭隨年紀而流失了質量和彈性導致易骨折的脆骨。骨質流失鈣是個老年性的普遍現象，女性比較容易受到影響。女性到了七十歲的年紀時，可能會從骨骼系統裡流失掉高達 30% 的鈣質。有些案例裡，雌激素和鈣療法對於減緩女性和男性的鈣質方面是有效的（Cunningham & Brookbank, 1988; Lewis, 1989）。

肌肉強度在四十到五十歲之間開始變差。肌肉量與彈性降低，而細胞內脂肪增加，這會降低強度和耐力，且每一次運動間隔會需要更長的恢復期。肌肉成分和活動的改變也會改變姿勢，身高稍微縮水，損及粗與細的動作控制（Spence, 1989; Whitbourne, 1996）。

皮膚、頭髮和指甲也隨著年紀而進行一些改變。皮膚失去彈性，產生皺紋，受傷後癒合的時間增加，頭髮掉落（男比女更普遍）或變白。手指甲和腳指甲變得易碎、褪色、堅硬和長得更慢，有時還會皸裂成好幾層（Cunningham & Brookbank, 1988; Lewis, 1989）。

❖ 心血管系統

血液化學或成分鮮少會隨著年紀改變。血量仍舊穩定，直到八十歲左右，血量會減少一些。骨髓的減產，讓血球誕生的速率遲緩，某個程度是跟年齡有關，但這通常不會是個問題，除非有大量出血。

老年人的心臟大小一般會跟中年時期大致相等，但也可能因為肌肉質量減少而稍稍變小。其他結構上的變化，包括心內膜變厚，血壓有升高的趨勢，供給肌肉的氧氣減少因而侷限住肌肉的活動。

血管隨著年紀增加也會有所變化，包括血管壁的彈性變差。因為脂質（脂肪）沉積使動脈內徑變窄，靜脈壁則會增厚，二者皆會使血壓升高（Lewis, 1989; Papalia et al., 1996; Spence, 1989）。

❖ 肺／呼吸系統

當一個人漸漸變老時，肺／呼吸系統的效率會明顯變差，其中之一的後果是愈來愈多的損傷，像是肺氣腫。胸腔壁的結構性改變、肺的彈性降低、氣管、支氣管、胸廓的硬化，以及姿勢改變，都隨年齡增長而來。當這些改變合併循環、肌肉系統時，維持並運送氧氣到血液的能力便會降低，可能引發疲勞使活動力降低。

❖ 消化系統

正常來說，老人個體的消化系統運作得不錯。相對較小的問題，包括胃灼熱、消化不良、沒有胃口、便秘。結腸或其他消化道區域的癌症則是嚴重得多的疾病。

結構性改變包括掉牙、牙周病和唾液分泌不足等的發生，會使咀嚼與吞嚥變得困難。胃和腸內較少酵素的分泌會阻礙消化，大腸容易有憩室炎（發炎）。研究已指出，肝、胰腺、膽囊在大多數的老年人身上仍能維持正常的功能水準（Whitbourne, 1996）。

由於物理活動的減少、體重減輕和代謝減緩，老年人每一天用掉較少的能量，而需要較少的卡路里。然而，要維持生命所需攝取的營養並無改變。重要的是，歲數較大的人的飲食要包括足夠的維他命、礦物質、碳水化合物、蛋白質和脂質（Lewis, 1989）。

❖ 泌尿生殖系統

泌尿系統由二個製造尿液的腎臟、輸送尿液到膀胱的輸尿管，以及把尿液排出體外的尿道所組成。年紀漸增，這系統部分會發生改變，導致到腎臟的血流漸少，膀胱與輸尿管肌肉逐漸失去彈性、強度。膀胱的容量變少，迫使如廁更加頻繁（Lewis, 1989; Spence, 1989）。

❖ 內分泌系統

腦垂體、甲狀腺、副甲狀腺、腎上腺和生殖腺，構成內分泌系統的主要腺體。此系統釋出荷爾蒙以調控代謝活動，並與神經系統協調以維持體內的衡常性。

當一個人變老時，內分泌系統維持均衡狀態的能力一般會有輕微或沒有改變。有時候，會有漸多的葡萄糖耐受不良情形，這可能會導致血糖升高。由免疫系統製造的激素變少，則會降低疾病抵抗力（Whitbourne, 1996）。

老年相關疾患

慢性病在老年人身上很常見，二種或更多的情形也可能同時出現。儘管醫學進步，減少了許多衰弱狀況的發生與影響，但慢性病仍是這族群的主要問題。本章節將會討論一些老年人心理和生理上的老年性疾患。

❖ 心理疾患

據估計，年齡超過七十五歲的人高達 25% 的比例會有某些類型的心理疾患（Lewis, 1989）。此範疇中的疾患，包括憂鬱、妄想、物質濫用、焦慮症和失智症（Papalia et al., 1996）。因為已在第五章討論過這些疾患，所以，這裡將只呈現每種疾患如何與老年族群相關聯的簡短摘要。

憂鬱　憂鬱的發生隨年齡增加而增多，超過六十五歲的人估計有 20% 到 45% 的比例罹患此症。事實上，最高自殺率發生在年齡超過八十歲的白人男性（Lewis, 1989）。憂鬱的症狀包含睡眠困擾、自尊心喪失、慢性疲勞、無法專心、易怒，以及社交退縮。其他特徵包括思考阻礙、扭曲的人際關係，以及無助感。老年人的憂鬱會因環境因子而惡化，這些因子包括失去配偶、親戚與朋友，搬家，還有失去活力與失去曾是日常生活一部分的心智和生理活動能力。幸運的是，憂鬱症通常使用藥物和心理治療便能有效治療。

妄想狀態　我們之前曾學到，妄想是種精神病的情況，特徵有錯覺、思緒、心情及性格上的紊亂。對於較年老的人來說，這可能起因於感覺喪失、孤立或生理疾病。

物質濫用　一般來說，年長的人對藥物更加敏感，諸如止痛藥、安眠藥。不正確的劑量或長期使用處方（或無處方）藥會衍生出物質濫用問題。然而，有人有存在已久的物質濫用歷史，有人為了緩和孤獨或憂鬱感而轉求酒精或藥物，卻因而惹上麻煩。物質濫用因為無法維持適當的飲食習慣，通常導致營養缺乏。

焦慮症　有害的焦慮症狀通常伴隨憂鬱和器質性疾患，這種情形通常是暫時性的，像是擔心生理疾患、地點的轉換、孤立，或被收容在養老院所引發。這些症狀包括懼怕感、混亂、陣發性哭泣、睡眠疾患和無助感。

失智症　失智症（dementia）是種疾病，特徵是多種的認知障礙，而且包含超過十多種相似卻不同成因的狀況。失智症可能由一種或多種的情況引起，諸如阿茲海默症（Alzheimer's disease）、物質濫用、帕金森氏症（Parkinson's disease），或心血管疾病。失智症可能會突然發作或是慢慢發生，症狀有喪失學習新資訊的能力、不記得之前所學過的資訊，或是兩者皆有。常見有言語、書寫、粗與細緻的動作技巧、辨識熟悉物體或人物、個人衛生、財務，以及社交技巧等等的障礙。失智症較常見於年紀較大的人，年過七十五歲者，每五年的致病率便會倍增（Papalia et al., 1996）。接下來的段落會敘述一些普遍的失智原因。

阿茲海默症　阿茲海默型的失智症被認為是中年或老年最具破壞性的疾病之一（Corain et al., 1993）。此病排名為美國老年人死因的第四名，影響了四百萬美國成人，而且每年奪去約十萬條生命。也是超過六十五歲老年人嚴重認知失常的最常見病因。當 Alois Alzheimer 於 1907 年初次描述此症時，它被認為是極少會發生的症狀，但今日已被視為失智症最主要的病因。盛行率超過六十五歲估計是 2% 到 10% 之間，八十五歲或更老者則從 13% 升到 50%（Papalia et al., 1996）。

阿茲海默症因為大腦的結構式病變，導致認知功能穩定且逐步的衰退。早期症狀有判斷力流逝、個人衛生變差、詭異的思考模式、性格改變、時間和地點的迷失、無慮、憂鬱，以及整體功能的惡化。最後階段時，此病的特徵是無法認出所愛之人、言語的喪失。阿茲海默症是會致命的，發病後三至二十年或更久，死亡隨之降臨，平均則約四到八年（McNeil, 1995）。

目前阿茲海默症的病因仍然不明，但理論中提到有基因連結、大腦裡不正常的蛋白質沉澱，以及環境因素。此病的診斷複雜，通常要等其他因素（諸如腦瘤、代謝疾患、酒精中毒或感染）被排除之後。至今，解剖是確認診斷的唯一方法。受阿茲海默症侵襲的大腦，會讓負責記憶與其他認知功能的大腦區域產生神經纖維糾結（大腦內神經細胞外層的蛋白質損壞）與神經炎斑（neuritic plaques）（神經末梢退化）。大量的神經和精神評估能幫助排除其他情形（Cutler & Sramek, 1996）。

血管型失智症（Vascular Dementia） 這種情形有時指的是多發性腦梗塞癡呆（multi-infarct dementia），是由於供給大腦的血流被限縮了，結果導致大腦非常小區域內的一連串小中風。受到影響的細胞雖然受到損傷，但不會死亡，除非是受到徹底的阻塞。症狀包括受損的動作協調、言語和記憶（Cutler & Sramek, 1996）。

杭丁頓氏舞蹈症（Huntington's Disease） 杭丁頓氏舞蹈症是一種遺傳性疾患，通常在中年期出現徵兆。症狀包括四肢和臉部肌肉的非自主性運動；此外，性格改變和退步的智力功能也很常見。隨著病程，很可能會發生癡呆。如同阿茲海默症一樣，杭丁頓氏舞蹈症是致命的。

庫賈氏病（Creutzfeldt-Jakob Disease） 一種相當罕見又致命的大腦疾患，庫賈氏病最可能是由病毒引起。行為症狀包括智力功能的衰減和協調動作的艱難。一旦診斷出此病症，通常在一年或二年內會導致死亡。

皮克氏病（Pick's Disease） 皮克氏病是種少見的疾患，類似阿茲海默症，除了沒有大腦生理上的退化。對皮克氏病來說，性格與行為的改變通常發生在記憶漏失之前；對阿茲海默症來說，情況剛好相反。

❖ 生理疾患

在本段中，我們將檢視和老年性生理疾患。許多老年人會同時罹患二種或更多種的疾患。

中樞神經系統疾患 大多數影響人類行為的病理症狀都牽涉到神經系統。二種與老化相關的常見神經疾患是帕金森氏症和遲發性運動障礙（tardive dyskinesia）。

帕金森氏症　此種疾病是中樞神經系統的一種退化性疾患，通常過了五十歲之後開始發生，其特徵是骨骼肌的不自主性痙攣，而導致顫抖與肌肉僵硬。此慢性長期的症狀還有緩慢而模糊不清的言語、拖曳的步伐、流口水，以及無法控制顏面肌肉。致病原因未知，但是藥物——左旋多巴（L-Dopa）——能有效控制大部分的症狀。除非是到了疾病末期，否則智力功能通常不會受到損害（Cutler & Sramek, 1996）。

遲發性運動障礙　這種愈來愈普遍的神經疾患是長期服用特定藥物後所產生的副作用，其特色是非自主性地面部扭曲（扮鬼臉）、手腳動作，和奇怪的唇與舌頭動作。此症通常是不可復原性的，但能透過服用其他藥物、間斷式或調降抗憂鬱劑、抗組胺劑、左旋多巴，以及某些抗精神藥物的劑量來減輕症狀（Saxon & Etten, 1987）。

肌肉骨骼疾患　老年病理症狀關聯到肌肉功能和骨質與結構的改變。

重症肌無力（Myasthenia Gravis）　重症肌無力會發生在任何年齡，但較常見於老年人的是一種漸進式症狀，其特徵為因為免疫系統的失能，而導致肌肉的擴散性虛弱（Spence, 1989）。肌肉虛弱的早期症候發生在臉部附近，言語、咀嚼和吞嚥最後受到傷害。治療由藥物治療組成，包括類脂醇（steroids）和抗膽素脂酶質（anticholinesterase）藥物的治療。

骨關節炎（Osteoarthritis）　關節炎在五十歲以上人士身上常見的形式，具有關節、軟骨覆蓋物和骨頭發炎等特徵，會導致僵硬、腫脹和疼痛，讓動作更加困難。此病早期階段，手部關節最常被影響，再來是臀、膝、脊椎和肩。這些變化是不可復原的，所以疼痛管理與彈性維持便成了治療方式，嚴重一點的就需要外科手術來替代關節（Saxon & Etton, 1987）。

骨質疏鬆（Osteoporosis）　骨質疏鬆是常見的症狀，特別會影響停經後的女人（約有 25% 的六十歲以上女性）。骨頭流失質量，變得脆碎且易骨折。最容易受影響的部分是手腕、臀和股骨，體姿也會受到骨質疏鬆的影響。此病症的原因尚未不可知，但可能的因素有缺乏雌激素、缺乏鈣質、缺乏維他命 D、缺少運動，以及身體吸收鈣質的能力降低。運動、適宜的姿勢、雌激素替代治療、維他命和鈣質補充，常被用來減緩骨質疏鬆的嚴重性（Gambert, 1987; Papalia et al., 1996）。

血液、心臟和循環系統的疾患　老年性血液、心臟、循環系統疾病包含心臟病、動脈硬化、心肌梗塞、心絞痛、腦血管意外（腦中風），和高血壓（Papalia et al., 1996; Spence, 1989）。

冠心症（Coronary Heart Disease）　也稱為動脈硬化症（atherosclerosis），是由於纖維脂肪沉澱造成冠狀動脈阻塞所引起。沉澱堆積黏在動脈壁上，最後窄化了通道，造成血液嚴重阻塞而導致心臟病發作。

動脈硬化（Arteriosclerosis）　動脈的硬化與增厚，是造成腦傷最主要的原因。這些改變增加流到頸動脈和冠狀動脈的阻力，導致血流量變少以及較高的血壓。沒有血流到腦部，會造成細胞壞死而產生心智和（或）生理上的損害。

心肌梗塞（Myocardial Infarction, MI）　心肌梗塞，也稱為心臟病發作（heart attack），發生於動脈的阻塞干擾了供給心臟的血流之際。症狀有胸痛、血壓下降、難以呼吸，和脈搏孱弱。雖然有時會被錯認為心痛和消化不良，但 MI 是非常嚴重且會導致心臟衰竭和死亡。

心絞痛（Angina Pectoris）　心絞痛主要的症狀是胸痛，因為心肌沒有獲取足夠的氧氣。劇痛通常由胸部往下散發至左手。其他的症狀還有窒息感和腸胃不適。像是三硝酸甘油脂（nitroglycerin）藥物以及壓力調降法，可用以減緩心絞痛的症狀。

腦血管意外（Cerebrovascular Accident, CVA）　一般指的是中風。也就是流到大腦的血短缺時，或是腦內血管破裂（動脈瘤）時就會發生 CVA。如同動脈硬化，大腦細胞缺氧的結果便是讓細胞壞死，留下永久性的腦傷。中風的症狀取決於受傷的程度和損傷位置。影響區域包括言語、記憶、視覺、動作技巧或性格。CVA 會導致癱瘓或喪命。

高血壓　慢性高血壓（持續升高的血壓）在老年人身上常見，且與動脈硬化相關聯。其症狀常常是等到心臟、腎臟或其他身體系統受到損傷時才會發覺。治療方法有藥物、壓力調降、改變飲食以及運動。

老年性感覺失能　人類透過感覺來蒐集環境的資訊，接收、解釋、刺激反應的能力改變，會影響社交、威脅安全、降低獨立。老年人最常見視覺、聽覺和平衡感等老年性失能，包括以下的症狀。

老花眼（Presbyopia）　老花眼是視力精確度的正常退化，影響個人閱讀、看近物的能力，這是由於水晶體失去彈性和伸縮性，老花眼首次出現在三十五到五十歲之間，可藉由眼鏡或隱形眼鏡來矯正。

青光眼（Glaucoma）　此眼疾是慢慢變化的，通常沒有明顯的症狀。致病因是眼內液體過量的累積，是老年族群失明最主要的原因。過量液體使眼壓升高，而永久傷害視網膜與視神經。藥物與雷射手術的治療能夠讓眼壓回復到正常水準。

白內障（Cataracts）　白內障是最常見的老年性眼睛失能，因為水晶體被遮蔽了，因此視力變得愈模糊和歪曲。用手術取代水晶體是最好的治療法。

黃斑性疾變（Macular Degeneration）　此疾患顯著之處是負責精細視覺（黃斑部）的眼球部分退化了。血液量減少讓中央視覺逐步喪失。全盲不常發生，通常還是會保留周邊視覺（Saxon & Etten, 1987）。

老年性失聰（Presbyacusis）　最常見的老年性聽力失能，老年性失聰是聽覺系統不正常的生理退化。高頻聲音首先受到影響，隨之而來的是聽較低頻聲音的能力變差，因為會影響到言語理解，所以較具嚴重性。

耳鳴（Tinnitus）　耳內有鈴聲（耳鳴）是老年人最常抱怨的事。耳鳴明顯會有嗡嗡聲、轟鳴聲或鈴聲，常會伴隨傳導性或感覺神經性聽力喪失（在第九章討論）。超量的耳垢、傷到鼓膜，或中耳內的流體，也會引起耳鳴（Lewis, 1985）。

暈眩　暈眩是生理上的症狀，與平衡感有關。這有許多原因，但最可能是內耳的前庭系統發炎。暈眩會造成失去平衡感以及迷失方向，因此走起路來會有不安定感。老年人通常利用改變走路的方式來彌補，以求額外的穩定感（Cunningham & Brookbank, 1988）。

呼吸系統疾患　許多和老化有關的呼吸問題肇因於連續接觸環境危害物，例如吸菸、空氣污染或是化學廢氣。

肺氣腫（Emphysema）　是一種肺部的疾病，肇因於長時間接觸像是吸菸和空氣污染的污染源，或是由於慢性呼吸感染所致。肺氣腫是漸進式產生的，會讓肺部失去有效的換氣（吸收氧氣）能力。而這又壓迫到心臟，使心臟必須更加用力才能獲取足夠的血氧。罹患肺氣腫者通常死於心臟衰竭（Papalia et al., 1996）。

支氣管炎（Bronchitis）　細菌感染或持續接觸環境危害物會引發支氣管炎。發炎的支氣管阻礙氧氣進出肺部，結果是產生過量的黏液而阻塞空氣流通，以及造成長期性的咳嗽（Lewis, 1985; Spence, 1989）。

腸胃系統疾患　較有年紀的人常見的消化系統疾病，包括潰瘍、胃、喉、口腔、腸、喉癌和憩室炎（Spence, 1989）。

胃炎與潰瘍（Gastritis and Ulcers）　胃炎是胃內壁的一種發炎，是胃潰瘍（gastric ulcers）——老年人最常見的潰瘍形式——發生的前兆。症狀有上腹部疼痛、明顯的體重減輕和脫水。出血的併發症隨年紀增長而較常發生，並導致過半數的死亡都是來自潰瘍。治療方式是早期服用藥物，最嚴重的案例則須進行手術。

癌症　食道、腸、胃、肝、膽囊或胰腺等癌症的發生全隨年紀而增多。症狀通常不明顯，所以常常已經擴散到其他器官時才被診斷出來。化療、放射治療，以及外科手術都是治療癌症的選擇。

憩室炎（Diverticulitis）　年過五十之後，凸塊（憩室）常出現在腸子，這些凸起的小塊是腸壁虛弱所致。如果這區域發炎了，便會產生憩室炎。症狀包括疼痛、噁心和腸習性的改變。治療方式有飲食調整（輕症）或是動手術（對較重症者）。

泌尿生殖系統疾患　高齡族群有時會被注意的問題，包括尿道感染（膀胱炎與腎盂腎炎）、尿毒症，以及前列腺和膀胱癌（Gambert, 1987; Spence, 1989）。

膀胱炎（Cystitis）　膀胱炎，或膀胱發炎，較常出現在女性。症狀包括頻尿、小便時的灼熱感，以及（有時）血尿。抗生素可用來治癒此病。

腎盂腎炎（Pyelonephritis）　腎盂腎炎是由入侵尿道的細菌所引起。如果不用心辨認並治療的話，此嚴重的疾病會導致腎衰竭。高齡男性是罹患此疾病最可能的人，但高齡女性也有可能得到此病症。症狀包括發燒、發冷、腎臟痛、沒活力和體重減輕。此病可用抗生素來治療。

內分泌系統疾患　內分泌系統最常見的老年性失能症是糖尿病。

糖尿病（Diabetes）　年紀較大的人較容易得到成年型（maturity-onset）而非幼發型（juvenile-onset）糖尿病。一般說來，糖尿病就是胰腺分泌的胰島素不足的後果。體重過重的老年人比較可能是糖尿病的候選人。此病的治療方式通常是節食、運動、服藥，還有減重，但是慢性糖尿病會導致皮膚潰瘍、體重下降、青光眼、白內障，以及循環毛病（Spence, 1989）。

如同本章開頭提到的，老化的科學研究從二十世紀時才開始，只有在過去二十五或三十年內，才有老年學家開始探索身體隨著年齡的正常或病理變化。對於大多數的活動而言，上了年紀的人的功能無法和年少時期的效率相提並論，而且他們的身體愈來愈常出現問題及毛病。本章節下個段落將討論衝擊老化的心理與社會影響。

老化的社會心理理論

有些理論試圖描述並預測老年人的社會行為。本段裡，將呈現並簡短地討論幾個此類的理論。

❖ 脫離理論

這個老化的爭議理論是根據 E. Cummings 和 W.E. Henry 於 1960 年代早期所做的研究，這些研究者提議老年人是自願脫離社會之外，不論是在心理或社會上皆然，同時他們所生活的社會也背離了他們。這樣雙向的解離，形成職業、社會和財務狀態可預測的改變。脫離論已經受到許多老人學家的批判，尤其是那種不可避免與普世皆同的意涵（Watts, 1980）。最近，Cummings 和 Henry 修改了理論，認為脫離也許是憂鬱的一個指標，因此，不屬於老化的正常部分。現在一般接受的看法是，並非所有老年人都會減少其社會角色，而這麼做的老年人則可能遭受憂鬱之苦（Davis, 1986; Thorson, 1995）。

❖ 活動理論

活動理論也是於 1960 年代時期發展出來的，由 R. Havighurst 及其同僚所提出，那些保持活動參與的人，原則上是老化最順利的人們。生活滿意（定義為擁有正向的生活觀，並從日常活動中得到滿足愉快）是此理論的一項重要概念。然而，正如同脫離理論一樣，活動理論並不被普遍地接受，因為並非所有個體皆能順利地適應發生在老化期間的生理、社會，以及心理改變。因此，一種活躍、滿足的生活型態，比較可能適合於那些生理、心理上都健康，並擁有足夠財金資源的人，脫離論和活動論也許可視為互補。有些老年人退縮與降低他們社交接觸的次數與品質，然而，其他人乃維持與追求一個積極的生活型態（Davis, 1986; Thorson, 1995）。

❖ 個人—環境互動觀點

個人—環境互動觀點的理論體認到，有年紀的人在與環境互動時的重要性，並強調生活整個過程的連續性成長。根據 Schwartz（1974）所言，健康的自尊以及應付許多功能喪失的能力，乃是順利度過老化的必要成分。

藉由有效地建構社會與生理環境，個體能繼續過著有生產力和滿意的生活（Lewis, 1989）。

❖ 次文化理論

次文化理論是由 Butler 和 Lewis 在 1980 年代所發展出來的，認為高齡族群是社會的分支次團體，有著獨一無二的形式、感受，以及最被高齡者理解的態度。Bulter 和 Lewis 強調高齡族群其成員之間的溝通重要性。在復健場所中，例如，老一點的志工和治療師，能夠有效地建立與年老病患之間的關係與溝通（Lewis, 1985）。

儘管難以類化高齡族群，仍然有一些普遍的特性，能夠在我們討論重要的心理和社會議題時提供架構。我們知道，例如，在我們的社會中超過六十五歲的人數正快速地增多，他們需要更多的醫療、社會和心理服務（Spence, 1989）。高齡者找尋的工作傾向於需要較少體力，以及較多的監督或領導成分。這些和其他一般的特質左右了社會如何因應這團體特殊的需要。

老化的心理議題

無疑地，我們的社會將青年理想化了，而把高齡族群能夠提供的許多經驗、智慧和知識打了折扣。老年人通常只因為他們的年紀而受到不一樣的對待。歧視老年人稱之為年齡歧視（ageism），負面態度在孩童早期便已開始（Thorson, 1995）。舉例來說，有點年紀的成人通常在童話書裡被描述成「沒路用」，或是邪惡／醜陋的化身（Leitner, 1983）。我們耳聞老一點的人被說成是走下坡、老糊塗、老番癲。除了少數例外，老一點的人通常在電影、電視或音樂中被負面地描寫。例如披頭四的歌「當我六十四歲」（When I'm Sixty-Four），雖然音樂屬於歡樂，但內容描述老化是個不愉快的過程。

當代美國社會的重點在於維持青春的美好，我們受到染髮、除皺霜、抗老維他命等廣告的轟炸。美容手術是個大受歡迎的商業。訊息很清楚：老化的生理變化是無法忍受的，應該不惜任何代價去避免。有趣的是，許多文化對他們的長者抱持敬重的心，而且年長者被視為智慧與引導者。

❖ 社會經濟議題

當人們變老時，主要的經濟和社會變化便發生在他們的生活之中。舉例來說，對許多人來說：過渡到高齡是顯而易見的：退休、收入變少、社會地位改變、沒有責任，以及普遍性健康的衰退（Posner, 1995）。

退休　退休是一種二十世紀的現象。過去二十年內，較有年紀的美國人不再工作的趨勢增多了，如此增多情形是由於增多的壽命和退休金等等。根據 Cunningham 和 Brookbank（1988）的敘述，少於十萬的人賺到 1940 年的社會安全福利，而且只有少數另有私人退休的計畫。今日，估計約有二千一百萬的人領取社會安全津貼，另有七百萬人領取私人退休金。

因為人們更早退休而活得更久，日常活動模式必須做好彌補缺少職業的改變。已經做好退休計畫的人，是最可能順利適應的。常伴隨退休而來的改變，包括財經資源短缺，以及認清新角色的需要。此外，較有年紀的人會屢次經歷到失落（配偶或朋友的逝世、孩子離家等等）。做好面對這些事件的準備會減輕衝擊，並防止與退休有關的憂鬱感和孤立感（Papalia et al., 1996）。

健康照護　當人變老時，生大病的風險也就跟著升高。健康保險是退休期最主要的經濟安全基石。醫療保險（Medicare）與醫療補助（Medicaid）是政府支付醫療金的二個主要計畫。醫療保險，有 90% 六十五歲以上的人，參加支付急性醫療照護大部分的費用。私人保險計畫是用來填補醫療保險的保險範圍。醫療補助提供給那些符合低收入資格的人，也涵蓋急性照護但主要是支付高齡者長期照護的費用。涵蓋長期照護的商業保險計畫，對大多數的老年族群來說，過於昂貴。重大傷病隨著年事漸高增加了可能性，確保足夠的醫療保險項目的退休前計畫是重要的。不幸地，很多老年人沒有保險，讓他們在面對重大傷病時有著經濟崩潰的風險（Thorson, 1995）。

好消息是大部分的老年人是健康的。事實上，自 1960 年代中期以來，高齡族群被安置在養老院、精神病院、監獄、智能障礙之家的比例，已經很少或沒有再增加了。維持養老院收容狀態平衡的二個因素是：(1) 幫助老人避免機構安置和延伸服務的成長；(2) 此族群的健康計畫增加了。研究指出，某些生理歷程的老年性退化能透過運動來調節。舉例來說，心血管適能和肌肉功能可利用有氧訓練來改善。諸如走路和水中有氧的運動，能當作放鬆技術以幫助減少藥物的使用（Cunningham & Brookbank, 1988）。

住宿　安排老年人適當的住宿，在鼓勵自給自足方面是重要的考量。住宿選擇取決於眾多的因素，包括花費、合適度、鄰近醫療院所。將近 65% 的老年人都住在自己的家裡，而有 5% 的人則居住在安養之家（Cunningham & Brookbank, 1988; Lewis, 1989）。其他的選擇則包括生活協助機構、退休社區、退休旅館、膳宿之家，和成人子女的家。安置機構的一個類型（一種生活照護社區）提供了持續性也是必要性的照護，包括社會計畫、三餐、清洗，和受過訓練的護理（Papalia et al., 1996; Thorson, 1995）。然而，需要注意的是，生活照顧社區所費不貲，沒有足夠財力資源者可能居留在膳宿之家、退休旅館，或是補貼住房（subsidized housing）。

養老院收容　據估計美國將近 177 萬人居住在 16,388 間養老院（Thorson, 1995）。養老院居民的平均年齡為八十一歲。約 1.4% 是六十五到七十四歲，6.8% 是七十五到八十四歲。養老院病人最大的族群（21.6%）是八十五歲或更老。女性超過男性約是三比一。超過一半的養老院居民是赤貧的，雖然他們在進入養老院時，並不一定就是窮困的。許多養老院病人罹患至少一種長期性生理或心理疾病，像是關節炎、阿茲海默症，還有視力或聽力受損（Lipson & Pattee, 1989）。

和老化相關的變化就算處在最好的環境下，對人們的身心健康仍是個挑戰。養老院老人所經歷到的改變是驚人的，養老院的設計是提供持續的醫療照護和社會體驗，給那些患有生理或認知障礙的人。他們大體上保持一個侷限、受管制的環境，這環境不同於其他像是精神病院或監獄的收容場所。

制度化的生活通常不鼓勵個性特色。好的居留者，是遵守規則，並且不做太多要求。人上了年紀且成天待在養老院裡，常會磨掉個性以及耗掉自我價值。保持或促進自尊，是治療師在這類機構裡的主要目標，但因為缺乏訓練有素的職員來執行自尊建立活動，而顯得困難重重（Kohut et al., 1987）。喪失自我價值會導致憂鬱，正是收容在養老院裡的老年族群最普遍的心理問題（Cunningham & Brookbank, 1988; Papalia et al., 1996）。

隱私在養老院裡非常寶貴，但矛盾的是，住民處於職員不間斷的監督之下，許多人被剝奪有意義的社會接觸，並感到被孤立。此外，在養老院裡，沒有太多個人自由選擇的機會。舉例來說，住民鮮少能對活動或下週的活動計畫有所置喙。住在養老院裡的老年人常覺得無所選擇，而這正是構成去人性化的一項要素（Weiner et al., 1987）。

最後，養老院被認為是個等死的地方，難怪許多這裡的居民都感到憂鬱、被隔離，以及來自彼此和職員的社會冷漠感。

導致被安置在養老院的因素，及收容生活的環境特徵等這些影響效果，加總起來，常常產生生理、心理和情緒的扭曲，包括迷失定向感、短期記憶差、情緒不穩、被動、生理功能喪失，和不滿意的社交關係。還好，有一些復健的策略，包括音樂治療，可以用來增進侷限在養老院裡和其他收容環境的病人之生活品質。

機構高齡住民的音樂治療

音樂治療已多年成功地運用在高齡復健計畫上，尤其是那些受限於養老院的人們。透過感覺刺激，音樂治療增強了生活品質，並協助防止或緩和心理與生理的惡化。音樂是種能適應當事人需求的刺激，且傳遞給其他方法辦不到的病人（Strick, 1997）。McClosky（1985）指出：「音樂在治療上有效是因為它是所有藝術裡最具社交性的，而且精確地反映出被心理疾患和高齡者徹底影響的生活社會面。」（73）

有療效的音樂能讓缺乏人情味的場所（像是養老院）變得較不會令人生畏，能促進社會互動以及消除隔閡感（Bright, 1972; Clair, 1996）。下面的目標列表顯示音樂治療對養老院住民廣泛的潛在益處：

1. 增加上下肢的強度、機動性，以及移動範圍（Cotter, 1959; Olson, 1984; Weideman, 1986）。
2. 促進社會互動（Bright, 1972; Clair, 1996; Johnson, 1990; Lipe, 1991; Lord & Gardner, 1993; Pollock & Namazi, 1992; Roskam, 1993; Wylie, 1990）。
3. 刺激短期記憶（Johnson, 1990; Wylie, 1990）。
4. 改善短期記憶和其他認知能力（減少混亂感、增加資訊的保留）（Johnson, 1990; Prickett & Moore, 1991; Reigler, 1980）。
5. 增進現實感（Bumanis & Yoder, 1987; Smith-Marchese, 1994; Reigler, 1980）。
6. 提高自尊（Bright, 1972; Clair, 1996; Johnson, 1990; McClosky, 1985）。
7. 促進放鬆／減少壓力（Bright, 1972; Clair, 1996; Johnson, 1990; McClosky, 1985）。
8. 改進口語技巧（Cotter, 1959; Johnson, 1990）。
9. 改善個人衛生（Kurz, 1960）。
10. 強化知覺訓練（Wolfe, 1983）。
11. 促進溝通技巧（Redinbaugh, 1988）。
12. 減少適應不良的行為（Bright, 1972; Clair, 1996; Gibbons, 1984, 1988）。
13. 增進生命回顧（Bright, 1972; Byrne, 1982; Johnson, 1990; Olson, 1984; Wylie, 1990）。
14. 改善阿茲海默症病人的動作與口語行為（Clair, 1996; Millard & Smith, 1989）。
15. 保持阿茲海默症病人的參與水平（Brotons & Pickett-Cooper, 1994; Clair & Bernstein, 1990; Millard & Smith, 1989）。
16. 減少精神錯亂（Fitzgerald-Cloutier, 1993; Groene, 1993）。
17. 協助回憶訊息（Lipe, 1995; Smith, 1986; Sambandham & Schirm, 1995; Depperschmidt, 1992; Prickett & Moore, 1991; Aldridge & Aldridge, 1992）。

18. 減少激動不安（Brotons & Pickett-Cooper, 1996; Clair, 1996; Goddaer & Abraham, 1994; Gerdner & Swanson, 1993）。

音樂也被用來協助對高齡族群重要的衡鑑部分。使用不同媒介，例如，動作、樂器與口語的即興創作、結構式表演，以及音樂聆聽，治療師能定出一個人在溝通（語言和非語言的）、愛好、注意力、行為、感覺動作知覺，和記憶（短期與長期）等方面的能力和限度。其他能用音樂進行評估的地方是動機、精細動作技巧，和現實感（Aldridge & Aldridge, 1992; Glynn, 1992; Lipe, 1995; Santeramo, 1997）。個人的音樂偏好、能力和技巧也能在衡鑑過程中被量測出來。一旦案主的強處、需求和偏好被量測出來，治療師會發展一個合適的音樂治療計畫。

❖ 迷思、誤解與偏愛

一個對老年、機構收容案主有效的音樂治療計畫，包含營造和演奏音樂的機會。然而，根據 Gibbons（1988）所述，許多針對高齡者的音樂治療計畫，並沒有設計發展音樂技巧或利用早期生活中所學到的音樂技巧。這疏失的理由包括老一點的人在生理和心理上無法精通音樂發展所需要的技巧、沒有學習新事物的慾望、沒什麼興趣去創作音樂等等的想法。幸運地，研究不足採信這種迷思。舉例來說，Clair（1996）和 Gibbons（1982, 1983b）證明，高齡者不僅與生俱有發展音樂技能的能耐，一生也都有維持這些技能的能力，即使被受制於養老院之中，或受限於生理與認知障礙。

另一個大家都這麼認為的是：上了年紀之後，音域以及精準聽辨節奏、旋律的能力會衰退。Gibbons 證明，老年人能夠精準分辨出簡單的節奏，以及避開半音音程的旋律。她也提到老年經過練習之後，便能成為稱職的音樂家（Gibbons, 1983a）。仍然有其他的誤解宣稱：老年人偏好少量或不需要跟治療師或同儕互動的活動。然而證據指出：老年人對音樂歌唱、演奏、作曲、跳舞／律動，和學習皆有興趣（Brotons & Pickett-Cooper, 1994; Clair, 1996; Gibbons, 1982, 1984; Hanson et al., 1996）。Palmer（1977）也支持心理和生理上有障礙的養老院住民，會主動參與音樂活動。她提出，音樂治療是住民們的社會、情緒、生理復健的重要一部分。

除此之外，有人覺得老人只喜歡宗教音樂或老歌（Gibbons, 1988），但研究可不是這麼說的。Gibbons（1977）發現，老人喜歡他們年輕時代（十八到二十五歲）的音樂，但也會欣賞其他類型和其他時期的音樂。宗教音樂、民謠風、鄉村和爵士樂也都受老年族群的歡迎（Gilbert & Beal, 1982; Hanson et al., 1996; Jonas, 1991）。簡單問當事人或其家庭成員（如果當事人不能言語時），或觀察當事人對音樂的反應，便能知道其偏愛音樂的類型（Clair, 1996）。

另一個普遍的想法是，老年人偏好慢、靜的音樂，而非動感、輕快的音樂（刺激、激勵性的）。在剛剛引用到 Gibbons 在 1977 年的研究中，她發現，高齡案主喜歡刺激型音樂的程度和鎮靜型音樂一樣或更多。這發現並不是教音樂治療師都不去採用鎮靜型音樂，而是二類型音樂兼行才合適。最後，老年人的音域也是研究者關心的議題。Greenwald 和 Salzberg（1979）確定，大多數的老人對一個八度音（唱歌所必備）有著機能性的分布範圍，然而治療師應該調整音階，如果音域範圍最低保持在中央 C 的音（middle C）下面的升 A 音（A-sharp），或是高音在於中央 C 音上的 G 音，那麼經由練習能讓音域進步（Clair, 1996）。

對失智症者來說，Brotons 和 Pickett-Cooper（1994）發現，歌唱、樂器演奏和動作，配合音樂遊戲，比編曲和即興創作更好。這些發現對想要營造合適的音樂治療取向給每位案主的治療師來說是重要的。

❖ 音樂治療取向

本章節中，我們將探討適合老年病患各種功能程度的音樂治療方法。首先呈現的是，對輕度到中度障礙病患普遍有用的技術。而後面的技術是設計給認知與生理功能嚴重受限的人。

重新激發　重新激發（remotivation）是刺激思考和口語互動，以及增進社交技巧的一種技術。對處境無動於衷，但仍有口語技能並體認當前環境的病患，是這計畫的最佳選擇。重新激發在使用時間短與高度建構式的小團體最有效用，討論所選擇的主題是客觀且無爭議的，通常集中於病患過去或當下處境相關的主題上。舉例來說，治療師也許引領一個關於當前事件、藝術或音樂的討論，像是報紙的剪報、照片、衣著或音樂等道具，都可用來刺激討論（Weiner et al., 1987）。

音樂在重新激發方案中是一個有效的成分（Bright, 1972; Gibbons, 1988）。它可以提供動機，創造情緒，或導引特殊主題。舉例來說，如果討論主題集中在二次世界大戰，當時的音樂就可以用來協助引出情緒，誘發回憶，以及刺激討論。

現實導向　現實導向（reality orientation）運用反覆資訊去重新教育迷惘和混亂（例如，可能不記得一天的時間、居住地方，或人名的資訊），但仍能察覺周遭事物的病患。現實導向的目標，在於提供病患環境中精確且一致的資訊、降低機構化效應、增進自我察覺，和增加獨立性。

現實導向融合了時鐘、日曆和現實導向板（包括年、月、週、氣象，和即將到來的節日）的使用，以幫助病患記住環境中重要的資訊（Bright, 1972）。就像重新激發，現實導向最常在團體中被使用。此技術對患有因中風、腦傷或血管型失智而暫時或波動混亂的病患最有效。現實導向對於罹患不可復原性腦病（像是阿茲海默症）的病患而言較無效用（Bumanis & Yoder, 1987; Kohut et al., 1987; Weiner et al., 1987）。

音樂治療是有用的刺激，能夠助長並激發老年人參與現實導向療法。Reigler（1980）比較了沒有使用音樂與有使用音樂的現實導向療法。第八週結束時，使用音樂那組的認知功能有顯著的改善，病患能夠回憶出名字、禮拜幾，以及居住地。

另一個研究裡，Bumanis 和 Yoder（1987）測試一項音樂與舞蹈療法對混亂、迷惘、記憶漏失患者的效果。結果，雖然沒有統計上的顯著，但顯示了音樂／律動組在警覺、熱情，以及社會與情緒調整上的改善。研究者注意到，現實導向訓練花了六個月才達到持續的行為改變。

生命回顧　生命回顧（reminiscene）被定義為有結構性地回顧過去的生活事件和經歷（Butler, 1963; Wylie, 1990），這已變成適合現實導向或重新刺激治療病患的一個重要治療工具（Kohut et al., 1987; Weiner et al., 1987）。此技術在個人治療上和在團體裡一樣有效（Bright, 1972; Byrne, 1982; Karras, 1987; Kartman, 1980; Palmer, 1977; Price, 1983; Vickers, 1983）。生命回顧曾被認為有害於人們的心理健康，現在則被視為幫助老年人洞察生活的一項有用工具。Butler（1963）注意到，溫習過去是種廣泛、正常的事情，有潛力成為一項有用的工具來適應老化，特別是度過悲傷與處理壓力。

作為治療介入的一種方法，結構式回憶能用以增進社會化、促進人際間互動，以及加強自尊（Butler, 1963; Price, 1983）。回想過去生活事件，並與活在此時此刻的他人一起分享是快樂的。除此之外，生命回顧藉著提醒他們過去的活動和成就，使人的生活有了意義。

照片、衣著、電影、雜誌和古董能幫助培育回憶，音樂也能促進此一歷程（Bright, 1972; Clair, 1996; Karras, 1983; Wylie, 1990）。舉例來說，音樂能在營造工作、婚禮或其重要生活事件的討論氣氛上，扮演重要的角色。音樂也能充當討論的中心主題。藉由特殊風格或時代，治療師能聚焦在病患的音樂經驗上，以及音樂如何影響他們的生活。歷史事件也能藉音樂引導出來，例如，二次世界大戰的歌曲可以引發有關那時代的回憶。

感官訓練　有一種針對嚴重障礙老年病患的治療方式叫感官訓練。此法使用簡單、結構式的活動來刺激病患的視覺、聽覺、觸覺，以及味覺與嗅覺。感官訓練主要的目標在於以促進社會、生理和心理功能的活動，來回復接觸環境。感官技術對於任何程度功能的病患都是有幫助的，但最常用於最嚴重退化的老年人（他們無反應、無口語且退縮，已失去和周遭事物互動的能力）。

感官訓練可區分成二個等級。第一級是設計給那些最低功能的病患。這些病患的注意廣度非常短，而且粗細動作協調有問題，溝通技巧也非常差，所以，通常需要從病患接收簡單的口語或非口語反應。目標包括促進身體覺察、粗細動作技能，和社會互動。

第一級感官訓練計畫的音樂治療經驗要有效，必須要具體、有結構，且不複雜（Olson, 1984; Wolf, 1983; Clair, 1996）。音樂治療師通常使用被動的活動（需要病患非常少的口語或生理反應），諸如聆聽音樂或參與被動式的動作活動，治療師操作病患一部分身體，像是一隻手或一隻腳，以促進其功能。活動不長，且治療師會問一些問題，並使用簡明的指示，像是「上下移動你的手臂」。口語反應在此等級並不一定需要，而且患有感覺障礙的病患，像是聽力或視力受損，也能從這些治療的音樂體驗中獲益。

在某些例子中，個體也許會進展到第二級的感官訓練，此時音樂治療體驗會用以更促進身體覺察、注意廣度、記憶和動作功能。第二級需要更多的社會互動，而且病患被鼓勵在他們的治療裡採取更主動的角色。然而，音樂治療師對這些人仍採取簡單、可預測、高度結構化的活動。

❖ 其他音樂治療的考量

要小心的是，許多人罹患漸進式疾患（progressive disorders），像是阿茲海默症，並不會有顯著的進步，而且最後會退化。雖然這會讓治療師感到沮喪，記住他們能夠使病患的生活品質有著不同的改變仍是重要的。因此，重要的是，就算最退化的病患也能被施以音樂治療服務。音樂治療技術提供了有效、安全、樂在其中的方式，給這些病患去解除社會隔離、促進溝通，以及改善動作功能（Clair, 1996）。在本節中，我們將討論許多編排程序的可能性。

手持式敲擊樂器和音槌敲奏樂器（小鼓、鈴鼓、沙鈴、木琴、鐘琴）甚至能有效地使用在那些極低功能者的身上。對於仍有說話能力的病患來說，歌唱能提供美好的情緒和社會發洩途徑，如果小心選擇音樂的話（音不要太高、節奏別太快、音量別太輕柔或大聲）。Hanson 及其同僚（1996）發現，需要高度參與性（像是跳舞）的動作活動能使用在所有不同的功能程度，而且 Clair 和同事（1993）也證實，就算失去歌唱和說話的能力之後，跳舞能幫助夫妻重燃情感。

給予重度退化病患音樂，不論是現場或錄音，皆能引發令人滿意的行為，包括聲音反應、眼神接觸、動作反應，以及情感舉動（笑、哭）。Clair及其同事（1995）發現，無伴奏的歌曲對失智症晚期的病患特別有效。其他有用的音樂體驗，包括使用手鼓和舞蹈的簡單韻律活動。隨著失智症的病程，節奏和歌唱必須極度簡化（像是用哼唱代替歌唱，或讓病患原創節奏，而非侷限在決定好的模式裡）（Hanson et al., 1996）。

在阿茲海默症的後期，重度退化病患也許無法認得地點、時間，甚至所愛之人熟悉的臉孔。試圖以口語和病患溝通，可能就是口語或生理虐待。確認治療（validation therapy）是由 Feil（1993）所發展，這是和此類病患溝通和互動的有效方法。此法乃是去接受他或她這個人，當個同理傾聽者，並試著去理解他或她的觀點。確認治療幫助治療師了解並詮釋重要感受，此法是個有用的途徑，能幫助迷惘病患減輕壓力與攻擊性，亦能恢復價值感與健康。儘管我們已經找出機構裡高齡族群治療上的一些重要音樂運用，但仍有許多未竟之事。未來隨著老年人口的增加，復健技術必須跟上腳步。就同如 Gibbsons 說的：「音樂的角色、音樂發展和音樂治療並不清晰。只能透過仔細的研究、結合充足的練習（二者皆奠基於大量的理論建構）來加以區辨了。」（1988, 39）

摘要

老化是終其一生的發展歷程，起始於胚胎，而最後終止於死亡。因為壽命延長以及人口膨脹，美國正經歷老年人口爆炸性的成長。這樣的成長帶給老年學家和社會一個挑戰，因為此族群需要更多的醫療、社會和心理服務。

老化的特徵是功能的改變，以及結構改變影響了身體裡每一個生命必需的系統，但是這些改變的速率由於基因和環境因子的不同而因人而異。當我們變得較有年紀時，我們執行生理和某些認知作業的效率會降低，而且身體更容易罹患老年性疾患。我們也會遭逢角色、關係、收入、社會地位和活動型態等相關的心理社會變化。

我們區分正常老化與老年性失能之間的差別。特定的疾病，例如阿茲海默症和循環系統疾患，會被認定是老年性疾病，然而視力和聽力衰退則是老化共同的特徵，並不會算是病理學上的。

被安置在收容機構的老年人，有著獨特的整套問題和需求。音樂治療對這些病患來說是個有效的媒介，以協助他們維持或增進生理、認知和心理上的功能。研究已指出，高齡族群有興趣、也有能力去發展他們的音樂技能。好的音樂治療方案包含的不只是聆聽音樂的機會，也包含創造、表演，以及隨音樂舞動的機會，如果病患在生理和認知上都具有能力的話。

我們討論了被限制在機構環境中的老年人，所使用的四種音樂治療方法。重新刺激法鼓舞病患對他們的環境產生興趣。現實導向法使用反覆性的資訊協助病患組織他們的環境。音樂可被用於重新刺激和現實導向團體之中，來引介主題、營造氣氛，還有刺激討論。生命回顧法，對過去生活和經驗有結構化的回顧，是第三個討論到的方法。研究已顯示音樂是強大有力的工具，能夠激起記憶，並協助回憶過去的事件。最後，感官訓練法使用音樂作為聽覺刺激，幫助重度退化病患適應當前的環境。

討論問題 Study Questions

1. 三個老化時主要的發展歷程包括＿＿＿＿＿＿＿、＿＿＿＿＿＿＿和＿＿＿＿＿＿＿。
2. 區辨初級、次級、三級的老化。
3. 本章所提到的生理理論的限制是什麼？
4. 當人年紀增長時，感覺系統所發生的變異是什麼？
5. 是什麼因素使得老年人的憂鬱發生率增加了？
6. 阿茲海默症三個初期症候分別是＿＿＿＿＿＿＿、＿＿＿＿＿＿＿和＿＿＿＿＿＿＿。
7. 定義血管性失智症。
8. 什麼是脫離理論（disengagement theory），還有為什麼這理論具有爭議性？
9. 機構安置對老年人造成什麼樣的影響？

10. 至少列出七個使用於機構安置的老年人的音樂治療目標。
11. 根據 Gibbons 的敘述，為何高齡者的音樂發展被忽視？
12. 列舉並討論高齡音樂治療方案中的重新刺激、現實導向、生命回顧，和感官訓練的重要性。

參考文獻 References

Aldridge, D., and G. Aldridge. 1992. Two epistemologies: Music therapy and medicine in the treatment of dementia. *The arts in psychotherapy* 19:243–255.

Birren, J. E., and V. L. Bengsten, eds. 1988. *Emergent theories of aging.* New York: Springer.

Birren, J. E., and W. K. Schaie, eds. 1996. *Handbook of the psychology of aging.* 4th ed. San Diego: Academic Press.

Bright, R. 1972. *Music in geriatric care.* Miami, FL: Belwin-Mills.

Brotons, M., and P. Pickett-Cooper. 1994. Preferences of Alzheimer's disease patients for music activities: Singing, instruments, dance/movement, games, and composition/improvisation. *Journal of Music Therapy* 31:220–233.

———. 1996. The effects of music therapy intervention on agitation behaviors of Alzheimer's disease patients. *Journal of Music Therapy* 33:2–18.

Bumanis, A., and J. W. Yoder. 1987. Music and dance: Tools for reality orientation. *Activities, Adaptation, and Aging* 10:25–33.

Butler, R. N. 1963. The life review: An interpretation of reminiscence in the aged. *Psychiatry* 26:65–76.

Byrne, L. A. 1982. Music therapy and reminiscence: A case study. *Clinical Gerontologist* 1:76–77.

Clair, A. A. 1996. *Therapeutic uses of music with older adults.* Baltimore: Health Professions Press.

Clair, A. A., and B. Bernstein. 1990. A comparison of singing, vibrotactile and nonvibrotactile instrumental playing responses in severely regressed persons with dementia of the Alzheimer's type. *Journal of Music Therapy* 27:119–125.

Clair, A. A., B. Bernstein, and G. Johnson. 1995. Rhythm characteristics in persons diagnosed with dementia, including those with probable Alzheimer's type. *Journal of Music Therapy* 32:113–131.

Clair, A. A., S. Tebb, and B. Bernstein. 1993. The effects of a socialization and music therapy intervention on self-esteem and loneliness in spouse caregivers of those diagnosed with dementia of the Alzheimer's type: A pilot study. *American Journal of Alzheimer's Disease and Related Disorders and Research* (January/February):24–32.

Corain, B., K. Iqbal, M. Nicolini, B. Winblad, H. Wishiewski, and P. Zatta, eds. 1993. *Alzheimer's disease: Advances in clinical and basic research.* West Sussex, England: Wiley.

Cotter, V. W. 1959. Effects of the use of music on the behavior of geriatric patients. Master's thesis, University of Kansas, Lawrence.

Cunningham, W. R., and J. W. Brookbank. 1988. *Gerontology: The psychology, biology, and sociology of aging.* New York: Harper and Row.
Cutler, N. R., and J. J. Sramek. 1996. *Understanding Alzheimer's disease.* Jackson: University Press of Mississippi.
Davis, L. J. 1986. Gerontology in theory and practice. In *The role of occupational therapy with the elderly,* edited by L. J. Davis and M. Kirkland, 29–39. Rockville, MD: American Occupational Therapy Association.
Depperschmidt, K. A. 1992. Musical mnemonics as an aid to memory in patients with dementia of the Alzheimer's type. Unpublished master's thesis. Colorado State University, Fort Collins, CO.
Feil, N. 1993. *The validation breakthrough: Simple techniques for communicating with people with "Alzheimer's-type dementia."* Baltimore: Health Professions Press.
Fitzgerald-Cloutier, M. L. 1993. The use of music to decrease wandering: An alternative to restraints. *Music Therapy Perspectives* 11:32–36.
Gambert, S. R., ed. 1987. *Handbook of geriatrics.* New York: Plenum Medical.
Gerdner, L. A., and E. A. Swanson. 1993. Effects on individualized music on confused and agitated elderly patients. *Archives of Psychiatric Nursing* 7:284–291.
Gibbons, A. C. 1977. Popular music preferences of elderly persons. *Journal of Music Therapy* 14:180–189.
———. 1982. Musical skill level self-evaluation in a noninstitutionalized, elderly population. *Activities, Adaptation, and Aging* 3:61–67.
———. 1983a. Item analysis of the primary measures of music audiation in elderly care–home residents. *Journal of Music Therapy* 20:201–210.
———. 1983b. Primary measures of music audiation in an institutionalized elderly population. *Journal of Music Therapy* 20:21–29.
———. 1984. A program for noninstitutionalized, mature adults: A description. *Activities, Adaptation, and Aging* 6:71–80.
———. 1988. A review of literature for music development/education and music therapy with the elderly. *Music Therapy Perspectives* 5:33–40.
Gilbert, J. P., and M. R. Beal. 1982. Preferences of elderly individuals for selected music education experiences. *Journal of Research in Music Education* 30:247–253.
Glynn, N. J. 1992. The music therapy assessment tool in Alzheimer's patients. *Journal of Gerontological Nursing* 18:3–9.
Goddaer, J., and I. L. Abraham. 1994. Effects of relaxing music on agitation during meals among nursing home residents with severe cognitive impairment. *Archives of Psychiatric Nursing* 8:150–158.
Greenwald, M. A., and R. S. Salzberg. 1979. Vocal range assessment of geriatric clients. *Journal of Music Therapy* 16:172–179.
Groene, R. W. 1993. Effectiveness of music therapy: Intervention with individuals having senile dementia of the Alzheimer's type. *Journal of Music Therapy* 30:138–157.
Hanson, N., K. Gfeller, G. Woodworth, E. A. Swanson, and L. Garland. 1996. A comparison of the effectiveness of differing types and difficulty of music activities in programming for older adults with Alzheimer's disease and related disorders. *Journal of Music Therapy* 33:93–123.
Johnson, S. 1990. Personal communication.

Jonas, J. L. 1991. Preferences of elderly music listeners residing in nursing homes for art music, traditional jazz, popular music of today, and country music. *Journal of Music Therapy* 28:149–160.

Karras, B. 1987. Music and reminiscences: For group and individuals. *Activities, Adaptation, and Aging* 10:79–91.

Kartman, L. L. 1980. The power of music with patients in a nursing home. *Activities, Adaptation, and Aging* 1:9–17.

Kohut, S., J. J. Kohut, and J. J. Fleishman. 1987. *Reality orientation for the elderly.* 3d ed. Oradell, NJ: Medical Economics Books.

Kurz, C. E. 1960. The effects of a planned music program on the day hall sound and personal appearance of geriatric patients. Master's thesis, University of Kansas, Lawrence.

Leitner, M. J. 1983. The representation of aging in pop/rock music in the 1960s and '70s. *Activities, Adaptation, and Aging* 3:49–53.

Lewis, C. B. 1985. *Aging: The health care challenge.* Philadelphia: F. A. Davis.

Lewis, S. C. 1989. *Elder care in occupational therapy.* Thorofare, NJ: Slack.

Lipe, A. 1991. Using music therapy to enhance the quality of life in a client with Alzheimer's dementia: A case study. *Music Therapy Perspectives* 9:102–105.

———. 1995. The use of music performance tasks in the assessment of cognitive functioning among older adults with dementia. *Journal of Music Therapy* 32:137–151.

Longino, C. F., B. J. Soldo, and K. G. Manton. 1990. Demography of aging in the United States. In *Gerontology: perspectives and issues,* edited by K. F. Ferraro, 19–41. New York: Springer.

Lord, T. R., and J. E. Gardner. 1993. Effects of music on Alzheimer's patients. *Perceptual and Motor Skills* 76:451–455.

McClosky, L. J. 1985. Music and the frail elderly. *Activities, Adaptation, and Aging* 7:73–75.

McNeil, C. 1995. Alzheimer's disease: Unraveling the mystery (NIH publication no. 95-3782). Bethesda MD: National Institutes of Health.

Menks, F. 1986. Anatomical and physiological changes in late adulthood. In *The role of occupational therapy with the elderly,* edited by L. J. Davis and M. Kirkland, 41–48. Rockville, MD: American Occupational Therapy Association.

Millard, K. O., and J. M. Smith. 1989. The influence of group singing therapy on the behavior of Alzheimer's disease patients. *Journal of Music Therapy* 26:58–70.

Olson, B. K. 1984. Player-piano music as therapy for the elderly. *Journal of Music Therapy* 21:35–45.

Palmer, M. D. 1977. Music therapy in a comprehensive program of treatment and rehabilitation for the geriatric resident. *Journal of Music Therapy* 14:190–197.

Papalia, D. E., C. J. Camp, and R. D. Feldman. 1996. *Adult development and Aging.* New York: McGraw-Hill.

Pollock N., and K. Namazi. 1992. The effect of music participation on the social behavior of Alzheimer's patients. *Journal of Music Therapy* 29:54–67.

Posner, R. A. 1995. *Aging and Old Age.* Chicago: University of Chicago Press.

Price, C. 1983. Heritage: A program design for reminiscence. *Activities, Adaptation, and Aging* 3:47–52.

Prickett, C. A., and R. S. Moore. 1991. The effects of music to aid memory of Alzheimer's patients. *Journal of Music Therapy* 28:102–110.

Rabin, D. L. 1989. Characteristics of the elderly population. In *Clinical aspects of aging,* edited by W. Reichel, 487–494. Baltimore: Williams and Wilkins.

Redinbaugh, E. M. 1988. The use of music therapy in developing a communication system in a withdrawn, depressed older adult resident: A case study. *Music Therapy Perspectives* 5:82–85.

Reigler, J. 1980. Comparison of a reality orientation program for geriatric patients with and without music. *Journal of Music Therapy* 17:26–33.

Roskam, K. S. 1993. *Feeling the sound: The influence of music on behavior.* San Francisco: San Francisco Press.

Rybash, J. M., P. A. Roodin, and W. J. Hoyer. 1995. *Adult development and aging.* 3d ed. Madison, WI: Brown and Benchmark.

Sambandham, M., and V. Schirm. 1995. Music as a nursing intervention for residents with Alzheimer's disease in long-term care. *Geriatric Nursing* 16:79–83.

Santeramo, B. 1997. The influence of music versus no music on agitation behaviors of Alzheimer's patients. Master's thesis, Colorado State University. Fort Collins, CO.

Saxon, S. V., and M. J. Etten. 1987. *Physical changes and aging.* New York: Tiresias Press.

Schwartz, A. N. 1974. A transactional view of the aging process. In *Professional obligations and approaches to the aged,* edited by A. N. Schwartz and I. Mensh, 4–26. Springfield, IL: Charles C Thomas.

Smith, G. H. 1986. A comparison of the effects of three treatment interventions on cognitive functioning of Alzheimer's patients. *Music Therapy* 64:41–56.

Smith-Marchese, K. 1994. The effects of participatory music on the reality orientation and sociability of Alzheimer's residents in a long-term-care facility. *Activities, Adaptation, and Aging* 18:41–55.

Spence, A. P. 1989. *Biology of human aging.* Englewood Cliffs, NJ: Prentice Hall.

Strick, E. 1997. The use of tactile stimulation in music to influence agitated behaviors in Alzheimer's dementia. Master's thesis, Colorado State University. Fort Collins, CO.

Thorson, J. A. 1995. *Aging in a changing society.* Belmont, CA: Wadsworth.

Vickers, W. D. 1983. Project looking back: A structured reminiscence experience. *Activities, Adaptation, and Aging* 3:31–37.

Watts, T. D. 1980. Theories of aging: The difference in orientations. *Journal of Music Therapy* 17:84–89.

Weideman, D. A. 1986. Effect of reminiscence and music on movement participation level of elderly care–home residents. Master's thesis, University of Kansas, Lawrence.

Weiner, M. B., A. J. Brok, and A. M. Snadowsky. 1987. *Working with the aged.* 2d ed. Norwalk, CT: Appleton-Century-Crofts.

Whitbourne, S. K. 1996. *The aging individual.* New York: Springer.

Wolfe, J. R. 1983. The use of music in a group sensory training programs for regressed geriatric patients. *Activities, Adaptation, and Aging* 3:49–62.

Wylie, M. E. 1990. A comparison of the effects of old familiar songs, antique objects, historical summaries, and general questions on the reminiscence of nursing-home residents. *Journal of Music Therapy* 27:2–12.

為身障兒童提供的音樂治療

章節概要

Michael H. Thaut

苦於身體傷殘的人們，不論是兒童或成人，都涵蓋了相當廣泛多樣的不同症狀，且其造成傷殘的因素與後果也各自有異。這一章要討論的情形是，肢體能力受到限制的一般問題。限制身體功能的情況可以用很多種的方法來定義，包含的用語像是智障的、跛腿的、身體損傷的，或是傷殘的。這些用語通常會互換使用，因為復健總是盡早開始為好，所以本章將會著重於兒童的兒科復健上。

身體障礙的情形可以根據一個人行動的能力（行走的能力）來描述。它們也可能是先天的和／或長期的，與後天的和／或嚴重的情況（Sherrill, 1981）。

先天的（congenital）和／或長期的情況通常是由於出生時的缺陷。當身體或是功能的異常存在於出生時，它們被稱為是先天的。當它們是起因於基因所造成的，在之後的生活才顯露出來，便被稱為是慢性的。在此範圍最常見的情形是腦性麻痺、肌肉萎縮、神經管閉鎖不全、先天性足畸形、先天性髖關節脫臼、先天性多發性關節、幼年型類風濕關節炎、侏儒症，與成骨不全症。

後天的和／或嚴重的情形是來自於不同的原因：外傷、疾病，或是來自成長與發展的失調（osteochondroses）（Sherrill, 1981）。這些情形包括燒燙傷、脊髓損傷、後天截肢與小兒麻痺。

需要了解的是，身體殘障的小孩通常承受著多重的損傷，該創傷或缺陷會損害人類的神經系統，不管是先天或後天的，很少僅損及單一區域，常見的是廣泛性的損傷，並造成超過一種以上的功能受損。我們通常會看見身體損傷會與智力不足、語言損傷，或感覺損害產生關聯，像是眼盲或是耳聾。舉例來說，一位腦性麻痺的小孩也可能是心智遲緩，或可能有視覺或語言損傷。然而，相對的實例也可能會被發現。一個孩子可能有非常嚴重複雜的身體狀況，像是成骨不全症，但是可能擁有正常的智商能力。對於專業的照顧者，為多方面殘障的兒童，創造一個跟他們的弱點互補與強化他們能力的環境是一項挑戰。

身體障礙的狀況

❖ 腦性麻痺

腦性麻痺是一種非漸進性（nonprogressive）的動作與姿勢失常，起因於大腦中動作區域的損傷。大約 85% 到 90% 大腦損傷的發生是在懷孕或出生期間，原因來自早期的腦性麻痺稱為先天性。其他 10% 到 15% 的腦性麻痺者是在幼年時期受到腦部傷害，則稱為後天性（Bleck & Nagel, 1982）。在美國超過 750,000 人被診斷為腦性麻痺，三分之一的患者未滿二十一歲。根據 Bleck 與 Nagel 所言，每一千位出生的孩子中有七位會是腦性麻痺。許多輕微的案例中，大約在這七位中的一位是沒有得到特殊照顧的。

被歸類為腦性麻痺中一種常見的情形是肢體障礙，依據損害的類型來辨識腦性麻痺的肢體障礙是重要的。在麻痺損害中，中樞神經的椎體系統是受損的，單純指痙病（pure athetoid lesions）只有外椎體系統是受損的。值得注意的是，腦性麻痺起因於中樞神經系統受到損傷，周圍神經系統與肌肉是未受損傷的（Gage, 1989）。依據損害的類型，運動的機能可能會展現不同的異常。了解不同損害連結不同的障礙，對於設計有效的治療課程是必要的（Malherbe et al., 1992）。特別是在步伐，許多典型的姿態，像是受損的平衡感、移動時的反射模式、異常的肌肉緊張、在肌肉群組的失衡，與有選擇能力的肌肉控制，有很好的分析與描述（Sutherland et al., 1993）。

七種腦性麻痺常見的敘述：

肌肉痙攣（Spasticity） 腦性麻痺的患者，手臂與小腿的肌肉在一個人企圖伸展或是突然的移動時，會繃緊和強烈縮緊。許多重要的肌肉反射也受到阻礙，導致異常的移動模式與姿勢。當小孩年紀漸長，收縮的肌肉變得更短，且會發生有缺陷的四肢、骨盆與脊椎。

指痙病（手指徐動症）（Athetosis） 指痙病的兒童表現出非自願性的、無目的性的四肢動作。除此之外，無目的的動作是扭曲的。

僵硬的動作（Rigidity） 對於麻痺患者來說，動作的僵硬是更嚴重的。

運動失調（Ataxia） 有運動失調的兒童行走是緩慢的，有著擺動的軀幹，靠著分開的雙腳與手臂的上舉來維持平衡。運動失調與失去平衡、失去空間位置感與不協調的動作有關聯。

顫抖（Tremor） 四肢晃動，特別是當他嘗試移動四肢時；顫抖在靜止不動的四肢上是不容易被觀察到的。

混合類型 有這樣情況的兒童通常都有肌肉痙攣與指痙病。同樣地，顫抖與運動失調在其他狀況下可能會是混合發生的。

肌肉麻痺（Atonia） 這是一種沒有肌肉張力或非常鬆弛的狀態，有可能發生在嬰兒期。肌肉麻痺有可能會發展為肌肉痙攣。

其他方法可辨識腦性麻痺情形是根據四肢涉入的情形。常見情形有：

1. 局部麻痺：其中一個肢幹涉及其中。
2. 半身麻痺：在一邊身體中的上部與更低軀幹。
3. 下身麻痺：僅限於較低的肢體。
4. 兩側麻痺：主要的是涉及較低的肢體，部分次要的是涉及上部的肢體。
5. 三肢麻痺：涉及三個肢體部位，通常是包括較低的肢體與一個上部的肢體。
6. 四肢麻痺：涉及身體的四肢。

幾乎所有腦性麻痺兒童都伴隨多重障礙。大概 50% 到 60% 患者是心智遲緩，且大約相同的比例患有視覺損傷。在 5% 到 8% 之間的患者有聽力喪失。大約三分之一的患者在生活裡的某些時刻會發作。學習障礙也非常普遍，通常活動過度活躍、容易分心、失去專注力，與貧乏的注意力，是突顯的部分。

❖ 肌肉萎縮

肌肉萎縮是全身肌肉漸進性的衰弱，可以歸因於肌肉細胞的退化，且由他們的脂肪與纖維組織所取代。大部分常見的肌肉萎縮類型是杜賓型（Duchenne type）。通常發生於三歲之前，但是病症可能會在之後的十歲或是十一歲時顯現。這樣的疾病是編碼於基因上的（genetically encoded），遺傳模式可以由家族史來展現，在美國大約有 250,000 人承受肌肉萎縮之苦。

早期疾病的訊息包含動作上的難以控制與不靈活、體弱的姿勢（poor posture），以及躡手躡腳地走。瘦弱肌肉的發展從腳部延伸到小腿、臀部、腹部、肩膀與手臂，手、脖子與臉之後也會受到影響。在杜賓型進行性肌肉萎縮症（Duchenne-type muscular dystrophy）中，病發的過程是逐漸地變糟。大部分的兒童由十歲起就坐輪椅。死亡通常發生於青少年晚期。這疾病本身並不會致命，然而，次級併發症（secondary complications）像是由於心臟肌肉衰弱的心臟衰竭，或是因呼吸上的肌肉衰退而造成極大的肺部感染，這些通常是造成死亡的原因。

❖ 神經管閉鎖不全（脊柱裂）

神經管閉鎖不全是在脊柱上的開放性缺陷，是由於胎兒的異常發展造成。這是在孩童中最嚴重的障礙情況，在新生嬰兒中發生率為千分之 1.1 到 4.2 之間（Sherrill, 1981）。神經管閉鎖不全是起因於後面曲拱型脊椎骨於出生前的閉鎖缺陷。在隱性脊柱裂（spina bifida occulta）中，突出的骨頭由皮膚所覆蓋，但是那裡並無脊髓（spinal cord）輸出；如果有的話也是很少，問題會與隱性脊柱裂有關。

這種障礙的其他形式有嚴重的情況，腦脊膜膨出（meningocele）是其一，腦膜（脊髓包覆著）伸出的通道位於脊柱的後面。最嚴重的情況稱為脊髓脊膜膨出（myelomeningocele），脊髓與腦膜發展於身體之外。

許多障礙與神經管閉鎖不全有關係。沿著脊柱愈高位置的缺陷，愈有可能造成軀幹與骨盆的麻痺，導致無法有能力獨自行走。位於較低部分背後的缺陷可能可以利用枴杖與助行器（leg braces）來行走。許多兒童有骨頭的殘疾，像是臀部錯位、畸形足、轉折腳（turned-in feet）等等。此外，根據缺陷的位置，失去皮膚感覺是最常見的問題。有這樣情況的所有兒童會有排尿時的膀胱與肌肉麻痺的情形；一些兒童身上也存在腸子麻痺的情況。90%伴隨神經管閉鎖不全的兒童中，腦水腫（大腦中有水）的發生是起因於大腦中腦脊液蛋白（cerebrospinal fluid）數量的增加。腦水腫通常與心智遲緩有所關聯。舉例來說，在脊柱裂治療的問題上，神經外科是涉及脊柱缺陷上的癒合，整形外科是矯正畸形的骨頭，或驗尿是為了掌控膀胱的功能，能改善受疾病侵襲孩童的生活品質。然而，大部分擁有神經管閉鎖不全的兒童在生活中都需要受到廣泛性的照顧。

❖ 畸形足

根據 Sherrill（1981）描述，先天性畸形足是先天殘疾（orthopedic disability）中最普遍的，發生率是七百名誕生者中便有一人。整個腳成逆位狀態，腳後跟是靠近的，且前腳是向內彎曲（併攏）。畸形足在嚴重程度上是多變性的。利用石膏夾（casting）、支架、夾板與手術通常可矯正這種情形。

❖ 先天性髖關節脫臼

先天性髖關節脫臼是起因於髖骨在胎兒身上的異常發展。由於輕微不易被發現，直到幼兒開始走路時才開始產生缺陷。正確的治療包括手術、石膏夾與夾板。大部分的實例中，兒童會花費大量的時間被固定在石膏夾或是夾板上無法移動，並住院治療。

❖ 先天性關節彎曲

受到關節彎曲侵襲的兒童在出生時伴隨著僵直關節與肌肉無力，這是一種先天性疾病。舉例來說，肩膀可能會向裡彎，手肘是挺直的，且手腕是屈曲與往內彎曲的。較低的四肢也常常是受到影響的。關節通常較大且會失去運動能力。脊髓有時是彎曲的（脊柱側凸）。有這樣疾病的孩子可能或是不會行走。然而，在他們有限的機動性與笨拙的動作範圍之內，可以運行得很好，且對於他們的畸形沒有痛苦。

❖ 幼年型類風濕關節炎

幼年型類風濕關節炎是一種影響兒童的疾病，通常發生在十一歲之前，二到四歲之間與八到十一歲之間是發生率的兩個高峰期，女孩通常比男孩多出三到五倍。這種疾病特殊的原因並不清楚，其發炎的關節是來自異常的抗體攻擊正常身體組織造成，然而抗體為何出現則原因不明。不像成人的關節炎，大部分兒童的患者在發病後的十年內仍能自由活動。

在此疾病期間，會有一個或是更多的關節是發炎的。一些疾病也會伴隨發燒與出疹子。在關節發炎嚴重時，通常會有劇烈的疼痛，且可能會持續幾天到幾個星期。發炎的關節有腫脹、變色與脆弱的情形。膝蓋、腳踝、腳、手腕、手、肩膀、手肘可能會受到影響，甚至影響臀部。

❖ 侏儒症

侏儒症是一種先天的情形，以骨骼的異常發展和遲滯的身體成長為特色，是超過年齡組的平均值三個標準差以上。大部分的侏儒有著相對比較正常的軀幹與頭部，伴隨著不相稱的短手臂與腿。他們的身體機動性比起身高而言很少有限制，且他們的智力是正常的或是高於平均數的。

❖ 成骨不全症

在成骨不全症（osteogenesis imperfecta, OI）中，普通的用語是易碎的骨頭疾病，這是一種遺傳的疾病，男性與女性發生機率相同。這種症狀出現在出生或是之後的發展上，脆弱的骨頭與短小的四肢是其特徵，容易產生畸形是因為在變形的位置上不斷的骨折與治療。肌肉組織與皮膚擁有較大彈性造成關節會過度移動，不論小孩或成人都很少有能力獨立走路，患有成骨不全症的小孩有著正常的智力，且學術上有不錯的成就，然而在身體上的活動是嚴重受限。

❖ 燒燙傷

熱損傷可能是由於火、化學物、電流、輻射與延長接觸極熱或極冷的液體（Sherrill, 1981）。熱損傷可藉由範圍與程度來作評估。身體損傷的範圍，可由整個表面區域受到傷害的影響來看。程度是決定於三種類型。一級灼傷僅影響外層的皮膚，雖然皮膚呈現紅色，且對觸碰較敏感，但會快速地復癒。二級灼傷會破壞外層的皮膚，且會產生嚴重的傷疤。它們會傷及神經末梢，而感到非常疼痛的。然而，二級灼傷經過幾個禮拜後會自然痊癒。三級灼傷涉及所有的皮膚層，且可能牽涉到肌肉、肌腱與骨頭。受傷的地方皮膚呈現白色與乾燥，感覺像是皮革。因為神經末梢是被破壞的，開始時並不感覺疼痛。三級灼傷需要皮膚移植，且要延長住院治療。在特別的情形下，治療會涉及藥浴、移除老廢的皮膚組織、包紮的更換，以及手術的程序，包括皮膚的移植。

燒燙傷大部分的治療程序是非常痛苦的。特別是對於年輕的小孩，這些程序會有情感創傷的影響。在住院治療後，長時間的復原時間通常是需要的。不可避免的是疤痕組織將會形成，它對於日光非常敏感。且厚的傷疤組織將會使關節行動的範圍受到限制。支架、夾板與支撐的繃帶或是面具，是被使用來抑制疤痕組織的成長。其中一種對於灼傷受害者最難以因應的問題是受到變形的身體外表，這會使他們遠離其他的人。

❖ 脊髓損傷

許多脊髓損傷會導致部分身體有不同型態的癱瘓，可被歸類為半身不遂或是四肢麻痺。半身不遂起因是由於下半部身體癱瘓，包含動作與知覺，四肢麻痺是所有四肢都麻痺。雖然這樣的情況可能是起因於先天的異常，在復健機構常見的是外傷，原因來自機車車禍、運動意外、槍傷或是從高處跌落的傷害。癱瘓起因於由大腦經脊髓到四肢的神經傳導途徑發生阻礙，受傷脊髓的部位愈高，傷害發生的愈嚴重。在脊髓中的神經系統完全被破壞時，將無法再新生，且目前的醫療技術仍無法修復。如此一來，癱瘓將會成為永久性。在創傷之後，穩定病人與立即開始緊急的照顧，對於傷害結果而言可能是關鍵的。假使緊急程序可以提早啟動的話，部分不完全的神經損傷也可能被修復。

復健的主要重點應放在於病人的心理狀態，提升鬥志、引起動機，與面對生活品質已經改變的態度。在受傷害的人生活中，其情緒、社交與職業上的改變可能是巨大的。支持性的諮商，來自家人、朋友與同輩的情感支持，與協助每日生活上的適應能力，以及職業上的努力都是必要的。

❖ 後天截肢

大多數在小孩身上的選擇性截肢發生於十二與二十一歲之間。在外傷截肢常見的大部分原因是摩托車車禍、農場意外、電動工具意外與槍傷。其他截肢的原因包含癌症、骨頭腫塊，或是血管上的狀況，像是壞疽。

選擇性的截肢，是心理的重大創傷之一，兒童可能也會經歷。對於一位被截肢的兒童而言，任何復原的計畫須有兒童自己與家庭二者強力的心理支持。對於一位被截肢兒童的主要治療目標，是能夠賦予他們盡可能地正常發展與成長，並享受有意義的生活品質。一個主要的截肢復健在外觀上是義肢設備的使用。目前由於外科技術的進步，義肢通常可以在截肢後的三十天以內裝置。義肢使用的訓練須包含每天生活功能性的活動，及盡可能加入較多的休閒娛樂性活動。

❖ 小兒麻痺症

小兒麻痺是一種病毒感染，是在脊髓中的運動細胞受到攻擊。病毒的入侵是透過腸道，經由血液流動停留在脊髓的運動細胞中。病毒可能導致僅是細胞的發炎與腫大，要完全的恢復也有實例可循。在許多實例當中，運動細胞是被破壞的，且將會發生不可逆性的肌肉麻痺。在開始感染時，會發生發燒、痛苦的肌肉痙攣與肌肉僵硬。經過這種嚴重的情況後，肌肉機能會恢復正常或是會持續肌肉麻痺的情形。在感染後持續十八個月未癒，才可診斷為永久性傷害。

受感染的大部分兒童一般在雙腳有中度或嚴重的麻痺，有時軀幹也會。脊髓彎曲（脊髓側凸）與關節畸形原因可能來自肌肉無力。復原包括對於無力肌肉的力量訓練、使用支架來支撐脆弱的關節，與針對行動時使用枴杖及輪椅。小兒麻痺僅侵襲神經肌肉的系統。雖然小兒麻痺至今仍然存在，但自從疫苗傳入後，在先進的國家中此類案例已較少見。

身障者的音樂治療：概要

❖ 環境設置

在不同的環境裡，音樂治療師會遇到身障的兒童。音樂在這個國家主流的法律裡（PL 94-142），大部分身障的兒童會成為教育設置的一部分，同時有著正常與身障學生的班級會成為主流趨勢。特殊班級在一般學校，或者為了兒童特殊需求的學校裡設置。其他的設置是在有音樂治療師與這些兒童一起工作的場所，包含醫院門診課程、發展中心、團體養護中心，或是學前中心。Jellison（1988）對於身障孩童在不同環境設置中的有效音樂治療方法上，提供了一個廣泛的研究調查。

❖ 背景與相關知識

為了與身障的兒童有效地工作，音樂治療師必須完全熟悉其特殊障礙的情形，每種情況都有不同的原因、診斷與治療需求（Toombs-Rudenberg, 1982）。舉例來說，像是腦性麻痺的情況就需要特別的掌控技術。當音樂治療師與身障者工作時，將需要知道一位身體障礙的兒童在地板、椅子或是輪椅上，是怎樣做出姿勢，如何支持與提供運動可能的最佳範圍，或是避免強化不良的姿勢、反射與動作。音樂治療師也需熟悉的技術，包括兒童從床到椅子或是從躺到坐的姿勢的改變。

另一個重要的考量是該狀況的病程發展與診斷，這是漸進式的病變嗎？將會隨時間愈來愈嚴重嗎？如果真是這樣，哪種程度的功能是治療者可以對該特定疾病階段的兒童符合真實情況的預期？了解特殊情形的診斷，將會給音樂治療師足夠知識來了解兒童，知道哪些範圍的行為是有影響的，與什麼樣的功能是可以被預期的。

另一個對於音樂治療師的重要知識領域，包括在動作、社會、情緒與認知行為上的正常發展步驟與階段。研究中顯示得很清楚，身障兒童的發展與正常兒童有著一樣的過程。然而，他們的發展步調較緩慢，或是可能停止在某一個階段（Cratty, 1975）。這樣的知識對於為了要移動兒童、發展有意義與可達成的方法、達成較高層次的功能來說，規畫合適的治療目標是非常重要的。

❖ 跨學科團隊的成員

根據前述的討論相當明顯的，音樂治療師必須完全熟悉病人在每種障礙情形之發展的、心理的與醫學的訊息。這樣的背景知識，對於音樂治療師成為一個有效的特殊教育方案或醫療團隊中高效能的一員，是非常必需的。

❖ 目標

音樂治療師與身障的兒童一起工作時，要達成三種不同目標：即教育的、復健的與發展的目標。

教育的目標　教育的目標焦點放在兒童的學術發展，包含社會、情緒與身體技能的發展。音樂治療的目標對於兒童而言，是緊密地連結著教育計畫，尤其是在特殊教育的環境設置上。音樂治療師使用的音樂活動，連結說話、動作以及其他創作性藝術媒材，像是歌劇或是視覺藝術，是為了支持與加強教育的概念。例如，利用背景音樂來加強注意廣度與認知的學習；利用歌曲與讚美詩來教導學術概念，例如，背九九乘法表或是了解關於世界的知識；利用音樂團體的活動來教導社交技能、敲奏樂器來加強動作技能，與像是唱歌或是唱詩歌的音樂活動，或是表演音樂戲劇來加強溝通技巧。

復健的目標　復健的目標強調在生理缺陷之矯正或是修復，像是使用肌肉來運動、調整姿勢與換氣，或是從聽覺、視覺及觸覺來提升感官知覺。其他的治療也許導向說話能力的提升，舉例來說，患失語症（aphasic）或是運用不能症（apraxic）的情況，或是說話流暢性的問題或聲音適當的使用問題。音樂治療師以復健目標工作時，通常是在有住院病人或門診病人設置的醫院。

發展的目標　發展的目標重點在於增加兒童的正常發展，藉由透過音樂來盡可能滋養他們在社會、情緒與感覺動作的經驗方面的生活。音樂治療師發展音樂性活動是利用兒童任何現有功能的能力，來提供有助益之娛樂性與休閒性的經驗。換句話說，音樂治療師盡可能對身障兒童使用音樂來豐富與常態化（normalize）其生活品質。舉例來說，音樂治療師可能教導兒童敲奏樂器、使用適合的設備，或是透過管絃樂隊、樂團、合唱團或是音樂劇團體，來幫助他們整合到團體中。

對於身障兒童擴展資源的一些設置，將能使音樂治療師整合他們在教育、復健與發展性的目標。一種整合性的方式通常對於兒童有正面引起動機的影響，因為它通常會減輕身為病患或是減少需要特殊治療的感受。

身障治療中的音樂治療

如同我們的討論，對於身障孩童，音樂治療的目標可以分為三種主要範疇：教育的目標、復健的目標與發展的目標。在每個目標範圍內，在治療課程裡可能描述的特別行為或能力，我們可以進一步劃分音樂治療的介入性。音樂治療介入的六種治療面建議為：動作技巧、溝通技巧、認知技巧、社交技巧、表達情感技巧與音樂技巧。

❖ 動作技巧

音樂治療提供一種廣泛多元的治療性音樂技術與經驗，來改善身障孩童的動作機能。在此範圍常見的目標是強化肌肉、增加動作廣度、鍛鍊協調與平衡性、功能性動作的活動訓練、加強肌肉的適當姿態、動態性與步態訓練。技術可以被劃分成兩種途徑：動作音樂（movement to music），以及透過音樂來運動（movement through music）。

在第一個途徑，音樂被當成伴奏，來引導與組織動作活動。鎮定的音樂伴隨著較低的音量，也許能在肌肉僵硬與痙攣時協助肌肉放鬆。節奏性的刺激可以非常有效地用來當作心律調節器（pacemaker）或是計時器，建構起在適當的時間與空間的協調性、預期，以及動作上的節奏感（Thaut, 1985）。節奏音樂的刺激也能影響肌肉活動。當動作與節奏是同步時，肌肉可以變成更具活動力與能運轉得更有效能。在第十一章（音樂治療與神經復健）提供了一種特別探討在動作上節奏同步的效果。演奏的音樂或歌曲，可以被使用來建構與調整手臂及手部訓練，例如在伸手與抓取的訓練上。節奏的刺激可以非常有效地促進步態的訓練（Thaut et al., 1998）。節奏性的目的是一種利用節奏的語言或記數之技術，來協助腦性麻痺的兒童練習功能性的、目標導向的動作任務（Cotton, 1974）。音樂與聲音在動作訓練期間，可以成功地提供在聽覺的回應上（Flodmark, 1986; Talbot & Junkala, 1981; Walmsley et al., 1981）。

所有音樂治療使用的動作音樂可以被歸類為從內在來進行節奏性的運動，像是步態（gait），或是被歸類為在功能上動作範圍的提示，通常是單一抽象的動作所構成。節奏式的聽覺刺激（rhythmic auditory stimulation, RAS）是一種技術，是用來促進節奏性的運動，特別是步伐。圖形式的感覺提升（patterned sensory enhancement, PSE）是利用音樂短暫的、視覺一空間的與動力的模式，在功能性的任務或運動上，用為提示抽象的動作或是更長的連續動作上的建構，特別是在訓練手與手臂的期間。詳細探討 RAS 與 RSE 可參閱第十一章。

在第二種途徑，敲奏樂器對於肌肉運動可提供非常好的資源，以及增進粗大動作與精細動作的技能。這樣的技術被稱為治療式的樂器演奏（therapeutic instrumental music playing, TIMP）。詳細討論 TIMP 可參閱第十一章。樂器可配合身體的需求與身障兒童的能力來選擇。敲奏樂器可協助改善動作的廣度、強壯肌肉、擴展呼吸功能，與練習四肢的協調性和手部操作的靈巧度。樂器也可用來強化適切的肢體姿態，樂器對於身體復健上是非常有動機與效能的工具。然而，為了達到樂器的功能，它們必須經過選擇並符合其適用的功能。

Clark 與 Chadwick（1980）寫了一篇關於身障族群在樂器的臨床適應之廣泛性導覽。Elliot（1982）提供了一個深入的導覽，玩樂器的身體需求（適當的姿勢，包含肌肉群組、肌肉的範圍），在許多樂器中被評估為重要的細節。這種導引能提供治療者對於特殊的身體能力來搭配特殊的樂器，也能為治療中的特殊肌肉運動目標來選擇樂器。

❖ 溝通技巧

音樂治療的技術可以用三種方式呈現溝通技巧的目標。

一、音樂活動與經驗可以當成有效的激勵因素與促進因素，來鼓勵兒童去溝通，可以是語言或是非語言的。唱歌、吟誦結合音樂與遊戲，或僅是加入與他人一起的獎勵性音樂活動，可以鼓勵或激發兒童的參與溝通。

二、音樂能提供一種有效的酬賞，來鼓勵與強化溝通行為。藉由敲奏樂器或聆聽喜愛的歌曲之機會，兒童可以提問適當的問題而獲得獎賞。

三、有許多語言治療的技術是使用音樂媒材來彌補說話的不足，技術是以旋律式音調治療與刺激方法為根據（參見第十一章的細節），被用於失語性或語言運用障礙的兒童身上。

節奏性的技巧在一些口吃與語句遺漏之影響的個體上達到成功的治療，口吃者可以藉由說話節奏性的方式，或使用強化性的旋律來增加他們的流暢度。一些語句遺漏者可藉由使用類似的技術，也許能夠使他們快速與難以理解的說話方式慢下來。在聲音障礙的例子中，發聲練習也許能幫助矯正異常的聲調、響度、音色、呼吸與說話的聲韻（prosody of speech）。

❖ 認知技巧

音樂媒材可能強化身障兒童認知學習的過程，音樂可以非常有效地作為學習效果的激發與刺激、增進與獎賞。教育／教學上的歌曲、吟誦或是活動結合了說話、運動與音樂，能夠促進、淨化與獲得學術訊息。具有旋律性與節奏結構的歌曲能提供很好的記憶，從中來強化學術性的概念。即有一些歌是關於英文字母或是身體部位的歌曲，而韻謠與聖歌可以敘述歷史的年代、九九乘法表等等。在學習環境裡播放音樂，可以激發較高的注意力與降低焦慮。有些理論建議，在一種特別的心情下學習或是與情感刺激相連結，當後來回憶的時候，如果先前的心情或是刺激存在時，回憶將會較為容易（Bower, 1981）。如此一來，音樂作為心情刺激，提供於學習環境裡，也許能有效地促進記憶回想。

❖ 社交技巧

身障兒童通常在參與社交活動時，對於身體移動有諸多的限制。然而兒童的社交活動，一般是環繞在肢體活動範圍內，離開這些活動將會使兒童得不到社交學習的重要經驗，這有益於兒童人格的健康發展。因此，健康的專家、老師與父母要面對的挑戰是發掘活動，來整合身障兒童的社交經驗。

有意義與愉悅地參與音樂活動的團體，能產生不同程度的體力或智力。團體唱歌或樂器合奏可安排臥床與坐輪椅兒童在一起，利用一些技巧讓兒童使用受傷與未受傷的手與手指、損傷與未損傷的感官，透過音樂來達成他們的人際互動。

如何選擇符合肢體能力的器具和樂器，可以在 Elliot（1982）及 Clark 和 Chadwick（1980）的書找到。國家音樂治療協會也有關於障礙兒童的音樂治療專文（Lathom & Eagle, 1982）。

❖ 表達情感技巧

身障兒童與一般兒童一樣，對於健全地表達情感，以及有機會能表達他們的感受，有著相同的需求。這些兒童實際上可能有較多的需求在處理他們殘障經驗的感受，像是悲痛、沮喪或是寂寞。結合他們情緒上的需求，身體上的限制可能阻礙他們使用一些平常的管道來表達感受。

音樂治療在滿足情感需求上扮演一個明顯的角色，音樂是一種強大且有助益於表達情感的媒介。音樂可提供許多在感覺、身體與智能的不同層面能力。如此一來，音樂治療師有好的能力在工作上幫助兒童發展情感的表達，且也可在身障孩童情緒的問題上提供協助。

❖ 音樂技巧

身障兒童生活常態化是整體策略的一部分，發展特殊的天分以及休閒娛樂技巧是必需的。在選擇樂器上使用合適的資源，以及參考適當的社交技巧來選擇合適的器械，治療師可以幫助兒童音樂性地達成這些目標。藉由表演取向（performance-oriented）的成功經驗，與提供表達情感、認知、社會與肢體上、音樂藝術上訓練的酬賞，這些音樂技巧的發展將可以使兒童的生活常態化。

摘要

在這章呈現了對於兒童身障情形的一個瀏覽，也介紹治療領域、目標以及臨床的方式，這些是音樂治療師與這些兒童們工作時所使用的技巧。

身體障礙的情況可以被歸類為臥病在床的或非臥病在床的。更進一步來說，它們可以被區辨為先天的與／或慢性的，及後天的與／或急性的。先天的與／或慢性的情況，在這章節的討論是腦性麻痺、肌肉萎縮、神經管閉鎖不全、畸形足、先天性髖關節脫臼、先天性多發性關節、幼年型類風濕關節炎、侏儒症與成骨不全症。後天的與／或急性的情況被討論的是燒燙傷、脊髓損傷、後天截肢與小兒麻痺症。

許多兒童的身上承受著多重的障礙，也影響到智能與感覺的功能。音樂治療師會在特殊教育機構、醫院、發展中心、團體療護所，以及學前中心遇到這些特別的兒童。

音樂治療師與身障兒童工作時要達成三種不同型態的治療目標：教育的目標、復健的目標與發展的目標。這些每一個大目標的範圍內，在動作技巧、溝通技巧、認知技巧、社交技巧、情感表達技巧與音樂技巧上，音樂治療師使用音樂為基礎的方式（music-based methods）運用於工作上。

討論問題 Study Questions

1. 你能否以不同方式來描述以及分類兒童的身體障礙？
2. 針對身障兒童的音樂治療師，是以什麼不同形式來達成目標？
3. 描述在問題 1 裡各種身障情形的主要症狀。
4. 哪六個技巧領域是音樂治療師開發身障孩童的焦點所在？
5. 列出音樂治療師使用音樂刺激於動作復健與發展動作技巧的三個方法。
6. 列出音樂治療師在工作中使音樂刺激作為溝通技巧的三個方法。
7. 為何音樂能有效地成為特殊媒介，來提供有益於身障兒童在社交和情緒上的經驗？

參考文獻 References

Bleck, E., and D. Nagel, eds. 1982. *Physically handicapped children: A medical atlas for teachers.* New York: Grune and Stratton.

Bower, G. H. 1981. Mood and memory. *American Psychologist* 36:129–148.

Clark, C., and D. Chadwick. 1980. *Clinically adapted instruments for the multiply handicapped.* St. Louis, MO: Magnamusic-Baton.

Cotton, E. 1974. Improvement in motor function with the use of conductive education. *Developmental Medicine and Child Neurology* 16:637–643.

Cratty, B. 1975. *Remedial motor activity for children.* Philadelphia: Lea and Febiger.

Elliot, B. 1982. *Guide to the selection of musical instruments with respect to physical ability and disability.* St. Louis, MO: Magnamusic-Baton.

Flodmark, A. 1986. Augmented auditory feedback as an aid in gait training of the cerebral-palsied child. *Developmental Medicine and Child Neurology* 28:147–155.

Gage, J. R. 1989. An overview of normal and cerebral palsy gait. *Neurosurgery: State of the Art Reviews* 4:379–401.

Jellison, J. 1988. A content analysis of music research with handicapped children (1975–1986): Applications in special education. In *Effectiveness of music therapy procedures: Documentation of research and clinical practice,* edited by C. E. Furman, 223–284. Washington DC: National Association for Music Therapy.

Lathom, W., and C. Eagle. 1982. *Music therapy for handicapped children,* Project Music Monograph Series. Washington DC: National Association for Music Therapy.

Sherrill, C. 1981. *Adapted physical education and recreation: A multidisciplinary approach.* Dubuque, IA: William C. Brown.

Sutherland, D. H., and J. R. Davids. 1993. Common gait abnormalities of the knee in cerebral palsy. *Clinical Orthopaedics and Related Research* 288:139–147.

Talbot, M. L., and J. Junkala. 1981. The effects of auditorally augmented feedback on the eye-hand coordination of students with cerebral palsy. *American Journal of Occupational Therapy* 35:525–528.

Thaut, M. H. 1985. The use of auditory rhythm and rhythmic speech to aid temporal muscular control in children with gross motor dysfunction. *Journal of Music Therapy* 22:108–128.

Thaut, M. L., C. P. Hurt, D. Dragon, and G. C. McIntosh. 1998. Rhythmic entrainment of gait patterns in children with cerebral palsy. *Developmental Medicine and Child Neurology,* in press.

Toombs-Rudenberg, M. 1982. Music therapy for handicapped children: Orthopedically handicapped. In *Music therapy for handicapped children,* edited by W. Lathom and C. Eagle, Project Music Monograph Series. Washington DC: National Association for Music Therapy.

自閉症兒童的音樂治療

章節概要

Michael H. Thaut

自閉症是一種嚴重且能力缺陷的發展疾患，影響著約萬分之四的孩子。男孩的發生率是女孩的三到四倍，這個終生長期的疾患，會在生命中的前三十個月被明顯地察覺。三分之二的自閉症兒童終其一生，會持續嚴重的缺陷，並需要監護照護（*DSM IV*, 1994）。在這個章節中，我們將學習自閉症的定義，學習引發這種疾病的狀況，並發現音樂治療是如何被納入對自閉症者的治療中。

定義與診斷

最初自閉症是由一位在 Johns Hopkins 大學的精神病學家 Kanner（1943）發現的發展疾患。他描述有一群孩子在身體外觀上與一般正常孩子無異，但卻表現出嚴重的混亂行為模式，包括極端的社交冷漠或孤單、缺乏情緒反應、逃避眼神接觸、缺乏對聽覺或視覺刺激的反應、缺乏語言發展，或缺乏適當的語言溝通技巧，對物體過度依戀，並專注於儀式化、重複性及強迫性行為。因為這些症狀會在嬰兒早期出現，因此，Kanner 以嬰兒期自閉症（infantile autism）來描述這一類的孩子。

從那時候起，對自閉症的定義與診斷準則，就被許多研究者詮釋與說明（Donnellan, 1985）。為了對疾病的診斷準則取得標準化及一致意見，國際兒童自閉症協會（National Society for Autistic Children）提出對自閉症的行為定義（1978）。根據這些定義，此疾患有四個嚴重困擾的狀況：(1) 發展速率與／或順序；(2) 對感覺刺激的反應；(3) 說話、語言及認知能力；(4) 對人事物關係的能力。為了對自閉症下診斷，這些特徵必須在出生後的前三十個月出現。*DSM IV*（1994）最新的診斷準則，將自閉性疾患（autistic disorder）分類。根據 *DSM IV*，三歲前，在以下三個領域中，至少有一項發展遲緩或功能不彰：社會互動、社會溝通語言，及象徵性或想像遊戲。

❖ 發展速率

雖然自閉症兒童在身體、認知或社會情緒發展等領域，有某些部分有發展速率或順序混亂，然而在其他技巧上卻與一般正常兒童無異，例如，自閉症兒童的互動技巧讓人覺得異常，但他們在某些能力領域上又顯示過人的能力，如：超強的記憶、精細動作技巧、空間知覺或音樂技巧。

❖ 對感覺刺激的反應

自閉症兒童經常有兩種症狀反應出對感覺刺激的困擾：(1) 有問題的感覺調節；與 (2) 制式化、重複性的自我刺激行為。有問題的感覺調節，包括對於碰觸、燈光、聲音或疼痛的感覺刺激，反應不足或反應過度。例如，孩子可能會對掉落的鉛筆聲有過度的驚嚇反應或發怒行為，但卻對警報器大作毫無反應。自我刺激行為通常包括懸掛或旋轉在眼前的物體、以重複及無意義的方式發出母音、拍手、搖擺、咀嚼物體，或在眼前玩弄手指頭。這些行為除了要增加感覺刺激的輸入外，似乎並沒有明顯的目的。對感覺刺激的混亂反應，特別是在二到四歲，當這些相同的困擾行為被察覺，並經常出現在相關的人事物時，即被診斷為自閉症兒童。

❖ 溝通疾患

自閉症兒童在溝通技巧上有嚴重的困擾。不管是在語言或非語言的溝通上，他們經常呈現能力不足或是無意溝通。有些孩子可能會沉默，或偶爾發出含糊不清的聲音；即使他們使用口語，也是缺乏意義的。例如，他們可能會對之前聽過的字詞片語不斷重複式地仿說，但卻沒有意圖傳遞任何的訊息。研究顯示，大約有一半的自閉症兒童並沒有獲得有用的語言能力（Rutter, 1979）。即使有了語言技巧，自閉症的語言與正常的語言仍有顯著的差異。自閉症語言的特徵是：(1) 缺乏社交模仿（例如，揮手並說「再見」）；(2) 在句子中缺乏動詞；(3) 代名詞反轉（例如，說「你」來代替「我」）。甚至高功能的兒童，語言發展很慢，且幾乎都會有句法的問題、受限的字彙及語義，以及聲調的貧乏，是低於一般語言發展的階段（Wing, 1976）。

Rutter（1979）強調，自閉症兒童對語言了解的能力是受損的。在熟悉的社交情境中，可以肢體的暗示來跟從單一步驟的指示，但當遇到數個指令或步驟，或缺少肢體暗示的協助下，他們會有執行上的困難。

很典型地，自閉症兒童嘗試要表達其需求讓他人知道時，也缺乏肢體或手勢表達。他們經常只會指出想要的物體，而不會拉著照顧者的手腕或前臂，去拿想要的東西或到那個地方。能否在五歲前獲得功能性的語言，對未來在社交與智力發展上是個關鍵性的明確指標。

❖ 認知缺陷

自閉症兒童在認知缺陷的本質與受限的原因，尚未被充分地了解。早期的臨床觀察中，自閉症兒童經常被懷疑，在其症狀裡存有高等的智力（Kanner, 1943）。現在的研究者普遍認為，有將近 70% 的自閉症者是智能不足的（智商少於 70），且有 40% 的自閉症患者，智商少於 50（Piven & Folstein, 1994）。Rutter（1979）指出，自閉症兒童有自閉情況與發展問題，也有同時是自閉症又擁有高智商的自閉症兒童。一般來說，因自閉症所造成的認知缺陷有：抽象思考能力的受限、對於聽覺或視覺訊息的理解困難，以及在使用有用及有意義的方式來排列與組織訊息是有困難的（Rutter, 1988; Hermelin & O'Conner, 1970; Wing, 1979）。

❖ 社交情緒技巧

從多年的觀察中得知，與他人之間有嚴重的互動障礙是自閉症主要特徵。早期對自閉症的成因理論與治療方式，多數集中在社交冷漠、退縮、無情緒反應等。雖然缺乏社交與情緒發展仍然是自閉症有力的診斷準則，但這並非成因。

自閉症兒童有四個干擾行為的主要特徵是與人、物體及事件有關（Trevarthen et al., 1998）。第一，這些兒童從出生起便經常顯現出與他人互動上的嚴重問題，例如，在社交場合的問候中缺乏笑容，或甚至拒絕父母親的關愛與養育。自閉症兒童似乎是健忘的，且對環境中的人沒有反應，例如，對母親離開房間並不會感到不安。自閉症兒童會忽略與他人之間的互動意圖，不像其他兒童會要求玩具。自閉症兒童最明顯的行為特徵是缺乏與他人的眼神接觸。

第二，自閉症兒童經常有情緒行為上的困擾，不適當或無效的行為反應。他們可能在沒有任何原因的情況下，特別是有持續長時間的暴怒表現，或是沒有任何理由地大笑或傻笑。臉部或肢體沒有適當地表現出對環境刺激的情緒反應，例如，對穿過一條擁擠的街道既不感到害怕，對他人的擁抱或稱讚也不會有愉快感。

第三，自閉症孩子幾乎總是在發展與其年齡相稱的遊戲行為上有困難。他們會忽略玩具而去操弄其他的物品（例如，繞著燈影轉，或重複地開關電燈），或將玩具以不適當的方式來使用。自閉症兒童會咀嚼某個物體，並用它來打自己，或將東西放在眼前拍打。他們會把物品以重複方式疊成堆或分類。對自閉症兒童來說，與同儕的社會性遊戲型態很少發展出來。

第四，自閉症孩子在其生理環境中，對於維持其日常規則與相同性的儀式化行為表現出強迫性意念。從小小的改變，移動餐廳的桌子到不同的角落，或改變固定的睡覺時間，可能都會引起他們的震怒。對於人、物品或事件的巨大改變，經常會有嚴重的困擾。有些過度的行為會減輕或消退，但社交冷漠則非常明顯地持續著（Wing, 1979）。

病因學

最初自閉症被視為一種特定疾患，精神科醫師歸於早期情緒創傷或失敗的親職教養。這些奇特的症狀（例如，相對上來說是正常的生理外觀，但某些發展技巧受限，過度的無情緒反應、社交冷漠，語言使用困難），促使研究者將自閉症解釋為極早期幼童的情緒創傷。然而，因為這些兒童的病史上並沒有社交或情緒上困擾的持續模式出現，因此在病因學的解釋上轉向其他的考量。

自 1960 年代起，研究累積的證據鄭重指出，自閉症是一種腦部功能的發展疾病，在各種知覺、認知及動作方面出現明顯的障礙（Baumann & Kemper, 1994）。Ornitz（1974）認為，自閉症病因的根源是知覺與動作的困擾；所有其他非常態的行為都可以用感覺輸入的扭曲結果來做解釋。他的理論指出，感覺調節問題導致知覺的不穩定性，對知覺刺激的敏感不足或過度敏感，這兩者的交替被解釋成阻礙自閉症兒童發展穩定的自我或環境表徵。例如，對環境的知覺扭曲，可能會造成自閉症兒童無法專注於相關的社交與情緒刺激，而缺乏眼神接觸、對理解認知概念，以及無法了解日常生活事件的意義，是造成自閉症兒童困擾的原因。

其他幾個對自閉症兒童的病理因素已被辨認出來，但研究結果是衝突的，而且只有對部分的自閉症兒童是適用的。只有在約四分之一的自閉症患者被發現腦半球功能的結構異常（Ornitz, 1987）。然而，近年來利用更先進的影像技術對腦部影像進行研究，其結果強烈指出，自閉症患者的腦部功能異常的部位僅侷限在邊緣系統及小腦迴路（cerebellar circuits）（Baumann & Kemper, 1994）。在調查語言、記憶、一般感覺與認知的訊息處理歷程中的異常現象，令研究者特別感興趣的是，發現邊緣系統與小腦的結構與迴路正是與這些功能相對應的重要部位（Baumann & Kemper, 1994）。

儘管目前對引發自閉症的觀點是神經生理的腦部功能不良，但對自閉症者死後的腦部研究，卻未顯示一致性的神經生理功能問題，且在生理化學的研究中，也未顯示一致性的神經傳導物質異常狀況；此外，有些疾病也與部分造成自閉症的狀況有關，例如，先天的德國麻疹、毒血症、新生兒缺氧，及嬰兒期的痙攣（Ornitz, 1987）。不管對自閉症的神經生理學的知識增加多少，目前並沒有一個整合的理論，可以對不同類型自閉症形成的原因進行解釋。目前來看，自閉症疾患雖然是在產前造成的腦部發展疾患，但並非由單一因素所造成。

鑑別診斷

想找到自閉症單一的形成因素是困難的，主要是因為診斷不易。此外，有些在自閉症兒童身上發現的行為，也同樣會出現在其他的兒童疾患中，因此，要正確的診斷便成為一種挑戰。然而，為了建立一套特別且有幫助的治療與教育介入，自閉症兒童的辨識是必需的。

自閉症兒童與智能不足兒童之間，可藉由發展遲緩的不穩定性來做鑑別診斷。然而，一般智能不足者在整體上有著相同的行為發展缺陷，自閉症兒童則經常表現出特定領域的「片面技巧」（splinter skills）（例如，強力的記憶、對音樂的吸引力或操作技巧）。

自閉症與兒童期精神分裂症可用兩種方式來做鑑別：⑴ 在出生後的前三十個月可以觀察到自閉症的症狀，而兒童期精神分裂症一般在較晚期（五到十二歲）才開始發病；⑵ 精神分裂症兒童比自閉症兒童有更好的語言技巧，而自閉症兒童則是在溝通能力上有嚴重的缺陷。

因為對感覺刺激的不穩定反應是自閉症兒童的主要困擾，因此他們最初常被認為是耳聾、啞巴或失明。然而，在自閉症者大腦中的感覺傳導路線及感覺歷程中樞卻顯現出正常的功能。感覺及語言疾患對感覺刺激的反應（過度反應或反應不足），與自閉症者是不相同的。*DSM IV* 的新診斷準則，將自閉症與雷氏症（Rett's syndrome）——一種兒童時期崩解症做出區隔，也將亞斯伯格症（Asperger's syndrome）視為不同的疾病診斷。

治療

從過去的歷史來看，自閉症的治療反應了當時對自閉症的診斷與病因學理論的流行看法。嬰兒時期自閉症最初被認為是一種精神疾病，被採用專門的精神病理學來介入。親職關係的不足，來自於情感的拒絕以及其他心理創傷，特別是母子間缺乏依附，所以關係的連結被視為治療的重點。然而在 1956 年，Kanner 與 Eisenberg 認為，此疾患的療程在心理治療中，只有少部分的正向效果，也因此開始發展並嘗試許多不同的治療概念與模式。

近二十五年來對自閉症的研究，將焦點放在疾患的腦部功能的發展不良，治療方案轉向為提供教育、語言、認知及行為上的訓練。英國的研究（Bartak & Rutter, 1973; Rutter & Bartak, 1973）顯示超過三年半的時間間隔，相較於精神醫療，自閉症孩子更能從高結構性、指導性、教育性的方法中，獲得教育、語言、認知及行為上的技巧。

對自閉症兒童的治療，從精神醫療模式轉換到教育或發展的環境中，是受到美國在 1974 年所通過的 94-142 公法的大力支持而來。這個法律讓有殘疾的兒童，在最少受限的環境下受教育。現今在公立學校特殊與正規的班級，及特殊族群的發展中心都有自閉症兒童，其中也包括了許多的醫療、心理服務及教育訓練。Trevarthen 與其同事（1998）提倡，要提供一種指導性的結構方法讓自閉症兒童學習，並考慮到每個兒童不同的個體需求。儘管它們會有相當多的困難，但這個方法近年來被許多自閉症兒童的研究發展所支持，例如，辨識照顧、察覺、溝通行為的基本學習能力、情感行為的發展，與對其他人的依附。教育與發展方案也改變了父母親在治療過程中的角色。在早期，父母親的介入被視為潛在的干擾因素，但現在，專家把父母當作工作夥伴是標準實務規範，並訓練父母具備教育或行為管理的技巧。

❖ 教育課程

近二十年，針對自閉症兒童發展出許多不同教育的方案，被強調的有五個主要領域（Thaut, 1980）：

社交—行為技巧　這些技巧包括：(1) 降低干擾注意力的行為，例如，動作干擾、自我刺激，與暴怒情緒；(2) 培養合作性遊戲、社會互動、控制自己的行為，及同儕關係。

獨立生活與自助技巧　這些兒童要學習上廁所、吃東西、穿衣服、個人衛生與安全技巧。

感覺運動發展　感覺運動發展可以促進精細動作與粗大動作技巧的發展，整合感官知覺與不同感官的接收模式，身體意象、模仿技巧，及身體接觸的容忍度。

認知發展 增進閱讀、拼音、基本數學概念、配對、記憶的認知發展，以及基本符號的解碼與編碼。

語言發展 語言發展通常是教育的主要重點。發展接受性（了解他人的說話）與表達性（以口語表達自己意見的能力）語言技巧，模仿說話順序，及必要時學習使用不同的溝通方式（例如，手語或圖形系統）。

此外，對自閉症兒童的大部分教育／發展方案，包含了認知與／或行為取向的治療與學習。目前，這種取向似乎提供自閉症者許多更廣泛可接受、良好發展，及有效介入的方案。認知取向強調日常生活技巧與認知能力的獲取，大部分著重在行為獨立性、語言與溝通。目前最廣泛被使用、獲得證實且有效的系統，是由北卡羅來納大學的 Chapel Hill 所發展出來的一個 TEACCH 方案（Schopler & Mesibov, 1984）。行為取向包括基本的正向增強與負向增強的步驟，及更多複雜的方法，就像是鬆弛和聚焦於自我控制行為的內隱制約程序（covert conditioning procedures）（Groden & Baron, 1988）。Lansing 與 Schopler（1978）將自閉症兒童的行為治療做了整理，歸納成以下五個步驟：(1) 決定相關的目標任務；(2) 分析兒童的功能性行為；(3) 將目標任務以逐漸增加複雜度的方式，分成幾個有邏輯性的順序或學習步驟；(4) 將兒童的反應與環境刺激組織化；及 (5) 監控其進展，並在必要時改變訓練方式。

通常自閉症兒童的學習過程仍受其知覺問題所阻礙，例如不專心、注意力不穩定、眼神接觸少，及專注於儀式化行為。因此，在自閉症專業的工作上強調： (1) 持續性的眼神接觸；(2) 經常提醒注意力；(3) 持續教導適當的用語，直到獲得回應；(4) 持續表現時給予鼓勵（Thaut, 1983）。一般都同意這些介入應盡可能愈早開始愈好。

自閉症兒童的音樂反應

在文獻中經常提到自閉症兒童對音樂的敏感度與注意力。Bernard

Rimland 甚至列出自閉症兒童獨特的音樂能力，成為對自閉症的診斷準則之一（1964）。一些自閉症兒童音樂行為的評論也指出這一點。

1953 年，Sherwin 提出一個自閉症男孩對音樂的發聲反應，這些都證明了他有很強的旋律記憶，能辨識選擇古典音樂，並對彈奏鋼琴、歌唱以及聆聽音樂有相當的興趣。

Pronovost（1961）以超過兩年的時間來觀察十二個自閉症兒童，在與其他環境刺激相較之下，發現他們對音樂聲音產生高度的興趣與反應。Frith（1972）對自閉症兒童自發性產生聲調（使用木琴）與顏色序列（使用快閃儲存卡）上，經分析並比較後發現，他們在音樂形式使用上是更複雜與多變的。

O'Connell（1974）提出一個非常低功能的自閉症男孩，在鋼琴表演上有傑出才能的報告。Blackstock（1978）則進行了一項自閉症兒童與正常兒童在語言與音樂上的聆聽之選擇研究，他發現正常兒童沒有特別偏好，然而自閉症兒童則偏好音樂。

Applebaum 與同事（1979）的一項研究顯示，自閉症兒童模仿由人、鋼琴、電子音響合成器所產生之單一或一系列的聲音，比起同年齡正常兒童的表現還要好。Koegel 與其同事（1982）指出，對自閉症兒童來說，音樂是一種有效的增強物與形式，能增進他們對學習非音樂性素材的能力，並且強調音樂也可當作感官的正向增強，來降低自閉症兒童的自我刺激行為。

Thaut（1987）發現，自閉症男孩在音樂聽覺刺激（auditory-musical stimuli）（聆聽兒歌）上的表現，超越視覺刺激（看動物園動物的幻燈片）的表現，與正常的兒童相較下，正常兒童在看幻燈片的表現則較好。也有一個相關研究是關於要求一群自閉症男孩、年紀相仿的正常男孩，以及發展遲緩的孩子，在木琴上即興表演的比較（Thaut, 1988）。透過音樂分析，自閉症男孩與正常男孩在旋律上的表現是相似的，但在許多音樂即興的方式上，與發展遲緩的兒童有顯著的差異。Hairston（1990）提出一個可同時作為自閉症兒童與發展遲緩兒童，在音樂反應的差異的診斷考量。

以下三點是有關自閉症者對音樂反應的推論：

1. 許多自閉症兒童在音樂領域的行為表現，比在大部分其他領域的表現來得好的多，與許多正常其他兒童相比亦然。
2. 許多自閉症兒童對音樂刺激反應的頻率與適當性，比其他聽覺刺激要來得好。
3. 關於自閉症兒童對音樂反應的理由知道得還不夠多，但可能的解釋是自閉症兒童的腦部功能不良與知覺過程所造成的情形。

自閉症兒童的音樂治療

對自閉症兒童來說，音樂事實上是一種迷人的刺激，他們可成功地參與音樂活動，這顯示出音樂治療在自閉症治療中的價值。一些研究也指出，音樂刺激或音樂治療方法對自閉症是有益的。

Goldstein（1964）、Stevens 與 Clark（1969）、Mahlberg（1973）、Hollander 與 Juhrs（1974）、Saperston（1973）、Schmidt 與 Edwards（1976）以及 Warwick（1995）的研究顯示，音樂治療的結果可改善社交行為與人際關係。也有研究顯示，音樂治療可增進動作協調性或身體意象（Goldstein, 1964; Mahlberg, 1973; Saperston, 1973）。此外，從一些治療師報告中得知，音樂治療的介入結果可改善溝通行為（Edgerton, 1994）及語言技巧（Litchman, 1976; Mahlberg, 1973; Saperston, 1973）。

以下這些領域是許多研究對自閉症兒童顯示的治療焦點所在：

1. 改善精細動作與粗大動作的協調性。
2. 增加注意廣度。
3. 發展對身體的覺察性。
4. 發展自我概念。
5. 發展社交技巧。
6. 發展語言與非語言溝通。
7. 幫助基本課業學習及學前概念。
8. 阻斷並改變儀式化、重複性的行為模式。

9. 降低焦慮、情緒暴怒與過動。
10. 訓練感官知覺與感覺動作整合（聽覺、視覺、觸覺、動覺）。

下列技巧可以用來完成上述的目標：

1. 發聲練習（以適當的音調變化與呼吸來唱單音，或將母音、子音做結合）。
2. 反覆唱歌與吟誦，通常是配合肢體伴奏（body percussion）。
3. 進行律動：包括跳舞、創造性律動、節奏性運動與模仿技巧。
4. 音樂性遊戲。
5. 樂器表演：在團體或一對一的情境中，使用模仿或即興創作的技巧。
6. 音樂聆聽。

接下來的討論將提到自閉症兒童在音樂治療中的四個不同的治療領域：⑴ 語言發展；⑵ 社交與情緒發展；⑶ 認知（學前的）概念發展；與 ⑷ 感覺動作發展。

❖ 語言發展

建立溝通意圖　在這個階段，治療師需要促進和支持兒童溝通的意願或需求。技術包括在鼓或鐵琴上提供音樂性的互動（例如，問與答，或模仿），配合兒童的動作或習慣性的聲音（哭、笑）以鋼琴來伴奏，或唱一首行動性（action）的歌曲，引導肢體來做適當的回應。

行動歌曲的互動　當兒童了解溝通的意圖與回應時，就可以將節奏、肢體伴奏或語言整合，運用到吟唱或歌曲中。對兒童來說，這些歌曲的歌詞要涵蓋對動作性身體和聲音反應的指示或引導。

口語動作練習　利用吹奏管樂器和口語—動作模仿（oral motor-imitation）的練習，來加強覺察與使用嘴唇、舌頭、下巴與牙齒的功能。

大動作模仿——口語動作模仿——口語發音動作模仿 這種階段性的順序技巧，對已經發展出知覺或模仿技巧的自閉症兒童是特別有效的。首先，當動作移到某個身體的部位（arm）時，就可以說出部位名稱。接著，兒童利用發音的口語動作，發出字（“a” 與 “m”）的聲音。最後，要求兒童移動被模仿部位的身體動作，並盡可能同時立即發出許多字母的音。有些兒童可能在動的時候可以說 “arm”，但在其他的時候只說出 “a” 或 “m”。

聲調塑形 如果自閉症孩子已經獲得某些語言，不同的活動就可以用來矯正發音的問題與增進流暢性。結合子音與母音的口語即興創作，如同複音音樂的和絃之進行，都是用來刺激或塑造聲音的表達，幫助語言的音韻特徵的增進。吹奏管樂器的持續聲音也幫助了聲音的穩定度與激勵聲音的出現，結合圖像式的樂譜來發出長聲，亦可以幫助提升說話的音調。呼吸練習可以改善發音強度，鍛鍊喉嚨的功能，並提升口腔運動功能。

❖ 社交與情緒發展

音樂是一種傳遞媒介 因為自閉症兒童經常有意在社交互動中拒絕或忽略他人，一個有吸引力的客體關係（例如，樂器）也許可以提供治療者與孩子之間共同關注的焦點。雖然鼓勵自由的探索，但對於自閉症兒童的知覺問題，治療者需要小心並有架構性地選擇樂器，來降低他們感官負載、儀式動作，及潛在的破壞行為。

透過音樂互動建立關係 鋼琴伴奏可以加入之前的技巧，來提高兒童對治療師的覺察。漸漸地，治療師可以鼓勵兒童做肢體上的接觸，例如，握住孩子的手跟隨著音樂起舞，或引導兒童到一個特別的樂器旁。最後，治療師可以在每個活動中採取更多的帶領，就像帶領孩子的手做敲打鍵盤的活動，或拍打身體動作的練習。

透過音樂互動學習社交　這個階段音樂治療體驗強調的是，從音樂互動的活動中，特別要求兒童的社交行為反應。結構化的音樂練習，是為了讓兒童在社交情境中學習特別的反應，例如，有力度的變化，不同拍子、休止符、律動，及問答或模仿形式的音樂互動型態。打擊樂器與鍵盤樂器在這些活動中也是有效的。

透過音樂學習情緒表達　表達性的音樂練習，有助於誘發與塑造自閉症兒童的情感反應，他們可以藉由不同類型的音樂與不同情緒狀態連結，來學習表達情緒。這個學習過程可以經由肢體語言，情緒狀態的語言化（verbal labeling），或是情感視覺化的描述（visual depictions of emotion）來達成。

透過音樂學習如何當一個團體成員　音樂活動很容易引領他們到團體形塑（group formation）與互動目標裡。透過團體的歌唱、律動與跳舞，及樂器彈奏，自閉症兒童可以學習到能夠與他人肢體接觸，區分自己與他人，和練習社交行為。當移動的時候互相拉手、圍著圓圈面對面、一起彈奏樂器、彼此互相聆聽，所有這些活動都是自閉症兒童在社交與情緒方面的重要成長。

❖ 認知（學前的）概念發展

音樂是非音樂性訊息的載具　在教育或發展情境中，利用歌曲與詩歌來教導自閉症兒童學習技巧與概念是很有幫助的。例如，空間概念、數學與語言概念、身體意象、世界的事物，及自我幫助技巧，都可以整合到歌曲的歌詞中。因為很多自閉症兒童會被音樂所吸引，音樂情境可以激勵、促進注意與知覺，以及增進訊息記憶。

在學習環境中的音樂　教育研究（Hollander & Juhrs, 1974; Litchman, 1976）顯示，一段指導性的學習階段後，交替加入音樂聆聽，可降低自閉症兒童的攻擊行為、專注的儀式化與自我刺激的行為，同時也提高他們的注意廣度與目標行為。

音樂增進學習 聆聽和彈奏的音樂性活動，對增進自閉症兒童學習非音樂性上訊息是有效的增強物。

學習特殊概念的音樂活動

分類概念 跟著以下單一或多重步驟的指示來辨識音樂性物體：(1) 指出來；(2) 彈奏；(3) 分辨出不同的聲音；(4) 分辨出不同的形式；(5) 分辨不同樂器的名稱。

數字概念 立即回應出數量，例如，「有多少？」或「給我一個、兩個……」，利用音棒（tone bars）來排出音階或減少數量等等。

顏色概念 利用不同顏色的樂器、有顏色音棒，或彩色的音樂圖譜來區辨顏色。

配對概念 利用字卡、圖卡、手勢或語言的回應，來配對顏色、形狀或樂器的名稱。

形狀知覺 利用音棒、搖鈴等等，來指定或排列完整音階、不同的大小；用鼓或鐘棒來做出幾何圖形。

符號解碼／編碼 說明音樂圖譜，包含顏色與幾何圖形。

聽覺記憶 從單音的模仿進階到更長的一系列音，分辨被隱藏的樂器及聲音的來源。

聽覺一動作記憶 運用多種肢體伴奏來學習歌曲，從動作提示來回憶歌曲及由歌曲帶出動作的記憶。

❖ 感覺動作發展

感覺的整合 自閉症兒童學習聽覺的整合，從樂器的操作探索中得到視覺與觸覺的刺激。在這個階段，將介紹手與手指的適當使用。

降低自我刺激行為的感覺增強　自閉症兒童專注的自我刺激行為經常是治療師或老師的關注焦點。許多研究者相信，當進行自我刺激時，獲得感覺的回饋是一直存在的。研究顯示，有益或令人愉悅的替代品，如音樂，可以降低無意義與重複性的自我刺激行為（Koegel et al., 1982）。然而，當考慮把音樂當成一種替代性刺激時，也須考慮每個兒童對音樂的不同反應。如果他們是低活動量（警覺度弱），額外的感官輸入是相當有幫助的；但是，如果孩子是異常地低活動量（因先前的過度警覺而退縮），則需要少量的感官輸入。反過來說，對於過度反應與異常過度反應狀態的感官輸入同樣也需要加以評估（Nelson et al., 1984）。

感覺運動的整合　與治療師的肢體接觸應盡可能從早期開始，以致於能為兒童準備特殊發展動作的活動。包含改善身體抗拒，例如，將兒童放到地板時，輕柔與節奏性在他的手臂、手或腳施予壓力。跟隨音樂運動幫助從聽覺線索來協調動作的整合與協調。例如，兒童會學習聽到音樂彈奏時要開始動，當音樂停止時要停止。治療師可以利用音樂伴奏來配合動作，例如，聽到顫音（trills）時轉彎、聽到一段旋律時跑步、聽到跳音時單腳跳，或聽到開展性（expanding）的和弦時張開手臂與腳。

模仿練習　音樂的模仿練習可增進身體與動作的覺察，透過：⑴ 延展；⑵ 張開四肢；⑶ 往前、往後和側走；⑷ 將手臂上下動、單手動、雙手動、同側動、跨側動；及 ⑸ 橫跨身體中線。這些活動可延伸到包括與配合樂器的視覺動作練習，例如，不同音棒的排列可運用到不同序列的作業上。

感覺動作協調　在這個階段，自閉症兒童透過敲奏樂器來練習更多複雜的身體動作。當自閉症兒童在與他人一起合奏時，這些練習很容易可以讓他們融入音樂情境中，因此，以感官刺激的輸入可以學習運動技巧的整合，這是有意義且有目的性的。例如，根據他們的動作技巧，兒童們可以學習到不同的拍子、聲音大小、節奏模式、旋律與伴奏。此外，音樂（特別是節奏）伴奏有效地幫助運動技巧的發展，就像跑步、單腳跳、踏跳步

（skipping）、跑跳步（galloping）。音樂—節奏（musical-rhythmic）運動遊戲在這個階段特別有效。

摘要

本章整體概述了自閉症疾患是自幼年時期的一個症狀，並且也呈現音樂治療是自閉症兒童的一種治療模式。

自閉症是一種嚴重無法治癒的終生發展性疾患。自閉症在三歲前就可以被診斷出來（*DSM IV*, 1994）。用行為定義來描述自閉症，有四個領域的困擾：(1) 發展速率；(2) 對感覺刺激的反應；(3) 說話、語言及認知能力；(4) 關係到人事物之間的能力。

自閉症被認為是一種發展性疾患，基本上源於某些腦部功能不良。雖然一些研究發現及相關理論認為，是神經心理方面的困擾，或神經解剖上的異常，但對自閉症並無單一成因的定論。

通常自閉症兒童的治療方式，大多以教育／發展取向最常被接受，這些治療計畫中包含了某些行為治療模式的介入。

幾十年來的研究發現，對自閉症兒童來說，音樂是一種知覺的介入與吸引力的刺激。一些研究文獻也證實，音樂治療是一成功的治療模式，利用有效的知覺活動，引導兒童在社交、情緒、認知及感覺動作上的學習。本章最後詳細提供了音樂治療在自閉症兒的重要治療領域與相關方法。

討論問題 Study Questions

1. 對自閉症兒童的困擾行為主要的兩個診斷包括________與________。
2. 過去三十年，對自閉症成因的理論已經改變。目前對自閉症的本質與病因觀點為何？
3. 什麼是在協助自閉症兒童上最可被接受的治療方式？
4. 對自閉症兒童音樂行為上有哪些重要的研究發現？
5. 自閉症音樂治療的目標與臨床方法有哪些？

6. 為什麼音樂是吸引自閉症兒童在社交與情緒互動上有益的刺激？
7. 列出本章最後一個段落中四個治療領域，詳述每一領域之音樂治療的治療順序與適當的方式。

參考文獻 References

Applebaum, E., A. Egel, R. Koegel, and B. Imhoff. 1979. Measuring musical abilities of autistic children. *Journal of Autism and Developmental Disorders* 9:279–285.

Bartak, L., and M. Rutter. 1973. Special education treatment of autistic children: A comparative study. I. Design of study and characteristics of units. *Journal of Child Psychology and Psychiatry* 14:161–179.

Baumann M. L., and T. L. Kemper. 1994. Neuroanatomic observations of the brain in autism. In *The neurobiology of autism,* edited by M. L. Bauman and T. L. Kemper, 119–145. Baltimore: Johns Hopkins University Press.

Blackstock, E. G. 1978. Cerebral asymmetry and the development of early infantile autism. *Journal of Autism and Childhood Schizophrenia* 8:339–353.

Diagnostic and Statistical Manual of Mental Disorders IV (DSM IV). 1994. Washington, DC: American Psychiatric Association.

Donnellan, A., ed. 1985. *Classic readings in autism.* New York: Teachers College Press, Columbia University.

Edgerton, C. 1994. The effect of improvisational music therapy on the communication behaviors of autistic children. *Journal of Music Therapy* 31:31–62.

Frith, U. 1972. Cognitive mechanisms in autism: Experiments with color and tone sequence production. *Journal of Autism and Childhood Schizophrenia* 2:160–173.

Goldstein, C. 1964. Music and creative arts therapy for an autistic child. *Journal of Music Therapy* 1:135–138.

Groden, G., and M. G. Baron, eds. 1988. *Autism: Strategies for change.* New York: Gardner Press.

Hairston, M. J. 1990. Analyses of responses of mentally retarded autistic children and mentally retarded nonautistic children to art therapy and music therapy. *Journal of Music Therapy* 27:137–150.

Hermelin, B., and N. O'Connor. 1970. *Psychological experiments with autistic children.* Oxford: Pergamon Press.

Hollander, F. M., and P. D. Juhrs. 1974. Orff-Schulwerk, an effective treatment tool with autistic children. *Journal of Music Therapy* 11:1–12.

Kanner, L. 1943. Autistic disturbances of affective contact. *Nervous Child* 2:217–250.

Kanner, L., and L. Eisenberg. 1956. Early infantile autism. *American Journal of Orthopsychiatry* 26:556–566.

Koegel, R. L., A. Rincover, and A. L. Egel. 1982. *Educating and understanding autistic children.* San Diego: College Hill.

Lansing, M., and E. Schopler. 1978. Individualized education: A public school model. In *Autism: A reappraisal of concepts and treatment,* edited by M. Rutter and E. Schopler, 439–452. New York: Plenum Press.

Litchman, M. D. 1976. The use of music in establishing a learning environment for language instruction with autistic children. Ph.D. diss., State University of New York at Buffalo. *Dissertation Abstracts International* 37: 4992A. (University Microfilms no. 77-3557.)

Mahlberg, M. 1973. Music therapy in the treatment of an autistic child. *Journal of Music Therapy* 10:189–193.

National Society for Autistic Children. 1978. Definition of the syndrome of autism. *Journal of Autism and Childhood Schizophrenia* 8:162–169.

Nelson, D., V. Anderson, and A. Gonzales. 1984. Music activities as therapy for children with autism and other pervasive developmental disorders. *Journal of Music Therapy* 21:100–116.

O'Connell, T. 1974. The musical life of an autistic boy. *Journal of Autism and Childhood Schizophrenia* 4:223–229.

Ornitz, E. M. 1974. The modulation of sensory input and motor output in autistic children. *Journal of Autism and Childhood Schizophrenia* 4:197–216.

———. 1987. Autism. In *Encyclopedia of neuroscience,* edited by G. Adelman, 92–93G. Boston: Birkhaeuser.

Piven, J., and S. Folstein, 1994. The genetics of autism. In *The neurobiology of autism,* edited by M. L. Baumann and T. L. Kemper, 18–44. Baltimore: Johns Hopkins University Press.

Pronovost, W. 1961. The speech behavior and language comprehension of autistic children. *Journal of Chronic Diseases* 13:228–233.

Rimland, B. 1964. *Infantile autism.* New York: Appleton-Century-Crofts.

———. 1979. Language disorder and infantile autism. In *Autism, a reappraisal of concepts and treatment,* edited by M. Rutter and E. Schopler, 85–104. New York: Plenum Press.

———. 1988. Causes of infantile autism: some considerations from recent research. In *Preventive and curative intervention in mental retardation,* edited by F. J. Menolascino and J. A. Stark, 265–294. Baltimore: P. H. Brookes.

Rutter, M., and L. Bartak. 1973. Special educational treatment of autistic children: A comparative study. II. Follow-up findings and implications for services. *Journal of Child Psychology and Psychiatry* 14:241–270.

Saperston, B. 1973. The use of music in establishing communication with an autistic mentally retarded child. *Journal of Music Therapy* 10:184–188.

Schmidt, D., and J. Edwards. 1976. Reinforcement of autistic children's responses to music. *Psychological Reports* 39:571–577.

Schopler, E., and G. B. Mesibov, eds. 1984. *The effects of autism on the family.* New York: Plenum Press.

Sherwin, A. 1953. Reactions to music of autistic children. *American Journal of Psychiatry* 109:823–831.

Stevens, E., and F. Clark. 1969. Music therapy in the treatment of autistic children. *Journal of Music Therapy* 6:98–104.

Thaut, M. H. 1980. Music therapy as a treatment tool for autistic children. Unpublished master's thesis, Michigan State University, East Lansing, MI.

———. 1983. A music therapy treatment model for autistic children. *Music Therapy Perspectives* 1:7–13.

———. 1987. Visual vs. auditory (musical) stimulus preferences in autistic children: A pilot study. *Journal of Autism and Developmental Disorders* 17:425–432.

———. 1988. Measuring musical responsiveness in autistic children: A comparative analysis of improvised musical tone sequences of autistic, normal, and mentally retarded individuals. *Journal of Autism and Developmental Disorders* 18:561–571.

Trevarthen C., K. Aitken, D. Papoudi, and J. Robarts. 1998. *Children with autism.* London: Kingsley Publishers.

Warwick, A. 1995. Music therapy in the education service: research with autistic children and their mothers. In *The art and science of music therapy: A handbook,* edited by T. Wigram, B. Saperston, and R. West, 209–225. Chur, Switzerland: Harwood Academic.

Wing, L. 1976. *Early childhood autism.* New York: Pergamon Press.

———. 1979. Social, behavioral, and cognitive characteristics: An epidemiological approach. In *Autism: A reappraisal of concepts and treatment,* edited by M. Rutter and E. Schopler, 27–37. New York: Plenum Press.

感覺障礙的音樂治療

章節概要

Kate E. Gfeller

聽覺感受乃是資訊和娛樂的重要源頭。轟隆雷聲或警方汽笛的尖嘯聲代表著可能存在的危險；母親吟唱搖籃曲的輕快旋律安撫了她的嬰兒；六點整點新聞的聲音告訴我們世界大事；汽車的廣播音樂讓我們愉快地轉移開那長期駕車帶來的冗長乏味。聲音豐富了我們的世界。什麼是聲音呢，它又是如何被我們所接收？

聽覺系統

聲音是種能量形式，有許多不同的來源：人們的嗓音、狗叫、車子引擎、樂器和廣播等等。儘管這些聲源不盡相同，但共通點就是能藉著移動周圍空氣分子的方式產生較高密度（密部）或較低密度（疏部）的型態來製造聲音能量。這些型態稱為音波，並能透過媒介，例如空氣、水或固體（像是金屬）傳到你的耳朵（見圖 3-1）。

當密部和疏部的重複（或是循環）接著發生規律的（周期）趨勢時，聲波能用每秒發生的循環次數來形容（舉例來說，每秒 440 次循環）。這比率即為聲波的**頻率**（frequency），通常用技術名詞赫茲（Hertz，縮寫為 Hz，也就是說 440 赫茲）來指稱。聲波頻率愈慢，聲音就愈低；頻率愈快，則聲音愈高。例如，880 赫茲的聲波聽起來比 440 赫茲的聲音高。在音樂中，我們通常用音高（pitch）這名詞來指一個音符聽起來有多高或多低，我們也將音階的每個音以字母來命名。例如，440 赫茲的聲波就是中央 C 之上的 A 音。

我們如何接收這聲音能量呢？耳朵外側部分（耳廓）特化成漏斗形，可將聲波注入耳道和這部分的聽覺結構——中耳之上。中耳包括鼓膜和聽小骨（見圖 3-2）。鼓膜富有柔韌彈性的結構，隨著聲波的頻率而振動。鼓膜振動時，將機械能傳導至三小聽骨（鎚骨、砧骨、鐙骨）。三小聽骨像槓桿運作般再把能量傳到內耳，或**耳蝸**（cochlea）。

耳蝸的形狀很像蝸牛。如果我們能窺見這小結構的裡頭，將會發現一條彎曲的管道覆蓋著凝膠態的液體和特殊的內襯，稱為基底膜（basilar membrane）。這膜上有數以千計纖細的毛細胞，叫纖毛。中耳傳來的機械能推動耳蝸內液體的流動，使得整片纖毛動起來。當這些纖毛細胞被刺激時，會把機械能轉化成電能，再經過**聽覺神經**（auditory nerve），傳出去到大腦處理和解釋聲音的區域。

疾病或障礙會阻礙聽覺路徑的任何一個聽覺結構，因此影響了個人所能聽到的量與質。所以，不同聽障程度以不同的名詞來描述。

聽障類型

聽障有四種主要類型，每一種都有不同的聽覺結構障礙的起因。**傳導性聽障**（conductive hearing loss）是由疾病或外耳、中耳內的阻礙所引起，聲音要經過這傳導途徑方能到達內耳。舉例來說，鼓膜撕裂或聽小骨鈣化產生的結締組織會降低彈性，進而減少這部分聽覺結構的敏感性。因此，要震動中耳結構需要更多的聲能（也就是說，更大的聲音）。傳導性聽障往往妨礙聽力對各種頻率範圍的準確度（就是低和高音）。這結構的受損可能輕微或嚴重，在一些病例上，可用醫療來處理（例如修復手術）。如果問題不能靠醫學方法解決，使用助聽器（能放大聲音）常是有幫助的。

並非所有的聽障問題都來自中耳或外耳。感覺神經性聽障是因為內耳的受損或內耳缺乏纖細的毛細胞。這類型的損害可能肇因於包括感染（像是腦膜炎）、重複或過度曝露在過高音量中，或出生時面臨的環境等各種原因〔**病因學**（etiology）〕。受損的嚴重性取決於內耳損壞或畸形的狀況，也常是這樣的例子會出現某些頻率比其他頻率更容易被聽到。例如，對許多感覺神經性聽障的人來說，低音比高音頻率更容易聽到。在某些例子中，音質也許會被扭曲。

由於毛細胞的損害或缺乏，造成聲波從機械能轉換成電能的中斷。碰到這類型的聽障，透過放大訊號（由助聽器提供）來分散更多的聲能並不全然有效，因為聽覺神經可能還是沒有足夠的刺激。在一些重度感覺神經受損的病例中，個體也許能從相對新型的助聽裝置——**人工耳蝸（電子耳）**（cochlear implant）——獲得更大的助益。這裝置實際上是供應人工的電子刺激到耳蝸區域，以及隨後刺激聽神經。但要注意的是，人工耳蝸只能傳送聲音訊號的某些部分，目前的科技發展並無法取代正常的聽力。除此之外，醫師在給這類裝置挑選合適的候選人時，有非常明確的準則要遵守。因此在目前的時機，人工耳蝸對聽障人口中來說是極少數的選項。

混合性聽障是個用來形容問題乃肇因於外耳或中耳和內耳二者結構上缺陷的名詞。如果聽力損失是因為大腦或中樞神經的損害或損傷，則稱為中樞性聽障。在中樞性聽障的例子裡，雖然聲音刺激是以足夠音量的程度傳到內耳，但聽者由於神經性障礙，所以在詮釋或理解聲音訊號上就會有困難。舉例來說，個體也許能告知收到她或他聽到的言詞，但可能無法確定這些話的含義。中樞性聽障的復健比起傳導性或感覺神經性聽障，與腦傷介入的方案更有關聯性，因此不涵蓋在本章中。

聽障分類

聽障的變化不只和類型（結構原因）有關，也和嚴重度脫不了關係。更明確地說，聽障範圍從輕度到重度都有（見表 9-1）。輕度者會有聽輕聲或長距離話語的問題，而且可能不知道是他們自己的問題，且會認為是別人說話太輕或太含糊。重度者只聽得到非常大的聲音，並且聽正常對話時有極大的困難。輕聲細語很可能完全沒聽到；大的音量也許能聽到，但有如觸覺一般（就是感到來自聲波的振動），而非有特定音高或音色（音質）（tone quality）的明確聲音。一般來說，受損愈嚴重，溝通愈有顯著的障礙。通常，人們仍保有一些可用的聽力，叫作**殘餘聽力**（residual hearing）。為了更佳理解言語和環境中的聲音，透過訓練，人們能夠學會將他們的殘餘聽力發揮到極致。

聽障發病時程

聽障另一個分類方式是以開始發病的時間（time of onset），或是聽障首次發生的時候來區別。先天性（congenital）聽障出現在出生時，導因可

表 9-1　聽障嚴重性和溝通困難之間的關係

	聽障的分類：對溝通的影響
輕度（Slight）	聽微弱的言語有頻繁性的困難。代表在語文題材上可能有些問題。
弱度（Mild）	可懂三到五步間的話語。如果沒有面對面的話，可能遺漏多達 50% 的對話內容。可能出現有限的字彙和不規律的言語。
中度（Moderate）	只能懂得大聲的談話。團體討論有困難。可能出現削弱的言語、有限的字彙，以及語言使用和理解有所困難。
重度（Severe）	可能聽到離耳朵一步之遙的大聲講話。能夠發現環境中的聲音。能夠區辨母音，但子音沒辦法。言語和語言可能損壞或快惡化了。
極重度（Profound）	振動比音調的模式更容易覺察。視覺比聽覺更被依賴為溝通的主要方式。對話和語言可能損壞，或者快惡化了。如果損害是發生在言語發展之前，那麼對話和語言能力不太可能同時發展（Heward & Orlansky, 1988, 259-260）。

資料來源：A.A. Darrow & K.E. Gfeller, "Music Therapy with Children Who Are Deaf and Hard of Hearing." In *Effectiveness of Music Therapy Procedures: Documentation of Research and Clinical Practice,* 2d ed., edited by C.E. Furman (Washington, DC: National Association for Music Therapy, 1996), 231.

能是遺傳、胚胎的發展疾病，或懷孕或生產期間的中毒或創傷等因素。在出生之後發生的聽障通稱為後天性，或**偶發性**（adventitious）聽障。這類型的聽障可能源自感染、創傷、噪音，或對聽覺結構有毒性的藥物。發病的時間點對說話或語言發展特別重要，就語言學習獲得之前發生的聽障——**習語前**（prelingual）聽障——而言，比**習語後**（postlingual）聽障對說話或語言發展的影響還大。

習語後聽障是發生於語言獲得之後。在大部分的例子中，習語後聽障者將會發展基礎語言與說話聲音的概念。然而，習語後聽障的兒童通常會呈現比正常聽力的兒童在語言發展上速度遲緩；且說話的品質會隨著時間而惡化，這是由於個體對於覺察他們說話的聲音上是有困難的。

聽障和溝通方式的關係

聽障的種類、嚴重性，和發病時程都對溝通有影響。發病日程愈早以及損傷愈嚴重，對說話和語言的發展就有愈多的負面影響。綜合聽障類型、嚴重度和發病早晚，也可能會影響到個人最有效的溝通形式。舉例來說，輕微聽障並保有較多聽力的人一般是藉由說和讀語（speech reading）（通常指非正式的讀唇），再加上仔細聆聽來溝通，這稱為口語溝通（oral communication）。在屬於表層互動的情形中，患有輕度聽障的人實際上並無法和正常聽力的人區分開，除非你剛好注意到他們的助聽器，或者他們的言語中那非常細微的差異。有些患有較嚴重聽障的人（特別是那些早發性者）很難清楚明瞭話語，或理解他人的口語對話。因此，他們偏好手動式（manually）溝通，或者透過代表字母或字的手語系統。一些包括根據英語語法的美國手語（American Sign Language）、指拼手語（finger spelling），和代號系統被採用（見表 9-2）（Hixon et al., 1980）。每種方法都是根據不同的溝通原理與使用不同的規則。綜合溝通法（total communication）是指

表 9-2　聽障者所使用的溝通方式

溝通方式
指拼法（手語）——手形和位置對應出能拼出字句的英文字母。
美國手語（ASL）—— 美國手語屬於真正的語言，它有自己的句法結構，和英語有所不同。如果特定的物體或概念（專有名詞）沒有適合的符號存在，可由指拼字增補。
句法基本符號系統 ——像是手勢英語（Signed English）或精確手勢英語（Signing Exact English）系統，運用了許多 ASL 裡的符號，但這些符號在英語的句法結構中使用，附加符號用以表示動詞時態、字頭、字尾、結束。
綜合溝通法（TC）—— 指的是把話語和手語、符號系統和指拼法作結合。TC 的基礎是可掌握訊息的接收，並運用到最容易被理解的溝通面向上。

資料來源：Theodore J. Glattke, “Sound and Hearing.” In *Introduction to Communication Disorders*, edited by T.J. Hixon, L.D. Shriberg, and J.H. Saxman (Englewood Cliffs, NJ: Prentice Hall, 1980), 102. Reprinted with permission.

同時運用一種或多種手語溝通系統和口語，訊息接收選自最容易被理解的溝通面（Hixon et al., 1980）。

其他聽障之術語與社會文化議題

雖然聽障的類型、分類和發病主要意味著其聽力損害的狀態或由來，但其他專有名詞是用來描述管理政策或文化常規的聽障。舉例來說，聽損（hearing impairment）這名稱是個全球化的專有名詞，用以描述所有的聽力受損，不論類型、分類或發病，且往往被用在與特教服務供給相關的管理語言中。一般人（hearing people）在日常的對話中討論聽力損害時也用此名詞。然而，並非所有人皆同意聽障（hearing impaired）這名稱。有些人偏愛使用能在各種聽力損害中有所區別的**耳聾**（deaf）或重聽（hard of hearing）這名詞。但在主要溝通形式為手語的次文化中（例如，在美國的美國手語），對聽力受損並不這麼嚴重人來說，這就不是一個特別適用的普遍情況了。

文化（culture）這字被定義為一種可區分某特定族群的生活方式（Darrow & Gfeller, 1996）。聾人社區（Deaf community）或聾人文化（Deaf culture）指的是大多數人透過手語溝通，並採用特定於此團體的社會習慣與價值觀的次文化。如同任何文化裡的例子，有社會互動和態度的獨特規則。譬如，許多聾人社區的成員會去上聾人住宿學校，且是由那些擁護聾人的各種俱樂部或政治組織所支持。

聾人社區的成員們常拒絕聽障這名詞，因為他們認為障礙（impairment）這個字暗示著一個破壞的或不健全的軀體。相反地，對於聽得到的能力這件事上，他們只把自己當成在文化上是特殊和不同的。很多在聾人社區裡的人偏好使用聾這個名詞（如果指文化或社區時，則用大寫的 D 來拼寫），來形容用手語溝通的人們患有明顯的障礙，以及偏好使用重聽這字來形容較不嚴重障礙的人，而且這些人和聽者的互動主要是透過口語溝通。

加入聾人社區不光是聽力損害這樣簡單的事。聾人社區的成員也要能包含分享同樣文化的一般人（比如兒童或聾人的好朋友）（Padden &

Humphries, 1988）。再者，患有顯著聽障者不把他們自己視為聾人社區的一份子。比如，在進入成年期後患有後天嚴重聽障者，可能會偏好使用讀語（讀唇）和口頭的對話形式（oral forms of communication）而非美國手語，因為他們大多數的朋友和熟人都是聽力正常的人（Padden & Humphries, 1988）。

知道聽覺的多種變化情形和患有聽障者的文化價值後，繼續保持對這些分配標籤的議題敏感度是重要的。有些術語名詞顯然是聽覺學上的形容，而這些卻在醫學或復健情況的精確傳達上是最有效率的。其他的術語，在性質上更全球化，像是聽障、耳聾或重聽，都有其相關的社會價值，因此，應該針對特別的情形或個人偏好敏感性來使用。

為了達到適切敏銳的互動，音樂治療師和聽障患者開始進行任何重大的復健計畫前，應該認識更多關於聾人文化的議題（Commission on Education of the Deaf, 1988）。例如，每位聾人對音樂的態度皆不相同，但一些聾人社區成員認為，音樂就是來自那些「主要是為了擁有聽力者」的藝術。由 Carol Padden 和 Tom Humphries（1988）合著之《美國聾人》（*Deaf in America*）這本書，是眾多概述和討論到聾人文化議題的資源之一。

聽障相關的問題

❖ 源於兒童期早期的聽障問題

聽障主要的難題乃是溝通方面，包括書寫和說的方式，特別是當障礙發生在人生早期階段的嚴重結果。我們細想兒童是如何正常習得語言時，就比較容易了解。嬰兒從聽大人說話，或從展現充分語言模範的兒童身上，開始學習他們的母語。每天的生活中，兒童有許多的時間身處在偶然性語言學習（incidental language learning）之中（也就是說，他們學到的非正式語言，乃是藉由身處對話之中或無意間聽到對話而來）。大部分到了三或四歲的兒童會學到他們母語文化的基本文法規則，是由聽著他們周遭的語言而來。

這常見的情況，和患有嚴重聽障的兒童無法聽，或因為助聽器鮮有助益的情況做對比，這些兒童不是錯過日常生活的語言，就是沒有好的語言範例，因此常有語言發展上的延遲，包括話語、內在語言（語言相關的心理歷程）和書寫形式。例如，因為兒童無法聽清楚大人的說話或自己說的話，或無法徹底以大人的說話為模範，所以他們可能在聽別人說話時，有區辨說話聲音類別的問題，也會有說話上的困難。

一些和聽障相關的典型問題，也包含吸收字彙的緩慢、合適句法（文法規則）的緩慢發展、不恰當所形成的說話聲調造成理解的問題和有限的聲音使用。這些在獲得語言和其話語上的困難，會對於語言的學術技巧基礎有負面的衝擊，包括在任何需要讀、寫或口語溝通的學術科目方面。難以理解別人說的話或說出可讓人明瞭的話，也會對日常溝通和社交有負面的影響。這可能會展現出難以遵從指令、對聲音的區辨與社會互動的困難，和造成社會上的孤立（Davis & Hardick, 1981）。

然而值得注意的是，這些狀況特別對口說語言的獲得和書寫語言的使用造成困難。兒童在早期日常生活中能接觸到豐富的手語形式對話的話，可能在手語溝通模式脈絡中對語言的獲取、精熟與社交上表現出近似的進展。舉例來說，聾人父母的耳聾小孩，有著固定且提早接觸到豐富的手語環境，發展出來的手語能力和正常聽力兒童發展話語，有許多相同的順序和速率。然而，為了讓這群相同的兒童獲得語言的說、寫能力，需要典型的特殊教育方式。音樂治療師要和其他專業工作者（例如，聾人教育老師、聽覺學家、說話—語言病理學家）共同攜手，促進最大可能的溝通和學業發展。

❖ 源自成人時期的聽障問題

由於成年期才患有聽障的成人們早已精通說話和語言，這些人所體驗到的問題類型便和那些年少患病的兒童有些不同。儘管少許的說話聲隨著時間流逝聽得較不清楚，但大部分患有聽障的成人的說話和語言仍能被聽懂。聽障成人遇到的普遍問題，包括社交孤立（也就是說，難以理解別人的談話、聽電視或廣播裡的話顯得吃力、無法和餐廳服務生溝通等等）和職業失能（即工作中使用電話；明白上司的命令；聽重要的工作聲音，譬如是汽車引擎出問題時的警告聲響）。成人期才罹患的聽障相關疑難問題，主要是藉由助聽器材和補償性的溝通策略來改善（也就是助聽器、取代門鈴的裝置、鬧鐘的特別電子設備等）。

聽障者的音樂治療

音樂很容易設定為不適合作為聽力障礙的治療性工具，因為音樂被認為基本上是一種聽覺藝術形式。然而，只要個體聽覺和溝通的特質可以相調適，那麼音樂也可以是一種有趣的絕佳治療工具（Amir & Schuchman, 1985; Darrow & Gfeller, 1991; Darrow & Gfeller, 1996; Edmunds, 1984; Fahey & Birkenshaw, 1972; Ford, 1985; Gfeller, 1986, 1987; Hummel, 1971; Riordian, 1971; Vettese, 1974）。以下包含：(1) 各種不同聽力障礙類型的人對於音樂知覺的描述；(2) 提升音樂知覺的調適法，包含一些對於特定聽力障礙者的基本音樂治療目標與方法。

❖ 聽力障礙的人們對音樂的知覺與興趣

當考量到聽力障礙者對於音樂的知覺與興趣時，須注意到大部分的人仍有一些殘餘的聽力。實際上，音樂的類型很容易被聽懂，且個體享受音樂的程度是取決於：(1) 聽障的形式、類別，及音樂本身獨特結構性特徵的連結性；(2) 輔具使用的形式；(3) 個別背景與偏好。

聽力障礙的形式或類別，會使音樂有不同的接受度。舉例來說，感音性聽力障礙（sensorineural hearing losses）對於聽較低頻率的音，常有較好的敏銳度。這些人比較能夠接收到那些低音部，及在低音範圍內較低頻音的樂器聲音，更勝於聽到人們說話中大部分高頻率的聲音。有輕微中度聽力障礙的人，相對有較多殘餘的聽力，可透過知覺來享受音樂。相對地，即使透過節奏性的拍子，或者大部分在相當大聲強度下演奏的低頻率聲音，患有嚴重或重度聽力障礙的人可能只知覺到些微的聲音。在這些例子中，有強烈的節奏性拍子的音樂，比那些強調旋律及和諧的音樂，可能較快被感受及覺察（Darrow, 1979, 1984, 1987; Korduba, 1975）。

研究指出，如果觸覺或視覺線索沒有問題，那麼在表演某些類型的節奏性任務上（例如，模仿敲打的拍子），聽力障礙的兒童跟正常聽力兒童的能力相同（Korduba, 1975）。舉例來說，兒童藉著觀看節拍器上閃爍的燈光，可以穩定地打拍子，或是從敲擊鼓的木製邊框感受拍子。

然而，聽力障礙兒童跟一般兒童在感受旋律與和聲上，有很大的不同，特別是那些中度或是嚴重聽力障礙的兒童。對於利用殘餘聽力來接收一些頻率訊息的兒童來說，在音調的辨識度上可以增加音量的強度，這可以很精準地找出較低的音（例如，鋼琴的低音、長號或大提琴等樂器）。雖然大的音調改變比起些微改變較容易被接受到（例如，逐步的改變，如從 C 音至 D 音），甚至有嚴重聽力障礙的兒童可以被訓練聽出如小三度音程（例如，C 音至降 E 音）的改變（Ford, 1985）。

個體對音樂的接受度與樂趣也會受到音樂輔具類型的影響，助聽器的功能是放大聲音或是製造較大的聲量。然而，助聽器的電路也可以設定在加強某些特定的頻率，這些最重要頻率通常是在了解人們說話的聲音。因此，音樂的聲音透過助聽器可能聽起來不是那麼悅耳或自然。

不過，助聽器在音樂方面提供了一個比植入人工電子耳更自然的訊號，通常人工電子耳只是傳達個別聲音一部分的聲波。在相對的準確性上，大部分植入接受器有段時間的人可以接收到基本節奏特色的音樂，但是許多植入接受器的人發現要去跟隨旋律是有困難的，它們在音質的傳遞上可能是有點機械式、不自然或是吵雜的（Gfeller & Lansing, 1991, 1992; Gfeller et al., 1997, 1998）。幸好製造人工電子耳的廠商持續改善技術上的裝置結構，因此，未來植入器可能會提供一個較令人滿意的音樂聆聽品質。

在音樂的接受度與娛樂上，個人的獨特特質也相當重要（Gfeller, 1997b）。正如同一般聽力的人們，聽力障礙的人也因他們音樂的背景及喜好，而呈現多樣的變化。舉例來說，一些喪失聽力的成年人可能在幼年時期或成年早期都有廣泛的音樂經驗，他們可以比較現在所聽的與以前聽到的音樂聲音，這些人可以記取當時具有聽力時的記憶經驗。這是不同於先天或習語前聽障者的，兩者對音樂的概念可能相當不同（Gfeller, 1997b）。

對那些部分聽力障礙族群的人而言，在音樂的聆聽及娛樂上，有其個別喜好與差異。舉例來說，某些人自述喜歡某些特定的流行音樂，而有些人則表示喜歡特別有意涵的古典音樂。如同一般人，聽障者使用特別的聽覺輔助設備來表達對不同樂器或音樂風格的偏好（Gfeller & Witt, 1997）。

❖ 聽力障礙案主的適應：聽覺及語言

聽覺的適應　音樂治療師在選擇音樂活動或媒材的同時，必須調整有限的聽覺敏銳度（聽到聲音的精確度），與所選音樂活動或材料的溝通延遲或溝通技巧缺陷（Darrow & Gfeller, 1991）。音樂治療師應考量到每個人的聽力情況、障礙的類型與範疇，還有聽力輔具的形式與效益。在決定什麼樣的聲音是最容易被案主聽到之前，與案主的聽力治療師及語言治療師對話是相當有助益的。

適當地調整聽力輔具，聽力障礙者可能可以聆賞到大部分的樂器。假若案主在高音頻的聽力敏覺度不佳（通常是感音性聽力障礙者），比起那些演奏聲音較高頻的樂器，案主可能比較能夠聽得到在中音及低音的樂器。對在聽力輔具僅能提供極少效益的嚴重或重度障礙者來說，聽覺敏感度不佳者可以透過選擇一些有較大共鳴的節奏樂器，像鼓、鋼琴、低音音棒、木琴。這些有節奏性的樂器可以被感受到與聽到，像鋼琴或低音木琴這樣的樂器，都符合低頻範圍以及觸覺的使用。事實上，這些低頻及敲擊的樂器比起人們的談話（因為談話是比較高頻率的）更容易被聽到。因此，在治療目標上，樂器可以當成是一個具有獨特價值的治療性工具，以充分使用剩餘的聽力。的確，雖然有些樂器可以很快地被嚴重障礙者聽到，但重要的是不要忽略個人的偏好（Gfeller, 1997a）。

語言障礙或溝通障礙的適應模式　嚴重聽力障礙的兒童普遍出現語言使用的障礙（Darrow & Gfeller, 1996; Ford, 1985），這也會影響到他們參與音樂活動。一般來說，音樂治療師通常需要在案主現有的發展層次上用語言來溝通（Gfeller & Baumann, 1988）。舉例來說，複雜的指導語及解釋可能超過了兒童的語言層級。典型使用在描述音樂概念的字語，可能是很難以理解的。例如，像小調（minor）或合聲（harmony）都是在描述複雜的音樂特質；相對之下，快板（fast）及慢板（slow）是一些比較容易說明與很快具體理解的詞彙。字詞的歌曲應該檢視其適用性，以及小心選擇與解釋新的字義，指導語也應該簡單與清楚。由於考量到發展性的議題，音樂治療師也應當注意到案主的調適。如果兒童使用手語的溝通（例如，美國手語、手勢英語等等），音樂治療師也應當致力於透過手勢進行兩種方式的溝通，或確保每一次療程有一位合格的翻譯。

聽力障礙者的治療目標

雖然嚴重的聽力障礙是先天或是早期童年發生的，但卻可能影響終生的溝通技巧，音樂治療在說話、語言或是知覺接收上的介入，可能在小學或是求學中期才開始。當聽力障礙的兒童進入青少年期及成年早期，音樂治療師可以開始強調音樂的社交及情緒層面，如同在閒暇的活動，及以藝術的形式上加入音樂的合奏。音樂治療師的角色由介入者，改變成諮詢者或是資源者，因此，對青少年或是成年早期須多鼓勵其自我決定或擔負責任。當音樂治療師被賦予更多復健形式及工作安置類別，將更集中於聽障或重聽兒童的復健目標。

音樂治療師幫助特殊聽力障礙兒童有四個復健的基本方式：(1) 加強聽力訓練；(2) 改善說話能力；(3) 強化語言發展；(4) 提供結構化的社交技巧訓練活動（Darrow & Gfeller, 1996）。這些目標將在以下做仔細的討論。

❖ 音樂治療對聽力的訓練

聽力訓練（auditory training）是一種讓個人的剩餘聽力產生最有效果的使用，從而改善明瞭口語對談及環境聲音的能力。這種獨特的聽力訓練目標，基本上是在改善口語理解能力。因為音樂與口語均有一些共同的結構性特質（就像音調及聲音的持續），音樂可以藉著激發殘餘聽力，有效地增強聽力的訓練計畫（Amir & Schuchman, 1985; Bang, 1980; Darrow & Gfeller, 1996; Fisher & Parker, 1994）。打擊樂器及低音頻擊棒樂器，像是木琴或是鐘琴，都可以透過下列這些目標發揮效用：(1)聲音偵測（偵測聲音的消失或存在）；(2)聲音區辨（判別聲音的異同）；(3)聲音辨認（認出聲音的來源）；(4)理解（或了解）聲音（Darrow & Gfeller, 1996; Erber & Hirsch, 1978）。音樂治療師剛開始可以選擇案主較能接受到的聲音，之後漸漸增加聽力上的困難度。

> 音樂治療師 Maureen 在特殊語言復健方案的小團體中，專門服務聽力障礙的學齡前兒童（三到四歲），這些兒童的個別教育方案其中一個目標，就是將剩餘聽力的發展提升到最佳的使用情況，此目標首先就是決定聲音的有無。在這療程中，Maureen 決定使用大鼓（tom-tom），來介紹聲音有無的概念。這種鼓的上方是大到可以讓這些年幼的兒童增進部分的運動技能，並成功地製造出聲音。此外，藉著鼓的敲打，可以接觸到樂器的本身。當每個兒童輪流敲打鼓面的同時，其他兒童也可以感受到鼓上的木質震動。Maureen 和其他人員說出並標誌指出：「我聽到聲音了！」當兒童停止演奏時，這些成人們就都會以標誌指出：「停止了！」另一種加強聲音有無的概念，就是 Maureen 會配合兒童節奏性模式的敲打，當兒童敲打停止時，她也會停止不動。小 Christopher 喜歡玩這樣的遊戲，藉著製造聲音及保持沉默，讓別人配合節奏動作及停止不動。

雖然語言治療師將超越這些粗略的聽力任務，音樂聲音來源仍可在精細的說話語音之早期聽力訓練階段提供正面效益。首先，因為樂器音調有廣泛的頻率（從低到高），而且可以演奏得相當大聲，比說話更容易被聽到，因為談話受限在一定的頻率（音調）及強度（響度）中。在早期階段，這些音樂的聲音可以提供聲音知覺的成功經驗。某些可以輕易被碰觸、有表面震動的樂器，就像鼓、鋼琴、木琴一樣，不僅提供觸覺（tactile），也提供案主經驗聲音的有無。這些觸覺（例如，當感覺到拍子時去觸碰鼓）可以增強區辨聲音的有無（Fisher & Parker, 1994）。

演奏節奏性的樂器，可以讓個體看到動作（敲打樂器）及緊隨著聲音的因果關係。對許多年幼的兒童來說，當他們主動創造及聆聽聲音時，演奏節奏性的樂器也是一個正向、有動機的經驗。動機高有助於幫助年幼兒童維持短暫的注意力，並延伸聚焦，且在治療中投入。音樂治療師在聽力訓練的過程中，同時運用非正式的測量（informal testing）及使用標準化衡鑑程序（Darrow & Gfeller, 1996; Gfeller & Baumann, 1988）。正式的聽力理解測驗，可在 Darrow 和 Gfeller 的《音樂治療歷程的效益：研究與臨床經驗的案例》（*Effectiveness of Music Therapy Procedures: Documentation of Research and Clinical Practice*）一書中（1996, 230-266），找到一些概括的描述。施測者使用這些測驗時，需要在語言治療或聽力治療上有一些特別的訓練。

❖ 音樂治療對說話的發展

正常聽力的兒童學習說話是透過模仿其他人的聲音而來，並將自己的口語做適當的調適。因為特殊聽力障礙的兒童在口語的聆聽上會曲解或不完整，他們的語音構成可能不正確或是會全部遺漏（Davis & Hardick, 1981）。口語上不正確的語調（例如，過高），以及不正常的節奏或轉調（例如，聽起來缺乏抑揚頓挫或是呆板），對於重度聽力障礙的兒童來說，都是很普遍的現象。有重度聽力障礙的人可能極少使用到他們的聲音，只發出一些單獨的音，而無法形成清晰的單字或片語的發音。

雖然音樂治療師並沒有發音復健（各種多變口語的正確發音，就像形成“sh”或是“buh”的音）的訓練，但是音樂治療師仍可加強其他由語言治療師所認可的口語說話部分治療，包含：⑴ 增加聲音在自由言談中的使用；⑵ 增加覺察口語模式，及接下來對產生自然口語的節奏、音調以及抑揚頓挫等影響理解度的因素（Bang, 1980; Darrow, 1990; Darrow & Cohen, 1991; Darrow & Gfeller, 1996; Darrow & Starmer, 1986; Gfeller, 1986）。

自然發音及聲音的模仿都可以透過歌唱活動來增強，舉例來說：

> 在 Maureen 的學齡前團體中，Christopher、Robbin 和 Karen 正在發出 "mmmm" 和 "buh" 的音。Maureen 為了鼓勵他們使用這些音，她決定介紹「王老先生」（Old MacDonald）這首歌。當歌詞唱到牛跟綿羊時，Maureen 會示範 "MOOO" 及 "BAAH" 的聲音（使用語言治療師建議的示範方式），並且讓這些兒童們假裝自己是牛及綿羊。Maureen 和語言治療師 Natalie 的合作，幫助每個兒童發出他們自己最佳的發語聲。雖然剛開始在復健當中的發聲並不清楚或正確，但聲音實驗是一個朝向說出話語的重要階段。

話語理解的進步是很難去評估的，因為本質上它是主觀的。舉例來說，對於一個持外來口音說話的人，剛開始可能我們就很難了解他／她。經過一段時間後，習慣這些有特色的口語方式後，也就了解更多他們說的事情。同樣地，透過更多接觸，治療師會發現更容易去理解聽力受損的人了。不過，音樂治療師可以透過多樣化的測驗來評估話語理解的進步，這些在 Darrow 和 Gfeller 所著《音樂治療歷程的效益：研究與臨床經驗的案例》（1996, 230-266）書中，有清楚地敘述其正確的施測方式、計分方式，以及要求。

❖ 音樂治療對語言的發展

重度的聽力障礙不僅會影響到聽力及造成對口語聲音的理解，也會對語言的發展有多重的影響。正常聽力的兒童學習字彙、語法及話語的規則，透過無意間聽到別人說話中習得；相反地，聽力受損的兒童較少有偶發語言模式的學習（Gfeller & Schum, 1994）。因此，語言發展仰賴於早期、且需廣泛性的介入。即使透過密集的訓練，有重度聽力障礙的兒童語言發展也時常落後於同年紀的兒童。普遍性的問題是在於缺少或不正確地使用字彙、語法的錯誤、使用短而簡單的句子，以及很少自發性互動（Davis & Hardick, 1981）。

音樂是一個非口語的語言，為何又運用來變成發展語言的目標呢？主要是音樂在歌曲中時常會搭配文字。再者，音樂性的活動常有助於口語的指令與指導。在活動中，像是寫歌或用音樂搭配指示性的語言，提供了介紹或練習新單字的動機（Darrow & Gfeller, 1996; Galloway & Bean, 1974; Gfeller, 1987; Gfeller & Darrow, 1987; Gfeller & Schum, 1994）。在創作一首歌的過程中，案主被鼓勵使用語言技巧來產生及表達想法。當團體成員討論他們的想法，以及闡述他們的歌詞及音樂時，音樂治療師會在相關主題上鼓勵團體成員間的互動。

Maureen 為年紀較小的學齡前中度到重度聽力障礙的兒童提供音樂治療。在今天的音樂治療中，兒童正寫著關於他們最喜愛的食物的歌曲，會選擇這個主題，是因為語言治療師和 Maureen 與團體中大部分的兒童分享食物和學習相關字彙（像是：義大利麵、比薩、薯條、甘藍菜等等）。在絨布板上，Maureen 條列出字彙清單，並放上食物的圖片，並且要兒童猜出他們最喜愛哪一種食物。這些食物選項名稱，則被放到 Maureen 為這個特別的活動做的一首名為「我最喜歡的食物」的簡單歌曲中。當每個兒童分享他們喜愛的食物時，Maureen 會示範正確的標記，並且說每個食物的名稱。

以下是音樂治療中典型的語言發展所強調的目標：(1) 增加並正確地使用字彙；(2) 增加自發或與主題相關的互動；(3) 增加句子的複雜度與完成度（Darrow & Gfeller, 1996; Gfeller & Baumann, 1988）。互動與句子的結構都是複雜且難於衡鑑，需要兒童的說話、手勢或書寫等溝通方式的語言範例。為了獲取可信的範例，治療師必須對兒童的溝通方式要相當清楚流暢。此外，解釋這些例子，也需要對正常、遲緩及偏差的語言模式的理解。因此，除非音樂治療師在這領域有大量的訓練，不然他們應該與語言治療師合作，一同監督進步的情形（Gfeller & Baumann, 1988）。

❖ 音樂治療對社交技巧的發展

聽力障礙的兒童由於語言發展的遲緩及說話上的問題，會錯失許多和別人的互動。此外，兒童在有限的語言技巧上，會發現很難去理解指令、發問，及表達關心或挫折。這些限制會造成社交適應上的困難（Meadow, 1980a; Schum & Gfeller, 1994）。

一些患有嚴重聽力障礙的兒童，可能顯露出不成熟的行為，或在社交上呈現出不合宜的情況。因為音樂傾向於團體合作的方式，有架構的音樂活動，提供了一個很好的機會來練習最基礎的社交技巧，就像：輪流、注意別人、遵守指令、分享、在相互合作下朝向團體的目標，以及表達適宜的情感（Bang, 1980; Darrow & Gfeller, 1996; Schum & Gfeller, 1994）。對一些人來說，製造音樂（例如，演奏樂器、寫歌等等）可以是一個令人滿足的休閒活動，而且是達成個人成就的一個機會。

如果樂器及合適的教學方法可以仔細選擇，即使嚴重聽力障礙的案主也可以成功參與音樂的合奏、手語歌（song-signing）或寫歌的活動（Bang, 1980; Darrow & Gfeller, 1996; Robbins & Robbins, 1980）。一個比較方便的測量社交技巧改善的方式，就是透過在一段時間中，特定行為問題發生率的改變。舉例來說，治療師可以追蹤案主打斷別人，或用不合宜的方式表達感受的次數。治療師也可以使用特殊設計的量表，就像 Meadow/Kendall 針對聽障學生的社交一情緒衡鑑測驗（Social-Emotional Assessment Inventory for Deaf Students）（Meadow, 1980b），去評估社交／情緒的能力。

決定合適的治療目標及衡鑑工具，應該與案主的語言治療師或聽力治療師配合，因為聽力障礙者在說話、語言及聽力知覺的相關議題是非常複雜的。音樂治療師需要和語言治療師有密切的合作，來發展出一個良好協調及合適的行動計畫。

小結

綜合而論，聽障者對於了解一般人的語意與周遭的聲音、講話、語言發展，以及交際上的互動的能力，有嚴重的障礙。影響說話與語言發展的程度是根據障礙的形式、嚴重度、開始的時間，以及輔助儀器的作用而有所差異。對於早期嚴重聽障的個體，需要以互動去促進他們的說話與語言的發展。音樂結構上的特徵，以及音樂活動上互動性方式，能幫助減少以下問題的發生：

1. 音樂的聲音包含大範圍的頻率，可利用高強度的彈奏及製造出有觸感的聽覺刺激。這些特徵有利於聽覺的任務訓練，例如，聲音的覺察與區辨。
2. 就像說話一樣，音樂由不同的起音、持續度與強度等型態所組成。音樂的型態因此能用於表明與加強類似一般說話的特徵。
3. 音樂常配合字詞，如同歌中的歌詞。新字彙和正確的語法能透過作詞和唱歌來增強。
4. 音樂合奏需要社會性的技巧：依照指示、輪流、與他人合作和分享想法。這些行動提供刺激，以及建構一個給予學習和增強適當互動行為的環境。

視力障礙者的音樂治療

當思考視力障礙者與音樂時，可能聯想到在街角盲人音樂表演的印象。許多人假設盲人有音樂天賦和擁有非凡的聽覺（Pitman, 1965）。此神話就猶如 Ray Charles 和 Stevie Wonder 這些擁有非凡音樂才能的視盲音樂家讓人印象深刻。事實上，非凡的音樂天才在視障者中並不多見，就如同在一般族群中一樣（Kirk & Gallagher, 1979）。

首要質疑視障者先天具備較優越聽覺的文獻之一是在 1918 年，由 Seashore 和 Ling 所提出的論述。他們發現，視障者的聽覺與有視力者相似程度較高。隨後的研究結果支持此點，針對多數的論文，正常視力者與視障者在音樂才能與聽覺是相近的（Drake, 1939; Heim, 1963; Kwalwasser, 1955; Madsen & Darrow, 1989; Sakurabayashi et al., 1956; Stankov &

Spillsbury, 1978）。然而，視力障礙者雖然聽覺在先天上不盡然是較有天賦，可能是他們使用未損傷聽知覺的途徑來達到最大的能力，或者在較高發展性之聽力覺察的所有範圍內擁有一些特殊才能（Stankov & Spillsbury, 1978）。

事實上，視力障礙者沒有具備特殊音感，導引這些人朝向音樂方面的工作者為最佳職業選擇的概念是站不住腳的。更確切來說，那些與正常視力的專業音樂家展現相同天賦的視障者，都極有可能展現出成功的音樂生涯。

如果職前準備（vocational preparation）不是一個普遍對視障者的音樂治療目的，那麼，什麼樣的療程是適合這個特殊障礙的音樂治療呢？如果我們了解特徵以及得知視力殘疾發生的原因，我們更能了解復健的重點。

❖ 視力損傷：定義與病源

一般對視力障礙者最普遍的錯誤觀念，就認為是完全看不到，或是全盲。進一步來說，視覺障礙是依嚴重程度的持續性來判斷：有些人能夠看見放大的印刷字體；其他人可看到物體的輪廓或是區別明亮與陰影；少部分群體沒有可用的殘存視覺。普遍而言，視力障礙兩種主要的群體是指：⑴失明；與⑵部分視力或低視力（low-vision）的個體（Kirk & Gallagher, 1979）。

失明（blindness）的定義是雙眼矯正後的視敏度（visual acuity）為20/200的距離（意思是人看見的距離在20英尺，雙眼可區辨的距離是200英尺），或是視力範圍小於20度（中央視覺邊緣之視力使用的角度）。部分視力是指雙眼在矯正後，視敏度大於20/200，但是未超過20/70（Kirk & Gallagher, 1979）。

一些失明的案例，包括感染與疾病、意外與傷害，與胎兒時期的影響，包括遺傳。這些會造成折射錯誤（refractive error）（換言之，眼睛中的角膜或是晶體之內的問題影響不規則的聚焦）、有問題的肌肉控制〔即斜視或是散光（diverted gaze）〕、組織的接受障礙（即視神經或是視網膜從眼睛的水晶體接收影像），或是組織防護的問題（即眼瞼）遮蓋了眼睛。這些情況可能是穩定或是漸進性的（Codding, 1982）。視覺障礙可能存在於單一障礙的情形，或是身體與心理的損害共存（Codding, 1997）。

對照其他類別的障礙情況，視覺障礙在兒童與年輕人身上發生率較低（然而，視敏度漸漸失去在年長者中是個普遍的問題；參閱第六章）。此外，僅有視力障礙的個體（相對於多重障礙者）僅占一小部分而已（Codding, 1988）。

❖ 視覺障礙者的特質

認知　除了共存有心理或身體的障礙，視覺障礙兒童的發展與正常視力兒童相似多於相異（Codding, 1982, 1997; Kirk & Gallagher, 1979）。根據 Kirk 與 Gallagher（1979）所言，視覺障礙的兒童在理解力與成就的測試，稍微低於正常視力兒童的表現，主要的延緩出現於抽象概念的掌握上，特別是透過空間與其他視覺經驗的獲得。

語言　假如我們排除基於視覺經驗的概念，視覺障礙兒童語言的發展並不缺乏。一些使用的文字，像是深色、藍色、黃色，或是其他以視覺為基礎的語言概念，可能是不適當的。然而，失明者使用的慣用詞語，像是「現在我了解（see）你所要表達的意思」，或是「看這裡（look here）」，在適切的上下文中，是很平常的，正常視力者在眼盲者周圍使用這些詞句時，應該不用感到猶豫（Kirk & Gallagher, 1979）。

感覺能力　人們通常認為當視覺受損時，其他的感覺系統（觸覺、聽覺、嗅覺）應該會自動增強，事實上，研究並沒有認同這項論點（Stankov & Spillsbury, 1978）。然而，對於視障的人來說，改進聆聽技巧與透過訓練和練習來幫助其他感官能力，也許是有可能的（Kirk & Gallagher, 1979）。

社會情緒的發展　研究調查發現，失明者在人格與社會的適應上，會因父母與同儕過度保護或不適當關係等問題混淆在一起，而導致無助感與依賴。然而，一些研究者推測視盲的兒童無法展開行動，是因為他們無法看見自己行為所導致的結果（Fraiberg et al., 1968），其他研究者推斷視盲者的情緒問題不必然來自視障的結果，就如同正常視力者會有自我侷限的態度一樣（Ashcroft, 1963; Cusforth, 1951）。

動作發展　在動作協調領域的研究顯示，失明者或是擁有部分視力者，與一般正常人比較下，會有較差的動作表現（Codding, 1982; Kirk & Gallagher, 1979）。Norris、Spaulding 和 Brodie（1957）發現，在動作表現與視盲兒童學習動作的機會二者之間的一個重要關係。Kirk 與 Gallagher（1979）推測，假如視障的兒童在肢體參與度上享有同等的機會，像是爬樹、輪式溜冰與其他動作性的遊戲，那麼，他們與其他正常視力的同儕可能有相似的動作發展。

可以看見在許多技能領域，視障者擁有正常發展的潛力。然而，由於過度保護或是缺乏經驗，發展可能會延緩。因此，擁有正常智能的個體，復原的重點是在結構性的方式與經驗，可以協助降低每天學習經驗中視覺損害的衝擊影響。

❖ 教育與復健的練習

因為擁有正常智能的視障者與一般人相同多於相異，多數視障者在公立學校系統與正常視力者共同接受教育，這並不用驚訝，但並非總是如此。過去，有著嚴重視覺缺損的人通常會接受教育，並在視障學校內接受職業訓練（Kirk & Gallagher, 1979）。這些場所提供如家庭一樣的住宿服務，遍及許多視障者的童年期與青春期。在這些學校內，音樂教育者、音樂治療師，或是音樂上有才能的職員成立的管弦樂團、合唱團與其他音樂活動，都能達到提升音樂技能的初級目標（Codding, 1988）。

隨著 94-142 公法（全體殘障兒童教育法）的通過與實行，盲人教育的實施在少數住宿學校相當普遍（Codding, 1988; Kirk & Gallagher, 1979）。通常有多重障礙的視障者大部分接受住校照顧，因為他們需要特別的身體或是課業上的支持。擁有正常智力與身體功能良好的視障者，在他們所屬的社區內之公立學校系統接受一般教育，但也接受特殊類型的技術支持，像是盲文圖書（braille book）或是談話的錄音帶，這都是為了支持他們所進行的教育。

布拉耶點字法（Braille）（盲文）是一種為了盲人設計的寫作系統，使用的特色是由浮凸的點所構成。書面的文字與樂譜二者可以經由盲文來編碼，因此盲人可以使用他們的觸覺來閱讀。在華盛頓特區的議會圖書館中有國家盲人與肢體障礙者的服務（National Library Service for the Blind and Physically Handicapped），其中的音樂部門可以提供一些書與音樂讓他們使用。其他的工具則可透過為盲人的專門服務利用盲文來轉譯。然而並不是所有的視障者都使用盲文。有一些使用放大的印刷體、放大儀器，或出版品的其他特殊傳達設備。因此，在盲人的地區協會或與視障教學的老師合作，決定哪種文體或是音樂作品印刷最為合適，是明智的作法。

教育指導方法是強調一種透過聽覺與觸覺的具體學習，做中學是最有效的進行方式，對於沒有視覺就不容易了解的統合經驗，則需教師協助（像是了解一座農場、一間雜貨店或是一間郵局）。為了減少視障在移動力與動作發展的影響，發展**定向感**（orientation）與**移動性**（mobility）的視覺引導，這些課程通常包含在兒童教育中。當這些人接近成人期時，職業諮商與訓練在復健的過程裡，是相當重要的一部分。

❖ 音樂治療的目標

如同在其他復健服務的例子，音樂治療者與視障者工作時需要減少視障在智能、社會、動作與情緒的功能上所造成的影響。許多音樂治療師很少服務這樣的當事人（Codding, 1988）。在 1997 年 NAMT 的資料庫中顯示，有 252 位音樂治療師與視障者一同工作。然而，那些總數包括了次級障礙（secondary disability）者，像是心智遲緩者。只與單一障礙的視障者工作的音樂治療師，或許是少數（Codding, 1997）。

不幸的是，為視障者服務的音樂治療師，有關盲人的音樂知覺僅有很少的書面資料，治療方法也不多。從 1946 到 1996 年，在音樂與視覺障礙的相關文章裡，只有三十九篇發表在期刊、論文與書籍（Codding, 1997）。相對於其他相關群體的研究，這個數量是相當少的。此外，在教育實務改變之前，有許多文章寫得相當好，多數是案主研究，且是關於非常特殊的案主。所以，這個群體的最新資料應該會受到歡迎。

在現存資料裡可發現一些趨勢，最普遍的治療目標包括：(1) 發展定向感與移動性；(2) 提升社交技巧與人際溝通能力；(3) 提供適當情緒表達的出口；(4) 作為一種形式的感覺刺激來降低固有刻板重複性的動作（mannerism）〔像是搖擺或是其他的自我刺激（self-stimulation）〕。根據 Codding（1997）所言，音樂用於這些目標有許多使用的方法：(1) 作為一種結構性的活動來促進學習課業、動作、社會與口語的行為；(2) 作為一種刺激的線索或是提示在聲音定位上，及其他聽覺任務；(3) 作為期待行為的酬賞；以及 (4) 作為音樂鑑賞與娛樂的一部分（包含課程）。

定向感與移動性　定向感是涉及利用感覺的一個過程，用來建立一個人的位置與環境中物體的關聯性。舉例來說，兒童需要了解自己身體的各部位。了解身體前面、側邊、右邊與左邊是必須學習的概念。兒童的音樂遊戲 “The Hokey Pokey” 是一種簡單的活動例子，來教導定向感的概念。音樂聲音的來源也可從運動的過程中來練習，以此促進定位的技巧。定位涉及了方向的辨認，聲音來源涉及到個人的所在位置（Codding, 1982, 1988, 1997）。

移動性是指空間上一個人從現在位置移動到另一個欲到達的位置（Codding, 1982, 1997）。音樂的活動包括了往前走、往後走、左或右轉、跑步、跳躍或跑跳步，這些皆是增加移動性與動作自信發展的部分。節奏性的音樂當成動作的速度線索。多樣性的音樂，像是音樂裡的圓滑音（legato）與斷奏（staccato），能鼓勵不同形式的運動，像是滑行或是單腳跳。

社交技巧與人際溝通　音樂活動譬如合唱團、樂團或是小型合唱，需要與他人一起合作。社交的技巧像是輪流、加入、合作、跟隨與團體問題的解決，大多是音樂團體不可缺少的部分。音樂治療師將音樂的經驗結構化，這是為了培養社交技巧與合作。從音樂中學習社交舞是另一種方式，可以幫助年輕視障者在主流生活中建立有用的社交技巧。

情緒的表達與發展　雖然視障就本身在人格發展與自我概念上不一定有負面的影響，然而父母、兄弟姊妹與同儕的態度，可能使視障者在自尊與情緒成長受到不好的影響。他們可能會有依賴、無助感與缺乏接納的感受。在團體討論的活動中，像是歌曲創作或是聆聽抒情作品，可幫助他們適當地表達出感受。成功的音樂活動介入可促進掌控感、個人成就感與健康的自我概念。

降低可能由視障造成的習慣性動作　一些視盲者可能從搖擺、揉眼睛或由其他自我刺激的行為，來找尋外在的感官刺激。通常這些行為模式會出現在視音者還伴隨有其他障礙，如心智遲緩。在一些實例中，吸引人的音樂刺激減少了這些習性，並且把注意轉移到正向的音樂活動或事物中，例如，抓取樂器或是彈奏樂器（Codding, 1988, 1997）。

對於那些有多種障礙及視力障礙的個體，治療目標有自我幫助技巧、促進學前知識、增進注意力或是服從、減少負面行為，以及其他的一些能力〔參閱第四章的智能障礙，以及第七章的矯正整形（orthopedic disabilities）〕。在多數障礙的案例中，治療師必須考慮到除了視覺障礙外所附帶的一些影響。

治療耳聾兼視障者的治療師，在建立患者與人之間的交流上會面臨特殊的挑戰，因為這兩種每天慣用的知覺是受限的。為了溝通，治療師可能利用患者的手語。吉他、鋼琴或鼓等樂器，是提供此族群感官刺激的有效來源。

摘要

視覺障礙者發生在一小部分兒童與年輕人身上。視覺障礙通常包含盲或部分視覺，可能有其他身體障礙，也可能沒有。視覺障礙通常是發生在眼睛上的折射、易接收或是保護膜，或可能由肌力缺乏控制（引領）所造成，這些狀態可能穩定或自然衰退。除了和強烈視覺經驗相關的特殊概念與語言發展所需的技巧外，通常智力正常而有一般的認知與語言發展。不同於一般的看法，視障者並沒有聽力與音樂技巧上的特殊天賦，但大量的訓練與練習可以使原有的聽覺發揮最佳功效。雖然視障者比起一般人可能展現較多的依賴與無力感，但研究者思索這是因為面臨障礙時，部分父母和同伴的過度保護或消極的態度所造成。

比起視力正常者，這些族群在動作協調與移動性方面的發展較不佳。視障兒童的教育中，通常包含定向性的發展與動作技巧在內。特殊專門輔助的使用（如布拉耶點字法、有聲書等等）和具體、體驗性的教學方法，已經成功幫助這些個體在正規環境裡受教育。

音樂治療的主要目標是減少視覺障礙者在社會性、情緒性，以及動作執行的影響。此族群的音樂治療的目標有：(1) 定向感與移動性的發展；(2) 提升社會技巧以及人際互動；(3) 適當的情緒表達；以及 (4) 將音樂當成一種感覺刺激的形式，來降低慣性動作。使用音樂達成目標有多樣的方式：(1) 作為一種結構性的活動來促進學習課業、動作、社會與言語的行為；(2) 作為一種刺激的線索或聲音定位的提示，及其他聽覺任務；(3) 作為期待行為的酬賞；以及 (4) 作為音樂鑑賞與娛樂的一部分（包含課程）。

討論問題 Study Questions

1. 何種障礙類型（傳導性、知覺神經，或是中樞聽力損失）造成外耳、中耳的障礙或缺陷？
2. 簡述五個不同嚴重程度的聽覺障礙。
3. 什麼是殘餘聽覺（residual hearing）？
4. 什麼是後天（像是天生的相反）聽覺喪失的別名？
5. 聽覺障礙者利用哪四個基本的形式來溝通？
6. 比較聽障兒童與正常聽力者的節奏知覺和韻律知覺？
7. 對聽力已受損的案主使用什麼形式的樂器最好？

8. 音樂治療師提供聽力受損者哪四種主要的復健方式？舉出每種主要介入治療的例子。
9. 視力障礙者與視力正常者的音樂性向（musical aptitude）如何？
10. 描述盲與部分視力（partially seeing）、低視力（low vision）的不同分類？
11. 列出三個眼盲的原因。
12. 視力障礙者在認知、語言、社會情緒和動作發展上有什麼影響？
13. 列舉出視覺障礙者常見的音樂治療目標。
14. 列舉出視覺障礙者在治療介入上常用的音樂。

參考文獻 References

Amir, D., and Schuchman, G. 1985. Auditory training through music with hearing-impaired preschool children. *Volta Review* 87:333–343.

Ashcroft, S. 1963. Blind and partially seeing children. In *Exceptional children in the schools,* edited by L. M. Dunn, 413–461. New York: Holt, Rinehart and Winston.

Bang, C. 1980. A world of sound and music. *Journal of the British Association for Teachers of the Deaf* 4:1–10.

Codding, P. 1982. *Music therapy for handicapped children: Visually impaired.* Washington, DC: National Association for Music Therapy.

———. 1988. Music in the education/rehabilitation of visually disabled and multihandicapped persons: A review of literature from 1946–1987. In *Effectiveness of music therapy procedures: Documentation of research and clinical practice,* edited by C. E. Furman, 107–136. Washington, DC: National Association for Music Therapy.

———. 1997. A content analysis of music education/rehabilitation research with blind and visually impaired persons: A literature review (1946–1996). Research paper presented at the National Symposium for Research in Music Behavior, Minneapolis, MN, May 1997.

Commission on Education of the Deaf. 1988. *Toward equality: Education of the deaf.* Washington, DC.

Cutsforth, T. D. 1951. *The blind in school and society.* 2d. ed. New York: American Foundation for the Blind.

Darrow, A. A. 1979. The beat reproduction response of subjects with normal and impaired hearing: An empirical comparison. *Journal of Music Therapy* 16:6–11.

———. 1984. A comparison of the rhythmic responsiveness in normal hearing and hearing-impaired children and an investigation of the relationship of the rhythmic responsiveness to the suprasegmental aspects of speech perception. *Journal of Music Therapy* 21:48–66.

———. 1987. An investigative study: The effect of hearing impairment on musical aptitude. *Journal of Music Therapy* 24(2):88–96.

———. 1990. The effect of frequency adjustment on the vocal reproduction accuracy of hearing-impaired children. *Journal of Music Therapy* 27(1):24–33.

Darrow, A. A., and N. Cohen. 1991. The effect of programmed pitch practice and private instruction on the vocal reproduction accuracy of hearing-impaired children: Two case studies. *Music Therapy Perspectives* 9:61–65.

Darrow, A. A., and K. E. Gfeller. 1991. A study of public school music programs mainstreaming hearing-impaired students. *Journal of Music Therapy* 28(1):23–39.

———. 1996. Music therapy with children who are deaf and hard of hearing. In *Effectiveness of music therapy procedures: Documentation of research and clinical practice,* 2d ed., edited by C. E. Furman, 137–165. Washington, DC: National Association for Music Therapy.

Darrow, A. A., and G. J. Starmer. 1986. The effect of vocal training on the intonation and rate of hearing-impaired children's speech: A pilot study. *Journal of Music Therapy* 23:194–201.

Davis, J., and E. Hardick. 1981. Rehabilitative audiology for children and adults. New York: Wiley.

Drake, R. M. 1939. Factorial analysis of music tests by the Spearman tetrad difference technique. *Journal of Musicology* 1:6–10.

Edmonds, K. 1984. Is there a valid place for music in the education of deaf children? *ACEHI Journal* 10:164–169.

Erber, N. P., and I. J. Hirsch. 1978. Auditory training. In *Hearing and deafness,* edited by H. Davis and S. R. Silverman, 50–66. Chicago: Holt, Rinehart and Winston.

Fahey, J. D., and L. Birkenshaw. 1972. Bypassing the ear: The perception of music by feeling and touch. *The Music Educators Journal* 58:44–49.

Fisher, K. V., and B. J. Parker. 1994. A multisensory system for the development of sound awareness and speech production. *Journal of the Academy of Rehabilitative Audiology* 25:13–24.

Ford, T. A. 1985. The effect of musical experiences and age on the ability of deaf children to discriminate pitch of complex tones. Ph.D. diss., University of North Carolina, Chapel Hill, NC.

Fraiberg, S., M. Smith, and E. Adelson. 1968. An educational program for blind infants. *Journal of Special Education* 3:121–141.

Galloway, H. F., and M. F. Bean. 1974. The effects of action songs on the development of body-image and body-part identification in hearing-impaired preschool children. *Journal of Music Therapy* 11:125–134.

Gfeller, K. E. 1986. Music as a remedial tool for improving speech rhythm in the hearing-impaired: Clinical and research considerations. *MEH Bulletin* 2:3–19.

———. 1987. Songwriting as a tool for reading and language remediation. *Music Therapy* 6:28–38.

———. 1997a. Music therapy methods for children who are deaf or hard of hearing. Australian Music Therapy National Conference, Brisbane, Australia, August 23, 1997.

———. 1997b. Music perception and aesthetic response of cochlear implant recipients. Multidisciplinary Perspectives on Musicality: The Seashore Symposium. Iowa City, IA. October 17, 1997.

Gfeller, K. E., and A. A. Baumann. 1988. Assessment procedures for music therapy with hearing-impaired children: Language development. *Journal of Music Therapy* 25:192–205.
Gfeller, K. E., and A. A. Darrow. 1987. Music as a remedial tool in the language education of hearing-impaired children. *The Arts in Psychotherapy* 14:229–235.
Gfeller, K. E., J. F. Knutson, G. Woodworth, S. Witt, and B. Debus. 1998. Timbral recognition and apprisal by adult cochlear implant users. *Journal of the American Academy of Audiology* 9:1–19.
Gfeller, K. E., and C. R. Lansing. 1991. Melodic, rhythmic, and timbral perception of adult cochlear implant users. *Journal of Speech and Hearing Research* 34:916–920.
———. 1992. Musical perception of cochlear implant users as measured by the primary measures of music audiation: An item analysis. *Journal of Music Therapy* 29(1):18–39.
Gfeller, K. E., and R. Schum. 1994. Requisites for conversation: Engendering world knowledge. In *Let's converse: A" how-to" guide to develop and expand conversational skills of children and teenagers who are hearing impaired,* edited by N. Tye-Murray, 177–214. Washington, DC: Alexander Graham Bell Association.
Gfeller, K. E., and S. Witt. 1997. A qualitative assessment of music listening experiences by adult cochlear implant recipients. National Association for Music Therapy National Conference Research Session, November 21, Los Angeles, CA.
Gfeller, K. E., G. Woodworth, D. A. Robin, S. Witt, and J. F. Knutson. 1997. Perceptions of rhythmic and sequential pitch patterns by normally hearing adults and adult cochlear implant users. *Ear and Hearing* 18:252–260.
Heim, K. E. 1963. Musical aptitude of seven high school students in residential schools for the blind as measured by the Wing Standardized Test of Musical Intelligence. Master's thesis, University of Kansas, Lawrence.
Heward, W. L., and Orlansky, M. D. 1988. *Exceptional Children.* Columbus, OH: Merrill Publishing Co.
Hixon, T. J., L. D. Shriberg, and J. H. Saxman, eds. 1980. *Introduction to communication disorders.* Englewood Cliffs, NJ: Prentice Hall.
Hudgins, C. V. 1949. A method of appraising the speech of the deaf. *Volta Review* 51:597–601, 638.
Hummel, C. J. 1971. The value of music in teaching deaf students. *Volta Review* 73:224–228.
Kirk, S., and J. Gallagher. 1979. *Educating exceptional children.* 3d ed. Boston: Houghton Mifflin.
Korduba, O. M. 1975. Duplicated rhythmic patterns between deaf and normal-hearing children. *Journal of Music Therapy* 12:136–146.
Kwalwasser, J. 1955. Exploring the musical mind. New York: Colman Ross.
Ling, D., and M. Milne. 1981. The development of speech in hearing-impaired children. In *Amplification in education,* edited by F. Bess, B. A. Freeman, S. Sinclair, and J. S. Sinclair, 10–27. Washington, DC: Alexander Graham Bell Association.
Meadow, K. 1980a. *Deafness and child development.* Los Angeles: University of California Press.
———. 1980b. *Meadow/Kendall social-emotional assessment inventory for deaf students.* Washington, DC: Gallaudet College.
Music Therapy Sourcebook 1997. 1997. National Association for Music Therapy: Colesville, MD.

Norris, M., P. Spaulding, and J. Brodie. 1957. *Blindness in children.* Chicago: University of Chicago Press.

Padden, C., and T. Humphries. 1988. *Deaf in America.* Cambridge, MA: Harvard University Press.

Pitman, D. J. 1965. The musical ability of blind children. *American Foundation for Blind Research Bulletin* 11:63–79.

Riordian, J. T. 1971. *They can sing too: Rhythm for the deaf.* Springfield, VA: Jenrich Associates.

Robbins, C., and C. Robbins. 1980. *Music with the hearing-impaired: A resource manual and curriculum guide.* St. Louis, MO: Magnamusic-Baton.

Sakurabayashi, H. Y., Y. Satyo, and E. Uehara. 1956. Auditory discrimination of the blind. *Japanese Journal of Psychology of the Blind* 1:3–10.

Schum, R., and K. Gfeller. 1994. Engendering social skills. In *Let's converse: A" how-to" guide to develop and expand conversational skills of children and teenagers who are hearing impaired,* edited by N. Tye-Murray, 147–176. Washington, DC: Alexander Graham Bell Association.

Seashore, C. E., and T. Ling. 1918. The comparative sensitiveness of blind and seeing persons. *Psychological Monographs* 25:148–158.

Stankov, L., and G. Spillsbury. 1978. The measurement of auditory abilities of sighted, partially sighted, and blind children. *Applied Psychological Measurement* 2:491–503.

Vettese, J. 1974. Instrumental lessons for deaf children. *Volta Review* 76:19–22.

音樂治療在醫療情境的應用

章節概要

- 生理需求
  - 減緩疼痛及增加治療程序中的疼痛耐受性
  - 音樂治療與疼痛控制
  - 促進肌肉功能
- 心理社會需求
  - 常態化
  - 情感支持
- 衡鑑程序
  - 自我陳述報告
  - 行為反應的觀察
  - 臨床測量

Kate E. Gfeller

音樂治療在醫療中的使用已有數世紀之久，在古代，牧師和巫醫使用聖歌和節奏，來阻絕被認為是導致疾病和痛苦的邪惡精靈。音樂被相信具有超自然的力量，而且可以直接治癒疾病，或藉著音樂向神祈求而得到幫助（Gfeller, 1990）。

在現代，音樂仍然被用在醫學上的治療，但使用的理由已經改變了。音樂現今在治療慢性和急性醫療疾病症狀的應用，是以經過研究的科學原則為基礎。身為醫療團隊的一員，音樂治療師與病人合作，以減緩在疾病痛苦、創傷，或使人衰弱的症狀等等的負面影響。

音樂治療師在各種不同醫療環境中服務不同病人（Standley, 1986）。在一般的醫院中，音樂治療師可能與接受外科程序、化療的病人、臨盆的婦女、燒燙傷受害者，以及慢性或急性病症者一起工作。在門診中，音樂治療師協助慢性病痛或正接受沉悶不適復健治療之案主。在提供臨終病人以支持及舒適的醫療計畫中，也可能會提供音樂治療的服務。雖然病人的需求不同，但大致上可以分為兩個主要的領域：(1) 生理需求；(2) 心理社會需求。

生理需求

病人依據他們的狀況會有不同需求，然而，有兩種普遍的音樂治療服務：(1) 減緩疼痛及增加治療程序中的疼痛耐受性；(2) 促進肌肉功能。

❖ 減緩疼痛及增加治療程序中的疼痛耐受性

疼痛是一種複雜的現象（Sarafino, 1997），可能是急性的（即短期的）或慢性的。它可能突然發生或逐漸開始，也可能在一個離受傷部位很遠的部位被感覺到，它的特質（刺痛的、遲鈍的、顫抖的、灼熱的等等）是多變的。它源起於組織的傷害，且會損及神經末梢，但是無法用生理上的名詞來簡單解釋。情感因素與認知因素影響痛苦知覺的嚴重度（Anderson & Masur, 1983; Gracely et al., 1978; Jacox, 1977; Sarafino, 1997）。焦慮、緊張、恐懼與控制感喪失，會加重痛苦和沮喪的感受。焦慮與緊張能透過許多途徑來影響痛苦知覺。這些負面的情緒會增加肌肉的緊張程度，反過來說，會增加敏感的神經末梢上的壓力（Jacox, 1977）。緊張也會干擾平時放鬆的呼吸模式，且在肌肉組織上產生缺氧或是氧氣不足的現象（Clark et al., 1981）。這種情形過多的時候，會感到不舒服。此外，焦慮或恐懼會讓一個人聚焦在痛苦上，如此一來，更增加其嚴重性。

痛苦覺察可以由痛覺門閘控制理論（Gate Control Theory of Pain）來解釋（Melzack & Wall, 1965, 1982; Sarafino, 1997）。根據這項理論來看，實際生理上的傷害（actual physical insult）發生於遍及身體的神經末梢上，但是，覺察與產生這樣的刺激卻發生在中樞神經系統（CNS）上。神經的「閘道」（gate）能以不同程度來開啟或關閉，如此一來，能調節到達大腦之前、接踵而來的痛苦信號（Sarafino, 1997）。當痛苦訊息進入脊髓神經中開啟的閘門時，傳輸細胞會自由地傳送痛苦訊號。但是假設當閘門關閉時，大腦中痛苦訊息的強度將會受到控制。閘門開啟或是關閉的範圍，是依據：(1) 有害刺激的數量（更多的痛苦，更活躍的痛覺神經纖維）；(2) 在周圍末梢纖維的感覺數量（像是按摩或是磨擦的刺激）；及 (3) 來自大腦的訊息（一些大腦處理的影響，像是焦慮或是興奮，可以對全部／某些類型的輸入訊號開啟／關閉閘門）。

這種理論發展於 1960 年代，在過去約十年中有許多研究，持續成為一個最具影響力且重要的痛覺感知理論。特別它能夠以最重要的心理社會變項來作論證，且它也同時能符合痛覺之生物觀點（Sarafino, 1997）。

這樣的理論在日常生活中是如何被解釋的呢？即使當痛覺刺激產生時，中樞神經系統也獲取其他的刺激：人們說話的聲音、房間中的氣味、電視裡的節目，和在街上汽車的喇叭聲。因為中樞神經僅能處理受限於某特定時刻中的資訊量，這些感覺和痛苦刺激的注意力互有競爭。因為意識覺察能力的限制，當我們對來自內在或外在刺激有直接注意，對痛苦的知覺縮小到某範圍（例如對話、音樂等等）（Farthing et al., 1984）。換句話說，假如意識的覺察（注意力）集中在穩健、正向的刺激更甚於痛苦的話，那對於痛覺的感知就可以降低（Anderson & Masur, 1983; Farthing et al., 1984; Jacox, 1977; Melzack & Wall, 1982）。

因為罹患鏈球菌性喉炎，九歲大的Carlos從學校返回家中。他不喜歡生病！他討厭喉嚨中像火般燃燒的感覺，且會使他吞下東西時感到不舒服。他的頭部感覺沉重，關節與肌肉也感到不舒適。他如何能忍受接下來的時間呢？放學後，他的朋友George路過來拜訪，跟他談到今天在學校所有發生的大事。就是有一些青蛙跑出教室裡的飼養容器，且在教室中到處亂跑。女孩們因而尖叫，而老師穿著高跟鞋與漂亮的洋裝奔跑，嘗試要抓住青蛙。真是亂成一團！Carlos的母親正來到他的房間，想看看他目前的狀況如何，卻訝異地看到她患病兒子的臉上帶著微笑。他的痛苦現在似乎是可以耐得住的。被George在學校青蛙的故事之強大及有趣的刺激下（分散注意力的行為），戰勝了Carlos中樞神經系統的注意力。

根據痛覺門閘控制理論許多關於痛覺管理的方法正在發展中，包含了注意力的分散。有許多正向刺激可以作為分心的實例。研究者曾使用過一些像是電動遊戲、錄音帶或是平日的喜劇、電影與故事等來作為刺激（Anderson & Masur, 1983）。在每天的生活中，護士與其他的照顧者發現，談話、心智任務（例如，解決一道謎題）與娛樂的類型（電視、音樂）能成為一種支持物（Jacox, 1977; Sarafino, 1997）。在臨床上，一些形式的刺激比起其他的刺激更容易提供，只要以些許的花費和準備，音樂可以成為這樣的刺激。

❖ 音樂治療與疼痛控制

如今在藥物與醫療的場域裡，為何還把音樂作為控制痛覺的有益工具呢？首先，心理和生理因素都會對於痛覺的感受有影響力，滿足這兩者需求是很重要的（Colwell, 1997; Gfeller et al., 1990; Godley, 1987; Jacox, 1977; Sarafino, 1997; Standley, 1986）。其次，一些醫學的狀況無法透過手術方式來治療，且止痛劑在過長的時期中，可能無法提供足夠的放鬆。舉例來說，得癌症的某些人承受很大的痛苦，且僅能從藥物治療中部分緩和（Sarafino, 1997）。此外，一些病人抗拒強力麻醉劑所造成的混沌狀態與負面的影響。

維持心智明晰（mental clarity）對於安寧照護（hospice care）下的病人是一件特別重要的事。安寧醫療或是緩和醫療對於末期病患的照顧，包含了緩和或是減輕痛苦，和其他讓人困擾的症狀（Munro, 1984）。典型人性化的安寧照顧是服務重症病患，即是對於延長生命沒有希望的病患施以個別化的照顧；更確切地說，這些重症病患希望將他們殘餘的日子，盡可能貼近一般的生活環境，提供身體與情緒上的支持。對於死亡的準備，許多人覺得有讓家人在經濟上無慮的需求，且對於感覺他們的死亡能有共識。針對這些議題，心智明晰是重要的。因此，使用大量的藥物治療並不受歡迎。

在某些實例中，在實行手術期間，減少麻醉劑用量的是重要的，特別是可能抑制呼吸功能或是引起心理遲緩的情況。舉例來說，重要的是，避免病人在手術之後的問題。分娩是另一個需要調整的部分，因為對於嬰兒來說，使用麻醉劑可能會有風險。

在人的心靈上使用一些技術減低對於痛覺的感知，這叫作認知疼痛控制策略（cognitive pain control strategies）（Sarafino, 1997）。認知痛覺控制方法並不排除傳統藥物學的鎮定劑。然而，有時藥物必須限制使用或減少劑量，須視情況而定（Scartelli, 1989）。在這些情況下，減低痛苦的認知方法應該納入考慮。

有多種方式利用音樂結合認知痛覺控制策略，用來減輕對於痛苦的知覺：(1) 作為主動專注或分心的刺激；(2) 促使放鬆反應；(3) 作為掩蔽的媒介；(4) 作為資訊的傳遞；(5) 作為正向的環境刺激。

音樂作為主動專注或分心的刺激　減輕疼痛感的其中一種方式是，利用選擇的音樂偏好來當作正向和對峙的刺激，以降低對疼痛或不舒服醫療所引起的負向注意，像是門診患者的手術、心臟檢查或牙醫處置。這種方式乃奠基於疼痛的門閘控制理論。根據 Clark 及其同僚（1981）所言，音樂具有「主動專注」（active focal）特點，可藉由訓練鼓勵病患專注、跟隨於音樂之中，讓病患對自己的疼痛管理扮演更主動的角色。使用分散或聚焦法時，選擇的音樂必須能夠抓住病患的興趣和注意。音樂應該直接由病患挑選，或者至少也要是他們喜愛的風格類型（Clark et al., 1981; Gfeller et al., 1990; Godley, 1987; Standley, 1986）。

> Jeannie 是 Mercy Hospital 的音樂治療師。她所提供的服務之一就是幫助孕婦分娩。她是拉梅茲課程中的成員老師之一，她教導媽媽們如何運用音樂協助降低分娩時的疼痛。Jeannie 解說音樂能分散或聚焦特點來幫助減輕疼痛的強度。每位孕婦在課堂上都有不同的音樂喜好，所以，Jeannie 知道單一種音樂對所有人是無效的。如果音樂是用來聚焦或分心，音樂就需要能抓住個人的注意力。那可能意謂弱起拍的音樂比起緩慢或放鬆的音樂來得好。
>
> Jeannie 與媽媽們會面，調查她們喜歡的音樂類型，包括特別喜愛的音樂，然後和每位媽媽一起製作個人化使用的音樂卡帶。每位準媽媽準備好她的生產卡帶後，Jeannie 會在團體中練習分散或專注法運用在疼痛管理策略，以準備這個人生大事。

使用音樂來減輕手術或治療程序中的疼痛或不適，已經備載於眾多的醫療情境中，包括牙科治療（Gardener & Licklider, 1959; Gfeller et al., 1990; Monsey, 1960; Standley, 1986）、臨盆分娩（Burt & Korn, 1964; Clark, 1986; Clark et al., 1981; Hanser et al., 1983; Standley, 1986）、長期性疼痛計畫（Colwell, 1997; Godley, 1987）、小兒科、降低注射或其他醫療手續的痛苦反應（Malone, 1996），以及外科單位（Locsin, 1981; Standley, 1986; Walters, 1996）。這項策略雖然有效，但是研究指出，並沒有單一疼痛控制技術能對各種狀況下的個人都有效（Anderson & Masur, 1983; Jacox, 1977）。舉例來說，分心對喜歡忽略或避免醫療程序的人是特別有用的技術。然而，其他人——在疼痛研究中所謂的「監控者」——傾向於能夠不斷接收到發生什麼事，和為什麼的訊息，他們會覺得焦慮較少（Sarafino, 1997）。對那種案主來說，分心也許較沒效。主動專注的另一個限制是需要維持專心，如果病患感到強烈且長期的疼痛，最後疲勞會使效果降低，接著必須採用其他的策略（Jacox, 1977）。因此，協助疼痛管理的治療師們應該熟練各種疼痛控制法（Sarafino, 1997）。

音樂作為放鬆反應的提示 肌肉放鬆是另一種能減輕疼痛的取向（Clark et al., 1981; Colwell, 1997; Godley, 1987; Jacox, 1977; Standley, 1986）。放鬆乃不相容於緊繃的反應（Jacox, 1977; Scartelli, 1989）。當放鬆產生時，病患會經驗到肌肉張力的降低，伴隨更深、更多的均勻呼吸。這會降低神經末梢的肌肉壓力，恢復肌肉組織穩定的供氧量。此外，放鬆能降低焦慮和恐懼，這樣的心理關聯讓疼痛或治療顯得較能忍受（Godley, 1987; Jacox, 1977; Robb et al., 1995; Standley, 1986）。

音樂能和放鬆技術相結合（Bonny, 1989; Clark et al., 1981; Colwell, 1997; Godley, 1987; Jacobsen, 1934; Robb et al., 1995; Scartelli, 1989）。音樂治療師了解病患的音樂偏好後，一起選擇適宜的、促進放鬆的音樂。例如，緩慢穩定的節拍能促進均勻、深沉的呼吸。誘發生動影像的音樂能引導思緒朝向愉快的場景，像是寧靜的草原或一團柔軟的白雲。

一個放鬆策略的限制是，技術需要經過一段時間的學習和練習才能有效（Clark et al., 1981; Godley, 1987; Jacox, 1977; Scartelli, 1989）。因此，放鬆很少在急痛或單一治療法（像是拔牙）中使用。然而，假如能預知到持續的疼痛或重複性治療，或者有足夠的準備時間（就像生產），病患便能學著利用音樂配合其他方式來放鬆，像是漸進式放鬆（progressive relaxation）或引導式想像（guided imagery）。屆時音樂治療師的角色就不只包含選擇和提供音樂，也包含訓練和指導當事人放鬆技術（Clark et al., 1981; Godley, 1987; Standley, 1986）。

音樂作為放鬆的提示，在各種治療場所中都是有益的，包括慢性疼痛控制（Colwell, 1997; Godley, 1987）、設計給肌肉緊張的肢障案主的復健計畫（Scartelli, 1982, 1984）、分娩（Clark, 1986; Clark et al., 1981; Hanser et al., 1983），以及醫學手術單位，包括小兒外科單位（Robb et al., 1995; Siegel, 1983）。

讓我們回到 Jeannie 為孕婦設計的計畫。除了把音樂作為分心或專注的媒介外，Jeannie 也說明音樂是配合放鬆技術的有效工具。如果音樂是以此為目的，那麼 Jeannie 將幫病患找出放鬆的音樂，這可引發穩定且深沉的呼吸，也許對產生優美與放鬆的影像有所助益。正因為沒有單一疼痛管理技術對所有情境中的所有個體皆有效，Jeannie 利用雙叉取向（two-pronged approach）——給孕婦們分心或專注的音樂，和促進放鬆的其他音樂——提供給孕婦在生產時一個疼痛管理策略的選單。

音樂作為遮掩的媒介　有很多因素造成醫療時的恐懼和焦慮，有些是外在因素，像是設備引起的聲音或其他病患的疼痛哭聲。舉例來說，有些人發現，牙醫用鑽子的聲音令人焦慮（Rankin & Harris, 1984）。當鑽子的嗚嗚呼呼聲開始時，病人的緊張就加劇。在醫院中，儀器的鏗鏘聲或其他病人的哭喊使人失常（Clark et al., 1981）。透過耳機播放音樂能擋住這些不愉快的聲音，因此轉移了一些外在引起的焦慮（Gfeller et al., 1990; Standley, 1986）。

音樂作為資訊的媒介　認知介入法能降低疼痛的負面心理關聯物，其中一種方式便是在醫療過程中提供關於疼痛經驗的資訊（Anderson & Masur, 1983; Jacox, 1977; Sarafino, 1997）。例如，護士或醫生在實施注射時常會解釋身體感覺（「你會先有短暫的刺痛感，再來會有一些壓迫感」），作為降低注射過程中帶來的焦慮感的手段。讓一個人準備好面對醫療程序，像是動手術，能夠協助減輕害怕和促進術後康復（Sarafino, 1997）。

音樂作為資訊載體已經被證明對結果有益（Chetta, 1981）。例如，住院兒童的術前教育階段可以把手術資訊和將遇到的各種人員（醫生們、護士們）等資訊涵蓋於歌曲之中。

Jeannie 在醫院中的責任之一，就是幫助小兒科的兒童們預備好手術或其他不舒服的醫療程序。在推向小兒科的音樂治療車上，她不僅會放些樂器，也會放入打扮成醫生、護士和其他醫護人員的布偶。四歲的兒童Kyle預定隔天手術，今天被安排在Jeannie的音樂治療名單上。她走向Kyle的病房，拿著醫學布偶開始上演偶戲，她為Kyle介紹即將會遇上的主要人物，以及那些人為Kyle手術時將會準備的一些基本程序。當Jeannie逐一介紹每個布偶時，唱了「醫院裡有哪些人？」每隻有特色的布偶都是利用Jeannie寫出的特殊歌曲來介紹。雖然這看起來像是遊戲時間，但小兒科照護中心的專家們卻發現，這樣的「遊戲」在幫助兒童們適應醫院和醫療程序上，造成顯著的不同。

音樂作為正向的環境刺激　醫療常常發生在病患不熟悉的無菌環境。房裡也許充斥著厭惡的氣味（例如消毒味）、大型且模樣令人恐懼的設備，以及總是沒有時間和病患建立良好醫病關係，並表達關心的忙碌醫護人員。特別是對兒童來說，一個和家、學校壓根就不相同的環境會帶來恐懼和焦慮（Barrickman, 1989; Marley, 1984; Rudenberg, 1985; Sarafino, 1997; Schwankovsky & Guthrie, 1985）。而且，病患總是被動地接受治療，沒有自己的時間表，甚至是自己身體的掌控權。缺乏這種掌控是另一種壓力來源，並會加重疼痛的感覺（Gfeller et al., 1990; Langer, 1983; Lefcourt, 1982; Meinhart & McCaffery, 1983; Sarafino, 1997）。

儘管可能無法避免在某些醫療環境中失去掌控（例如，一隻手臂必須吊點滴（靜脈注射），或患重病到無法控制自己的行動），但病患可以接觸偏愛的音樂，來重建對環境的某些控制感和導入熟悉感（Barrickman, 1989; Gfeller et al., 1990）。此外，音樂可當作麻醉的媒介，提供身處無菌、隔離或表面上有敵意的環境中一個正向知覺的刺激。例如，Christenberry（1979）報告提及，由於隔離政策著重在感染控制，燒燙傷病患通常缺乏適當的知覺刺激。結果，病患可能轉向不適切的內在自我刺激（也就是說幻覺），或者變成較不能忍受醫療。音樂可以提供在這無菌、隔離的環境中一種正向的知覺刺激。

醫療環境中，音樂的正向影響不只可透過健康感受的心理測量證明，也能經由生理上的改變來證明。例如，Chapman（1975）和 Caine（1991）發現，那些接觸搖籃曲或其他合適的音樂刺激之早產兒，比起那些沒有接觸正向刺激者體重增加，且較快離開醫院。Cassidy 和 Standley（1995）發現，在新生兒加護病房中引入搖籃曲給體重不足的嬰兒（low-birth-weight infants）後，對血氧濃度、心跳和呼吸率有正面效果。有一些研究更發現，醫療情景中，加入音樂或沒有音樂的比較下，證明音樂情境下血壓或心跳會下降（Bonny, 1983; Locsin, 1981; Oyama et al., 1983）。Locsin（1981）、Brut 與 Korn（1964）所做的研究發現，音樂刺激配合醫療能讓疼痛用藥的劑量減少。

疼痛控制的未來：生化觀點　誠如我們已經看到的，疼痛知覺是複雜的。研究人員們積極學習疼痛如何運作，以及如何減輕疼痛。近年來的研究顯示，人類身體藉由製造各種化學物來反應疼痛和壓力，這些物質中有些是疼痛或壓力的副產品。其他像是內生性鴉片（像是腦內啡），就是一種身體製造來真正幫忙減輕不適感的化學物質（Sarafino, 1997; Scartelli, 1989）。這些化學物質似乎和減輕疼痛的藥，像是嗎啡，有著相似的運作路徑。初步研究（Goldstein, 1980; Rider et al., 1985; Tanioka et al., 1985）指出，音樂刺激會影響生化產物，進而減緩不適。雖然全然了解這條探索方向需要更一進步的研究，不過，這領域的研究顯然已經抓住未來治療的重要應用。

❖ 促進肌肉功能

在某些例子裡，醫療情境的治療包含了一段時期的物理治療和復健。例如，一些人中風後，必須「重學」如何走路或使用他們的四肢，這需要許多單調及令人厭倦的鍛鍊時間。音樂能提供復健一個理想的背景。首先，快樂的或激勵的音樂能夠減少病患對治療負面的注意，像是一些不舒服和無聊乏味。再者，強烈、有節奏的敲擊提供穩定的聽覺線索，以協助動作進行，換句話說，病患能將音樂節拍當成移動單一肢體或多肢體的訊號（Lucia, 1987; Rudenberg & Royka, 1989; Standley, 1986; Staum, 1983; Thaut, 1985）。

適當的肌肉運作不只包含手腳的運動力，也包含內臟，像是肺。適當的伸展肺部很重要，這可以幫助降低充血和增進呼吸功能。演奏管樂器或唱歌能幫助臥病不起者的肺活量。如此的活動也能幫助維持慢性病患（像是氣喘者）呼吸功能的水平（Behrens, 1982; Bolger, 1984; Rudenberg & Royka, 1989; Schwankovsky & Guthrie, 1985; Standley, 1986）。

心理社會需求

急性和慢性醫療情境不僅對人們的生理健康有影響，也對情緒和社會功能造成影響（Christenberry, 1979; Colwell, 1997; Godley, 1987; Munro, 1984; Rudenberg & Royka, 1989; Sarafino, 1997; Schwankovsky & Guthrie, 1985; Standley, 1986）。依據 Schwankovsky 和 Guthrie（1985）的觀點，急性或慢性病的人會有許多心理、社會的特徵性需求：

1. 適應疾病和其限制。
2. 幫助家屬適應此疾病。
3. 習慣醫院環境。
4. 學習和使用適合的因應機制。
5. 減輕疾病和用藥的恐懼和焦慮。
6. 盡可能維持和正常相近的環境，即常態化。
7. 繼續認知和社會發展。
8. 預防或克服因疾病或治療所帶來的發展延遲。
9. 投入生理活動。
10. 面對死亡的相關個人議題。

我們所關心的這些議題中，有些是疾病本身直接的副產物。例如，呼吸疾病患者可能難以適應失去活力。其他需求則肇因於隨照護而失去的獨立、正常作息及生活品質。例如，因眼睛手術住院的病患可能無法閱讀、開車或工作。這些限制增加對金錢供應、交通運輸，和日常生活活動的依賴。

音樂治療師能透過：(1) 提供可促進社會、動作和認知發展的常態化活動；(2) 藉由探索或鼓勵適當的表達與疾病有關感覺的這類音樂活動，來提供情感支持，並幫助病患適應這些限制。

❖ 常態化

所謂常態化就是把物體、事件和類似於日常生活（正常的）的互動，整合到醫療情境中的過程，使年輕或年老的病患，都能在醫院環境常態化中獲益。然而，考慮到兒童和成人之間發展的差異，介入型態將有所不同。首先，讓我們想想在小兒科情境中的常態化。

小兒科的常態化　在正常環境中，兒童典型的一天包括上學、遊戲時間、其他社交活動，還有家事責任。兒童和他們的父母、老師、手足和同儕互動。相對地，住院兒童花了許多時間待在陌生房裡的陌生床上，被一群陌生人打針、吊點滴、照 X 光。年紀小一點的兒童沒什麼機會接觸到家庭成員和其他兒童，上學、參加童子軍、餵狗等典型的日常事務都被打斷了。這些改變會造成焦慮和挫折，經由發脾氣、退縮，或其他不當的因應機制表現出來（Barrickman, 1989; Schwankovsky & Guthrie, 1985）。如果需要長期住院的話，孩童也會錯過上學，結果可能阻礙或延遲了社會發展和學業。住院並非典型的童年經驗，但音樂活動卻是。音樂是醫療環境中常態化的有用工具，可由遊戲和體育活動、同儕間的互動、認知成長等機會提供。上述的每個領域會在下面的段落中討論。

遊戲和體育活動　對兒童而言，遊戲是探索環境、表達想法和感受、學習新技巧時的一種自然方式（Froelich, 1984; Schwankovsky & Guthrie, 1985）。學習音樂遊戲、玩音樂玩具（發條動物、玩具車、節奏性的管樂器）、歌唱等，都是常見的兒童活動（Barrickman, 1989）。甚至學步兒也能享受這些經驗，因為音樂涵蓋了兒童發展能力內的知覺和動作體驗

（Barrickman, 1989; McDonald & Simons, 1989）。熟悉的兒歌，像是「王老先生」、「小蜘蛛」和「倫敦鐵橋」，就像身處陌生或看似有敵意環境裡的老朋友們。根據 Marley（1984）的觀點，音樂遊戲和活動降低了新生兒和學步兒那些與壓力相關的行為。

很可惜，疾病或醫療會妨礙正常兒童的動作發展。慢性呼吸病或心臟病的兒童可能缺乏生理強度和活力可跑動。從手術或整型外科恢復的兒童，因為靜脈注射管、牽引或固定而失去行動力，這些限制讓他們無法參與跳繩、棒球，或其他需要大量行動力和耐力的遊戲。但體育活動不用全部一起結束，音樂治療師能夠帶領兒童在音樂和活動中盡可能地動。例如，因打石膏而一隻手不能動的病患，能用另一隻手盡情地演奏打擊樂器。臥床或坐輪椅的兒童能參與唱歌或手指謠活動中〔使用手指動作的兒歌能幫忙詮釋歌曲中的故事，像是「我的拇指在哪裡？」（Where Is Thumbkin?）或「兩隻小黑鳥」（Two Little Blackbirds）〕，帶動上半身和臉部動作（Barrickman, 1989）。

有結構的社交互動　在全世界的托兒所裡，兒童們會在團體音樂活動裡握手、唱歌。連獨立的二歲兒童都能加入以他們最喜歡的音樂遊戲為特色的團體活動中（McDonald & Simons, 1989）。在傳統上，音樂是參與社交的媒介，能引入醫療環境中以增加社交互動（Gfeller, 1990）。合唱、節奏樂隊活動、動作歌（跳和唱）、手指謠，提供了合作、覺察他人和分享想法的機會。藉由演奏樂器、拍手或表演行動歌曲，甚至害羞的兒童也能非口語地參與其中（Barrickman, 1989）。

學前活動　因為重病而干擾到上課出席率，學業發展便受到影響。教育服務，像是在家教育或在醫院的老師，會幫孩童們維持課業進度。音樂治療師則利用有趣又適齡的音樂活動，導入或增強學業或學前的基本觀念（顏色、數字、形狀，和其他上幼稚園前會學到的知識）。許多兒歌〔「瑪莉的紅洋裝」（Mary Has a Red Dress）、「巴士的輪子」（The Wheels on the Bus）、「王老先生」等等〕可以教導有關顏色、形狀、社區幫手、動物，以及其他學齡前和小學課堂上學到的觀念（Barrickman, 1989; Schwankovsky & Guthrie, 1985）。

正常化和成人　幼兒伴隨醫療發生的哭叫聲，是兒童明顯恐懼的展現。但我們不應該假定成人接受醫療時，就會有相對安靜的舉止態度。成人也會對無菌的醫院空間和生活方式的分裂產生負面反應（Sarafino, 1997）。

經由符合個人功能的社交機會和有意義的休閒活動，成人病患的醫療環境才會正常化。例如，合唱或樂器的即席演奏激勵了病患之間或病患與其家人之間的社會化（Munro, 1984; Standley, 1986）。長期住院或行動被限制的乏味，能透過音樂休閒活動的參與而改善。小又方便攜帶的樂器，像是電子合成器、多功能和絃琴或 kalimbas（源自非洲的樂器）能在短期內學會，甚至沒受過音樂訓練的病患也行。

❖ 情感支持

慢性病或急性病對情緒、生理、健康有反向效果。關於疾病或治療的恐懼或焦慮、離開所愛的人、適應疾病、意識到自身死亡，都是醫療時重要的事。一個戲劇化的例子是，AIDS（免疫系統失能，目前無藥醫）患者的情感問題。由於 AIDS 的典型下場是致命的，所以感染愛滋病的人會被排斥或受負面評價。他們會覺得被孤立、罪惡感或無助，就像身體被愛滋摧殘後的廢墟一樣（Maranto, 1988）。

如同第三章討論過的，音樂長期以來被視為有力的溝通形式，能表達我們最深層的情感。特別富有心靈或感情意義的音樂能提供安撫和支持。音樂治療師要加強諸如寫歌、聆聽音樂、放鬆音樂，和投入音樂等，能鼓勵情感和幸福表達的活動（Colwell, 1997）。

在安寧病房裡，音樂治療可以是一種探索及表達死亡來臨感受的重要工具（Gilbert, 1977; Munro, 1984; O’Callaghan, 1997; West, 1994）。例如，有些人發現，音樂是和家人、朋友分享感覺的有利方式。例如，Munro（1984）

教導一位臨終病人，藉由音樂治療師的協助，將分段創作的音樂製作成卡帶，作為他與所愛的人們道別的一個禮物。

在小兒病房中，情緒的表達特別重要，因為幼兒通常很難在不熟悉的環境中，用清晰的言語表達出他們的感情。Froelich（1984）所做的研究指出，沉浸在音樂治療中的住院兒童，比起接受許多傳統照顧形式的住院兒童，更願意將情緒說出口。簡而言之，音樂治療師能夠在減輕醫療性的心理和情緒衝擊面向上，提供重要的後援。雖然音樂治療師的最大回報，只是病情減輕的微笑和發出喀喀笑聲，但對治療者來說，透過主觀和客觀評估來決定療效仍然相當重要。

衡鑑程序

病人的需求和生理特徵差異極大，因此，音樂治療師面臨的挑戰就是，為病人的狀況篩選出實際、適合的工具。如此一來，我們則不能低估治療師敏銳、主觀評價的重要性。病患行為上些許的改變，或者表面上偶然的談論，都能提供給治療師生理和情緒狀態的線索。病情照護進展的文件，最好是由應用在短或長期治療的各式客觀衡鑑工具來完成。

❖ 自我陳述報告

有價值的資訊來源之一便是病患，他能透過晤談或寫作形式，提供醫療的生理痛苦、焦慮、緊張程度和滿意度（Sarafino, 1997）。身體不適衍生而來的問題，可以用描述或數字量表報告出來，病患可以用直線或橫線（參看圖 10-1）標出疼痛程度。其他經標準化的量表類型，像是 McGill-Melzack 疼痛問卷（McGill-Melzack Pain Questionnaire）或 Stewart 疼痛色彩量表（Stewart Pain-Color Scale）提供有品質的疼痛資訊（Stewart, 1977）。相似的調查能測量焦慮或情感幸福度。舉例來說，情境－特質焦慮問卷（State-Trait Anxiety Inventory）能評量病患的焦慮程度（Spielberger et al.,

1970）。因為兒童的認知能力與語言和成人不同，所以，對較年幼病患得使用特地為兒童設計的特殊測量（Sarafino, 1997）。

❖ 行為反應的觀察

觀察計分也能記錄病患狀態（Sarafino, 1997）。舉例來說，肌肉放鬆的介入，被 Codding（1982）和 Winokur（1984）用在生產時的音樂治療方案裡。這樣的介入需要觀察者指明身體特別部位的放鬆程度，像是前額、下顎、頸部、肩膀和手臂等部位。諸如哭泣、面部扭曲、不安、抗拒治療等等的行為強度、頻率和持續時間的觀測資料，都能闡明舒適或焦慮程度（Standley, 1986）。兒童對疼痛的反應也許會和大人有所不同，所以在觀察

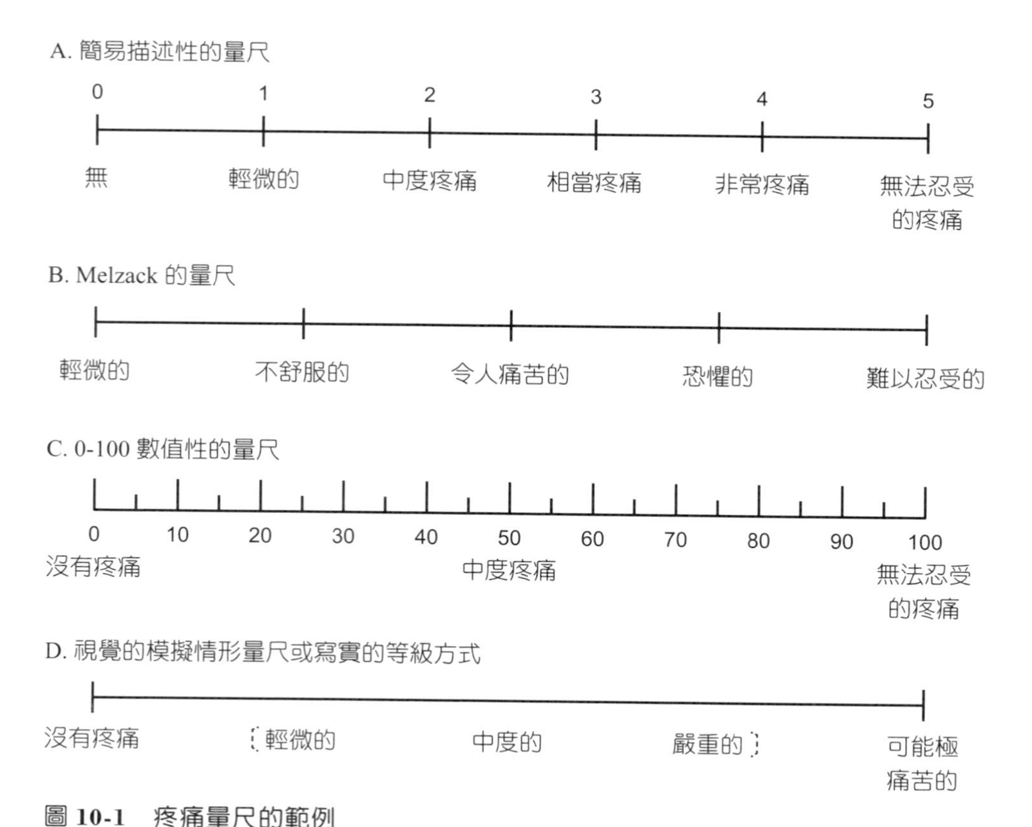

圖 10-1　疼痛量尺的範例

特定的行為表現時，應該考慮年齡（Sarafino, 1997）。由於疼痛是種主觀現象，建議蒐集自我報告和觀察二種資料，以獲得病人狀態的可靠量測。

❖ 臨床測量

心理和臨床測量皆能洞察病患病情的進程。血壓、脈搏、呼氣能力，都是病患身體狀況的指標。疼痛控制的用藥量或住院時間，有時也是病患滿意度與療效的適合度量（Sarafino, 1997; Standley, 1986）。

有很多的測量可用在醫療環境中，以決定生理或心理社會狀態。特殊衡鑑的選擇應該能反應病患狀況之有意義指標的潛力，並且容易在醫療環境中使用。衡鑑不該和治療牴觸，也不應強加苦惱在已經很脆弱的案主身上。

總之，在醫療體制下工作的音樂治療師，將會發現各年齡階層的不同病患。他們遇到的問題會依據狀況或疾病的本質、病患年紀、所需要的處置類型，及一些個人的經濟情形而不同。所有因素都得考慮符合病患的需求、適合介入的種類、音樂的被接受性、提供可靠病程資訊的測量。音樂治療師也必須有彈性，且和整個醫療團隊共同合作，因為大部分的病患都會做許多種測驗和治療。

摘要

音樂治療師服務各種環境（包括醫院、診所、臨終照護）下的慢性或急性病患。雖然當事人的症狀和問題大不相同，但音樂治療師一般都使用音樂來減輕病患和疾病有關的身體或心理問題所造成的影響。音樂治療的運用有下列幾點目標：

1. **減輕疼痛感**：音樂用以下方法作為認知疼痛控制的策略：(a) 當作主動聚焦點或分心物，以降低疼痛的注意；(b) 當作放鬆反應的提示；(c) 當作環境中焦慮引發聲源掩遮的媒介；(d) 當作資訊的媒介；(e) 當作環境中的正向刺激。

2. **增進肌肉運作功能**：音樂的動機與結構提供給復健需要的體能活動，包括移動性和呼吸功能。
3. **正常化醫療環境**：音樂活動提供機會給遊戲與體育活動、社交互動、休閒與課業的發展。正常化能夠降低住院對兒童發展的影響，並增加成人的情感幸福。
4. **提供情感支持**：音樂是一個情感溝通的方法，能提供情緒表達的宣洩機會，也是安適的源頭。

討論問題 Study Questions

1. 什麼是疼痛門閥控制理論下的基本原則？
2. 儘管今日的醫藥和止痛劑很進步，為什麼音樂被用來幫助疼痛的減輕？
3. 列出並描述五種音樂用來降低疼痛感的方法。
4. 舉出幾個利用音樂增進肌肉功能的案例。
5. 慢性或急性病患的心理社會需求是什麼？
6. 常態化這個名詞指的是什麼？
7. 描述面對慢性病或急性病孩童時，如何利用音樂來當作遊戲和生理抒發的管道。
8. 描述在慢性病或急性病兒童之間如何運用音樂促進社會互動。
9. 描述如何利用音樂來增進慢性病或急性病兒童們的學業進度。
10. 描述音樂如何提供情感支持。
11. 描述幾種音樂治療師可能用來測量慢性或急性病患病程的衡鑑類型。

參考文獻 References

Anderson, K. O., and F. T. Masur. 1983. Psychological preparation for invasive medical and dental procedures. *Journal of Behavioral Medicine* 6:1–41.

Barrickman, J. 1989. A developmental music therapy approach for preschool hospitalized children. *Music Therapy Perspectives* 7:10–16.

Behrens, G. A. 1982. The use of music activities to improve the capacity inhalation and exhalation capabilities of handicapped children's respiration. Master's thesis, Kent State University, Kent, OH.

Bolger, E. P. 1984. The therapeutic value of singing. *New England Journal of Medicine* 311:1704.

Bonny, H. L. 1983. Music listening for intensive coronary care units: A pilot project. *Music Therapy* 3:4–16.

———. 1989. Sound as symbol: Guided imagery and music in clinical practice. *Music Therapy Perspectives* 6:7–10.

Burt, R. K., and G. W. Korn. 1964. Audioanalgesia in obstetrics: White noise analgesia during labor. *American Journal of Obstetrics and Gynecology* 88:361–366.

Caine, J. 1991. The effects of music on the selected stress behaviors, weight, caloric and formula intake, and length of hospital stay of premature and low-birth-weight neonates in a newborn intensive care unit. *Journal of Music Therapy* 33:180–192.

Cassidy, J. W., and J. M. Standley. 1995. The effect of music listening on physiological responses of premature infants in the NICU. *Journal of Music Therapy* 32:208–227.

Chapman, J. S. 1975. The relation between auditory stimulation of short gestation infants and their gross motor limb activity. Ph.D. diss., New York University.

Chetta, H. 1981. The effect of music and desensitization on preoperative anxiety in children. *Journal of Music Therapy* 23:74–87.

Christenberry, E. 1979. The use of music therapy with burn patients. *Journal of Music Therapy* 16:138–148.

Clark, M. E. 1986, Music-therapy-assisted childbirth: A practical guide. *Music Therapy Perspectives* 3:34–41.

Clark, M. E., R. R. McCorkle, and S. B. Williams. 1981. Music-therapy-assisted labor and delivery. *Journal of Music Therapy* 18:88–109.

Codding, P. A. 1982. An exploration of the uses of music in the birthing process. Master's thesis, Florida State University, Tallahassee, FL.

Colwell, C. 1997. Music as a distraction and relaxation to reduce chronic pain and narcotic ingestion: A case study. *Music Therapy Perspectives* 15(1):24–31.

Farthing, G. W., M. Venturino, and S. W. Brown. 1984. Suggestions and distraction in the control of pain: Test of two hypotheses. *Journal of Abnormal Psychology* 93:266–276.

Froelich, M. A. 1984. A comparison of the effect of music therapy and medical play therapy on the verbalization of pediatric patients. *Journal of Music Therapy* 21:2–15.

Gardener, E., and J. C. Licklider. 1959. Auditory analgesia in dental operation. *Journal of the American Dental Association* 59:1144–1150.

Gfeller, K. E. 1990. Cultural context as it relates to music therapy. In *Music therapy in the treatment of adult mental disorders,* edited by R. Unkefer, 63–69. New York: Schirmer.

Gfeller, K. E., H. Logan, and J. Walker. 1990. The effect of auditory distraction and suggestion on tolerance for dental restoration in adolescents and young adults. *Journal of Music Therapy* 27:13–23.

Gilbert, J. P. 1977. Music therapy perspectives on death and dying. *Journal of Music Therapy* 14:165–171.

Godley, C. A. 1987. The use of music therapy in pain clinics. *Music Therapy Perspectives* 4:24–28.

Goldstein, A. 1980. Thrills in response to music and other stimuli. *Physiological Psychology* 8:126–129.

Gracely, R. H., P. McGrath, and R. Dubner. 1978. Validity and sensitivity of ratio scales of sensory and affective verbal pain descriptors: Manipulation of affect by diazepam. *Pain* 5:768–769.

Hanser, S. B., S. C. Larson, and A. S. O'Connell. 1983. The effect of music on relaxation of expectant mothers during labor. *Journal of Music Therapy* 20:50–58.

Jacobson, E. 1934. *You must relax.* New York: McGraw-Hill.

Jacox, A. D., ed. 1977. Pain: A source book for nurses and other health professionals. Boston: Little, Brown.

Langer, E. 1983. *The psychology of control.* London: Lawrence Erlbaum.

Lefcourt, H. 1982. *Locus of control.* London: Lawrence Erlbaum.

Locsin, R. 1981. The effect of music on the pain of selected post-operative patients. *Journal of Advanced Nursing* 6:19–25.

Lucia, C. M. 1987. Toward developing a model of music therapy intervention in the rehabilitation of head and trauma patients. *Music Therapy Perspectives* 4:34–39.

Malone, A. 1996. The effects of live music on the distress of pediatric patients receiving intravenous starts, venipunctures, injections, and heel sticks. *Journal of Music Therapy* 33:19–33.

Maranto, C. 1988. AIDS: Information and issues for music therapists. *Music Therapy Perspectives* 5:78–81.

Marley, L. S. 1984. The use of music with hospitalized infants and toddlers: A descriptive study. *Journal of Music Therapy* 21:126–132.

McDonald, D. T., and G. M. Simons. 1989. *Musical growth and development: Birth through six.* New York: Schirmer Books.

Meinhart, N. T., and M. McCaffery. 1983. *Pain: A nursing approach to assessment and analysis.* Norwalk, CT: Appleton-Century-Crofts.

Melzack, R., and P. D. Wall. 1965. Pain mechanisms: A new theory. *Science* 150:971–979.

———. 1982. *The challenge of pain.* New York: Basic Books.

Monsey, H. L. 1960. Preliminary report of the clinical efficacy of audioanalgesia. *Journal of the California State Dental Association* 36:432–437.

Munro, S. 1984. Music therapy in palliative/hospice care. St. Louis, MO: Magnamusic-Baton.

O'Callaghan, C. 1997. Therapeutic opportunities associated with the music when using song writing in palliative care. *Music Therapy Perspectives* 15:32–38.

Oyama, T., K. Hatano, Y. Sato, M. Kudo, R. Spintge, and R. Droh. 1983. Endocrine effect of axiolytic music in dental patients. In *Angst, schmerz musik in der anasthesie,* edited by R. Droh and R. Spintge, 143–146. Basel, Switzerland: Editiones Roche.

Rankin, J. A., and M. R. Harris. 1984. Dental anxiety: The patient's point of view. *Journal of the American Dental Association* 109:43–47.

Rider, M., J. Floyd, and J. Kirkpatrick. 1985. The effects of music, imagery, and relaxation on adrenal corticosteroids and the re-entrainment of circadian rhythms. *Journal of Music Therapy* 22:46–58.

Robb, S. L., R. J. Nichols, R. L. Rutan, B. L. Bishop, and J. C. Parker. 1995. The effects of music-assisted relaxation on preoperative anxiety. *Journal of Music Therapy* 32:2–21.

Rudenberg, M. T. 1985. Music therapy for orthopedically handicapped children. In *Music therapy for handicapped children,* vol. 3, edited by W. Lathom and C. Eagle, 37–116. Lawrence, KS: Meseraull Printing.

Rudenberg, M. T., and A. M. Royka. 1989. Promoting psychosocial adjustment in pediatric burn patients through music therapy and child life therapy. *Music Therapy Perspectives* 7:40–43.

Sarafino, E. P. 1997. *Health psychology: Biopsychosocial interactions.* 3d ed. New York: Wiley.

Scartelli, J. P. 1982. The effect of sedative music on electromyographic-biofeedback-assisted relaxation training of spastic cerebral-palsied adults. *Journal of Music Therapy* 19:210–218.

———. 1984. The effect of EMG biofeedback and sedative music, EMG biofeedback only, and sedative music only on frontalis muscle relaxation ability. *Journal of Music Therapy* 21:67–78.

———. 1989. *Music and self-management methods.* St. Louis, MO: Magnamusic-Baton.

Schwankovsky, L. M., and P. T. Guthrie. 1985. Music therapy for other health-impaired children. In *Music therapy for handicapped children,* edited by W. Lathom and C. Eagle, 119–167. Lawrence, KS: Meseraull Printing.

Siegel, S. L. 1983. The use of music as a treatment in pain perception with post-surgical patients in a pediatric hospital. Master's thesis, University of Miami, Coral Gables, FL.

Spielberger, D. D., R. L. Gorsuch, and R. Luschene. 1970. *State-trait anxiety inventory.* Palo Alto, CA: Consulting Psychologist Press.

Standley, J. M. 1986. Music research in medical/dental treatment: Meta-analysis and clinical applications. *Journal of Music Therapy* 21:184–193.

Staum, M. L. 1983. Music and rhythmic stimuli in the rehabilitation of gait disorders. *Journal of Music Therapy* 20:69–87.

Stewart, M. L. 1977. Measurement of clinical pain. In *Pain: A source book for nurses and other health professionals,* edited by A. K. Jacox, 107–137. Boston: Little, Brown.

Tanioka, F., T. Takzawa, S. Kamata, M. Kudo, A. Matsuki, and T. Oyama. 1985. Hormonal effect of anxiolytic music in patients during surgical operation under epidural anesthesia. In *Angst, schmerz, musik in der anasthesie,* edited by R. Froh and R. Spintge, 285–290. Basel, Switzerland: Editiones Roche.

Thaut, M. 1985. The use of auditory rhythm and rhythmic speech to aide temporal muscular control in children with gross motor dysfunction. *Journal of Music Therapy* 22:108–128.

Walters, C. 1996. The psychological and physiological effects of vibrotactile stimulation, via a somatron, on patients awaiting scheduled gynecological surgery. *Journal of Music Therapy* 33:261–267.

West, T. M. 1994. Psychological issues in hospice music therapy. *Music Therapy Perspectives* 12:117–124.

Winokur, M. A. 1984. The use of music as an audio-analgesia during childbirth. Master's thesis, Florida State University, Tallahassee, FL.

音樂治療與神經復健

章節概要

- 中風
  - 盛行率
  - 定義
  - 病因與診斷
  - 衡鑑
- 創傷性腦傷
  - 盛行率
  - 定義
  - 病因與診斷
  - 衡鑑
- 神經復健的復健技術
  - 神經復健準則
  - 認知障礙
  - 溝通障礙
  - 肢體障礙
  - 社會情緒障礙
- 中風與創傷性腦傷患者的音樂治療
  - 認知障礙的音樂治療
  - 溝通障礙的音樂治療
  - 肢體動作障礙的音樂治療
  - 社會情緒障礙的音樂治療
- 帕金森氏症與杭丁頓氏舞蹈症
  - 盛行率
  - 定義
  - 病因與診斷
  - 衡鑑
  - 治療
- 帕金森氏症與杭丁頓氏舞蹈症的音樂治療

Michael H. Thaut

中風

❖ 盛行率

中風乃是成人一輩子裡最常見的、最失能的一種神經性病變。每年估計有 450,000 到 500,000 的人被某些形式的中風所侵襲，而且健康照護系統的財政支出估計每年超過七十億。大多數中風受害者活得相當久（急性中風期的致死率只有 15%）。然而，所有存活者的 50% 將會因某些生理或認知功能全面或部分的失去，而遭受永久性的神經性病變（Wade et al., 1985）。

❖ 定義

中風的術語是腦血管意外（cerebralvascular accident, CVA）。中風的原因是由於供給大腦的血液被阻塞所致。處在受波及的腦區裡細胞，無法得到必要的氧氣供給來運作，因而死亡或受損（Wade et al., 1985）。

❖ 病因與診斷

發生頻率不同的幾種中風成因已被發現。這些不同的成因可分成兩大類：**缺血**（ischemia）和**顱內出血**（intracranial hemorrhage）。

缺血性中風是因為供應大腦血液的動脈（血管）阻塞所引起。例如，動脈硬化（供應大腦的動脈壁窄化和硬化所造成的疾病），或沉澱在動脈壁上的脂肪阻塞流向大腦的血液。如果阻塞只是暫時性的，那麼可能發生非全面性中風，或**暫時性腦缺血發作**（transient ischemic attack, TIA），發作情況可以持續幾秒鐘到幾分鐘不等。TIA 被認為是未來全面性中風迫近的一個徵兆。另一種缺血性中風可能由血塊引起，稱為**血栓**（thrombus），由於形成動脈硬化沉澱、隔離動脈，因此產生一種叫作腦栓塞（cerebral thrombosis）的情況。第三種動脈阻塞、栓塞，起因於移動中的血塊，叫作

栓子（embolus），通常從心臟的血栓破碎而來，並卡在動脈中，因而切斷大腦的血液供給。

由顱內出血造成的中風，最常見的原因是高壓（高血壓）和**腦動脈瘤**（cerebral aneurysm）。高壓出血引起的中風，通常是因為突然升高的血壓導致腦內動脈破裂並出血。腦動脈瘤指的是動脈壁腫脹的情況，因為動脈組織脆弱，然後破裂，導致腦內血流的阻斷和流血。比缺血或出血較不常見的是腦瘤（brain tumors），腦瘤會壓迫血管，並截斷腦部血流的供應，或藉由施壓腦部的組織造成破壞而引起中風（Brookshire, 1978; Johns, 1978; Pedretti, 1985）。

使個體易發生腦血管意外的因素，除了動脈硬化和高壓之外，還有肥胖、糖尿病、抽菸，或先天的血管脆弱。不幸的是，中風目前並無有效的醫療。因為缺血性大腦組織的死亡來得非常快，所以，採取快速且有效的改變現狀，在治療上顯得十分重要（Wade et al., 1985）。在一些發生腦內出血性的情況之下，手術會有所助益。假設中風持續幾小時或幾天的話，有些醫師會喜歡採用阻止血液凝塊的藥物（Wade et al., 1985）。根據 Swenson（1984）所言，影響中風的嚴重性有五種因素：(1) 中風發生成因；(2) 中風位置；(3) 涉及之大腦組織的品質（有時大面積的組織受損只產生極輕微的失能，反之亦然）；(4) 病患中風前的健康情形；以及 (5) 腦血管意外發生之後，伴隨併發症的數目和種類。神經上失能的真正原因則取決於腦內受損的區域。

受損大腦的生理功能和認知功能，在功能的回復上是個相當重要且複雜的事情。腦傷後，受害者可能失去意識，且可能有極長的時間都是無意識的。一旦意識恢復之初，通常伴隨著一段混沌、迷惘和失憶的時期。在這時期內，也或多或少有特殊的症狀，像是動作障礙（癱瘓）、說話或視力受損。過了此急性期，隨之而來的便是持續數週到數月的回復期。在此期間，病患身上可能自發性地失去生理、智力或感覺的功能。大部分腦傷之後的自發復原期在三到六個月之間。

所有腦傷類型之缺損和痊癒的程度，會因損害範圍和位置，及此損害發生的迅速程度而產生影響。概括來說，損傷部位愈小，則導致的缺損愈少。

然而，腦出血的位置和損害範圍也左右著復原的結果。損傷發展若是較緩慢且頻繁，會比瞬間發生的情況產生較少的功能破壞，此一概念已被廣泛認同（Cohen, 1993）。

有許多推測對於病患在似乎沒有醫療介入下，能夠恢復原本腦內病變區域控制功能的論點。其比較合理的解釋是基於一般的概念，即受損區域周圍的完好腦組織接管了受損組織。比較近期的腦部可塑性神經研究顯示，負責特定功能的腦區網絡因為自發機制或外在影響（比如訓練和學習經驗），可以改變和重組，不過，確切了解神經生理歷程仍是大部分研究的題材，也是我們理解大腦機制時所面臨的挑戰。

近來由於藥物治療的進展，例如，立刻限定腦傷周圍的腦組織損害區域細胞死亡數量，也可幫助病患減輕損害帶來的功能性障礙影響。

❖ 衡鑑

中風患者的衡鑑包含損失功能的鑑定和描述，以及任何損失的嚴重度。一般衡鑑的四個主要面向是：認知功能、溝通、肢體動作功能，和社會情緒功能。

認知功能　認知功能（cognitive function）這詞通常用來形容相當大範圍的心理和智力能力，包括記憶、注意力、知覺、推理和意識的一般狀態。中風早期，50% 的病患幾乎遭逢到意識的變化（Wade et al., 1985）。有些患者可能極長時間內無意識（呈昏睡狀態）；另外，有些患者可能持續幾小時或幾天的混沌、缺乏定向感（disorientation），或顯得冷淡、了無生機。

為了測試智力和推理能力的損害，常會使用智力測驗（IQ tests）來測試。這些測驗可以讓神經學家用來幫助確認功能運作的情況，例如，書寫和口語資訊的理解、一般知識和數學能力的保持、推理和理解抽象的訊息（例如，斧頭和鋸子相似處為何？）、注意廣度、記憶力，和視知覺能力。幾乎所有大腦的受傷都會產生記憶問題（Hayden & Hart, 1986）。中風患者通常影響到記憶力（資訊的保留）、學習新事物的能力、牢記和舉一反三的類推能力。

忽視另一側身體是個問題，突顯出一些中風患者所經驗到的知覺困擾。我們的中樞神經系統是左右交叉的，即身體的一側是由另一側大腦（對側腦半球）所控制。因此，舉個例子，破壞左腦側的視覺控制中心會導致右視野有限或全然的視知覺損害。值得注意的是，患者並非右眼有視覺障礙，確切來說，是腦部接收來自眼睛視覺訊息的中心被破壞。有時來自同一側的視、聽、觸覺訊號全被忽略了。如果你是站在患者身體被影響的那一側，可能在你說話時，他忽略掉你；當病患著裝時，可能會忘了把受影響那側身體的鞋給套上；只吃掉盤子一半的食物，或者只直行地閱讀半頁書。這些都是知覺忽略的例子之一。

溝通　大部分的中風患者會碰到一些溝通障礙。溝通能力的問題包含聽得懂話、講話、讀與寫，到使用任何用來溝通的符號系統，例如手勢、手語，或在視覺溝通圖中挑出圖片。特別易受嚴重溝通問題影響的是那些左側腦病變的中風患者；估計有 90% 的右利手和 75% 的左利手的人，其主要語言中心是位於大腦左半球（Springer & Deutsch, 1985）。

中風有三種不同類的溝通障礙。第一類，**失語症**（aphasia），是腦傷後語言使用上的障礙（Wade et al., 1985）。更明確地說，失語症指的是無法理解和解釋語言符號，也無法用符號形成語言。舉例來說，失語症患者可能無法了解別人的說話〔接收型失語症（receptive aphasia）〕，或者無法用話表達出自己的意思〔表達型失語症（expressive aphasia）〕。如果病患有接收型和表達型問題，這種症狀就是全面性失語症（global aphasia）。

第二類的溝通疾患，構音困難（dysarthria）是種說話疾患，肇因於控制言語產生機制的神經肌肉系統受到破壞。系統包括用來呼吸、吞嚥、發聲，和下巴、唇、舌、上顎運動的結構，這些都是清晰發音和共振所必備的。構音困難是緩慢且發音含糊的，患者用單調（無抑揚頓挫）的、鼻音的方式在講話。通常說話的流暢度和語調會被破壞，因為病患無法輕易協調呼吸與說話。

最後我們會討論到的疾患是語言**失用症**（apraxia），此種症狀是因清晰發音的說話肌肉的適當運用順序位置錯置了，因此，講話的聲音次序被嚴重地打斷。換句話說，病患試著說出一種聲音次序，但次序卻相反。失用症的說話影響了自主性的言語活動。而非自主性活動，如自動、類似反射性的言語並不會受影響。舉例來說，語言治療師在治療期間可能要病患試著說「早安」，他們無法順利地說出此語；但稍後病患可能流暢地說出「早安」，來回應某人經過醫院走廊時對他們所打的招呼。

肢體動作功能　最普遍導致肢體失功能情況就是因中風產生的癱瘓：失去對四肢運動的自主性控制（Wade et al., 1985）。中風患者最常見的是右邊或左邊身體癱瘓情形，稱作右側偏癱或左側偏癱。因為中樞神經系統跨線（譯註：左右跨側）到較大的範圍，即來自大腦一側的神經在腦和脊髓層次跨到身體的對側，傷到左腦半球的運動區會產生右側偏癱，反之亦然。

中風患者有四種障礙：強度與耐力、彈性、肌肉張力，和協調性。

肌肉的強度和耐力最先感到乏力的部位，會限制自主性的動作。全面性的生理復原（physical recovery）過程中，強度通常轉到未被影響的那一側。然而，受影響這側的身體幾乎總會變得更虛弱。

彈性是指關節周圍肌肉移動的範圍。中風會影響手肘、手腕、肩膀、膝蓋、腳踝等等的彈性。肌肉強度不足或肌肉張力被阻礙會限制移動的範圍。正常的肌肉張力有基本的肌肉收縮標準，可讓我們的身體得以依持重力來移動。半身不遂動作的復健通常隨不同的肌肉張力損害情況來運作。腦傷後的片刻之間，肌肉張力通常非常虛弱，所以肢體動作無法運作，或只能做出有限的動作。下個階段，肌肉張力開始恢復，痙攣狀態——意即肌肉變得僵硬並收縮，此狀況肌肉變得難以操縱、不協調、移動範圍有限。

在此階段，協同性的大動作較分離的四肢動作具主導性，例如，當試著用癱瘓手臂向前摸時，病患會推動整隻手臂、軀幹和肩膀往前伸，以彌補屈肌痙攣限制住正常伸展的手肘、手腕和手指的能力。在動作復原的最後階段，會出現正常的肌肉張力，且可能再度出現平順的動作協調。Brunnstrom（1970）完整地描述了此階段的肌肉張力復原。

動作協調（motor coordination）這術語是用來形容適時適地使用合適的肌力達到合時周全的複雜動作。協調性佳的動作通常包括由各種搭配序列、交替、同時、單側，或雙側四肢的動作所構成的動作模組。

社會情緒功能 中風患者不僅體驗到嚴峻的認知和身體動作問題，也面臨許多醫療情境中嚴重的社交和情緒後果。經歷到突然又異常嚴重的生理和智力能力缺損對情緒上極有影響，會導致憂鬱、無助感與焦慮狀態。由於記憶衰退，使病患產生困擾、心神不定、易怒，或者因聽力、視力受損造成的感覺失調和扭曲，因而加重了這些情緒反應。腦血管意外發生後，很多病患立即進入情緒不穩定期，他們會受情緒搖盪、極度情緒反應所苦。情緒失控對病患和主要照顧者來說，常使人尷尬、挫折。

中風病患生活環境中的社交關切（social concerns）會產生戲劇性的變化。病患可能無法重獲自主生活的能力，且可能會在療養院中接受醫療和進一步的照護。就算病患能夠返回自己原本正常的居住環境，日常生活的活動也可能帶來大問題。其配偶或孩子必須接管許多職責，並做好物理環境的適應，例如，在房屋內使用輪椅。另一種挫折和失落感來自休閒活動。病患無法再從事之前讓他們有成就感的活動，而這活動原來是他們與朋友、家人社交生活的重要一部分。

創傷性腦傷

❖ 盛行率

在美國創傷性腦傷是三十五歲以下的人死亡和障礙的最主要原因，死亡人數超越其他疾病的總和。每年將近有七十萬的美國民眾罹患腦傷。在這些腦損傷的病患之中，有 10% 至 15% 的人無法重回意外前的生活型態。

❖ 定義

腦傷肇因於無預警的意外。突發的嚴重傷殘，使生活的改變釀出許多問題，不僅影響腦傷病患本身，也影響家人和專業照護人員。創傷性腦傷使個體的身體、語言、認知、社會、情緒和行為產生複雜性的重大改變。傷及大腦但頭骨並未受損，稱之為閉鎖性腦傷（closed-head injury）。這類型的腦傷常會造成腦部廣泛與擴散的破壞。中風或穿刺性腦傷（penetrating head injuries）造成的腦部損傷通常較特定，也會產生較特殊的行為缺損。

❖ 病因與診斷

閉鎖性腦傷是意外發生時，由三種外力同時或連續在腦部造成的結果：(1) 壓迫性腦傷；(2) 撕裂性腦傷；以及 (3) 變形（shearing）——大腦區域的滑動。舉例來說，當頭部移動時卻突然停住，這種傷害就會發生，就像車禍時頭猛然撞上擋風玻璃，因而讓大腦撞擊前方頭骨。碰撞之後，頭往後反彈又撞上頭骨後方。這樣的腦傷稱為對撞傷害（coup-contrecoup injury）（National Head Injury Foundation, 1984）。這類腦傷在頭部「後一前」（back-and-forth）移動時，會讓大腦在頭骨底部的粗骨滑動而傷到腦幹，因此常導致昏迷狀態（一種長期失去意識的狀態，無法對外界刺激產生有意義的反應）。

由於大腦內或周遭的腫脹和出血狀況，因此閉鎖性腦傷會有進一步的併發症。如果沒有正確醫治，會導致更嚴重的腦傷或車禍意外死亡。二十年前，有 90% 的嚴重腦傷病患因此失去生命。現今由於急救照護（像是外科治療）、維持生命功能的醫學技術、更快速的援救程序等進步，至少有 50% 的腦傷患者存活下來。然而，生活品質也因車禍意外的發生起了嚴重變化。

左右一個人恢復機會的一個主因是昏迷時間的長短。昏迷的時間愈久，愈可能發生嚴重且廣泛的腦部受損。

❖ 衡鑑

最有信度且最常被用來衡鑑昏迷狀態的測量工具之一，就是格拉斯哥昏迷指數（Glasgow Coma Scale, GCS）（O'Shanick, 1986）。GCS 測量的三個特徵是：眼球運動、對疼痛刺激或指令的動作反應、言語反應。使用數字評分量尺來量測昏迷狀態的嚴重度（輕微＝ 13 分以上；中度＝ 9 至 12 分；嚴重＝ 8 分以下）。

格拉斯哥昏迷指數

張眼：

1. 無（並非臉部浮腫）
2. 疼痛（胸／四肢的刺激）
3. 說話（非特定反應）
4. 自發性

對疼痛刺激或指令的動作反應：

1. 無反應（軟弱無力）
2. 擴展（extension）〔無思考活動（decerebrate）〕
3. 異常收縮〔腦皮質剝脫（decorticate）〕
4. 退縮（正常伸肌反應）
5. 定位疼痛（目的性動作）
6. 遵從指令

言語反應：

1. 無
2. 無法理解（呻吟）
3. 不適當（無關聯性）
4. 混亂（胡言亂語的）
5. 充分定向（fully oriented）

位於加州 Downey 的 Rancho Los Amigos 醫院已經發展出一套評量工具，用以描述和分類出現昏迷的病患的行為。他們的認知功能指數功能有下列八個階段：

1. 無反應（no response）：對任何刺激都無反應。
2. 普遍性反應（generalized response）：通常只針對疼痛感覺是有限制、不一致性的、無目的性反應。
3. 局部性反應（localized response）：有目的的反應；可遵守簡單指令；可集中在特定的物件上。
4. 混淆的、激動的（confused, agitated）：活動狀態增強；混淆、無目標、攻擊性的行為；無法自我照顧；沒有覺察到當下的事件；自我內在出現混淆不清。
5. 混淆的、不適切的、不激動的（confused, inappropriate, nonagitated）：出現警覺；對指令有反應；易分心的；不能集中在事件上；對外在刺激有激動的反應；言語上不適切；不能學習新資訊。
6. 混淆的、適切的（confused, appropriate）：良好的目標導向行為；需要暗示；能重學以前知道的日常生活活動；嚴重的記憶問題；對自我和他人有某些覺察。
7. 自動的、適切的（automatic, appropriate）：機器人般的適當行為；較少混淆；自我監控不足；任務實施前須有架構；判斷力、問題解決和計畫能力不足。
8. 目地的、適切的（purposeful, appropriate）：警覺性和定向性；過去事件的回憶；在沒有監督情況下繼續學習新活動；在家的獨立生活技能；能駕車；壓力忍受度、判斷力、抽象推理不足；在社會中的社交性和專業度水準降低（Hagen et al., 1979）。腦傷病患之行為的四項復健衡鑑有：(1) 認知問題；(2) 感覺動作問題；(3) 醫療問題；(4) 社會情緒問題。

認知問題　根據 Pedretti（1985）的描述，腦傷病患碰到的認知問題，有記憶、表達與接收語言能力、注意力與專注力，以及運用認知策略去解決問題。一般個體可能難以學習和記住新資訊、對指定任務保持注意力與專注，且易感到挫折。在理解語言或書寫的能力，或者遵守複雜且連續指示的能力上，也可能受到損壞。傷及左腦半球常會影響口語記憶技能，而右腦半球損壞則影響空間／知覺技能。通常，腦傷病患在分析與整合資訊來解決問題上有困難（Ashley & Krych, 1995）。

感覺動作問題　閉鎖性腦傷病患常有各樣的肢體與感覺缺損。傷到聽神經或視神經是常有的事，而且會損害到聽力與視力的知覺技能。動作障礙會障礙四肢的協調、平衡、移動範圍、耐力、肌肉張力，以及身體知覺。比起中風患者常見到身體雙側的動作問題，閉鎖性腦傷的情況則更加廣泛與擴散，而偏癱（單側）對中風患者而言是常見的景象。也由於傷到較低層的腦部，會再次出現原始反射現象（像是嬰兒身上所產生的現象），而保護性反射——例如無法保持平衡，因此會限制自願性和具技巧性的動作表現。

醫療問題　腦傷病患會發生相關的醫療狀況，使整個復健過程更複雜。常看到病患有心臟毛病、癲癇發作、高血壓、糖尿病和肺病。有些病患也會有藥物濫用的問題（Lynch & Maus, 1981）。

社會情緒問題　突如其來的重大生活型態改變，增加腦傷病患嚴重的情緒與社交問題之危險性。憂鬱、焦慮、低自尊、性功能障礙，或侵略性行為，將會打斷病患和他們家人與朋友的社交、情感關係。再者，病患和他們的照護者必須處理自我照顧技能的問題，這關係到獨立生活、個人衛生、穿衣、餵食、職業，和搭乘運輸工具。許多閉鎖性腦傷會因此產生性格上的改變。Lezak（1976）列出了一些性格改變的行為特徵：

1. 缺乏進取心。
2. 刻板，表現在行為無法適應的日常生活、社會或職業環境的變化。
3. 衝動與過動，顯露出無法停止的行為。
4. 貧乏的自我覺察能力，社交行為不適當，對情勢也缺乏焦慮。
5. 缺乏遠見和社會判斷力。

此種狀況經常產生協調不佳與情緒的不穩定。這是因為負責人類腦部皮質層掌管高功能智力、感覺和運動功能的前葉（frontal lobe）受損導致的結果。

神經復健的復健技術

❖ 神經復健準則

如同我們之前的討論，大部分罹患中風和創傷性腦傷患者在意外發生後的前幾星期或幾個月裡，最能展現出某種程度的功能缺損的復原力。前幾個星期的復原速度最快，而且大部分的復原期在三到六個月內。然而現在的看法是，長期訓練仍然可以明顯增進患者的功能性（Bach-y-Rita, 1992）。眾多醫學次分科的發展已加速或改善自然恢復的過程。雖然常常很難個別覺察及評估治療對改善病患的貢獻與自發性復原過程的區別，但治療能夠幫助復原歷程更有效率的看法仍被廣泛接受。

Wade 及其同事（1985）論述了治療能促進復健歷程的五種方式。首先，治療應能幫助防止併發症，像是身體不適、肌肉虛弱或攣縮等，會阻擾自然復原的過程。第二，治療師可教導因應策略，如此一來，病患就能學會運用未受傷的身體部位替代受傷的部位。

第三，治療透過特定鍛鍊技術針對中樞系統受傷部位再訓練，例如在動作和言語方面。第四，治療應該確保病患在日常環境中，其物理輔具（枴杖、輪椅、電梯、斜坡）之可及性和正確使用。

第五，許多復健師宣稱，腦傷者長期障礙並非自原發性的損傷，而是因為病患即使在四肢能動，卻不去使用受傷部位的情形下，所得到「不用」（nonuse）的下場（Taub, 1980）。

認識許多不同神經復健的治療取向在過去四十年的發展是很重要的。他們是基於明瞭大腦如何控制動作、說話，和認知功能等不同的模式。更詳細的論述會超過本文篇幅，但動作控制的三個主要模型一些簡短的例子，會對介紹一些關鍵概念有所助益（Shumway-Cook & Woollacott, 1995）。

治療最古老的模式奠基於反射模式（reflex model）。反射模式源自二十世紀早期神經生理學家的研究工作，他們為了解動作系統的基本機制，而研究了動作反射的神經途徑。例如，反射模式強調經由知覺刺激促進正常的動作行為，是一個重要的刺激模式，其原因是反射被認為是所有動作的基礎。

動作控制的階層模式（hierarchical model）出現在1930年代，主導動作控制的理論達數十年之久。此模式說明動作控制是從脊髓的最低階層到新皮質的中階層，再到新皮質最高階層，一階階、一層層組織起來的。這些程序是由不同的腦和脊髓系統所建立，範圍從較低階腦中心的多數自動控制（most automatic control）到較高階腦區的最多意志（most volitional）。階層模式提出了因受傷阻斷某階層的階級控制，所以，治療應該著重抑制較低階的反射型態，例如，讓較高階的腦區可以再回到控制。此模型亦指出，正常的動作功能在受傷後，只以階段式——從較低階（大多是反射性的）到較高階（較自願性的）——的趨勢再度出現。根據此模式而來的物理治療取向，有Bobath法或神經發展治療法（neurodevelopmental treatment, NDT）。

最新的模式對動作控制使用了系統取向，認為動作產生自不同的中樞神經系統和環境之間的互動，並不需有較高階層或較低階層之間的差別。控制並非建於反射刺激或是肌肉活化組態的階層組織的基礎；相對地，控制是靠產生策略去達到動作的目標。近來研究最具說服力的證據支持了這項系統取向，因為：(1)兒童動作技能的發展〔例如踢、伸（reaching）、走路〕，並不需要從反射性到命令內心動作的發展過程；(2)對複雜動作而言，自動和自願指令之間的區別逐漸變得模糊。計畫並執行某個動作時，談論姿勢調整的覺察與無覺察、伸手（腳）的方向，或是肌肉活化的強度也許更有用。然而二種調整歷程都一樣複雜。

關於系統模式產生的治療技術有二個原則。第一，治療應著重功能的、作業與目標導向的活動以及練習。第二，治療師應藉著強調以高度反覆、模式、有節奏的手法功能性的訓練動作，來運作有效的學習與訓練策略。

再者，如同本章之前衡鑑部分的討論，一般神經障礙復健有四個方向：認知障礙、溝通障礙、肢體動作障礙，與社會情緒障礙。在接下來的章節，我們將會簡短地概觀每個障礙方面的主要治療焦點。

❖ 認知障礙

認知復健在臨床環境中有二項重要的方針：記憶力和注意力／知覺訓練。在記憶力訓練裡，治療方法可分為補償性外在輔具（compensatory external aids）（日誌、腕式鬧鐘、電腦等），可以幫助病患的記憶缺損；補償性內生協助（compensatory internal aids）提供策略，讓病患記住訊息、回憶等。內生性協助的例子有視覺記憶術、節奏或歌曲，這些可以把訊息的順序結構化、促進記憶與簡單的重複、相關訊息聚在一起（chunking，塊狀化），或把之前學過且鞏固好（well-consolidated）的題材串連到新訊息裡。

注意力／知覺訓練的重點是：在知覺上，精確使用正確的感知能力，並有能力去注意重要事件和刺激。這方面關切到視覺的不專注力、對身體一側有視覺，或其他知覺的忽略症狀。個體可能只能閱讀半頁報紙，或只吃盤子裡半邊的食物。讓病患在認知訓練覺察到他們的障礙，以及像是完成圖案與裝配物件的訓練方法，都證實是有效的。聽覺、視覺、觸覺訓練及身體感知訓練，也是重要的課程，其重點策略放在用適宜的注意廣度，與獲得適當的注意以維持注意力，或在重要事件之間去選擇、變更與分散注意焦點。

❖ 溝通障礙

由於失語症是腦傷者最常見的溝通疾患，所以引起治療發展上的最多矚目。根據腦傷位置，口語溝通的表達性或收受性頻道可能的傷害。所以有二種類型的失語症病變，即表達性（expressive）或接收性（receptive）失語症。已有許多的技術被應用在治療失語症上。一些普偏用來改善所有溝通能力的技術是：促進失語溝通術（promoting aphasics communicative effectiveness, PACE）、Amerind（手勢系統）、Bliss（視覺符號系統），以及視覺溝通圖表。這些方法是利用非口語的優勢，且強調跨語言而非以訓練口說語言來得到訊息。

更直接的技術是促進言語的使用（use of spoken language）。例如，去除阻礙（deblocking）即是試著開啟新溝通頻道，利用未受損頻道來呈現資訊，以替代受損之前所使用的溝通頻道。也就是對閱讀理解困難的病患而言，在題材未寫下之前，先用說的方式呈現出來。第二個強調言語復原的技術是旋律音調治療法（melodic intonation therapy, MIT），這部分會在音樂治療法中詳細討論到。第三種技術是刺激取向（stimulation approach），藉著鼓勵病患完成自動片語（automatic phrase）〔例如，早________（安）〕，或之前學過的歌曲或節奏，企圖引發類反射的說話。

動用障礙（dyspraxia）（說話次序被阻礙）和**構音困難**（dysarthria）（說話慢又含糊不清）的治療，並不像失語症這麼容易了解。構音困難有二種不同的取向。治療上採用一種著重在自動（automatic）或類反射（reflexlike）語言、MIT，或是刺激取向的方式。另一種則是鼓勵病患直接發出清楚的聲音和說話次序。

動作障礙的治療焦點在呼吸控制、說話速度，和音調練習，可促進聲音的力量、旋律性與節奏性的變化，以及清晰的發音動作。由於吞嚥和舌頭運作可能受到傷害，所以，嚴重的構音困難病患可能需要進食的幫助。

❖ 肢體障礙

腦傷患者主要的治療議題就是肢體動作能力的復原。一般肌肉的功能會在腦傷後最初幾個禮拜內恢復。治療考慮最多的是走路能力的復原，以及腳與手的獨立運作。物理治療師、職能治療師開發出許多特定用來治療運動障礙和肌肉障礙的技術。這些技術，諸如 Bobath 理論、Rood 方法，以及 Brunnstrom 理論，靠著不同的物理訓練計畫矯正肌肉張力和姿勢，經由異常動作反射、重獲移動廣度與肌肉強度和發展動作協調來達到效用。最新的治療理論是引入生理回饋法（biofeedback methods）（Basmajian, 1984）。運用視覺或聽覺回饋作為無意識肌肉活動的治療，讓病患重獲對衰弱肌肉的掌控。一般來說，目前的理論偏好主動性與重複性的動作功能訓練。

相較於傳統的觀點，動作控制已經有了系統性的改變。研究實驗顯示，採取早期的復原治療能明顯的改善，並維持與獲得肢體動作的功能。然而，很難證明哪個方法比較優越。專家常提出的問題是病患動機，這對治療的成功有極大的影響。無論如何，此方面的研究資料並不多（Wade et al., 1985）。

❖ 社會情緒障礙

嚴重腦傷後的生活通常對病患及對他們的照護者造成相當大的影響。Holbrook（1982）提出腦傷的四個適應階段。第一階段——危機（crisis），其特徵是驚嚇、混淆，以及高度焦慮。第二階段——治療（treatment），病患和家屬通常對復原有所期待，也不承認障礙的永久性。在這階段中（通常發生在住院期間），病患和家屬對於治療過程有無比的動機和熱誠，不過，治療團隊應該試著顯露實際的預期，但不澆熄其希望與熱誠。第三階段——體認失能（realization of disability），通常與離開醫院或積極治療一致。此階段常會因障礙而傷悲，感到絕望與挫折。歷經變樣與變差的生活品質會讓人憂鬱。專家的支持性諮詢通常有助於病患和家屬適應這個階段。第四階段——調整（adjustment），病患接受並適應新的生活型態，他們找到方法能對家庭生活做出實質的貢獻，還可參與職業及休閒活動。然而，這得視受傷嚴重性而定，許多病患從沒到達此階段，或者需要許多年以達到第四階段。

中風與創傷性腦傷患者的音樂治療

前面章節的討論，讓我們更清楚認識了中風與創傷性腦傷對個人生活型態、行為和功能的不同影響。腦傷者有情緒、動作、社會和認知的障礙，需要在復健程序中好好調整。因此，腦傷復健是由跨學科的治療團隊執行，團隊中通常包含醫師、心理師、社工師，以及物理治療、言語治療、職能治療，和相關學科的復健專家們。復健音樂治療師常是團隊的成員之一，也常與其他治療單位共同合作。音樂治療提供一套在認知、溝通、身體動作，和社會情緒障礙的專業技術與活動，來達成病患的復健需求。除此之外，有結構性音樂練習提供相當大範圍的選擇，將病患整合進團體治療環境中，在這環境裡，應用音樂來適應每位病患的功能，幫助團體去體驗有意義的音樂。不論是在住院病人或是門診病人的復健環境裡，音樂治療師是一位極具效率的跨專業者，亦是以病人為導向（patient-oriented）治療之促進者。

❖ 認知障礙的音樂治療

音樂治療技術在這領域的治療中，可分為以下幾種類型：感覺刺激（sensory stimulation）、現實導向（reality orientation）、注意力訓練（attention training）、記憶力訓練（memory training）、知覺訓練（perceptual training）、執行策略訓練（executive strategies training）。當試著觸發感覺刺激方案中的昏迷病患反應時，常利用音樂素材來促發最大量的感覺刺激管道。病患受傷前所熟悉的歌曲或樂器，常被用來誘發反應。

在復原的早期階段，腦傷病患常是混淆的和激動不安。在音樂上，特別是病患熟悉和偏愛的部分，常用來使病患放鬆，並提供無威脅的、愉快的和熟悉的感覺刺激，以減輕焦慮，與幫助病患因應他們所處的環境。

許多研究顯示，利用背景音樂或用音樂呈現非音樂（non-musical）的資訊，能增進注意力廣度、降低分心，以及維持在特定作業上的專注（Jellison, 1988）。

知覺到音樂的節奏、旋律、和聲，以及力度（強弱）模式，對有意識或下意識的注意，與連貫組織我們的注意力，是非常有效用的。就連未受過訓練的音樂聆聽者也會立即被吸引，並留意他們喜歡的音樂，還有即刻能辨認與記住音樂特殊的部分，比方說旋律、節奏。這些音樂屬性可用在腦傷患者以保住一般的注意力能力。例如，音樂的節奏、強弱、旋律與和聲結構，能夠訓練病患辨別時間、空間和視覺線索上的能力。在音樂的注意力上需要病患去辨認節奏或旋律型態，或者去記憶鍵盤或打擊樂器上的音型（tone sequences）的空間模式。這些訓練經驗是重獲注意力的第一個重要步驟，可以擴展到非音樂事件上。藉著歌曲把病患的注意力集中在非音樂性的重要功能資訊裡，幫助掌控他們的注意。在忽略症（neglect）的訓練裡，音樂作業與暗示能有效地訓練對身體被忽略那一側的覺知，其方法是音樂或動作鍛鍊期間使用雙側肢體來演奏樂器，或練習視覺轉向不同聲音的方向與動作的練習。在重學日常生活活動的過程中，音樂也可當作背景刺激來增加動機和專注。音樂的元素與知覺特徵在注意訓練控制上，不但有效且具有其功能性。

音樂對記憶力再訓練也相當有用。將音樂作為記憶的方法已有詳盡的研究記載（Gfeller, 1983; Wallace, 1994; Claussen & Thaut, 1997）。在組織、序列和口語資訊的記憶上，節奏與旋律能提供極為優異的架構。節奏與旋律能和語言詞句產生強力的連結，舉例來說，一首歌當中，回想一段簡短的旋律能夠觸發一段長字句的記憶。節奏是音樂中另一種常被用來幫助記憶回想的元素。歌曲或詩歌裡的旋律和節奏曲調也可幫助「串接」（chunk）口語資訊。音樂裡使用的節奏、旋律與和聲元素，能創造出更多容易辨識的模式。事實上，創造或記起音樂最重要的組織元素之一就是樂句（phrase pattern）（Deutsch, 1983）。串接（chunking）指的是將小片斷的資訊組成較大的單位，可當成一個整體來記憶。為了更加了解這種高效率記憶貯存的重要概念，想一下我們是如何記住電話號碼的。我們傾向把號碼當作一個整體來記憶，而非記成七個分開的數字。一個有關音樂曲調變成一長串記憶的簡單例子就是 ABC 歌。音樂詞組將二十六個字母分成四組易記的資訊。要記住二十六個任意分開的小資訊，對我們的記憶儲存空間是個相當大的挑戰。所以，音樂治療師極有效率地使用歌曲、唱頌、韻文等等來訓練記憶功能。例如，教育性的歌曲和唱誦能幫病患記住重要的訊息。唱出熟悉的歌曲或新歌，及吟誦能幫病患訓練記憶的功能。

如果腦部聽知覺受損，音樂治療師會使用音樂素材來訓練聽力（Thompson et al., 1990）。聽覺敏銳度，即是對單一音調或聲音模式的音高、音量、音色與節拍的區辨，它能在音樂活動中被用來訓練增強一般聽覺的記憶和區辨，在聽覺上，這對言語知覺或環境聲音都很重要。所以，Seashore 音樂性向測驗（Seashore Test of Musical Aptitude）中的節奏被當作 Halstad-Reitan 測驗，廣為用在腦傷患者的神經心理衡鑑工具上，並不讓人感到意外。

❖ 溝通障礙的音樂治療

音樂治療師運用二種治療理論，配合音樂素材和方法作為失語症復健。其中一種治療形式是旋律式音調治療（melodic intonation therapy, MIT）（Sparks et al., 1974）。MIT 利用病患未受損的能力來唱歌，促進自發性（spontaneous）和自主性（voluntary）的言語，這常見於失語症。此方法就是將病患日常生活裡的簡單片語和句子，以類似自然言語音調型態的旋律唱出或吟頌出來。一開始，病患和治療師一起唱，再進展到病患能夠唱出簡單問題的答案。隨後，病患從歌唱轉吟誦，使旋律與節奏音調都較接近似於正常說話音韻。最後一步，病人回復到正常的說話語調。擁有良好聽力理解但口語表達能力受損（表達性失語症）的患者，MIT 的治療最為成功。解釋 MIT 為何有效的神經學理論是根據這樣的假設：歌唱激發未受損右半腦，並略過了動作言語功能受損的左半腦（Kandel & Schwarz, 1985）。然而，最近一些腦部影像研究發現，經由 MIT 的訓練後，左半腦的正常言語區域卻再度被活化了（Belin et al., 1996）。

另一種失語症治療方式是由 Basso 及其同僚（1979）所發展出來的刺激（stimulation）取向，音樂素材扮演了有利的角色。這種取向來自對失語症的觀察，儘管沒有內生性（intentional）和自主性的語言反應，但對促進式的刺激語言有時候能自動反應出來。為了了解這樣的基本原理，我們必須知道在日常生活中，我們是如何自動運用許多片語和別人交談。比方說，我們口頭地回應像是「嗨」、「你好嗎？」、「早安」這種不太需要思考的片語，因為每天使用這些片語已經變得過度學習了。在某些令人沮喪的情況下，任何憤怒的字眼或感嘆詞，像是「該死」，就是沒有經過我們的意識覺察就脫口而出的。諸如音樂裡的歌詞，也因過度學習而容易回想。如果某人哼出「平安夜」（Silent Night）或「天佑美國」（God Bless America），我們可能會自動加入並跟著唱。刺激取向在其他題材中，也能運用音樂素材來引發自動的言語，舉例來說，藉由與病患歌唱和使用歌詞填充（“Silent night, holy ____________”；“God bless____________”），或用問答式的節奏吟誦來誘發口語反應。刺激取向試著先用較自動的方式引發反應，再來是用較自願性、內生性的方式，逐步去掉促進式的刺激。

因為動用障礙（dyspraxia）比失語症的復健更少被了解，所以音樂治療法比起失語症更少有明確劃分。有些臨床醫師發現，運用障礙採用 MIT 和刺激取向技術比較有效。另一種治療取向方法是，在說話前練習嘴部和肌肉（嘴唇、下巴、舌頭等）的發聲或不發聲。音樂治療師能夠混合母音與子音搭配演奏管樂器和發聲，來練習並增加口部運動、姿勢與發音。

音樂治療師亦運用放鬆練習，特別是針對上半身、頸、肩膀和頭部，幫助構音障礙（dysarthric）患者的復健成效。利用節奏性的提示來控制說話速度，使音樂治療對構音障礙患者有重要的貢獻。由於構音障礙的患者將他們說話的速度放慢了，而有理解上的好處。這似乎違反直覺，因為構音障礙患者說話已經夠慢了。然而，發音清晰、韻律形式，和肌肉與呼吸控制，確實能自減速的節奏性暗示上而獲益（Pilon et al., 1998）。再者，構音障礙患者也能從呼吸練習中獲益，因為呼吸練習維持呼吸頻率，也讓呼吸與說話達成同步化規律性。歌手想要有令人滿意的發音和共鳴所使用的發聲練習（vocal exercise），也對構音障礙患者有所助益。總之，唱歌或吟誦練習時的合適速度、清晰發音、旋律與節奏性語調的調整，能增進構音障礙患者的言語理解力（Lucia, 1987）。

總括來說，音樂治療應用於說話與語言的復健有下列幾個技術：(1) 旋律性音調治療法（melodic intonation therapy）；(2) 非陳述性言語刺激（nonpropositional speech stimulation）；(3) 節奏性言語提示（rhythmic speech cuing）；(4) 語調發音治療法（vocal intonation therapy）；(5) 治療性歌唱（therapeutic singing）；及 (6) 口腔動作練習（oral motor exercises）。

❖ 肢體動作障礙的音樂治療

音樂治療師把動作和音樂整合進肢體復健治療中，讓病患在治療性練習和活動中，能有動機、有目的、有結構地促進生理上的進步（Thaut, 1988）。

兩個基本概念能幫助病患達成他們的目標：隨音樂律動（movement to music）和透過音樂律動（movement through music）。使用隨音樂律動的方式，音樂作為運動的背景伴奏，當成計時器（或計步器）以及肌肉共乘訊號（entrainment signal）。協調動作的一個重要面向就是恰當的時序。我們身體的肌肉必須能夠彼此配合，才能動得恰到好處。就算我們認為理所當然的簡單動作，像是把咖啡杯從托盤湊到嘴邊，再輕輕斜傾喝掉咖啡，都需要超複雜的肌肉控制。因此，任何物理復健計畫都須考量到恢復功能性的動作。音樂治療師運用音樂與動作技術能有效地證實這些成果。利用音樂當成肢體動作鍛鍊的刺激，乃根基於三種生理學上機制：

1. **模組化感官刺激**（patterned sensory stimulation）：音樂是以節奏性的模式所組成。具節奏性的重音和樂句可暗示出時間線索，因為它們規律地出現，所以，有相同順序和可預測均衡比例的時間性。因此學習跟著節奏走，不只幫助動作和拍子同步運作，也幫助計畫、方案，完整地執行一個較長連續的複雜動作模組，比方說，伸手去拿、抓、提起杯子。
2. **節奏共乘**（rhythmic entrainment）：音樂是經由聽覺來感受。此外，聽力的時序理解是發展最早也最有效率的（Gallahue, 1982）。例如，當我們嘗試隨著聲音節奏或閃光輕輕拍手時，我們節奏的準確度常常是跟著聲音比較好。動作系統對來自聽覺系統的時間訊息輸入非常敏感。聽覺系統裡的時序訊號能又快又準地引發動作反應，甚至在知覺貧乏的狀況之下（Thaut et al., 1998）。當動作的頻率與模組順序跟隨聽覺節奏刺激時，比如節拍器的振動，或是音樂的韻律與節奏模式的頻率與型態，便會發生節奏共乘效應。近來的研究顯示，當個體和節奏拍子同步移動時，大腦主要的同步策略不是把動作反應到節拍，而是把動作持續的期間量分到拍子間隔所持續的期間（Thaut et al., 1998）。這表示，對應用節奏共乘的治療來說，聽覺節奏增強了整個動作期間的時間穩定性和動作計畫與執行，而不只在動作末端點。例如，當要手臂同時跟著節拍從桌上某一點移動到另一點時，大腦藉著分割拍子間隔，讓手臂動作配合點與點間的時間而同步化。因此，動作的節奏暗示不只是用節拍器提示動作（亦即用手在桌上輕拍）來跟隨著拍子，也是提示整個動作「軌道」（trajectory）〔亦即手臂在空間裡揮動的路徑（travel path）〕在時間上的穩定性。為了明瞭聽覺節奏能增進治療中所有動作型態的時間、空間和力量面向，而不只是在動作端點（end-points）的時序（timing）符合拍子而已，這樣的發現極為重要。

3. **促進聽覺空間**（audiospinal facilitation）：聲音活絡了我們中樞神經系統的動作系統。為了聽到聲音，聽覺系統的神經細胞〔神經元（neurons）〕首先必須先行活化（activated）。然而，透過網狀結構（reticular formation）（一種位於腦幹中的結構），聽覺神經的活躍形式被傳到脊髓裡動作系統的神經元，讓此神經元處於升高的活躍型態中以備行動。觸發動作系統的聲音，其最戲劇化的效果就是驚嚇反射。然而，動作系統對增進功能性動作的聽覺促發效應，要在聲音低於驚嚇反射的強度，即當聲音以節奏型態組織起來的情況之下，才能發揮得最有效率（Rossignol & Melvill-Jones, 1976）。肌肉與節奏達成同步時會變得活絡，而節奏幫助肌肉恰當地做出準備動作，以迎合拍子。

透過音樂律動的概念，是指演奏樂器來鍛鍊肢體動作功能，諸如手指、手、臂、肩膀、腿和口部運動肌肉。選擇適合的樂器特別能幫助病患訓練受損嚴重的生理動作（像是手指獨自運動的功能）。因為病患在訓練期間能產生出音樂模式，所以，上面提到的三種隨音樂啟動的應用機制都是事實。但在樂器的使用上，還有另外三種治療機制：

1. **聽覺回饋與目的性運動**：當病患利用樂器完成治療性的運動時，如果這些運動表現合適的話，病患會接受到立即性的回饋，因為他們會跟著發出音樂的音調或節拍，或適應整個聲音模組。此回饋歷程立刻報以病患的努力成果，因此增強了目標導向（goal-oriented）的動作表現。

2. **感情／動機的激發**：大部分的病患如果在良好的治療性音樂經驗（therapeutic music experience, TME）中選擇合適的樂器後，他們將會喜愛演奏樂器。因此，樂器對刺激或維持病患在物理治療計畫的動機上，是個重要的工具。
3. **動作記憶**：病患練習樂器時所創造的節奏或旋律型態，也有助於他們記住創造這些型態的肌肉動作。因此，我們再次發現，在促進動作記憶的內容裡，音樂能當成記憶的手段。有個例子是，鋼琴家能夠在幾秒內，同時連續彈奏許多音符，而不需要記住每個單獨的音符（刻意去記反而防礙他們的表演）。讓門外漢所羨慕的，也許是所謂「手指記住音樂」暗示著一種歷程，其旋律和節奏型態真的幫忙將手指與手姿委任給我們神經系統的特殊類型記憶，即記住動作順序的動作記憶或能力。更初級的水準是，相同的記憶歷程能幫病患表現或記住更長效、更困難的動作順序，例如，以協調的方式來結合不同的手指動作或是手與腳並用。

在臨床實務中，音樂治療師會使用上述討論的治療機制作為基本原理，來發展合乎科學根據與有效的治療技術。音樂治療師可以提供合適音樂的節奏刺激，來增進病患的走路模式，或伴以物理治療的練習（像是轉動肩膀、動動手臂和手等等）。更確切地說，音樂治療師能用樂器維持功能性的動作。例如，鍵盤練習有利手指的靈巧性。演奏打擊樂器能訓練手眼協調；幫助身體兩側手腳的協調；增加手肘、肩膀或手腕的移動廣度；或增加肌肉強度。重要的是，分析病患身體動作的強度和弱度，然後配上位置和動作都適合他們肢體動作功能的音樂。這些有系統的三種治療方法的應用有：

1. **節奏性聽覺刺激**（rhythmic auditory stimulation, RAS）：RAS 是個特殊的技術，用來增進具生物本質韻律的動作的復健。這些韻律動作中最重要之一就是步態。所以，RAS 最顯著的應用就是步態疾患（gait disorders），像是在中風患者（Thaut et al., 1993; Thaut et al., 1997; Prassas et al., 1997）和創傷性腦傷患者（Hurt et al., 1998）。

2. **模組化感官增強**（patterned sensory enhancement, PSE）：PSE使用音樂節奏、旋律、和聲和動態等面向，提供動作時間、空間和力度（強弱），暗示這些反映著日常生活的功能性運動和活動的動作。PSE比RAS應用更廣，因為：（a）它用在非自然節奏性的動作（即大部分手腳動作、像是穿衣服或從坐到站的功能性之轉換動作）；以及（b）它不只提供時間暗示。PSE運用音樂型態把單一、分離的動作（亦即伸和抓的手臂和手的動作），將之編成功能性的動作模組和串連順序，並在訓練練習時，不斷地給予時間、空間及力度上的暗示（Thaut et al., 1990）。
3. **治療性樂器演奏**（therapeutic instrumental music playing, TIMP）：TIMP利用樂器演奏來鍛鍊和刺激功能性動作模組。適當選擇樂器與演奏型態，能利用有意義的治療方式來訓練粗、細的動作，強調諸如移動範圍、耐力、強度、功能性手部動作，和手指靈活動、四肢協調等等（Elliot, 1982; Clark & Chadwick, 1980）。

❖ 社會情緒障礙的音樂治療

如同我們之前討論過的，腦傷的社會與情緒在復健過程中，是極為重要且極須注意。音樂治療師利用三種方式來幫助腦傷病患的社會與情緒需求。

第一個方式是，針對生活品質受創的病患，降低其焦慮與改變消沉感受。愉快且有益的音樂體驗能促進放鬆、減輕焦慮，和振奮心情。

其次，音樂體驗能用來幫助病患應付他們都必須去習慣的新生活型態。相對屈服於功能障礙，病患反而該找出有用的新方法，做一些事來彌補這些障礙，病患得克服否認或無助感的階段後才能達成。換言之，病患必須接受失能，並發展出新的適應方法，才能接受新的生活型態。向顧問或其他支持者訴說悲痛、疼痛和絕望的感受與想法，會對接受的過程有所幫助。音樂治療師在治療過程中使用音樂的體驗，能有效地扮演促進者和催化劑，以鼓勵病患去體驗和表達出這些感受和想法，並引起希望和動機。

最後，音樂體驗可用來達成病患社交與支持的需求。支持性團體具有復原成效，病患能成為當中極為重要的一員。家庭支持團體，即由病人和家庭組成的成員也有相當大的益處。透過快樂與振奮情緒的音樂團體活動，音樂治療師能幫助病患經驗到社會互動。

帕金森氏症與杭丁頓氏舞蹈症

我們會在本段一起討論帕金森氏症與杭丁頓氏舞蹈症，因為兩者都是基底核（basal ganglia）病變，基底核是對正常認知和動作功能極為重要的下大腦皮質結構（subcortical brain structure）。除了普遍的病發位置，這二種疾患的徵兆還有嚴重的動作障礙。不過，基底核神經系統的機能失常、疾患的病因與進展，以及疾患症狀有著共同的特徵，也有相當不同的特徵。

❖ 盛行率

帕金森氏症（Parkinson's disease, PD）屬於神經性疾患，盛行率隨年齡增長而上升。報告數據指出六十歲以下為每千人就有一人，七十歲則是千分之五，到了八十五歲時的盛行率變成千分之二十（Caird, 1991）。大部分流行病學的研究報告指出，發病的平均年齡為六十歲晚期。然而，此病亦會出現在五十歲以下的個體。PD 流行率平均分布在全世界，男女之間的發生率沒有性別差異。PD 的盛行率模式對可能的致病原因沒有提供多少線索。

另一方面，**杭丁頓氏舞蹈症**（Huntington's disease, HD）屬於遺傳性神經退化疾患，相較於其他神經疾患則是極為罕見。然而，和其他基因遺傳的神經疾患相比的話，則極為常見（萬分之一）（Harper, 1991）。HD 通常發病於四十到五十歲之間，但是任何年齡都可能發病，不過，極早或極晚發病相對來說比較少（二十歲以前發病占 10%，六十歲以後發病占 15%）。

❖ 定義

區辨帕金森氏症是原發性或其他類型〔通常稱為帕金森症候群（Parkinsonism or Parkinsonian symptoms）〕。所有的帕金森氏症狀可分類成四種特徵：⑴ 特定身體部位的顫抖；⑵ 肌肉僵硬；⑶ 動作緩慢或貧乏〔動作遲緩（bradykinesia）或退化（hypokinesia）〕；⑷ 姿勢不穩（Caird, 1991）。帕金森氏症是自發性，和其他疾病或退化之大腦發生之間並沒有時間的關聯性，此為原發性（idiopathic），這是目前帕金森氏症最常見的類型。其他類型的帕金森氏症能被藥物、腦炎後遺症、頭部受傷（像是拳擊手）、阿茲海默症，或其他類型的腦部萎縮（腦部區域的退化或衰退）所引發。

杭丁頓氏舞蹈症是遺傳性神經退化疾病，肇因於顯性基因缺陷。這缺陷的基因可經由母親或父親遺傳給子代，因此，大部分的 HD 患者都有長期的 HD 家族病史。

❖ 病因與診斷

PD 與 HD 二者皆是基底核病變，基底核是正中於高階皮質區之下、腦幹之上的腦結構。基底核和新皮質區有密切的神經連結，基底核可以接收和傳送來自新皮質區的知覺與動作訊息。基底核在知覺訊息和動作控制歷程上扮演了關鍵的角色，特別是動作模組的啟動、維持和排序。原發性 PD 的多巴胺（dopamine，一種對基底核功能正常極為重要的神經傳導物質）被耗盡了。基底核接收來自腦幹區域的黑質（substantia nigra）中，多巴胺製造細胞所分泌的神經傳導物質。原發性 PD 有愈來愈多的黑質細胞死亡，因此，基底核接收正常功能運作所需的多巴胺變得愈來愈少。黑質細胞為何死亡，尚且不知原因。帕金森症候發展之前，已有 80% 的正常多巴胺流失。不過，腦中多巴胺濃度和黑質細胞數量的減少，只是正常老化過程的一部分。因此，如果想歸咎年齡來判斷帕金森症候是因年老或原發性 PD 發病而導致，顯得相當困難。

HD是遺傳性病變，幾乎完全由基因掌控。1993年，有一個研究團隊標定出HD基因就是第四對染色體。如果有人因遺傳到HD的基因，其基因檢測就具有極強的信度。這種基因缺陷的成因迄今尚未明瞭。不像PD，HD缺少多巴胺並非致病的原因。反倒是有個強力假設，提出基底核其腦部化學〔葡萄糖（glucose）〕的機能代謝過程所導致的結果，錯誤的化學歷程最後導致基底核細胞的死亡。

❖ 衡鑑

PD第一個常出現的症狀就是顫抖，可能擴散到另一隻手和其他身體部位。PD顫抖的頻率大約是每秒五次（五赫茲）。四肢要從外推動時，常會遇到不易彎曲的動作阻礙。動作貧乏是PD令人洩氣的問題之一。病患很難啟動或停止動作。走路和手臂動作非常慢，四肢動作的改變特別會受到影響。慢速的動作，叫動作緩慢（bradykinesia），此後會變成動作完全缺乏的狀態，叫僵住（freezing）或運動失能（akinesia）。把不同的動作排序，例如步行中改變方向，會引發僵住情形。姿勢不穩出現在駝背姿勢、關節的僵硬動作（例如膝蓋或髖關節），以及不足的翻正反射（righting reflexes）。所有這些因素讓PD患者處在跌倒的高風險中，特別是走路時。一個常見的症狀是構音困難（請見中風治療），其特徵是說話含糊不清。PD晚期，除了原有的動作障礙之外，還會發展出認知障礙和失智。PD最常使用的衡鑑工具是Hoehn和Yahr量表（Hoehn & Yahr, 1967）。

HD最常見的疾病特徵是舞蹈症（chorea），亦即非自願性的搖晃動作（包括全身）。舞蹈動作會嚴重干擾正常的日常活動。然而，雖然這是觀察者最能看到的部分，但這些動作並非HD最致命的情形。較高階的功能模組可能有非常強的舞蹈症症狀，但HD較晚期影響最嚴重的病患，也許會表現出較少的舞蹈症症狀。HD影響了控制自願性動作的全部能力，在患病期間會每況愈下。吞嚥和說話也常被影響到。其次，此病會影響病患的心理和認知能力。憂鬱、認知扭曲一路到失智、知覺障礙、注意力和記憶力變差、動機減少、情緒不穩，全是典型疾病進程的一部分。

❖ 治療

高原疾病（plateau diseases）和神經疾患之間的復健策略不同。所謂高原疾病，像是中風或創傷性腦傷（Traumatic Brain Injury, TBI），一旦受損後疾病便無所進展，就像停滯在高原而無法再進步一樣。神經疾患，像是 PD 與 HD，病患的狀態則會逐漸惡化。然而非退化性疾病的再學習、再訓練和補償策略（compensatory strategies）也相當重要，維持和促進長久的功能是退化性疾病的主要策略。在 PD 和 HD 中，功能性的鍛鍊與感覺動作，以及既有功能的認知促進，是最主要推薦的治療項目。PD 最普遍和有效的基本治療是藥物——使用藥品〔左旋多巴（L-Dopa）〕取代基底核已流失的多巴胺。但是，這藥物的有效性會隨疾病進程而有減弱的傾向。新的治療研究進展是在研究基底核的外科介入，多巴胺製造細胞植入腦幹，且透過感覺促進動作，其最普遍的是聽覺或視覺形式。基底核手術降低顫抖似乎是最有效果的。聽覺和視覺刺激對替代或加強基底核原本是必要的，卻因缺乏多巴胺而無法產生內生神經訊號的效用。

到目前為止，沒有單一治療能徹底改變 HD 進程。投藥能緩和一些坐立不安、舞蹈症、動作遲緩、焦慮、憂鬱、恐懼，或認知扭曲的症狀。然而，疾病症狀的嚴重性，不像 PD，只能適度地減緩。物理、認知、言語功能的治療訓練及放鬆訓練、心理諮商，與營養食療，都被認為是治療 HD 患者的方針。

帕金森氏症與杭丁頓氏舞蹈症的音樂治療

音樂治療師對促進 PD 動作有個非常有效的音樂治療工具。好幾個研究已證明，PD 患者能透過共乘運作來協調他們的步態與節奏，還能憑藉較佳的姿勢、更合適的步率（step rate）〔步頻（step cadence）〕與步長（stride length），以及更有效與對稱的腳部肌肉激活模式，來增進他們的走路型態（Richards et al., 1992; Thaut et al., 1996; McIntosh et al., 1997; Miller et al.,

1996）。如果發生不安全的步態，是因為非常快且短及拖曳步伐（shuffling strides）所造成的，節奏暗示就能用來牽引較慢、較安全的步態。

再者，節奏有效提示更進階的步態練習，諸如轉、彎腰走、停與啟動、跨階梯等等。功能性的臂與手動作也能有效地利用聽覺節奏來暗示。有時會在音樂中減輕臂與手顫動，但是音樂演奏並不能持續有效的減輕顫抖。對PD的構音困難言語患者而言，節奏暗示已顯示出在說話的控制速率和增強理解方面非常成功。研究指出，HD患者能從聽覺節奏中獲益，讓動作的緩慢增強，特別是步行（Thaut et al., 1996）。因此，音樂治療對於盡量維持功能性動作極為重要。然而，選擇合適的音樂素材對治療成功與否有決定性的影響。研究顯現，HD患者在試著跟著節奏與他們的動作同步時，特別是在疾病更為嚴重的階段，患者對節拍器的節奏（metronome rhythm）比對音樂性的節奏（musical-rhythmic）暗示更有反應。這可能是因為感官知覺的認知衰退和阻礙普遍發生在HD，尤其是在HD更後期時。

摘要

本章概觀了常見的神經復健疾患、復健原理與技術，以及音樂治療在神經治療過程中的特色。中風（腦血管意外）肇因於血管阻礙（缺血）或破裂（顱內出血），而阻斷腦部的血液供給。傷到腦部的後果視中風所在的位置而定，這可能導致認知、溝通、身體動作和社會情緒的失能。某些或全部能力的自發性復原大多發生在中風後的頭三個月內。在這期間，努力復健最具成效。

三十五歲以下美國人發生死亡與障礙的元兇即是創傷性腦傷。外部創傷導致的腦傷產生擴散性的腦部損傷，也常損傷到腦幹，造成長期無意識（昏迷）的狀態。一旦患者從昏迷中甦醒，便開始又長又繁複的復健程序，通常持續六個月或更久。腦傷有關的問題，包括認知、溝通、感覺動作，和社會情緒能力等障礙。

帕金森氏症與杭丁頓氏舞蹈症屬於動作疾患，肇因於基底核功能損害。在這二種疾患中，認知與知覺障礙會出現在較晚期的疾患過程中。PD患者有顫抖情況，尤其是上肢，且會罹患動作遲緩或動作失能。特別是步態的動作會每況愈下。藥物治療（左旋多巴）非常有效，但其效果會隨藥物使用愈久而逐漸消退。新治療取向包含手術的介入，和以感官為主的訓練與促進的技術。

杭丁頓氏舞蹈症是基因支配的疾患，其特徵為舞蹈動作，以及嚴重的功能性動作與認知能力衰退。

音樂治療是種獨特的治療模式，運用特殊的神經與心理技術，包括感官刺激、記憶再訓練、旋律音調治療法（MIT）、節奏性聽覺刺激（RAS）、模組化感官增強（PSE），還有功能性動作訓練的治療性樂器演奏（TIMP），來促進損失功能的再訓練，或維持功能。

討論問題 Study Questions

1. 腦血管意外最常見的二個原因是＿＿＿＿＿＿和＿＿＿＿＿＿。
2. 中風患者最常遭遇的障礙有哪四種面向？每種失能面向各舉一例。
3. 閉鎖性腦傷和中風之間的腦傷類型有何不同？
4. 命名並描述二種普遍用來量測腦傷病患昏迷和昏迷後狀態的測量工具。
5. 幫助腦傷病患復健的五種治療方式有哪些？
6. 音樂治療師使用什麼復健方法幫助腦傷病患的認知障礙？
7. 使用在中風患者溝通障礙的音樂治療方法為何？
8. 描述三種身體動作復健中使用音樂治療方法、音樂素材和原理。
9. 音樂治療師如何透過以音樂為主的方法來幫助腦傷病患的社會與情緒需求？
10. 音樂治療師能應用哪些技術幫助帕金森氏症與杭丁頓氏舞蹈症患者？

參考文獻 References

Ashley, M. J., and D. K. Krych. 1995. *Traumatic brain injury rehabilitation.* New York: Appleton-Century-Crofts.

Bach-y-Rita, P. 1992. Recovery from brain damage. *Journal of Neurologic Rehabilitation* 6: 191–200.
Basmajian, J. V., ed. 1984. *Therapeutic exercise.* Baltimore: Williams and Wilkins.
Basso, A., E. Capatini, and L. A. Vignolo. 1979. Influence of rehabilitation on language skills in aphasic patients. *Archives of Neurology* 36:190–196.
Belin P., P. Van Eeckhout, M., Zilbovicius, P. Remy, C. Francois, S. Guillaume, F. Chain, G. Rancurel, and Y. Sampson. 1996. Recovery from nonfluent aphasia after melodic intonation therapy. *Neurology* 47:1504–1511.
Brookshire, R. H. 1978. *An introduction to aphasia.* Minneapolis: BRK.
Brunnstrom, S. 1970. *Movement therapy in hemiplegia.* New York: Harper & Row.
Caird, F. I. 1991. *Rehabilitation in Parkinson's disease.* New York: Chapman and Hall.
Clark, C., and D. Chadwick. 1980. *Clinically adapted instruments for the multiply handicapped.* St. Louis, MO: Magnamusic-Baton.
Claussen, D., and M. H. Thaut. 1997. Music as a mnemonic device for children with learning disabilities. *Canadian Journal of Music Therapy* 5: 55–66.
Deutsch, D. 1983. Organizational processes in music. In *Music, mind, and brain,* edited by M. Clynes, 119–136. New York: Plenum.
Elliot, B. 1982. *Guide to the selection of musical instruments with respect to physical ability and disability.* St. Louis, MO: Magnamusic-Baton.
Gallahue, D. 1982. *Understanding motor development in children.* New York: Wiley.
Gfeller, K. E. 1983. Musical mnemonics as an aid to retention with normal and learning disabled students. *Journal of Music Therapy* 20:179–189.
Hagen, C., D. Malkmus, and P. Durham. 1979. Levels of cognitive functioning. In *Rehabilitation of the head-injured adult: Comprehensive physical management,* edited by Professional Staff Association of Rancho Los Amigos Hospital, 46–68. Downey, CA: Rancho Los Amigos Hospital.
Harper, P. S., ed. 1991. *Huntington's disease.* London: Saunders.
Hayden, M., and T. Hart. 1986. Rehabilitation of cognitive and behavioral dysfunction in head injury. *Advanced Psychosomatic Medicine* 16:194–229.
Hoehn, M. M., and M. D. Yahr. 1967. Parkinsonism: Onset, progression, and mortality. *Neurology* 17:427–442.
Holbrook, M. 1982. Stroke: Social and emotional outcome. *Journal of the Royal Collage of Physics* 16:100–104.
Hurt, C. P., R. R. Rice, G. C. McIntosh, and M. H. Thaut. 1998. Rhythmic auditory stimulation in gait training for patients with traumatic brain injury. *Journal of Music Therapy,* in press.
Jellison, J. A. 1988. A content analysis of music research with handicapped children (1975–1986): Applications in special education. In *Effectiveness of music therapy procedures: Documentation of research and clinical practice,* edited by C. E. Furman, 85–97. Washington, DC: National Association for Music Therapy.
Johns, D. F. 1978. Clinical management of neurogenic communicative disorders. Boston: Little, Brown.
Kandel, E., and J. Schwarz. 1985. Principles of neural science. New York: Elsevier.
Lezak, M. D. 1976. *Neuropsychological assessment.* New York: Oxford University Press.

Lucia, C. M. 1987. Toward developing a model of music therapy intervention in the rehabilitation of head trauma patients. *Music Therapy Perspectives* 4:34–39.

Lynch, W. J., and N. K. Maus. 1981. Brain injury rehabilitation: Standard problem list. *Archives of Physical Medicine and Rehabilitation* 62:223–227.

McIntosh, G. C., S. H. Brown, R. R. Rice, and M. H. Thaut. 1997. Rhythmic auditory-motor facilitation of gait patterns in patients with Parkinson's disease. *Journal of Neurology, Neurosurgery, and Psychiatry* 62: 22–26.

Miller, R. A., M. H. Thaut, G. C. McIntosh, and R. R. Rice. 1996. Components of EMG symmetry and variability in parkinsonian and healthy elderly gait. *Electroencephalography and Clinical Neurophysiology* 101: 1–7.

National Head Injury Foundation. 1984. *Coma: Its treatment and consequences.* Framingham, MA: National Head Injury Foundation.

O'Shanick, G. J. 1986. Neuropsychiatric complications in head injury. *Advanced Psychosomatic Medicine* 16:173–193.

Pedretti, L. W. 1985. Occupational therapy practice skills for physical dysfunction. St. Louis, MO: C. V. Mosby.

Pilon, M. A., K. W. McIntosh, and M. H. Thaut. 1998. Speech rate control in dysarthria rehabilitation. *Brain Injury,* in press.

Prassas, S. G., M. H. Thaut, G. C. McIntosh, and R. R. Rice. 1997. Effect of auditory rhythmic cuing on gait kinematic parameters of stroke patients. *Gait and Posture* 6:218–223.

Richards, C. L., F. Malouin, P. J. Bedard, and M. Cioni. 1992. Changes induced by L-Dopa and sensory cues on the gait of parkinsonian patients. In *Posture and gait: Control mechanisms,* vol 2, edited by M. Woollacott and F. Horak, 126–129. Eugene: University of Oregon Books.

Rossignol, S., and G. Melvill-Jones. 1976. Audio-spinal influences in man studied by the H-reflex and its possible role in rhythmic movement synchronized to sound. *Electroencephalography and Clinical Neurophysiology* 41:83–92.

Shumway-Cook, A., and M. H. Woollacott. 1995. *Motor control: Theory and practical applications.* Baltimore: Williams and Wilkins.

Sparks, R., N. Helm, and A. Martin. 1974. Aphasia rehabilitation resulting from melodic intonation therapy. *Cortex* 10:303–316.

Springer, S. P., and G. Deutsch. 1985. *Left brain, right brain.* New York: Freeman.

Swenson, J. R. 1984. Therapeutic exercise in hemiplegia. In *Therapeutic exercise,* edited by J. V. Basmajian. Baltimore: Williams and Wilkins.

Taub, E. 1980. Somatosensory differentiation research with monkeys: Implications for rehabilitation medicine. In *Behavioral psychology in rehabilitation medicine,* edited by L. P. Ince, 371–401. Baltimore: Williams and Wilkins.

Thaut, M. H. 1988. Rhythmic intervention techniques in music therapy with gross motor dysfunction. *Arts in Psychotherapy* 15:127–137.

Thaut, M. H., H. W. Lange, R. Miltner, C. P. Hurt, and V. Hoemberg. 1998. Velocity modulation and rhythmic synchronization in gait of Huntington's disease patients. *Movement Disorders,* in press.

Thaut, M. H., G. C. McIntosh, R. R. Rice, R. A. Miller, J. Rathbun, and J. M. Brault. 1996. Rhythmic auditory stimulation in gait training for Parkinson's disease patients. *Movement Disorders* 11:193–200.

Thaut, M. H., G. C. McIntosh, R. R. Rice, and S. G. Prassas. 1993. Effect of rhythmic auditory cuing on EMG and temporal stride parameters in hemiparetic gait of stroke patients. *Journal of Neurologic Rehabilitation* 7:9–16.

Thaut, M. H., R. A. Miller, and L. M. Schauer. 1998. Multiple synchronization strategies in rhythmic sensorimotor tasks: Phase versus period corrections. *Biological Cybernetics,* in press.

Thaut, M. H., R. R. Rice, and G. C. McIntosh. 1997. Rhythmic facilitation of gait training in hemiparetic stroke rehabilitation. *Journal of Neurological Sciences* 151:207–212.

Thompson A. B., J. C. Arnold, and S. E. Murray. 1990. Music therapy assessment of the cerebrovascular accident patient. *Music Therapy Perspectives* 8:23–30.

Wade, D. T., R. Langton-Hewer, C. E. Skilbeck, and R. M. David. 1985. Stroke: A critical approach to diagnosis, treatment, and management. Chicago: Yearbook Medical Publications.

Wallace, W. T. 1994. Memory for music: Effect of melody on recall of text. *Journal of Experimental Psychology* 20:1471–1485.

矯治精神醫療中的團體音樂心理治療

章節概要

Michael H. Thaut

在美國的刑事懲戒機構迫切需要矯治精神醫療的服務。許多研究文獻均指出，受刑人患有嚴重精神疾病的情況，有日漸增加的趨勢。例如，在一個關於阿拉巴馬州監獄系統的研究中描述，有 10% 的囚犯本身即是精神病患，其中 60% 的有嚴重精神困擾（Leuchter, 1981）。其中一個可能造成此現象的因素，可能是來自於過去二十年來，許多精神病患的去機構化（deinstitutionalization），以及缺乏具有社區基礎門診病患的精神治療方案，使得許多患者因為缺乏適當的健康與福利服務，而逐漸趨使自己投入犯罪活動，成為另一種受害者。

精神治療服務是在為受刑人所提供的健康服務中，少數可利用的服務之一（Valdiserri, 1984）。其可能因素有二：第一，矯治精神醫療大多與刑事哲理相互違背，因刑事理論大多並不支持監獄內的復健與治療理念。第二，監獄環境多呈現一種高度壓力，且對專業不友善的環境，可能因而造成阻礙合格專業人員在這樣的環境裡工作的意願。

矯治精神醫學（correctional psychiatry）應該與較為熱門的司法精神病學（forensic psychiatry）相區隔。在監獄中的矯治性心理健康專業工作者，他們的工作對象多為被認定有罪且已被法院判刑，並同時患有精神診斷的受刑人；而司法精神病學的工作，涵蓋了對受刑人的精神評估，以及帶有犯罪紀錄但因精神失常而被認定無罪的患者之治療。多數的司法精神病學工作，都在監獄外的一般州立醫院內之特殊監護病房中進行。本章我們將討論有關精神治療服務在矯治性機構內的角色、音樂治療師的專業考量、三種不同風格的團體音樂心理治療，以及一種音樂即興創作模式的特殊性治療，稱為音樂語義（musical semantics）模式。讀者需要注意在此所提供的資訊，是特別為矯治性場景所描述的，只要適切地因應在不同的機構規則、目標、治療氛圍，和病患背景之間的差異而加以調整時，便可應用於司法場合。另外，許多在這裡所提到有關團體音樂心理治療的資訊和治療性即興創作模式，均適合在不同精神治療場合中工作的音樂治療師所使用。

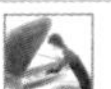 矯治精神醫療中的音樂治療：原理闡述與目標

音樂治療可以在監獄系統中成為一種非常成功的心理社會療法（Thaut, 1987）。參與音樂治療時，可以提供精神病患者與現實社會之間一個的強烈情緒與動力連結。其原因有二：(1)音樂體驗可替代受刑人們在其個別監禁環境中所不存在的健康真實生活（real-life）體驗；(2)病患因音樂而引發的心境與情緒反應，能促使患者在思考、感受和行為上一種有意義的治療性學習歷程。

音樂治療提供了被囚禁的精神病患一種適合且有樂趣的媒介，使其能在有助益、有結構的方式下，表達並釋放他們的個人想法與感受。藉由音樂體驗，個體們可學會正確地規畫組織他們的私人感受和想法。受刑人們亦可在個別或團體場景中，學到紀律、衝動控制和社交技巧（Thaut, 1987）。以音樂為基礎的治療經驗可以用來催化患有嚴重問題的病患，使其能藉由不具威脅性的媒介，重新再進入現實世界。其他包括減少受刑人的焦慮、壓力、敵意與好鬥性，使用音樂來誘導受刑人的正向情緒，同樣也是矯治性音樂治療師不可缺少的治療目標。

在矯治性場域的研究中顯示，音樂性體驗可以作為一種用來改善病犯（prisoner-patients）的情緒、焦慮和自我想法的治療工具（Thaut, 1989a, 1989b）。

部分在矯治性音樂治療中的主要目標，包括：

1. 增進自信，學習尊重他人。
2. 提供對感受、想法和記憶的自我表達方法。
3. 提供主題中心結構（theme-centered structures），以幫助案主在團體治療中的社會互動，並增進團體凝聚力與對他人的體察。
4. 減少攻擊性、敵意性行為。
5. 促進心理社會發展和調適。
6. 提供一個無威脅性且激勵性的現實重心。
7. 誘發情緒改變。

8. 促進社會互動和人際支持。
9. 在下列步驟中鼓勵情緒學習：
   a. 經驗情緒。
   b. 辨識情緒。
   c. 適當地情緒表達。
   d. 覺察來自他人的情緒。
   e. 藉由他人的回饋來調整自己的情緒經驗。

總體來說，音樂就像是一種情感性並具有滲透力的知覺刺激，在其中能夠重新創造真實生活的經驗與感受。與現實社會的接觸，是吸引人且有益的，也可以建立健康且適當的社交回饋與互動。而緊張、壓力以及焦慮等感受，可被積極地疏導分散。上述這些經驗完全可以藉由自然、輕柔的音樂環境方式來產生，而這樣的環境也是治療氛圍中不可缺少的。

矯治性音樂治療師的專業考量

矯治性音樂治療師需要了解這些特別在監獄場域中設立的行為規則，以及在刑事懲戒機構內的社會動力。監獄是我們社會體制內所存在的另一個小型社會，它有屬於自己的規則、價值以及行為規範。為了要有效率，音樂治療師必須具備許多相關的知能，像是關於受刑人的典型行為表現、囚犯間的權力結構、操弄行為、監獄中的慣用語言（黑話）（prison jargon）、不同受刑人在入獄期間所產生的人格特質等等。否則，當治療師在試圖與受刑患者建立治療關係的過程時，可能就會面臨失敗；更糟的情形是，治療師可能成為受刑人操弄行為下的一個被害者。

在監獄中的每種機構規範，均是為了強化協助機構內的安全而設置的。因此，監獄內所有的安全措施都被視為首要的規定，也因此為了監獄內的安全相關規定，是可以裁決與駁回每種相關事務和活動。音樂治療師對於自己工作環境的安全性須有責任。尤其是在安全議題的勝任能力與責任感上，這些部分可以提高監獄內受刑人與保全人員對於治療師的尊重。並且與保全人員之間的良好溝通與合作，在建立成功的音樂治療上是非常重要的。

還有許多其他在監獄中的特定專業考量，是音樂治療師必須處理面對的。其一，在向懲戒精神治療單位這樣重視階級制度與安全導向性（security-dominated）的體制內，這在一開始時，就有許多與原本所期待的治療性氛圍相互矛盾。音樂治療師必須接受監獄環境裡的現實面，並在這樣機構的工作架構下，發展出另外的順應技巧。在監獄內可能使用的設備，相較下也少於其他的臨床環境。治療療程的時數可能也是備受限制的。有時相較於一般的治療師角色，音樂治療師可能會覺得自己比較像是一個守衛人員。在監獄裡，情緒分享的開放度也需要小心加以掌握處理，同時在受刑人中，或是在治療師與受刑人之間，不一定總會有治療目標。

監禁可能造成患者精神疾病症狀的惡化，在這樣的狀況下，很可能使得治療師認為自己在建立治療環境上所投入心力徒勞無功。相反地，偽病和其他型態的操弄行為，及利用自己的疾病來促使自身利益，也是在病犯中非常常見的。

音樂治療師需要相當熟悉病患的犯罪紀錄。然而，治療師仍需要懂得區分犯罪議題（criminal issues）和治療議題（treatment issues）。工作到某一階段時，音樂治療師很可能對受刑人感到一種矛盾的情緒，像是：可能對受刑人一方面存在一種憤怒或懷疑且苛刻的態度，另一方面又對受刑人懷有一種龐大的同情感受。這兩種態度都會降低治療師的效能。

音樂治療師可利用三個步驟來維持高效能的專業態度。第一，治療師需要持續地理解，明白縱使是極小的治療貢獻，也可能在病犯的治療進展過程中產生戲劇性的改變。第二，音樂治療師需要建立堅定的自我，這是在治療過程中一個不可缺少的部分；同時，治療師需要與其他工作人員建立支持性人際關係。第三，治療介入應該是簡短，有時間限制，將重心放在此時此刻（here and now），並是基於實際（realistic）且可達成的（attainable）治療目標與目的來進行。

治療方案必須以提供機會，讓受刑人為了特定明確的治療目標而努力。但是，病犯們也需要為自己的治療進展負責。與病犯建立關係時，治療師必須發展出一個穩固且友善的諮商關係。對患者詳加說明、釐清彼此諮商關係及其前提條件是有幫助的。也就是說，治療師可說明自己希望能設置的明確限制，或是環境上的規範，以及可能發展出的人際關係。

三種團體音樂心理治療

目前已知有三種團體音樂心理治療，在精神病犯身上運作時，有很成功的效果，包括：引導性音樂聆聽與諮商技巧的支持性團體音樂治療、治療性音樂即興創作，以及音樂與放鬆（Thaut, 1987）。

❖ 引導性音樂聆聽與諮商

使用此種技術時，患者在一開始先形容自己目前的情緒、感受和所關心的事物。在第二步驟時，患者會被要求制定出自己在這個階段想要進行的個人議題（personal agenda）。晤談的第三步驟，包含了聆聽患者事先已先選定不同音樂的片段。這些音樂必須與病患列出的個人議題上的項目相關，例如，按照符合自己目前情緒而選出的音樂、能表達出自己重要情緒與想法的音樂、能夠促進正向聯想，或是能再回憶重要記憶的音樂，或是能當作提供動力來源，達到治療進展的音樂片段。

隨著摘錄每一段音樂，治療師鼓勵患者去討論那些被音樂所激發出來的感受想法，可能包含：喜悅、鄉愁、孤獨、掙扎、憂慮、愛情、對所愛的人、關於過去的想法或是對將來的煩惱。由於患者們依據他們個別制定出的個人議題，而對音樂體驗產生有意義的連結，在接下來的階段，治療師會引導並鼓勵患者們對自己所體驗到的音樂經驗進行個人詮釋。隨著這些詮釋，在接下來的數日或數週內，便能一一為每位患者訂定完成其治療目標。

❖ 治療性音樂即興創作

樂器的團體即興創作能達到患者們之間的彼此溝通，是藉由從他們所選出或是被指派的，無論有調或無調敲擊樂器中，學習到表達溝通適當的情緒，像是：憤怒、喜悅、慶賀、慰藉、悲痛等等。治療師設立出簡單的爵士風格即興創作架構，使病患們在其中學習到在團體和在個別演奏兩者之間自由的演奏與交替。通常無法適當用口語溝通的病患，反而能有組織，有條理地在樂器上表達自己，並與他人互動。在即興樂器演奏之後，緊接著的團體討論將會把重點放在音樂經驗上，其目的是練習社交互動的行為學習、體驗和溝通情緒、經歷成功的體驗、釋放緊張並降低焦慮，以及在不具威脅性的有助益環境中體驗現實感。

❖ 音樂與放鬆

在音樂與放鬆療法中，初期階段會花費一些時間與病患辨識他們的焦慮、壓力、緊張等不同感受，以及找出這些經驗在受刑人生活中的來源。在這階段後，會接著教導病患實際應用紓壓技巧。漸進式肌肉放鬆即是一個可以快速教導案主，並使他們成功地體驗放鬆經驗的一種放鬆技術（Jacobson, 1974）。漸進式肌肉放鬆並不需要任何意象幻想、意志力或口語提示，也因此格外適用於患有嚴重精神疾病的患者。當在進行放鬆練習時，病患聆聽依照他們個人喜好而選擇的柔和背景音樂，來提高他們心理與生理上的放鬆（Unkefer, 1990）。完成練習的部分後，給予患者們討論的機會，談論關於在療程中獲得的體驗，以及討論在音樂治療以外的場景中，音樂與放鬆技巧的應用。

治療性音樂即興創作的音樂語義模式

治療性音樂即興創作在音樂治療裡，是用來促進團體心理治療體驗最有效的一種方式。在此療法中，即使病患們過去沒有相關的音樂訓練，仍然能很快熟練音樂元素與形式，主動參與樂器演奏。所有不同形式治療性即興創作的基本目標，是利用音樂創作去體驗與傳達，與重要的治療議題相關聯之非音樂相關的想法及感受。

雖然治療性音樂即興創作在臨床上已被廣泛運用，且在技術使用面，也經常於文獻中被詳細討論，但這種療法的關鍵議題卻有許多是從未曾被分析討論過的，這也是它尚未在一般心理治療社群中被廣泛接受，並作為實際治療介入方式的原因之一。其中一個尚未被分析討論的主要議題是：當音樂治療師要求患者伴奏音樂，或當音樂治療師嘗試回應或詮釋患者的音樂表現時，對音樂內的「意涵」（meaning）所發出的疑問。

在這裡所描述的模式，被認為是能在許多場合中，將治療性音樂即興創作應用於心理治療一個非常實用的模式。此模式基本上認為，音樂並無法像是口語一樣有參考訊息（referential information）上的直接溝通效果。語言的含義（meaning）或「語義」（semantics）建立在一個事實基礎上，即我們在說話時所使用的模式，像是利用「文字」（words），具備了思想概念的聲音型態，來定義普遍被大眾所熟悉理解的經驗。例如「球」這個字，是指一個圓形的物體，一個用於特定運動的物品，或是在口語中用來表示某一種經驗的表現（having a ball）（譯註：在美語俚語中指：玩得很痛快）。在關於音樂理論與美學的研究裡都普遍認同（Raffman, 1992），音樂中的聲音形式其實並不具備這些意義。因此，當治療師要求病患為了非音樂性的目的來進行音樂即興創作，例如，像表達出感受字眼或情緒經驗時，又或者使用非音樂性的名詞來加以詮釋病患的音樂表現時，這些潛在的概念問題就會立刻出現。這樣的做法認定一種方法可以將字面上和參考性的（literal and referential）音樂形式，直接翻譯轉換成非音樂的「語言」（nonmusical language），所以在治療性即興創作中，常見到字面翻譯或詮釋並無法符合音樂性上的要求，因此，這樣對病患音樂表現的看法是無法使人滿意的，且也不具有任何治療意義。當病患試圖直接比較音樂活動和他們的感受想法時，就會失去音樂本身的價值。因為要詮釋病患對音樂反應的治療意義，就必須在音樂項目與非音樂項目兩者之間進行比較，而這樣的做法也就造成了治療性理解（therapeutic understanding）上的損害。

音樂語意模式認為，在治療詮釋過程中的類比，是一種對音樂的限制且武斷的做法，因為這樣的比較建立在一種不可能的情況中，也就是說，認為音樂可以如同語言一樣用來表達出參考意義是不可能的。即使藉由音樂來強調表達出感受狀態，仍無法化解這樣的兩難，因為這樣的做法仍然是認為音樂可以直接傳達刻板印象中的情緒反應，例如：喜樂、忌妒、情愛、害怕、憤怒，以及其他等等。

治療性音樂即興創作基於音樂語意模式衍生出三個階段。音樂語意模式宣稱就算在治療情境中，音樂表達的涵義與其正確性，在一開始時是完全取決在音樂本身內的。所以，在第一階段，病患所演奏的音樂，不論是非常簡單或非常熟練的表現，一開始都是代表他的音樂性思維，而非代表其非音樂性想法。也因此，在第一階段時，治療師需要在病患或是病患團體的即興創作中，嘗試鼓勵病患們好的音樂表達。病患會被要求以巴洛克式的懷舊華麗風格進行音樂即興創作（Schulenburg, 1995），也就是說，經由即興創作一段簡短的旋律、改變一點音色、一段節奏型態等方式的音樂即興創作，來傳達他們的音樂性思維。這些即興創作的意義大多會在過程內被發現，它表達某一特別的音樂感受與想法，並不應立刻被解釋成非音樂思維或情緒的參考性訊息。這些音樂反應的治療價值大多會在音樂連貫性的表現中被發展出來，例如，經由一段簡單的樂句，表達出張力和穩定性、一段開頭和一段結尾、在先前的動機（motive）上變奏、一段旋律中的驚喜轉折、在速度或動力層次上做出感覺與控制等等。

在第一階段中，治療師採取如同病患一貫的普通認知或情緒狀態的角度，利用對音樂連貫性的評斷，來鼓勵評估病患即興音樂創作表現。要記住的是，對於音樂連貫性並不是用音樂的熟練來定義。一段非常簡單的音樂反應可能是連貫一致的，也可能是毫無條理的。治療師需要嘗試幫助病患在音樂表現中達到滿足，也就是說，音樂連貫性並不是對非音樂性思維或感受經驗做出表面上的解釋，而是一種幫助病患的工具，在他們平常行為表現或精神狀態的範圍內，協助他們達到認知與情緒協調。所以，音樂即興創作不但可以用來當成一種在治療過程中的診斷工具，也可當作連貫認知與情感典型的一種即興訓練工具，用來改善案主對非音樂認知或情感的行為（Perilli, 1996）。

任何包含治療性音樂經驗形式的諮商過程，都在治療過程中提供病患適當的方向和認識。病患們了解音樂即興創作並不是只在創作中結束。然而在治療初期時，病患們仍是利用音樂創作來解釋分析自己的音樂表現。

這樣自然會引導到對行為一致性裡普遍議題的分析。例如，與病患們討論他是如何在音樂裡創造、溝通和採用他們的連貫想法，以及行為一致性裡的普遍議題如何在這過程中產生關聯。因此，這樣的音樂即興創造模式不但具有音樂架構，也同樣提供了一種具備功能性的治療體驗。但是，唯有病患們能完全地探索，並體驗到創造音樂一致性的過程，這諮商過程才會有意義。因此，即興創作必須被放置在連貫的音樂過程之中，才能產生符合音樂溝通能力的相關治療體驗。

在第二階段，適當的連貫性（coherent）音樂表現會被納入使用考量，其目的是反映出適當的有序感官行為（ordered sensory behavior），以塑造出適當的社會互動與團體體驗。音樂型態能夠表達且激發出人際互動中的多樣狀貌，例如，獨奏、團體合奏、創造音樂對話、個別與團體演奏的交替等等。如此一來，在音樂行為的適當性下，治療性即興創作結構能夠促進適當的互動行為。適當的音樂思維感受與表現，是一條讓個體邁入適當的現實社會體驗的康莊大道。

非常重要的是，在治療性音樂即興創作的兩個階段中，病患都會描述出超於音樂情感的情緒體驗。對音樂體驗的評論反應型態中，兩個常見的有：(1) 是一種改變的媒介，能夠提供對個人想法與感受的不同角度；以及 (2) 如同一個強化劑，能觸及到或釋放出已存在的情緒（Thaut, 1989a）。這些情緒或認知反應對治療是非常有用的，因為他們反射出病患的內省思維及感受過程。然而，要注意的一個重點是，這些在音樂裡所直接表達出的非音樂思想或情緒反應，並非音樂表面詮釋的轉譯。事實上，使用音樂要求病患表達他們想法和感受，可能會扼殺他們在音樂裡的情緒發展，因為他們可能永遠無法夠體驗到完整的音樂表達特性（communicative quality of music）。而音樂的表達特性是只能在自己的「語意」價值（“semantic” value）內被展開的，也就是音樂形式的溝通。然而，音樂經驗的連貫性創造了一個認知與情感狀態，從中案主能盡可能獲得更多關於普遍自我內在的投射（Sloboda, 1992）。

一個有趣的臨床觀察發現到，當提供病犯一個清單來選出不同「感受」字眼（快樂、憂傷、憤怒等），以及一個非感覺字眼（回憶）為主題來即興創作時，案主大多會非常一致地選擇「回憶」一詞。但是，當案主被要求演奏出一個「感受字眼」時，他們的即興創作內容則會變得較為豐富。可能的原因是，當病患們試著要將表面上的字義轉換在樂器上演奏時，像是試圖表現出類似「生氣」的聲音時，非感受字眼比起感受字眼來說，帶給病患較少的束縛感。在使用音樂語意模式來表達音樂的過程中，這並不是一個令人意外的現象，因為根據這個模式，音樂並無法直接傳遞這樣的概念。

治療性音樂語意模式的前兩個階段，是導入第三階段前的首要條件，在第三階段中，病患可以進行參考性或推論性的轉換，將音樂陳述轉換成非音樂性的陳述。在這個階段，病患們能即興演奏出不同音樂樣式，來代表他們所經歷的非音樂想法或感受，進而在類比（analogy）中，有效地使用音樂來傳遞「語言」。然而，這是把音樂轉換成非音樂性的過程，唯有先完整地以音樂用語來體會這些音樂，才能使音樂活動裡的語言體認更具有意義。這一點可以用兩個例子加以說明。第一個例子是利用類比來說明：只有當原始語言的內容是清晰明瞭且具有意義的，才有可能完整地把原文有意義地翻譯成另一種語言。而第二個例子需要提及音樂經驗：某病患可能在即興創作時，一再重複某一特定節奏樂句。若無法了解音樂語意，治療師可能會將這樣的行為解釋為一種案主的適應不良行為，例如，認為這是病患在音樂裡的強迫行為。但是，這樣的狀況也可用其他的音樂分析加以解釋，例如，這樣的重複行為是因為病患試著要創造出更帶有音樂意義的形式，因此在音樂的分析上，可能是顯示出案主心智功能進步的反映。在另一個情況中，治療師可能會要求病患在音樂中表達出一個感受字眼，然後使用這樣的經驗來製造出對情緒體驗的自我覺察。但是，由於這樣字義上的表面翻譯性質，使得在音樂任務後接踵而來的討論變得缺乏深度，反而限制了病患的音樂表現，因為對病患來說，這樣基本音樂經驗缺乏了認知與情感性的音樂重要意義。所以，音樂的轉譯適應基礎，能夠在治療歷程有效，是把治療性的音樂連貫性強調當作一個行為學習或行為改變的工具。

簡要來說，在治療過程中，與音樂即興創作的音樂語意模式裡，強調三個階段的步驟層次：

1. 音樂連貫性的發展。
2. 適當行為的發展。
3. 將音樂轉換成「語言」表達的發展。

臨床考量

在精神病監獄醫院內的臨床現實面涵蓋了許多因素與特徵，這些因素在矯治性音樂治療的臨床實行上是必須考量的。第一，許多受刑人的智力功能較低，需要特別注意語言能力的考量。第二，受刑人身處在一個僅提供他們基本生活需要的環境裡，大多渴望獲得立即性實際的獎勵以及滿足感；且在這樣的環境中，對他們來說，每日都要面對身心存活的挑戰。第三，在監獄裡的治療程序需要考量到監獄的安全性和行為規範，並且不能違反基本的監獄架構。一旦違反了這些基本考量，會讓受刑人在監獄裡的行為產生混亂，如此一來，就會對受刑人們和其他職員們身體安全造成危機。第四，在一般團體和個別治療中，對自我揭露、同情心和彼此分享的強調，在監獄場景中僅能有限地進行。

由於在監獄裡的許多現象，像是受刑人間的權力階層、對較弱勢受刑人的剝削，以及使用私人資訊來勒索、控制和操弄其他人等，這些案主們在治療進行中自我揭露、同情心和彼此分享時，必須更加小心謹慎地選擇使用。然而在這些限制裡，治療療程仍可提供案主們治療性支持和有意義的選擇，也因此，若能回歸對案主的自我尊重、自我認定和專業責任感，將能引起來自病患和職員們的熱誠與支持回應。

在本章前段所討論到的是，與引導性音樂聆聽技術相關聯的個人議題的技術（personal agenda technique），是一種在監獄中安全且有效率的治療取向（Yalom, 1983）。強調在此時此刻（here-and-now）的應用，以及在個人目標上，均非常適合用於矯治性音樂治療團體。此技巧需要案主在團體裡的合作性行為，且在不強迫每個人都要參與個人治療議題的前提下，它提供了社會性參與的機會。然而，為了完成每個人的個人議題，病患必須在治療時段裡容忍且尊重其他人的議題。

在選擇治療用的音樂時，必須考量三個因素。第一，治療師必須容許病患有愈多愈好的個人選擇，以維持病患的興趣和動機。當使用個人議題技巧時，個人音樂選項必須與其個人的議題相符合。第二，一項關於情緒和音樂意義的音樂感受理論研究（Thaut, 1990）發現，不論是在聆聽或演奏時，對音樂有意義的反應只會發生在個體對他所喜好的某一特定音樂風格之中。因此，音樂治療師所提供的治療音樂體驗，絕對必須是病患熟悉且符合其喜好的音樂風格。第三，為了促進病患對治療音樂經驗的反應，治療師必須對病患提供解釋，方式必須能引起案主情緒或動機反應，刺激其想法和回憶，給予能量和動力的感受，或提供在表現基礎下治療體驗的活動結構。

病犯的口語反應是各不相同的，其範圍包含了從簡短的單音節，或從在團體內對於事件反應的簡略含糊回答或詮釋方式，到能顯示出病患對自我行為的自我覺察的反應，以及他們對於自我行為改變的渴望。一些病患可能會非常強烈感到困惑，以致他們無法參與有意義的討論。但是，音樂經驗可以在不同的情緒或心智功能層次上被感受到，且激起在不同行為功能階段上的有意義的反應。因此，音樂治療提供了精神病犯們不同等級的機會，使他們能重新再進入現實社會中，在合於自己的功能階層進行有益的學習歷程。音樂治療的獨特性如同一個表演基礎（performance-based）的療法，具備了強烈的情感動機特性，使此療法在矯治精神醫學中成為一個有效的治療形式。

摘要

如同我們已學習到的，矯治性音樂治療是一個有益處但卻也困難的領域。精神治療服務在刑事懲罰系統中是非常需要的，但卻不能充分被利用。精神治療在刑事懲罰環境中面臨了許多獨特的挑戰。在臨床的實施上必須先加以調整，以因應來自監獄系統內的結構限制與約束。

我們概略描述出音樂治療是如何面對這些監獄環境中的挑戰，並且為被監禁的精神病患者提供有意義的介入療法。我們同樣也討論到矯治性音樂治療師可能會面臨的個人及專業挑戰。治療性音樂體驗可以為監禁的精神病患者提供一個與現實社會間的強烈情緒連結。

在提供病犯們有意義的治療性音樂體驗時，發現有三種高度有效的治療團體，包含：引導性音樂聆聽與諮商技巧的支持性團體音樂治療、治療性音樂即興創作，以及音樂與放鬆療法。本章並介紹了一個全新的治療性音樂即興創作模式，此模式強調音樂根本屬性以促進治療改變。

總結來說，我們提出了一些專門在矯治性音樂治療的臨床考量。對監獄環境有徹底理解，和採用適當取向的治療，都是同等必要的。無論如何，音樂治療是一個對受刑精神病患者的行為發揮深遠影響的療法。

討論問題 Study Questions

1. 在治療性音樂即興創作模式中，音樂語義模式的三個步驟為何？
2. 在本章所討論到的三個團體音樂心理治療是：__________、__________和__________。
3. 為了維持一個有效率的專業態度，矯治性音樂治療師可採取的步驟有哪些？
4. 在矯治性音樂治療介入中的主要目的範圍有哪些？
5. 何謂個人議題技巧？
6. 論述出矯治性音樂治療師對於受刑人行為與音樂選擇的一些臨床考量。

參考文獻 References

Jacobson, E. 1974. *Progressive muscle relaxation.* Chicago: University of Chicago Press, Midway Reprint.

Leuchter, A. F. 1981. The responsibilities of the state for the prevention and treatment of mental illness among prisoners. *Journal of Forensic Science* 26:134–141.

Perilli, G. G. 1996. Music therapy in a psychiatric rehabilitation program: From deficit to psychosocial integration. In *Music therapy within multidisciplinary teams,* edited by I. N. Pedersen and L. O. Bonde, 59–74. Aalborg, Denmark: Aalborg University Press.

Raffman, D. 1992. Proposal for a musical semantics. In *Cognitive bases of musical communication,* edited by M. Riess Jones and S. Holleran, 23–32. Washington, DC: American Psychological Association.

Schulenburg, D. 1995. Composition and improvisation in the school of J. S. Bach. In *Bach perspectives,* edited by R. Stinson, 1–42. Lincoln, NB: University of Nebraska Press.

Sloboda, J. A. 1992. Empirical studies of emotional response to music. In *Cognitive bases of musical communication,* edited by M. Riess Jones and S. Holleran, 33–50. Washington, DC: American Psychological Association.

Thaut, M. H. 1987. A new challenge for music therapy: The correctional setting. *Music Therapy Perspectives* 4:44–50.

———. 1989a. The influence of music therapy interventions on self-rated changes in relaxation, affect, and thought in psychiatric prisoner–patients. *Journal of Music Therapy* 26:155–166.

———. 1989b. Music therapy, affect modification, and therapeutic change. *Music Therapy Perspectives* 7:55–62.

———. 1990. Neuropsychological processes in music perception and their relevance in music therapy. In *Music therapy in the treatment of adults with mental disorders,* edited by R. F. Unkefer, 3–32. New York: Schirmer.

Unkefer, R. F., ed. 1990. *Music therapy in the treatment of adults with mental disorders.* New York: Schirmer.

Valdiserri, E. V. 1984. Psychiatry behind bars. *Bulletin of the American Academy of Psychiatry Law* 12:93–99.

Yalom, I. 1983. *Inpatient group psychotherapy.* New York: Basic Books.

校園音樂治療

章節概要

Kate E. Gfeller

Sara Wilson 是 Whitmore 小學的音樂老師，但她不只是教幼稚園到小六所有學生的音樂，同時也提供音樂治療的服務。校長相當高興學校能擁有這麼一位具音樂治療證照的音樂老師，因為 Whitmore 小學有一些身心障礙學生需要特教資源的介入。

在學校上課的日子裡，Sara 會以各種方式來服務學生。舉例來說，有些障礙學生會和沒有障礙的學生們一起上固定的音樂課。她有時需要設計課程，讓這些障礙學生能順利地參與。她也上一些特殊的音樂課，也為障礙學生開設音樂治療課程，他們的指導與需求和其他的學生們相較下有相當大的差異。今天，Sara 將針對樂隊的指揮——Jansen 先生提供音樂治療相關的諮詢。有位新生 Stewart 在他的樂隊裡，這名新生患有輕度智障。Jansen 生生曾要求 Sara 幫忙他，找出一些可以讓 Stewart 跟上他人進度的教學法。身為諮詢者，Sara 沒有直接提供指導給 Stewart，反倒是協助 Jansen 先生設計並找出因應的對策。

如果有來自二十世紀前半期的音樂老師造訪 Sara Wilson 的學校，這名老師一定會驚訝於身心障礙學生和無身心障礙學生一起學習和玩耍，這種情況也包括現在一般教室裡的這些特殊兒童。障礙兒童過去是如何受教育的？而目前的進展又是如何呢？

教育身心障礙的兒童：歷史觀點

當我們回顧歷史時發現，為長期障礙的兒童提供教育是近期才出現的情形。美國最早為殘障人士設立的教育課程出現在 1817 年。十九世紀期間，有些救濟院或是教養機構是用來收容那些耳聾、視盲、智障或肢障的兒童們（Adamek, 1996）。這些機構通常地處遠離一般大眾的偏遠地區。回溯 1800 早期的歷史紀錄，可以發現音樂課程，包括班級、課程、小型合奏團，都會考量到特殊兒童教育的重要面向，特別是耳聾、視障或智能障礙的兒童（Heller, 1987; Sheerenberger, 1953; Solomon, 1980）。

一些早期的音樂訓練計畫會考慮治療目標（Heller, 1987; Sheerenberger, 1953; Solomon, 1980）。例如，歌唱可作為加強呼吸和發音的方法。音樂活動對耳聾學生來說，亦是一個有用的聽覺訓練方式。音樂知識與技巧的發展是課程的重點，參加音樂活動被視為是種有用的社交活動方式。由於許多的機構屬於居住收容型，某些學生成為機構樂團或管弦樂隊的「終生」團員。Sara Wilson 如果成為州立盲校的音樂老師，舉例來說，她一天的工作將會包含音樂欣賞課、使用 braille 點字法來上個別的音樂課（private music）、小學兒童初階管弦樂隊的排練、帶領青少年和成人的進階管弦樂隊到當地的音樂中心去演出。

到了二十世紀前半期，仍然沒有專門的聯邦政策關心患有長期障礙學生的教育問題，有些居家照護的兒童根本沒有接受過任何正式的教導。特別是那些患有更嚴重的障礙，繼續在教養機構裡接受教育的兒童。到了 1910 年，公立學校裡的特教班（special education classes）在數量上才有所成長。許多教育者認為，專為身心障礙學生所設立的小而獨立的教室，才是這些學生最適合的教育場所。許多人覺得，學生將會從較少的師生比例獲益，課程也能針對每位兒童的獨特性量身定做。可惜，1940 年之前，許多父母與教育者都清楚所謂的特教班離理想還尚有一大步，這些特教班總是變成垃圾場，用來收容具各種不同功能和需求的學生大雜膾。老師們常缺乏訓練，指導實際上只不過是監護而已（Adamek, 1996）。

最後，公眾壓力促使州政府與聯邦政府改善並擴大身心障礙兒童的公立學校服務。到了 1970 年代，為數眾多的兒童從安養機構遷出，並轉回他們的社區，由當地的學校系統提供一個雖非適切但更為「正常」的教育。當身心障礙兒童教育正常化成為聯邦法令時，才有了大幅度的進步。94-142 公法，即 1975 年的「全體殘障兒童教育法案」（Education for All Handicapped Children Act of 1975）規定沒有兒童會被拒絕於免費、適當的教育之外，而且必須在最不受限制的環境裡受教。最少限制環境（less restrictive environment, LRE）這名詞意指應該在最貼近正常的教育環境中實施教導，並且提供必要的教育方式來支援以便幫助學生的學習。

94-142 公法通過以來，已有許多的修正案更新或加強對身心障礙兒童的教育服務。例如，1990 年的 101-476 公法「障礙者教育法案」（Individuals with Disabilities Act, IDEA）由國會通過。此法保留許多 94-142 公法的基本原則，但是殘障（handicapped，用於 94-142 公法）這名詞被障礙（disability）所取代，而且更特定、更廣泛的服務被納進近期的立法中。IDEA 於 1997 年重新授權（105-17 公法），針對依據障礙學生教育而來的聯邦綱領做了細微卻重要的修改。州和聯邦立委會隨著時間更迭而持續修改這些規定，以因應公眾壓力或最佳教導方式的相關新知。

有了這些法律之後，教育障礙兒童的態度有了強大的改變。過去，許多患有長期問題的兒童是在偏遠機構度過他們的童年，或甚至是一生。到了今日，雖然兒童患有特別嚴重的問題，可能需要暫時性醫療或收容照護，但大部分患有障礙的學生都能在當地的社區學校獲得教導。在當地學校的大廳裡，可以發現患有各種障礙的兒童，包含智能障礙或肢體障礙、情緒疾患、慢性病的兒童，正和那些無障礙同儕一起學習與玩樂。

最少限制環境：服務的連續性

雖然法令，諸如「障礙者教育法案」（101-476 公法），保護了身心障礙兒童接受免費、適當公眾教育的權利，但是，法令並沒有真正具體指定每個兒童該接受哪一類的教育，反倒規定每位兒童的教學規畫須涵蓋以下二點：(1) 每位兒童應盡可能在近乎正常的環境中接受教育，如此才能和無身心障礙的同儕們有一樣的教導；(2) 教育環境必須提供合乎兒童個別需求的指導。有些時候，普通班級無法充分提供教學所需。

因為學齡兒童有許多不同種類、不同嚴重程度的障礙，所以，沒有單一教案能適用於所有的障礙學生，但尚有教育服務的連續性存在，從最正常（像是普通班級）到最限制（例如，寄宿教育式或醫療設施）。最少限制環境應根據學生個人獨特的長處或教育需求來選擇。除了選擇分班，還得根據不同的支援療法做出其他的決定。舉例來說，患有嚴重物理障礙的學生需要物理治療師或職能治療師的服務以及學業教導。聽力損失的學生也許需要言語—語言（speech-language）病理學家或聽力師的服務。

讓我們思考以下的例子，裡頭有各種關於教育連續性的要點：

Tony 是一位患有先天足部異常的學生，可以在沒有任何特殊支撐下活動。除了體育課時，可能需要一些矯正鞋，或稍微改變參與的活動形式。Tony 參加了普通音樂班級，在活動期間，只有在隨著音樂迅速移動的時候才會出現障礙。Tony 代表教育服務連續性的極端一邊。對 Tony 來說，最少限制環境（記住，那表示接近正常的位置，有提供合適的教育支持）就是普通班級，而且他的教育需求只要極少與最小的調整即可達到。

在連續性的另一端，我們發現 Tara，一位有重度遲緩和重度肢體障礙的青少女。雖然她十四歲，但心智年齡只相當於三個月大的嬰兒。Tara 患有大量的痙攣，只能做出有限的目的性動作。因為她無法咀嚼或吞嚥自己的食物，所以需要以餵食管來獲取營養。針對 Tara 失能的嚴重度，她的物理和教育需求不像那些典型十四歲的兒童。因此，適合 Tara 的最少限制環境將不同於 Tony。Tara 每天早上搭乘專車到復健機構，在那裡，她的老師和治療師的治療目標，就是抓取動作，移動她的頭、關節的活動廣度（range of motion），以及其他非常基本的動作技巧，來加強她的獨立運作。機構裡的音樂治療師 John 每週三次訓練 Tara 的關節活動度、頭部控制，和抓取的技能。

一些兒童的教育服務連續性的重點會隨著時間而有極大的變動。例如：

Brad 是國小五年級學生，他的行為疾患的特徵是衝動和找別人麻煩。只要他的教育環境是高度建構的，大部分的時間他都能夠好好地控制住他的行為，由他學校的老師幫忙來執行心理師 Dennis 為他所設計的行為計畫。Brad 每個禮拜要和 Dennis 碰面，這似乎有助於 Brad 保持平穩。此時，對 Brad 來說，最少限制環境是普通班級（包括普通音樂班），因有著由學校心理師所提供的社會與行為支持。但事情並不總是如此。

去年，當 Brad 還是小學四年級時，他的父親拋棄了家庭，然後 Brad 的行為問題開始加劇。他變得如此異常，以致於被安置在精神機構裡幾個禮拜，在那裡，他接受了較密集的諮商與行為管理。Brad 在醫院裡不僅接受每日的治療療程，還參加醫院的學校學業課程。他參加每週二次設計來幫助他辨識與適度表達感覺的音樂治療療程。那時，對 Brad 的最少限制環境中，有醫院教育和較密集治療服務的短期醫療服務。

一旦 Brad 的行為穩定後，他就可以回到學校。在住院治療之後，立即而來的最少限制環境是一個提供行為問題學生的特教班，並伴隨著特別的支持服務，像是每週的音樂治療，以及和學校心理師一週二次的療程。到了春末，Brad 似乎處理得更好了。最後，他的老師推薦他返回普通班，在那兒，他度過了整個五年級。在不到十二個月內，最少限制環境，也就是伴隨最適合 Brad 的教育服務連續性的要點，已經更改了三次。

Brad 的情況說明了學生的教育需求可以改變的論點，而且某個獨特的教育對某一學生來說會隨著時間改變而非固定的。因此，為了找出適合每位學生的最佳教育方案，一群專家（通常是老師、學校心理師和治療師）連同學生家長或監護人，每年集會寫下**個別化教育方案**（individualized education plan, IEP），基本陳述出：(1) 應該提供何種教育和支持服務；(2) 於何處實行教育。例如，學生是否會在普通班級、特教班，還是特殊學校裡呢？學生是接受物理治療，還是音樂治療呢？場所應該針對兒童當前的需求，就像普通班一樣，最後能有最多的時間和非障礙同儕相處，同時還要提供適切的教育支持。

針對各種障礙學生，以及教育服務和復健服務連續性的提供，音樂治療師在教育系統中的角色有極大的變化。雖然不同學校系統組織教育和支持治療的方式會有許多不同，但音樂治療師在教育系統內可提供幾種常見的服務類型。

音樂治療師於教育場域提供的直接服務

❖ 融合音樂班的教導

Sara Wilson 早上第一堂課是三年級的音樂課。三年級學生剛開始學習直笛演奏課程裡的一個特殊單元，而在這堂課裡，學生們正在學習不同音的正確指法。Sara 需要為 Jonas 修改這單元的教導題材，而 Jonas 有視覺障礙。他需要一份指法表和樂譜的特別點字版本。Jonas 的特教老師和國家盲人委員會曾協助 Sara 準備特別的點字音樂書。除此之外，這些專家也針對 Sara 那些不能倚靠視覺的學生的教導方式提出建議。例如，當 Jonas 第一次轉到 Whitmore 小學時，Sara 才明白有許多次她都使用了需要視覺的指導：「看著我，同學」、「看這邊」、「哪一種樂器是黑色的？」隨著 Sara 的教學方法和材料的調整，Jonas 上音樂課時，就像他的同學們一樣容易了。

第三堂課期間，Sara 教五年級音樂。Brad 是這堂課的學生，他有行為障礙的問題，Sara 主要目的是幫 Brad 維持適當的行為，來讓他有效地參與普通音樂班。Sara 在一個顯眼的地方展示一列規則，規定如何在她的課堂上表現。更重要的是，她（就像 Brad 其他的老師）也遵循這套由 Brad 的心理師所設計的行為方案。經由對 Brad 在全校裡建立行為舉止的一致性來幫助他。除非 Brad 有特別的「壞的」一天，否則他通常是音樂課裡一位有貢獻的成員。

Jonas 和 Brad 二人都回歸主流教育（mainstreamed）到普通音樂班。回歸主流（mainstreaming）這術語有不同的使用方式，但一般來說，它指的是障礙學生被納入非障礙學生的班級。另一個字，包含（inclusion），有時用來形容普通班的教育概念。當 Jonas 和 Brad 參加普通音樂班時，他們被預期會學到其他兒童在音樂教育裡所學到的相同技巧和資訊。當學生被分在普通音樂教育課時，有時 IEP 會指出社會性整合（social integration）這個第二目標。然而，了解把障礙學生置放於無障礙學生的班上時，很重要的是友誼和互助不一定會出現。學業和社交上二者要成功地整合，是需要音樂老師考慮到個別學生的獨特教育需求。

有許多方法可以達到學業成功的目的。在一些例子裡，音樂老師／治療師為了確保成功地參與，可能會使用矯正（remediation）取向。也就是說，為了學會音樂課講到的所有相同的技巧和知識，學生可能需要一些額外的時間、家教，或是特別的教育方法。舉例來說，音樂老師也許會指派班上一位有能力又親切的學生，去輔導 Brad 在春季音樂會表演時需要學會的歌詞。

另一些例子裡，補償取向（compensatory approach）也許更合適。那意謂指導者確定學生將無法像正常學生一樣，達到所有相同教學目標。老師會幫學生補足（compensate）他們的限制，方法是在其能力範圍內，分派他們另一種學習的技巧，例如：

> Kim 是一位有肢體障礙的學生，無法發展所需要的精確動作來表演課堂所教的複雜森巴節奏。因此，Sara 讓 Kim 表演不需如此高度精確性的不同節奏。

社會性整合也需要直接的教導專注。研究指出（Darrow & Schunk, 1996; Humpal, 1991; Jellison et al., 1984），有障礙的學生可能更適用於教室內的社會組織，如果音樂老師能設計出需要學生小組合作取得報償的教案。舉例來說：

Sara 將五年級共二十五個學生分成五個小組來演繹莫札特的一生的短劇。她告訴學生，最通力合作的小組將有機會參於 Rolland 先生（體育老師）戲劇中演出的機會。Brad 有時會發現，在全班面前提點子相當令人生畏，但發現去跟只有四名學生的小組互動會比較容易。

教育調適（accommodation）（例如調整、矯正）的類型是否為普通音樂班所必需，取決自學生障礙的類型和嚴重性。例如，視覺障礙學生會需要修正過的指示，以降低視覺訊息的依賴。智能障礙學生則需要緩慢學習的教育技巧。肢體障礙學生在演奏樂器或動作上，可能需要特殊幫助。行為管理技術（behavioral management techniques）通常是有情緒或行為問題的學生之主要調適法。這意謂音樂老師或是處理普通音樂班障礙學生的治療師需要：(1) 辨認出障礙對於學習各種音樂活動的影響；(2) 判定何種特教法或題材最能有效克服障礙；(3) 促進障礙與正常學生之間的正向互動。

❖ 自足式音樂班的教導

有時候，障礙的影響會大到讓學生無法輕易且有效地參加普通音樂班。在這種情況下，音樂課的最小限制環境可能就是自足式（sefl-contained）音樂班。這意謂學生參加的音樂班是稍微小一點的班級，是專門符合特殊障礙學生需求所設計的。

啟聰老師曾告訴 Sara Wilson，她啟聰班的學生似乎難以在普通音樂班上課，因此，Sara 和學校校長一起找出一個給失聰和重聽學生的特教班時間。在這樣的班級裡，學生將會比普通音樂班花較少的時間在唱歌和旋律辨識上，取而代之的是，Sara 將會著重在學生可以透過視覺模仿和振動觸感回饋學習的節奏活動上。Sara 也將會引入一些有特別修改的旋律作業，來幫助學生在普通音樂班裡上得更有效率。

自足式班級有幾個教學好處：⑴班級規模通常比普通班小，所以音樂老師能夠特別關注到個別的需求；⑵教學方式能特意地設計給有獨特學習需要的相關個別學生。然而，關於融合教育（回歸主流）的相對好處對比特教班的安置（placement）之間，存有相當多的爭論。一些研究指出，自足式班級比起如果在普通班受到良好處置，並不必然會更加促進學生的學業、情緒或是社會功能。這些研究暗示，正向角色楷模（positive role model），以及來自非失能學生的同儕壓力，能夠刺激失能障礙學生更正常地互動與學習。但另一些研究則指出，某些類型的失能障礙也許比較適合自足式班級（Darrow & Schunk, 1996）。

❖ 以音樂治療作為相關服務

除了教導一般的音樂班和自足式特教音樂班，Sara Wilson 每週也花了幾堂課提供學生們直接的音樂治療服務，個別教育計畫特地徵求將音樂治療作為他們相關的服務。John 就是她在音樂治療的其中一位學生。John 看起來極像同年齡的其他學生，也有正常的智商，但是無論他如何嘗試，數學總學不好。最近他被診斷出有數學的學習障礙，由於他對數學極有興趣，所以他的個別教育計畫（IEP）委員認為，音樂治療也許是個不錯的服務，可提供給這個目標。

因為有許多不同類型的學習障礙，所以，Sara 需要以個別化、針對他的障礙狀況介入 John 的音樂治療。並沒有標準方法或取向被認為對於所有學習障礙類型都適用，然而，Sara 已經找出她可以用來幫助像 John 這種學生的四種音樂治療目標的基本分類。音樂治療可用以：⑴作為教導或練習特定學業資訊的工具；⑵當作意欲達到之學業行為的增強物；⑶促進社會情緒發展的媒介；以及⑷適應性音樂教育的支持（Gfeller, 1984）。

支持學業任務　音樂治療能支持學業概念的一種方式是，透過能反映教室裡所強調技巧的音樂活動（Gfeller, 1984）。音樂活動能輕易地設計來示範基本的認知結構，像是物體分類（利用顏色或形狀來標示物體）、系列化（利用大小、數量、質量來找出物體的關係）、空間關係（如，裡／外、去／來），以及時間先後關係（事件的年代順序，像是首、次、末）。舉例來說，假如學生已學了基本形狀或大小的符號，各種大小和形狀的樂器，像是鼓、三角鐵或木魚，能提供這些概念的新奇表徵。快和慢的音樂，則能用來說明時間序列的概念。

表徵的方式和具體內容一樣重要。好的教育練習對臨界邊緣學習者特別重要，傳統的教學方法也許並沒效用。治療師應該熟悉為特殊學習者設計的方法和材料，並在訂定教學策略時諮詢特教團隊。

音樂也被用作資訊載體（carrier of information）。學業資訊能融入動聽好記、有吸引力的曲調或節奏韻文來幫助記憶。你也許會記得如何唱些有關字母、動物、顏色和社區助人者（community helpers）的歌曲。

音樂成功地幫助記憶，或當成**記憶符號**（mnemonic）工具，能對記憶力不好的學生有所助益，像是智能障礙或特殊學習障礙的學生。例如，Shehan（1981）發現，語言訊息配上音樂旋律和視覺輔具能促進記憶。相同地，Gfeller（1982）發現，簡短及簡易的旋律能幫助孩子們回憶訊息，像是九九乘法表。使用音樂韻體的詩文來當反覆敘頌的新穎形式，以增進動機和專注，這就是記憶的二大重要前提（Gfeller, 1982）。把新訊息和熟悉的訊息作配對，像是廣為人知的旋律，也能促進回憶。舉例來說，許多孩子學過耳熟能詳的字母歌——「一閃一閃亮晶晶（小星星）」（Twinkle, Twinkle, Litter Star）。

不論音樂是用作表徵學術概念或作為記憶術策略，這種介入需要和特教同僚們一起合作來篩選和設計。音樂治療師和學生的各科老師之間定期而開放的溝通（大部分是國小老師），才是音樂治療介入的成功關鍵。

音樂作為增強物　為數眾多的研究已經證實（Eagle, 1982），音樂對許多人來說是種寶貴、快樂的刺激和社交活動。正因如此，聆聽音樂或參加音樂活動的機會，可被用來當作行為改變計畫的增強物（酬賞）。音樂可以當成酬賞來增強好的行為，但更重要的是，在增進學生學業品質上，音樂亦是有效的（Dorow, 1976; Eisenstein, 1974; Madsen, 1979; Madsen et al.,

1976）。研究顯示，學業品質進步不單只是靠著獎勵學生安靜地坐在自己的座位上〔座位上行為（in-seat behavior）〕，相反地，不論有無座位上行為的增強，對正確反應的增強仍會產生全面的進展。因此，如果用音樂來改善學業行為，重要的是，要把酬賞和想要塑造的學業結果做結合，而不只是和好行為做結合（Treiber & Lahey, 1983）。

就如同音樂在所有可能用到的地方一樣，把音樂體驗當作獎賞時，必須帶給學生真正的樂趣。音樂治療師可以從之前的評估中選擇個人偏好。其次，為了得到音樂獎賞，學生必須了解什麼樣的特定行為是被期許的。而音樂治療又如何把音樂當作一種獎賞呢？

> John 的特教老師 Jamison 先生已經注意到，John 不僅有數學計算的困難，也因挫折的緣故而草率帶過問題。所以，Jamison 先生想要找出一個可行的方式，來獎勵謹慎而正確的數學計算行為，以鼓勵 John 在計算時更加細心。由於 John 在音樂課有所成就，而且喜歡音樂，於是 Jamison 先生決定和 Sara Wilson 討論該怎麼幫助他。Wilson 老師說，她可以為 John 擬定一份增強計畫，讓他能仔細去運算數學。
>
> 首先，Sara Wilson 和 John 面談，並解釋 Jamison 老師注意到他做數學練習時的草率。「John，Jamison 老師告訴我，如果你做數學時能夠仔細小心點的話，你的數學會更好，但有時你就是太心急了。Jamison 老師希望可以和你一起來將你的數學能力增強，我想我們可以辦得到。」
>
> 再來，Wilson 老師向 John 解釋，如果他細心做出正確的數學運算，就可以獲得特定的音樂時間。Sara 和 John 討論他喜愛的音樂活動，而 John 告訴 Wilson 老師，他真的很喜歡在音樂治療室玩電子琴，但他不知道該如何操作特殊鍵的功能。Wilson 老師告訴 John：「如果你喜歡的話，那麼每週你正確地解出每道數學題目後，就有三分鐘的時間玩電子琴，我會教你學會這些特殊鍵的功能。」
>
> 當 John 能「存積」做對數學問題的獎賞，Sara Wilson 和 Jamison

老師會在每週結束後，幫他找出一個時間來，讓他到音樂治療室玩電子琴。這個把音樂當作增強物的例子中，有幾個關鍵：第一，John 要做對答案才有獎賞，不只是完成作業即可；第二，Sara 和 John 商量之後，才決定哪種音樂活動會是有趣，且能當作獎賞；第三，Sara 清楚地定義出 John 必須做什麼才能贏得獎勵。

社會情緒發展　結構性的音樂活動能創造出一個具激發性的環境，適宜的社交行為由治療師塑造，而行為的練習，則交由學生來完成。特教所瞄準的社交技巧，則是將音樂整合到合奏團或富創造力活動的參與規則之中。更進一步地說，透過像是歌詞分析、作詞和音樂聆聽等活動，能引發情感，並以適當的方法表現出來。這些活動的類型也提供極佳的機會，激起問題解決和團隊合作技巧（Gfeller, 1984）。

特教老師 Jamison 先生在教職員休息室裡，關照幾位表現出有學習障礙情況的學生，這些學生（包括 John）不只在學業有困難，還有不成熟的社交技巧。他們易於打斷別人，感到心煩時會口出惡語，不關心他們的教科書和器具，也不會考慮到他人。Wilson 老師告訴 Jamison 老師，她有意願為這五位學生成立一個音樂治療團體，團體裡將會練習社交技巧和適當的互動。Wilson 老師和 Jamison 老師於是一起商談這音樂治療團體中所設立的特定行為目標。

John、Jason、Brian、Carrie 和 Damien 都會參加每週二次、每次三十分鐘的音樂治療團體。在團體參與許多不同類型的音樂活動中，包括籌組一支搖滾樂團和寫歌。這團體有別於一般音樂團體，在其中，Wilson 老師不僅教導學生音樂技巧，在團體歷程中還會特別注重適當的行為表現。舉例來說，每位學生必須使用合適的語言，而不是打斷他人，才能獲得帶領樂團的機會。期望每位學生能照料好吉他、電子合成器，以及節奏樂器的設備。除了獎勵合適的行為之外，Wilson 老師將焦點放在感覺的適宜表達上，方法是讓團體寫出有關各種情緒的歌詞，像是挫敗、無價值感、孤寂感與自信感。在團體過程中，Wilson 老師藉由她親自照顧好樂器設備、使用合適的語言、不打斷別人來表達自己的想法、以誠待人等方式，來塑造學生們想要的社交行為。

這些描繪出音樂治療師在教育情境中，許許多多有益的治療目標以及介入方式的少部分例子。特定的治療目標和介入方式的選擇，取決自障礙的特殊類型與嚴重性，以及每位學生的個別差異和興趣。

身為諮詢者的音樂治療師

下午三點，整個大廳空蕩蕩，儘管學生們當天已經回家，Sara Wilson 的工作尚未結束。除了為下週備課之外，她還答應與學校的樂隊指導——Jansen 老師碰面。Jansen 老師上週在教師休息室談到，Stewart 想要加入樂隊。Sara 知道 Stewart 表現很好，但他智力發展有點遲緩，曾經在 Sara Wilson 為處境危難的學齡前幼兒所開的音樂治療團體中待過。Stewart 在早期介入和優質的持續教育下，有不錯的進步表現，但他仍比其他同儕學得慢，也很容易分心。Jansen 老師擔心，這可能會妨礙 Stewart 加入樂團。

Jansen 老師請 Sara 加入二小時的樂隊排練，讓她觀察 Stewart 的敲擊課程。相當確定的是，他有時會跟不上節拍，也很難把眼睛一直定在指揮者身上。Sara 和 Jansen 老師在聚會裡建議了一些的教學策略，包括利用較進階打鼓的同儕來教導 Stewart，及利用較簡易的擊鼓方式，使 Stewart 在樂團中獲得更多的效益。

音樂治療師的專業訓練，必須擁有調適音樂技術和行為管理方面的專門知識，他們才能提供有用的建議，給正在尋求替代指導，或治療介入的普通班老師們。音樂治療師需要提供學生在樂團、合唱團，或其他音樂體驗中能加以調適的實用想法，因為音樂教育者通常對特殊學習者的調適只具有很少的職前準備。

校園音樂治療師的多種工作條件需求

上個月，Sara Wilson 參加了一個為全美國音樂教育者舉辦的研討會，她還特別高興能跟 Dana Rodriguez（一位像她，且在學校系統中工作的音樂治療師）有專業上的交流。當 Dana Rodriguez 描述她的工作要求和責任時，Sara 驚訝於一些有趣的差異。例如，Dana 只有音樂治療師的證照，她並不像 Sara 有音樂教育和音樂治療的雙重認證。在 Sara 所居住的州裡，一名音樂治療師為了能在學校中工作，也必須有教師執照，而 Dana 工作的州則不需要雙重證照。不像 Sara，Dana 不用教普通音樂班。但是，Dana 的直接服務只包含自足式音樂班和音樂治療課，Dana 也是每週花許多時間為整個學校系統裡的音樂老師們提供諮詢。結果，她的案主負擔量讓她在五間不同的學區間奔波。

Sara Wilson 的各種責任顯現了音樂治療師所提供給學校系統的共通服務形式。然而，如同 Dana 的工作性質暗示，並非所有的音樂治療師都需要執行所有的服務。責任範圍隨著不同學校而有所變化，有時候，這些不同是由於州與州之間不同的教規和政策所致（例如，音樂治療師無論如何都必須有教師證才能在學校裡工作）。

不論校園音樂治療師提供何種服務，重要的是，校園音樂治療師對於障礙情況，以及這類情況對學習會造成何種的影響，需要有廣泛的知識。舉例來說，在大學校中的音樂治療師也許需要處理任何下列遭遇的兒童：如智能障礙、身體障礙、情緒障礙、失明、耳聾、自閉症。前面的章節裡，曾介紹這些患有不同障礙的兒童們，會產生的獨特問題與獨特的治療需求。音樂治療師需要了解各種失能障礙況狀，且必須據此去計畫介入治療與教育方式。

音樂治療師也必須隨時間變化，根據兒童的服務項目做出教導與治療上的修正。舉例來說，有障礙或醫療問題的兒童有時需要醫院的密集治療，隨著他們的狀況穩定或進步之後，這些兒童通常會回到當地學校的班級與活動場所。音樂治療師在協助應付兒童特殊的健康和教導問題上扮演了重要的角色，同時，仍然要提供一個盡可能類似正常教育的教學環境。

摘要

有些音樂治療師受雇於學校機構，這是因為障礙學生的需求，可能的話，障礙學生被期待與那些無障礙的同儕們能一起在當地學校裡上課。由於教育機構服務的障礙學生種類極為廣泛，所以，公立學校的音樂治療師供應一些功能：障礙學生和無障礙學生共處普通音樂班的指導、自足式音樂班的指導當這些學生的需求在普通班不被滿足、提供音樂治療服務給 IEP 指出需要音樂治療介入的兒童，以及提供其他老師相關音樂教導調適，或使用音樂強化其他班級概念的諮詢。

每位學生皆有其特別的問題和需求，因此音樂治療介入強調必須個人化。然而，有四項基本的治療分類在教育機構裡是被強調的：

1. **音樂活動能激勵學業**。音樂用以反映教室裡所強調的學業，可作為資訊載體，或當作記憶術幫助記憶。
2. **音樂能當成增強物**。合宜的行為和完成課業，能透過像是音樂聆聽或音樂參與的活動等來加以酬賞。
3. **音樂活動能提供社會情緒支持**。結構化的音樂活動提供機會去實踐合宜的社會行為和表達情緒。
4. **音樂治療能支撐音樂教育**。因為有學習障礙的學生在一般的音樂教育課中很難去體驗，所以，音樂治療師可提供調適方法的諮詢，以確保有學習障礙的學生能成功地融入主流音樂環境中。

討論問題 Study Questions

1. 舉出音樂治療師用來支持學業概念的一些例子。
2. 想出一個方法，讓音樂能被用以當作學習困難學生的增強物。
3. 音樂治療如何被用來支持社會與情緒成長？
4. 什麼是 94-142 公法，以及它規定什麼？
5. 什麼是自足式音樂班？
6.「最少限制環境」指的是什麼？

參考文獻 References

Adamek, M. S. 1996. In the beginning: A review of early special education services and legislative regulatory activity affecting the teaching and placement of special learners. In *Models of music therapy interventions in school settings: From institution to inclusion,* edited by B. L. Wilson, 3–12, Silver Spring, MD: National Association for Music Therapy.

Darrow, A. A., and Schunk, H. 1996. Music therapy for learners who are deaf/hard-of-hearing. In *Models of music therapy interventions in school settings: From institution to inclusion,* edited by B. L. Wilson, 184–199, Silver Spring, MD: National Association for Music Therapy.

Dorow, L. G. 1976. Televised music lessons as educational reinforcement for correct mathematical responses with the educable mentally retarded. *Journal of Music Therapy* 13:77–86.

Eagle, C. 1982. *Music therapy for handicapped children:* Washington, DC: National Association for Music Therapy.

Eisenstein, S. R. 1974. Effects of contingent guitar lessons on reading behavior. *Journal of Music Therapy* 11:138–146.

Gfeller, K. E. 1982. The use of melodic-rhythmic mnemonics with learning-disabled and normal students as an aid to retention. Ph.D. diss., Michigan State University, East Lansing.

———. 1984. Prominent theories in learning disabilities and implications for music therapy methodology. *Music Therapy Perspectives* 2:9–13.

Heller, G. N. 1987. Ideas, initiatives, and implementations: Music therapy in America, 1789–1848. *Journal of Music Therapy* 24:35–46.

Humpal, M. 1991. The effects of an integrated early childhood music program on social interaction among children with handicaps and their typical peers. *Journal of Music Therapy* 28:161–177.

Jellison, J. A., B. H. Brooks, and A. M. Huck. 1984. Structuring small groups and music reinforcement to facilitate positive interactions and acceptance of severely handicapped students in regular music classrooms. *Journal of Research in Music Education* 32:243–264.

Madsen, C. K. 1979. The effect of music subject matter as reinforcement for correct mathematics. *Council for Research in Music Education Bulletin* 59:54–58.

Madsen, C. K., L. G. Dorow, R. S. Moore, and J. U. Wemble. 1976. Effect of music via television as reinforcement for correct mathematics. *Journal of Research in Music Education* 24:51–59.

Sheerenberger, R. 1953. Description of a music program at a residential school of the mentally handicapped. *American Journal of Mental Deficiency* 57:573–579.

Shehan, P. K. 1981. A comparison of medication strategies in paired-associate learning for children with learning disabilities. *Journal of Music Therapy* 18:120–127.

Solomon, A. L. 1980. Music in special education before 1930: Hearing and speech development. *Journal of Research in Music Education* 28:236–242.

Treiber, F. A., and B. B. Lahey. 1983. Toward a behavioral model of academic remediation with learning-disabled children. *Journal of Learning Disabilities* 16:111–115.

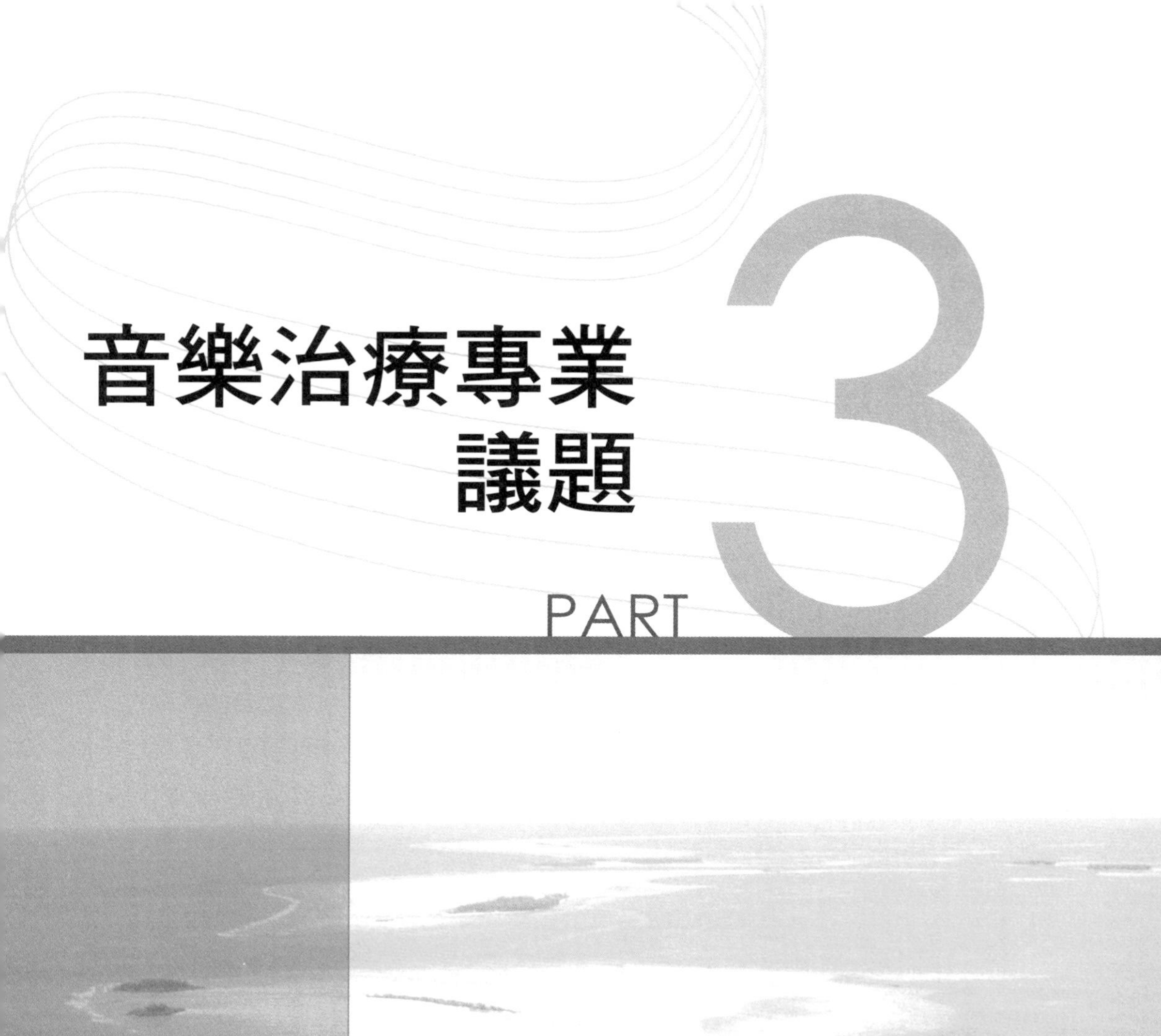

PART 3 音樂治療專業議題

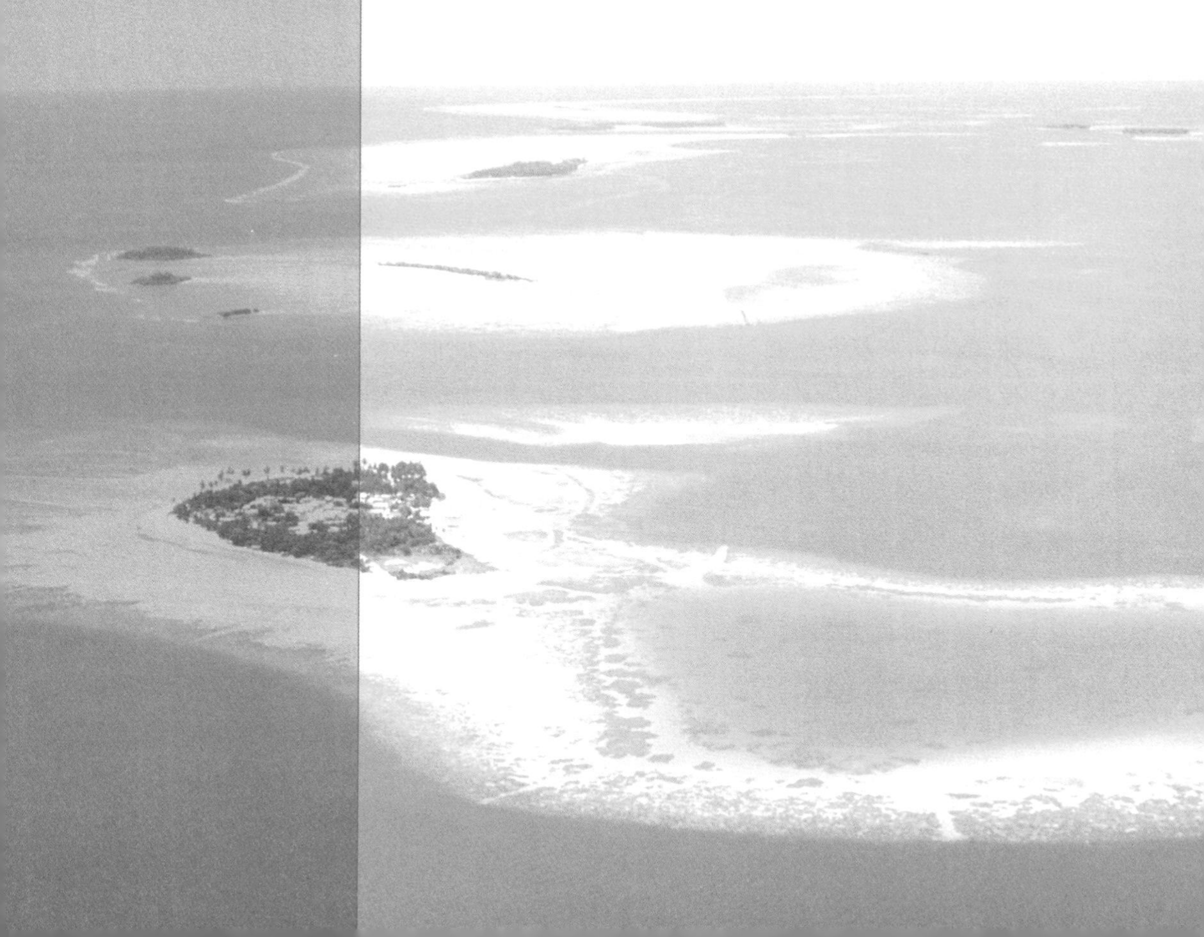

音樂治療程序

章節概要

William B. Davis
Kate E. Gfeller

根據 Cohen 和 Gericke（1972）所述：「累積與綜合準確、正確，及有意義的病人資料，是發展一個負責任和有意義的治療——復健計畫的基石。」（161）在資訊被蒐集和分析後，它被用來形成治療目的、目標和策略。案主需求的衡鑑，也幫助治療師將治療期間的臨床改變做評估和撰寫文件（Cohen & Gericke, 1972; Hanser, 1987; Isenberg-Grezeda, 1988; Punwar, 1988）。這個章節將討論專業責任義務，包括對當事人需求的衡鑑、治療計畫的發展、臨床改變的評估、進展的檔案管理和專業倫理。

Mary 是一位經診斷確定患有憂鬱症的五十八歲婦女。主因之一是，她丈夫在不久前過世。她的私人內科醫師已將她轉診至 Cherryvale 的心理健康中心，去接受包括音樂治療在內的門診。我們將跟著 Mary 的治療歷程，包括了轉介、評估、治療、文件紀錄，和相關的專業倫理議題。

轉介

案主對於音樂治療的需求有許多來源，包括內科醫師、心理師、職能治療師、物理治療師、語言治療師、老師、父母、社工，還有案主本身。在醫院裡，音樂治療通常是由醫師轉介。在公立學校裡，轉介可能來自於家長、學校心理師，或是各學科間的教學團隊。而在護理之家裡，對於音樂治療的需求有可能來自於團隊成員、醫師、家人或活動指導員。在 Cherryvale 心理健康中心的員工知悉，Mary 曾在她服事的教會當擔任伴奏，並且也參加了社區的唱詩班。雖然她中斷了近二十年，但她仍表示很有意願來發展她音樂的才能。Mary 的精神科醫生相信，休閒技能的發展是她的治療計畫一個關鍵部分。她有音樂背景，於是他安排了一份音樂治療的衡鑑，以確定這是否對她而言是一項有意義的休閒技能。

衡鑑

衡鑑是於治療開始前完成，它對當事人的歷程和當前情況提供一個整體觀察，來發展治療策略和估計治療的時間。衡鑑的一種制式架構是處方架構

（prescriptive framework），治療師基於案主的弱點及限制而設計，幾乎不考慮來自於案主的資訊。但在這幾年，這類治療架構逐漸被**感覺需求**（felt needs）取向所取代，它包含了案主的興趣、價值觀、態度等等（Hasselkus, 1986; Lewis, 1989）。

❖ 什麼是衡鑑？

衡鑑是分析一個人的能力、需求及問題，而且在治療開始之前完成（Cohen & Gericke, 1972; Punwar, 1988）。衡鑑的結果，將影響對案主服務的本質與範圍之相關建議。進行衡鑑時所需的資訊，可取自案主和／或其家人的訪談，或觀察案主的認知、生理與其他作業狀況，觀察案主與人互動的情形，或參考案主過去的紀錄。原則上，衡鑑的完成來自於多種管道。

案主的需求衡鑑，通常由各領域的團隊來完成。這個健康專業的團隊共同合作協調出治療內容。這個團隊可能包括了醫師、心理師、職能治療師、語言治療師、物理治療師、社工等。團隊中的每個人，依照他們的專業來完成部分的衡鑑。例如，醫師評估當事人的用藥紀錄及當前的健康狀況；職能治療師則匯集當事人在社會、休閒及職業上的技能訊息；而心理師則測試認知能力及人格；物理治療師探索當事人較為缺陷的運動機能；社工則評估家庭和其他方面的關係；音樂治療師則評估當事人對音樂的興趣、能力及技巧。除此之外，他（她）或許也會評估在音樂刺激下，對非音樂領域的優勢與劣勢，包括聽覺知覺、記憶、聽力區辨、粗大或精細運動協調，以及社會與情緒行為（Hanser, 1987）。治療團隊的衡鑑提供下列訊息：

醫學　過去病史和現在健康狀態為此一範疇之代表。

認知　包含理解力、專注力、注意廣度、記憶，及問題解決技巧。

社會　包含自我表達、自我控制與人際互動的質與量。

身體　動作範圍、粗大與精細的動作協調、強度及耐力，為此一範疇之代表。

職業／教育　包括充分的工作技巧與工作準備。

情緒　對於各種狀況適當的應對。

溝通　接收與表達的語言能力。

家庭　家庭關係與需求。

休閒技能　休閒需求和興趣的覺察，並參與有意義的休閒活動與知道社區的資源。

❖ 為何衡鑑重要？

有些理由會說明，為何音樂治療師需要知道如何執行衡鑑？其中最重要的理由是，為了決定治療的本質和範圍。這項資料幫助音樂治療師決定該名案主是否適合音樂治療，若適合，什麼目標和技巧是合適的？

第二個衡鑑案主需求的理由是，在治療過程中，提供可以測量出的進步程度之參考。換言之，我們如果不知道是從何處開始，就無法知道我們進展多少。如果過程不甚滿意，治療師可修改治療計畫內容。在治療結束時，最後的衡鑑可以知道改善的程度。

第三，音樂治療專業持續成長與發展，仰賴於正確地衡鑑、觀察和治療評估的能力（Isenberg-Grezeda, 1988）。根據 Cohen、Averbach 及 Katz（1978）所言，音樂治療或其他專業若沒有可行的衡鑑系統，便無法獲得合宜的專業發展水準，不單單只是完成衡鑑表格而已。而這樣的衡鑑系統必須強調音樂治療的獨特性，且對案主治療個別化、訓練和復健計畫的完成有所貢獻（92）。

Mary 剛到心理健康中心看診時，治療團隊已完成廣泛的衡鑑。結果摘要如下：

醫學方面　Mary 有些許體重過重，服用控制血壓的藥物，但沒有其他重大疾病，視力和聽力皆屬正常。

認知方面　Mary 智能的下降在合理範圍，但她有專注的困難。注意廣度不佳，記憶差，問題解決技巧不好。這些缺陷皆歸因於她的情緒低落。

社會方面　自從丈夫去世後，她就從社交活動中淡出。她覺得孤單，但卻拒絕社會參與。

生理方面　Mary 仍擁有五十八歲中年女性該有的粗細動作控制、強度和協調性。她抱怨缺乏精力、容易疲勞，而這是憂鬱的症狀。

職業／教育　Mary 已經十五年沒有工作，但她曾經是教師助理、秘書及銷售員。她讀過二年的大學課程，主修音樂教育。

情緒方面　因為憂鬱，Mary 顯得情緒低落。她覺得對未來無望，甚至想要自殺。她並沒有完全克服丈夫去世帶給她的衝擊。

溝通方面　Mary 通常只對簡單直接的問題做回應，且只有簡單的一至二個字，也很少與人眼神接觸。

家庭方面　Mary 育有二位成年的孩子，他們不住在家裡，且自從父親的葬禮後，就沒有回來探望 Mary。Mary 覺得孤單，也沒有別的親戚住附近。

休閒技能　Mary 在過去幾年都在照顧她先生，她指出除了打保齡球之外，很少有別的娛樂。根據職能治療師的衡鑑，Mary 也曾為教會、婚喪典禮彈琴及參加社區合唱團。她覺得有興趣再重新發展音樂技巧。

這些衡鑑確認了憂鬱症的診斷，而治療團隊相信，Mary 的憂鬱在抗憂鬱劑及支持性團體治療中會有效果，但也因她缺乏社會參與，所以可能導致治療失敗。治療團隊也想知道，音樂治療是否可以讓她和人有多一些的互動、是否她有意願將音樂當作休閒活動？為了解答這個問題，治療團隊將 Mary 轉介給一位音樂治療師 Hal，他將會對她的音樂技能進行深度的衡鑑。

❖ 衡鑑工具

衡鑑工具因案主的障礙類型及個人焦點，而有所不同。例如，一個心智障礙的孩童與在護理之家的老年人，有不同的人格特質及需求。除此之外，不同的專家關心一個人不同的面向，他們也會找尋不同面向的資訊。心理師與職能治療師、物理治療師會用不同的衡鑑工具。

衡鑑工具的信度和效度是衡鑑裡的重要構念（construct），信度指的是被測行為的一致性，而為了要有信度，必須每次測驗時都用一致的方法。效度則是可測到測驗真正想要測得的。例如，準確的血膽固醇測試可測得膽固醇的指數（而不只是血紅素或白血球量），而若前後一致，則亦有信度。

衡鑑訊息由心理師、物理治療師、醫師、職能治療師，及其他非屬音樂領域的專家獲得，包含生理、社會、認知及醫療功能，這些都可以對音樂治療師有所助益。此外，音樂治療師也已發展一些因應不同族群來評估音樂和非音樂領域的衡鑑工具。

衡鑑已被使用在心智障礙者（Boxhill, 1985; Cohen et al., 1978; Cohen & Gericke, 1972; Wasserman et al., 1973）、精神病患（Braswell et al., 1983, 1986）、安養院的老人（York, 1994），及聽覺障礙者（Gfeller & Baumann, 1988）。除此之外，測驗也已被使用在評估成人及兒童的認知發展（Rider, 1981）、心理障礙兒童（Crocker, 1955）及自閉症兒童（Nordoff & Robbins, 1977）。衡鑑量尺也發展為適用於臨床的族群（Bitcon, 1976; Bruscia, 1987）。但有些測驗的缺點是尚未建立完整的信度與效度，因此在解讀結果時，仍須特別留意。

時間限制往往決定了案主衡鑑的完整度，臨床治療師做衡鑑時，往往伴隨著其他任務及目的，因此完美的衡鑑往往不太可能。所幸仍有以下幾種衡鑑形式可供選擇：(1) 選擇性衡鑑；(2) 清單式衡鑑；(3) 病患特殊化衡鑑；(4) 持續性衡鑑。

選擇性衡鑑　藉由閱讀心理師、醫師、物理治療師及職能治療師，和其他專家所做的報告，音樂治療師可由之發展治療目標及介入。因此，Hal

可藉由已施行的衡鑑，來發展屬於 Mary 的治療計畫，這個取向的缺點是他可能錯失了重要的資訊。

清單式衡鑑　許多衡鑑的訊息來源是書面紀錄，它雖易理解，但是費時。行為清單較為省時，但不夠周密。Hal 可能希望透過清單，來衡鑑 Mary 的音樂能力及興趣。

病患特殊化衡鑑　在這個方法中，治療師用一些特別的精選問題，設計適當的治療計畫，提供充足的額外訊息，以補充其他治療團隊資料（Cohen & Gericke, 1972）。在閱讀過這些他人所提出的多樣化衡鑑報告後，Hal 能夠詢問 Mary 一些問題，使 Hal 能夠發展治療計畫。

持續性衡鑑　衡鑑經常產生於音樂治療期間，使用能夠顯露案主能力與需求的治療性音樂體驗。一段時間後，藉由蒐集的資訊治療計畫就能被制訂。這種評鑑方法的好處是，它能夠用在進行中音樂治療團體的新成員；但它的壞處是，發展一個有效的治療計畫的蒐集資訊過程很耗時。這項衡鑑也許不會被用在 Mary 身上，因為她已經接受過一些特定目標的短期衡鑑。

在幾週內，Mary 的憂鬱症狀因藥物控制和適當的治療而減輕，且飲食和睡眠狀況趨向穩定。她變得較易於溝通、容易專心，且較能解決問題。音樂治療師 Hal 將扮演一個重要的角色，藉由發展音樂成為 Mary 的休閒興趣，幫助她融入人群。為了要幫助 Mary，Hal 必須決定以下事情：

- 重新發展她的音樂技能的動機。
- 她的鋼琴與歌唱水準。
- 她的社區資源認知（音樂商店、音樂老師與表演團體）。
- 她的工作習慣（正確性、可靠性、問題解決能力與時間管理）。

使用選擇性衡鑑，Hal 決定以下事項：

Mary 記得她樂於參與音樂活動，且想要重新發展她的音樂技巧。她也很確實地知道她目前的程度，而且她也認為經過努力練習，能夠在歌唱及鋼琴的表現更為精進。

並不令人意外的是，過去這幾年 Mary 的音樂技巧退步，她將需要更多的練習，使她能夠在眾人面前表演。她的歌唱技巧亦然，但不用像練鋼琴需要費較大的工夫。

雖然 Mary 在社區住了許多年，但她仍不知道有什麼音樂資源可以利用，幫助她在音樂上獲得進步。

Hal 也留意到 Mary 在 Cherryvale 治療時間約定，有許多次並不是很守時。在她能夠成功地參與社區活動之前，她將需要改善她的守時性與信賴度。

治療計畫

只要衡鑑的資料被蒐集與分析，下一步就是建立音樂治療計畫。Mary 需要在她的音樂能力上獲得進步、需要知道社區的音樂資源、需要在工作習慣上獲得改善，與繼續面對關於她丈夫逝世的哀傷議題。Hal 將為 Mary 設計一套治療計畫，由現階段的功能程度開始，且一步一步進行，直到她達到預期與預設的行為表現。

❖ 治療目標和目的

治療計畫的本質，就是建立在治療的優先考量目標和目的。目標（goal）被定義為較廣泛的治療結果。因此，在與 Mary 討論後，Hal 訂出了以下目標：

1. 增進歌唱技巧。
2. 增進鋼琴技巧。
3. 增進準確度。
4. 利用社區資源。
5. 處理哀傷議題。

若是對案主想要改變的目標行為有廣泛的陳述，則目的就能以較為精準簡短的字句說明。一個治療目標可以切割成一系列的短程介入目的。每一個介入即是立即性的治療目標，它可被視為到達最後治療目標過程中的其中一步。以下為 Mary 在治療計畫中每一個目標的目的（objective）：

目標 1：增進歌唱技巧。

目的：　Mary 能在「下一週有三次」，每次至少練習歌唱一個半小時。

目標 2：增進鋼琴技巧。

目的：　Mary 能在「下一週有三次」，每次至少練習鋼琴一個半小時。

目標 3：增加準時性。

目的：　Mary 在「下週」的三次音樂治療療程能夠準時。

目標 4：會利用社區資源。

目的：　在「下一次來做治療」時，Mary 將逛過一間當地的音樂商店，及購買一件音樂商品。

目標 5：釋放心中的悲傷。

目的：　在「下一次的治療」中，Mary 將提出至少四項能夠幫助她釋放心中悲傷的陳述。

注意到每個目的中都包含了幾項很明確的部分，這些行為大多都是可以被觀察到的。這些標準即劃線的部分，皆以數量、數字或比例表示。最終的日期，以引號標出，作為目標完成的日期。除此之外，目的有時包含標準，規定這項目的是否算是完成。就如同您所見，目的明確地指出案主努力的方向。因此，它們雖然難以被建立，但能提供最好的案主治療過程的指示。

Hal 一旦建立了 Mary 的治療目標和目的，他就能設計介入策略，來幫助她達到目標。她將和 Hal 在接下來的三個月裡，一週會面三次。在這療程期間，他們將練習鋼琴、歌唱，及討論工作習慣和社區資源。Hal 也將透過下述的資料蒐集過程，持續追蹤 Mary 的進步狀況。當一個目的完成，另一個新的目的將會建立來幫助她更進一步完成目標。

❖ 資料蒐集系統

監控治療過程的進步情形，是治療師的重要工作（Ottenbacher, 1986），它讓治療師能夠調整治療計畫或評估計畫的成功與否。

我們已學到目的精準的列出，是為了明確表達案主需要做什麼以達到治療目標。因為治療師可以觀察到行為，因此它可以準確地被記錄下來，以及和治療開始前的基準線（baseline）做比對。基準線的測量很重要，因為它標示出問題嚴重性，及隨後治療方案有效性的評估參照點（Hall, 1974）。

蒐集案主資料有許多不同的策略，但有二種是較早期且較廣為使用的方法，它們是頻率記錄與時距記錄（Hall, 1974; Ottenbacher, 1986; Sulzer-Azaroff & Mayer, 1977 ）。

頻率記錄（Frequency Recording） 在這個實用的觀察技巧中，治療師透過觀察，簡單地計算出行為發生的次數。換言之，這些特殊的行為多常發生？在一些情況中，治療目的是減少行為。例如，某位案主因為躁動而無法參與團體治療。為了了解躁動是否緩解，治療師必須記錄案主在治療過程中，離開座位的次數；或是我們期望見到目的性或是健康行為的增加，因此，音樂治療師必須在一段固定時間中，計算其吉他和絃的學習數量。任何可計算的行為皆可使用頻率記錄。其他例子像是口語次數、遲到次數，還有樂器辨認次數等等。

頻率記錄的好處是，它不會中斷正在進行的工作或研究，而且資料易於取得與繪製。治療師只須用到紙或計數器來記錄行為。資料可以轉換成圖表（以下將討論），它提供了案主治療進程視覺化的呈現。

時距記錄（Duration Recording） 有時測量一個特定的行為持續多久或它的持續期是重要的。持續期可以利用時間的總量（秒、分、小時），或以時間的比例，來測量一個行為在一段特定時間內的發生。例如，與過動兒工作的治療師，會想要記錄他在治療期間離開座位的時間。在二十分鐘的治療期間，離開了十分鐘，可以記錄為十分鐘或 50%。碼表可以用來精準地計算時間，或是當沒有精準的時間測量工具可用時，可用標準鐘或手錶。其他可記錄的項目，如專注時間，或出席治療遲到的時間。

Hal 同時用這兩個方法來獲得 Mary 的治療資料，頻率記錄用來測量治療計畫中的這五項治療目標。Hal 追蹤 Mary 每週練鋼琴和歌唱的次數、準時出席治療的次數、接觸社區音樂資源的次數、提出關於丈夫去世哀傷議題的次數。Hal 亦用了時距記錄法，來觀察 Mary 每週練習鋼琴和歌唱的時間，及出席治療遲到的時間。這些資料皆被圖表化，並用來衡量 Mary 的治療進展。

文件紀錄

機構必須保存正確且完整的診斷紀錄、治療資料與案主照護資料，這些訊息依時間先後順序記錄下案主的治療，且被認為是法定文件（Miller, 1986）。它亦包含了品質管制（治療的效果）、成本效益和效能。未來，音樂治療過程報告可能可以用於向保險公司、醫療補助計畫申請經費（Lewis, 1989; Punwar, 1988），紀錄也與案主的照顧者建立了重要的溝通。

提供經常性且準確的報告，是音樂治療師的基本責任。這些報告應該包含衡鑑資料、目標與目的、治療計畫、過程記錄及結果報告。這些訊息必須清楚、簡要且客觀地呈現。在每次治療後，Hal 皆會在 Mary 的病歷上做治療摘要。

❖ 文件紀錄的方法

報告的需求和形式，因各機構而有不同。一項在醫院裡常用的方法稱作 APIE（Luksch, 1997），每項 APIE 包含四個段落：

A= 衡鑑（Assessment） 在這個部分，治療師敘述在最初的衡鑑中，就持續出現的需求，和案主在治療中或每一次治療後出現的特定行為。

P= 計畫（Plan） 治療師列出所有治療計畫，並記錄使用的音樂治療介入方法。

I= 介入（Intervention） 在這個部分，治療師用主觀與客觀的字句，來描述觀察的事項與治療師在案主上的介入。它也包含了治療的長度、團體人數、治療品質，及顯著的情感表達。

E= 評估（Evaluation） 在最終的部分，治療師會陳述符合治療期待的目標和目的，評估案主的整體進展，以及評估治療之效果和所陳述目標與目的關聯。

以下的例子為 Hal 與 Mary 進行治療的紀錄，它使用 APIE 格式：

A（衡鑑） Mary 是位五十八歲的門診病人，近期因丈夫的去世而診斷有憂鬱症。案主需要對醫療人員增加針對丈夫去世的口語表達。除此之外，Mary 也遇到無法準時出席治療和參與社區活動的問題。案主亦須增加關於社區可用資源和活動的常識。練習鋼琴和歌唱的時間亦須增加。在今天的治療中，Mary 的姿態消沉，她迴避和治療人員眼神的接觸，且直到最後一個音樂治療活動為止，沒有和治療團隊有言語的互動。案主說她在治療之後感覺好些。Mary 參加這個團隊時遲到了五分鐘。

P（計畫） Mary 持續每週一次音樂治療門診。在今天的治療開始時，Mary 被問到在過去一週練習鋼琴和歌唱的次數和時間、在合唱團練習的準時性，及她過去一週和社區音樂資源的接觸次數。在今天的治療中，寫歌及即興創作皆被用來引發她關於丈夫去世哀傷議題的討論。

I（介入） 為了讓 Mary 可以舒坦地對夥伴及治療團隊，說出關於她丈夫去世的感覺，便使用了寫歌及即興創作活動。治療師要求她想出一句話，來形容一首由團體成員所創作的關於她們憂鬱的曲子時，她變得較少參與寫歌創作。Mary 似乎對此感到威脅。在樂器即興期間，Mary 選擇了木琴，並持續演奏了十五分鐘。在這次，她的心態改善，且經常露出微笑，和治療師以及團體的成員也有眼神的接觸。在樂器即興結束時，Mary 提出了二個關於她心情的評論，指出她比初次接受治療時感覺狀況佳。今天四十五分鐘的治療，有八位病患出席。

E（評估） Mary 指出，她上一週練習歌唱和鋼琴四次，每次三十分鐘，達到治療目的。Mary 指出，她每次都準時出席合唱團練習，但是在今天的治療她遲到了五分鐘。儘管她變得守時，但她每週的治療仍然遲到。這個目標沒有達到。Mary 在探索社區音樂資源方面，表現得很好，上週她亦從當地的音樂商店買了歌唱和鋼琴課所需的散頁樂譜。這個治療目的達到了。在樂器即興期間，Mary 提出二個關於她憂鬱感覺的口語描述。雖然 Mary 可以較舒坦地表達她的感受，但她沒有符合每次要提出四個意見的標準。目標未達成。

另一個文件紀錄病患療程的方法是圖表。這種視覺化的呈現立即表達出案主的進步或退步狀況。圖 14-1 即是 Mary 的音樂治療過程，呈現她過去二個月出席治療遲到的時間。很顯然，她的出席狀況很不一致，圖表可以在 Mary 療程紀錄中顯示治療目標的進展。

評估與治療結案

當案主達到他們的治療目標時，或是治療團隊覺得案主已從治療中獲得最大的可能益處時，治療就會中止。此時，音樂治療師撰寫整個音樂療程的評估報告，包括一開始設定的目標及已達成的進度。治療師也會對未來的治療或服務提出建議。

Mary 已經在音樂治療門診看診三個月，她完成大部分的治療目標且表現良好。在 Hal 的摘要裡，他建議 Mary 持續每週一次音樂治療，並將她已發展的歌唱及鋼琴技巧當作休閒活動，特別是那些可以讓她能和人互動的部分。

專業倫理

包括 Cherryvale 醫院在內的多數專業組織，不只關注從業人員的知識、完整的教育準備和考試，也重視倫理行為。倫理（ethics）這個字指的

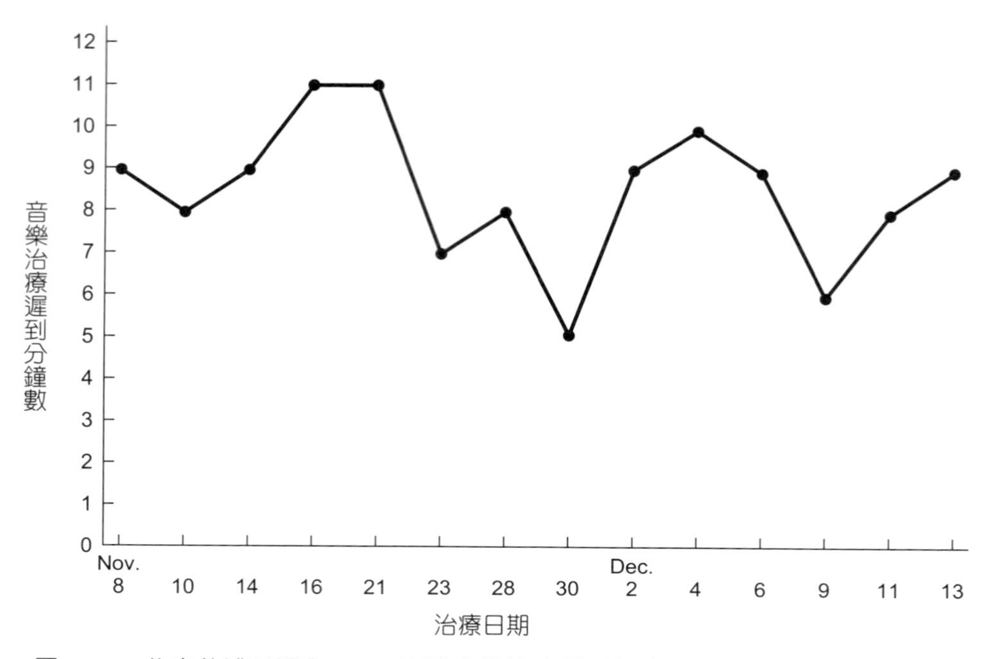

圖 14-1　此表敘述五週內 Mary 出席音樂治療遲到的時間

是指引專業作為的標準。倫理標準有時和法令相關（州或聯邦法律），有時因為專業組織而有所自我要求。這些組織諸如美國心理學會、國家社工學會、美國精神學會，及美國音樂治療學會等，皆可設定倫理準則，以規範治療師、案主與社會之間的一般恰當行為（Corey et al., 1993）。儘管不同的組織針對一些特定的行為，其倫理標準不一，但仍有一些重要的議題被多數的健康照護專業（包括音樂治療）設定為特別重要，包含專業能力和適當的治療師—案主的關係。

專業能力是個複雜的議題，但有些倫理規範常在健康照護專業中被關注，其中一項是特定專業的充足準備。為了執行他們的專業，像 Hal 這位音樂治療師，他必須完成被 AMTA 認可的音樂治療課程、完成實習，及運用專業組織所認可的標準與實務。治療師必須能覺察個人或專業的限制，例如，音樂治療師不具資格給予藥物處方，若有服藥需求，則須轉介案主到醫師處做評估。

這種對治療師與案主關係的嚴格關注，乃基於對案主的福祉。它意指案主有權利在安全、尊重和自主的環境中獲得有效的治療。當案主不再從治療中獲益時，治療就必須中止或轉介。除了提供好的服務之外，非常重要的是，治療師要避免和案主發生雙重關係。這意指治療師應避免會掉入影響專業判斷和客觀性的情況（亦即浪漫關係或個人友誼）（NAMT, 1987）。關於治療師—案主關係的另一個相關議題就是保密。

❖ 保密

保密，指的是治療師不會分享或討論在治療中所發生的事情（在直接提供治療的團隊之外）。它不只可見於多數的倫理準則，也在許多州立法及機構政策強調（Corey et al., 1993）。保密的原則是在法律範圍內保護案主的隱私，它在任何治療機構中皆適用，包括公立機構、私立機構，及個人執業。

多數的健康專業機構已在它們的倫理標準中明述保密議題。引自美國音樂治療協會的倫理守則，亦包含保密的部分。其中，重要的部分是，期望治療師能將所有案主的資料保密，不論是手寫紀錄、圖像、錄音帶，或是非正式的談話。然而，對與案主有關的健康機構，透露內容是可以被接受的，在有些特定的情況下透露亦然。例如，案主的言詞或行動透露，在：⑴當有案主有立即的危險，將發生在自己或他人身上時（亦即當案主向治療師說他可能將殺害前男友或前女友時，治療師可趕緊告知被威脅的人，或有關當局以避免行動發生）；⑵年幼者受虐的情況；⑶當訊息已成為司法行動的議題時（Corey, 1996）。

保密在音樂治療實務中是重要的一部分。學生們在初次接觸臨床機構前，必須了解和練習保密的原則。

這裡僅提到複雜倫理議題的小部分，雖然並非所有的倫理考量都會遭受正式的法律行動，但是個人如果違反了倫理規範，將會招致專業機構的譴責或處罰。除了強制規範之外，每位專業人員皆有責任去恪守規範，以保護案主的人權與尊嚴，並提升專業的標準。

摘要

本章我們學到音樂治療的過程，包括轉介、衡鑑、治療及文件紀錄。在治療開始前，衡鑑就應由各專業組成的團隊完成，這項訊息幫助決定適當的治療方式。

治療一開始即伴隨著目標與目的的發展。目標是廣泛的敘述，目的是精準描述病患應當完成的事。在治療期間，應蒐集病患所呈現之客觀與主觀的資料。這些資料決定治療的明確性及有效性，它可以讓治療師在治療無進展時，做任何必要的改變。

病患的治療過程記錄在每次治療後的病歷中。記錄過程有許多形式，包括圖表呈現、手寫報告，以及其他所有和病患相關的治療資料，這些都須遵守保密原則。

治療的最終步驟則是評估及結案，治療師要做治療歷程的結案摘要，以及對後續追蹤的建議事項。

討論問題 Study Questions

1. 何謂衡鑑？
2. 為何在治療開始前要先完成衡鑑？
3. 何謂跨領域團隊？何種專長組成這個團體？
4. 定義信度和效度。
5. 何謂病患特殊化衡鑑？
6. 請描述治療計畫的要素。
7. 定義目標（goals）和目的（objectives），及討論它們和治療計畫的關聯。
8. 資料蒐集的目的為何？
9. 討論將案主治療過程文件紀錄的重要性。
10. 何謂 APIE 紀錄？

11. 治療師何時終止治療？

12. 何時是治療師透露案主保密資料給非涉入醫療人士的適當時機？

參考文獻 References

Bitcon, C. 1976. *Alike and different: The clinical and educational use of Orff-Schulwerk.* Santa Ana, CA: Rosha Press.

Boxhill, E. H. 1985. *Music therapy for the developmentally disabled.* Rockville, MD: Aspen Systems.

Braswell, C., D. M. Brooks, A. Decuir, T. Humphrey, K. W. Jacobs, and K. Sutton. 1983. Development and implementation of a music/activity therapy intake assessment for psychiatric patients. Part 1: Initial standardization procedures on data from university students. *Journal of Music Therapy* 20:88–100.

———. 1986. Development and implementation of a music/activity therapy intake assessment for psychiatric patients. Part 2: Standardization procedures on data from psychiatric patients. *Journal of Music Therapy* 23:126–141.

Bruscia, K. 1987. *Improvisational models of music therapy.* Springfield, IL: Charles C Thomas.

Cohen, G., J. Averbach, and E. Katz. 1978. Music therapy assessment of the developmentally disabled client. *Journal of Music Therapy* 15:88–99.

Cohen, G., and O. L. Gericke. 1972. Music therapy assessment: Prime requisite for determining patient objectives. *Journal of Music Therapy* 9:161–189.

Corey, G. 1996. *Theory and practice of counselling and psychotherapy.* 5th ed. Pacific Grove, CA: Cole.

Corey, G., M. Corey, and P. Callanan. 1993. *Issues and ethics in the helping professions.* 4th ed. Monterey, CA: Brooks/Cole.

Crocker, D. B. 1955. Music as a projective technique. *Music Therapy* 5:86–97.

Gfeller, K., and A. A. Baumann. 1988. Assessment procedures for music therapy with hearing-impaired children: Language development. *Journal of Music Therapy* 25:192–205.

Hall, R. V. 1974. *Managing behavior: 1.* Lawrence, KS: H & H Enterprises.

Hanser, S. B. 1987. *Music therapist's handbook.* St. Louis, MO: Warren H. Green.

Hasselkus, B. R. 1986. Assessment. In *The role of occupational therapy with the elderly,* edited by L. J. Davis and M. K. Kirkland, 123–127. Rockville, MD: American Occupational Therapy Association.

Isenberg-Grezeda, C. 1988. Music therapy assessment: A reflection of professional identity. *Journal of Music Therapy* 25:156–169.

Lewis, S. C. 1989. *Elder care in occupational therapy.* Thorofare, NJ: Slack.

Luksch, B. C. 1997. Colorado State University music therapy handbook. Unpublished manuscript.

Miller, R. D. 1986. *Problems in hospital law.* 5th ed. Rockville, MD: Aspen.

National Association for Music Therapy (NAMT). 1987. *Code of ethics.* Washington, DC: National Association for Music Therapy.

———. Notes: *1987. Code of Ethics,* July/August, September/October 1990. Washington, DC: National Association for Music Therapy.

Nordoff, P., and C. Robbins. 1977. *Creative music therapy.* New York: John Day.

Ottenbacher, K. J. 1986. *Evaluating clinical change.* Baltimore, MD: Williams and Wilkins.

Punwar, A. J. 1988. *Occupational therapy: Principles and practice.* Baltimore: Williams and Wilkins.

Rider, M. 1981. The assessment of cognitive functioning level through musical perception. *Journal of Music Therapy* 18:110–119.

Sulzer-Azaroff, B., and G. R. Mayer. 1977. *Applying behavior analysis procedures with children and youth.* New York: Holt, Rinehart and Winston.

Wasserman, N., R. Plutchik, R. Deutsch, and Y. Takemoto. 1973. A music therapy evaluation scale and its clinical applications to mentally retarded adult patients. *Journal of Music Therapy* 10:64–77.

York, E. 1994. The development of a quantitative music skills test for patients with Alzheimer's disease. *Journal of Music Therapy* 31:280–296.

研究在音樂治療中的角色

章節概要

研究的價值
研究的定義
研究如何影響音樂治療實務
研究的類型
- 描述性研究
- 實驗性研究
- 單系統研究
- 質性研究
- 哲學性研究
- 歷史性研究

研究目前在專業中的地位

Kate E. Gfeller
William B. Davis

研究這個字，讓人聯想到一個科學家，在滿布試管與白老鼠籠，既冷僻又無菌的研究室中，當那些穿著白袍的研究同儕們，透過顯微鏡，含糊地對難解的化學反應寫下化學分子式。在「白袍」形象的隱蔽下，研究被視為孤立且不受注意的。然而事實上，研究與每日生活中的基本事件是有關的。是誰在秋天把葉子變成不同的顏色？是什麼原因讓心臟跳動？候鳥是如何在遷徙時，找到冬天的家？為什麼恐怖電影的音樂會令我們感到焦慮？

音樂對情緒與行為的影響，長久以來都是個令人好奇的議題。在過去，人們相信音樂是一種可以影響思考與感覺的神奇力量，現在的科學家依舊相信音樂可以影響人們的行為。然而，我們不再將音樂的影響視為一種超自然的力量，反倒是透過科學的調查，我們發現許多音樂的特性影響了社會、生理與心理反應。

光是對音樂理性上的好奇，就可以促發許多關於音樂反應的調查研究。不過，音樂治療師也基於實務上的緣由在做研究。就像醫療照護者（health care provider）一樣，音樂治療師也針對個人特殊的身體或心理需求做服務。治療師的道德責任，就是盡可能提供最有效及最充分的照顧。為此，治療師比較可能的介入與評估，做出每一個最佳的介入方式。客觀的科學調查研究，在這個過程中扮演了重要的角色。本章將介紹一些音樂治療研究的重要概念與類型。

研究的價值

多年來，音樂治療師已經正式肯定研究的價值。1964 年，國家音樂治療協會（NAMT）出版了《音樂治療期刊》（*Journal of Music Therapy*），這是刊載現今研究與臨床實務的刊物（Solomon, 1984）。1969 年，國家音樂治療協會（NAMT）內部的組織章程（*Constitutional Bylaws*）詳細指出，NAMT 的基本目標是對音樂治療專業之訓練與研究的進展（NAMT, 1969）。超過三十年的時間裡，研究論文皆規律地發表在國家音樂治療協會（NAMT）與音樂治療美國協會（在之前章節提到，此兩個組織於 1998

年，合併成為美國音樂治療協會）的專業會議上。其他研究取向的期刊（*Music Therapy Perspectives* 與 *Music Therapy*——音樂治療美國協會的官方期刊）也接連出版。根據 Duerksen 在 1968 年所提到：「音樂治療的進展與實務，取決於實務工作者之研究呈現的品質與使用。」這說法至今仍適用。

研究的定義

研究可以被定義為：「為了對特定問題尋求特定答案，而以有組織、客觀、可信的方法，來進行的目標導向之歷程。」（Payton, 1988）研究創造出新的知識，並包含對資料做蒐集、分析與詮釋。處理適當的話，研究可以有助於解釋及預測行為。最終的效益是要協助音樂治療師，蒐集更多對其案主有用的治療方法。

我們要如何學習呢？根據 Payton（1988）的看法，有四個方式可以形成我們要的知識：

1. **直覺**（intuition）：對直覺方法最好的描述是「我知道，因為我知道」（I know it because I know it），而且這導引我們許多日常生活中的行為。直覺幫助我們對案主的治療做出臨床判斷，不過，它卻不是最適當的科學研究基礎。
2. **權威**（authority）：對權威方法的學習，最好的描述是「這是真的，因為有一位專家這樣說過」（this is true because an expert said it was so）。特定領域的專家是資訊的有效來源，但記得，曾經心理疾病被認為乃是因為邪靈或不快樂的神明所造成。當然經過一段時間，這樣的說法被證實是錯誤的，但對許多本世紀的人來說，他們仍會相信，是因為某個權威者曾經這麼說過。
3. **演繹**（a priori）：學習演繹的方法，是使用理性與邏輯來對一個事件做出結論。當然，理性對事件的解釋很重要，但它並不包括系統觀察的重要因素。

4. **科學方法**（scientific method）：學習科學方法，結合了直覺、權威、理性，並加入系統性的觀察。直覺幫助引導研究問題的形成，權威幫助我們學習哪些是已經被發現的，理性則幫助我們詮釋資料，並探究如何將結果應用在我們的案主身上。

結合上述三種已知的方法，並加入系統觀察，是科學方法的關鍵因素。

研究如何影響音樂治療實務

有三種研究方法會影響音樂治療的實作。第一，因為音樂治療師是透過音樂作為治療媒介，因此，臨床工作者必須了解一般對音樂刺激的正常反應。音樂治療師所使用的音樂，須考慮許多文化、生理及心理層面對音樂的反應。了解正常的音樂反應，可以幫助治療師在各種狀況中選擇適當的音樂。

第二，音樂治療師必須評估對不同類型疾患之特殊介入的有效性。就像醫師開立處方時，要知道疾病對不同藥物的反應。音樂治療師也應該依照不同疾患對特定音樂或音樂活動的反應，來選擇適當的介入方式。

最後，研究發現可使音樂治療實務的理論更為精練。根據《韋氏字典》（*Webster's Dictionary*），所謂「理論」就是「一種對原理原則有系統性的描述，這可以指引及充當任何一種學科的原理闡述」，這些原則是實務操作的基礎（Feder & Feder, 1981）。任何挑戰先前已經獲益研究的新證據，都會受到嚴格的檢視與改變（Rainbow & Froehlich, 1987）。例如，在美國獨立戰爭時期，醫生們認為：疾病是因為惡劣的情緒（身體中的多痰黏液）或過高的血壓所造成。如果情緒可以被平衡、血壓可以被降低，病人應該就可以痊癒。為了維繫這樣的理論，醫師將水蛭植入病人的體內，以移除不乾淨的東西，並降低血壓。有一些挑戰此理論的醫學研究者，開始去了解傳染源與病毒在引起疾病上的角色。當對疾病的理論改變了，治療方式也跟著改變。結果，更多有效的藥物介入也跟隨著因應而生。

同樣地，音樂治療者基於理論或信念的臨床經驗，看待音樂是如何影響行為。這幾年間，研究發現不同的支持點、駁斥點，並精練出各種一般對音樂治療實務的觀點。例如，有一個理論認為，音樂是一種內在的（音樂本身）快樂的獨特刺激，因此可以作為一種有效的增強，或對動機行為給予酬賞。這個理論很可能是由一群擁有以下特質案主的治療者所提出，他們發現案主只要聽到音樂或彈奏音樂，就會變得較注意或合作。有一些研究論文也支持這個理論——音樂可以被當作一種有效的增強物。例如，Hanser（1974）對有行為疾患的孩子做研究，這些孩子在聆聽喜歡的音樂選集作為獎勵時，會降低在班級中出現干擾行為的頻率。

然而，更多新的研究提出，這個理論應該再做更適當的修改。在一個針對多重障礙者的音樂治療研究中，Wolfe（1980）利用音樂，作為鼓勵案主控制頭部肌肉的酬賞。這些案主因為其身體上的缺陷（腦性麻痺），因此要維持頭部的直立是有困難的。這個困難在於維持頭部控制，也影響了視線接觸、傾聽技巧，及人際互動。研究者試圖去判斷，音樂是否可作為控制頸部肌肉的獎勵。每個人都需要聽音樂，聽音樂的時間長度，與他們維持頸部直立的時間一樣長。如果下巴掉下來，音樂就會停止。

正如預期，有些案主的確會努力地維持頭部與頸部控制，我們推測這樣的努力是來自於他們為了要聽到音樂。不過，有一些案主對於維持頭部直立是不太去努力的，因此他們就不能聽音樂了。這些案主並不如我們預期的方式來做反應。這是為什麼呢？

Wolfe 的結論對臨床實務的音樂治療師是有重要涵義的，他確定音樂可能只對部分研究的參與者是有回饋效果。他也提到有些無法維持頭部直立的案主，他們的照護機構經常有著吵雜，並充斥哭泣或令人感到不悅的聲音。Wolfe 強調，有些案主發現在新奇的輕鬆環境下可以減輕一些痛苦，這比從音樂中得到更多的效益，也有可能特定的音樂選擇對這些案主來說並不是感到愉悅的。

有關以音樂作為增強物的研究發現，可以幫助我們更精練我們的理論。Wolfe 的客觀調查指出，本質上來說，音樂並不是在每種狀況下都可以作為酬賞。音樂可能或多或少在不同的情況或環境中，可被當作一種有效的增強物。這些差異還得在實施音樂治療介入時加以考量。

音樂治療理論及實務的測試與精練，是一種持續漸進的過程。根據 Rainbow 與 Froehlich（1987）的看法，研究的目的是要測試所提出的理論，以協助人們了解他們自己與環境。我們經常會知道醫師對生理或心理狀態的治療，已經實驗過並發現一個更有效的藥物。同樣的情形，音樂治療師也繼續挑戰他們實務的方法、精練並改進介入方式。

總而言之，論證音樂治療技巧的有效性是非常必要的。這需要透過謹慎地累積支持或反對的資料，來達成此目標。身為一個治療師，我們必須能呈現對特殊族群的介入方式及特定臨床環境，以產生有效益的結果。如果缺乏這樣的論證支持，音樂治療的專業便會受到從其案主與其他健康照護專業接踵而來的質疑（Ottenbacher, 1986）。

研究是一種讓我們可以使音樂治療專業，成為更有效的重要工具，很幸運地，現在已經有許多可用的研究方法。

讓我們來討論，一個研究影響音樂治療實務的假設性臨床狀況。

Janine 是一位在復健中心工作的音樂治療師。在一次的團隊會議中，物理治療師描述一個老人團體中的病人們，病人在中風之後呈現步態不平穩（走路的方式不對稱或不穩定）的情形，物理治療師相信，復健可以幫助改善步態不平穩的情形。但很不幸地，整個團體對身體不適的容忍度是很低的，而且缺乏動機持續規律的練習。Janine 知道有些案主將會忍受一段長時間，以及踩著困難的步伐經過長廊，只為了去參加休息室中舉辦的音樂治療療程。因此，Janine 猜想：音樂是否可以融入復健計畫中，來提升動機。就在她仔細思考這個問題時，其他的問題卻湧入腦中。音樂治療是不是已經證實對步態疾患的案主是有改善效果的？如果是，什麼樣的音樂是最好的？有沒有哪一種特定的技巧可以讓治療達到更有效的改善？

Janine 透過不斷嘗試的漫長過程，來解答這些問題。然而，如果她可以去找那些和她提問相似，有得到驗證的研究發現，那麼她就可以做更明智的選擇了。她要從哪裡去找到這些資訊呢？

一般的實務研究者會將其研究結果發表在專業出版品中，例如，《音樂治療期刊》。Janine 可以到圖書館，確定是否有她感興趣的相關研究發表。第二個方法是參加專業的研討會，例如，美國音樂治療協會的年會有一些研究的最終發現，會做詳細的發表。Janine 可以找到更多的研究發表，幫助她設計她的治療計畫。透過這些研究結果貢獻的方法，音樂治療師可以更有效地執行實務工作。

研究的類型

音樂治療有效的六種研究類型：**描述性研究與質性研究**（descriptive and qualitative research）是兩種用來描述目前狀況是「什麼」（what is）的類型；**實驗性研究與單系統研究**（experimental and single systems research）都是用來探索，如果特定因素或情境「會怎麼樣？」（what will be）的影響；**哲學性研究**（philosophical research）呈現出研究者對「應該要怎麼樣？」（what ought to be）的選擇（Gilbert, 1979; Phillips, 1989; Rainbow & Froehlich, 1987; Wheeler, 1995）；**歷史性研究**（historical research）反映出「以前是什麼？」（what was），幫助我們了解過去與現在的關係。讓我們來看看音樂治療師 Janine 的問題，看看這些不同類型的研究如何幫助她的臨床實務。

❖ 描述性研究

因為 Janine 相信，音樂可以對於持續性的運動方案提升動機，因此，知道什麼類型的音樂是案主所喜歡的，是很重要的事情。她可以從已發表過的有關高齡者的音樂反應研究中來學習。研究例一，是由 Alicia Clair Gibbons 所提出的描述性研究，提供了這些訊息，可以幫助 Janine 選擇愉快且有趣的音樂，應用在復健團體中。

研究例 ❶

描述性研究

文章標題

高齡族群普遍的音樂喜好
（**Popular Music Preferences of Elderly People**）

作者與單位

Alicia Clair Gibbons
University of Kansas

音樂治療實務的基本前提是：大部分成年人較喜歡他們年輕時的歌曲。喜歡音樂的人可能會比不喜歡音樂的人，在參與音樂治療活動的興趣較高。且一般假設中，高齡成年人傾向喜好較安靜的音樂活動，而非刺激的音樂。為了驗證高齡族群的音樂偏好之假設，研究（案主數＝60）欲確定：⑴是否高齡族群傾向喜歡他們在年輕時期的音樂，更甚於生命晚期的音樂。⑵是否高齡族群較喜歡刺激的音樂，更甚於安靜的音樂。研究結果指出，高齡族群強烈地喜歡年輕時期的音樂，更甚於過了年輕時期之後的音樂（$p<.001$）。這個研究的結果也指出：安靜音樂或刺激音樂的喜好，在統計上並未達到顯著差異。然而，原始資料顯示：高齡族群在所有的年齡範圍中，都傾向喜歡刺激的音樂，更甚於安靜的音樂。

此研究支持，音樂治療對成人傾向喜歡年輕時期的音樂之假設，但駁斥了成人喜歡安靜的音樂更甚於刺激音樂的假設。如果音樂喜好對高齡族群的音樂經驗是一個因素，年輕時期的音樂會比年老時期的音樂更可能提升其成功經驗。

摘要

出版資訊

Journal of Music Therapy, XIV(4), 1977, 180-189 © 1977 by the National Association for Music Therapy, Inc.

Alicia Clair Gibbons, RMT, is a doctoral aspirant and instructor in music therapy, Department of Music Education and Music Therapy, University of Kansas, Lawrence, Kansas.

序言與相關文獻 →

老年學，或老年研究，自 1900 年起被大量注意，特別是在近二十年（Birren & Clayton, 1975）。然而，即使對老年的研究與興趣逐漸增加，但對於「誰已經老了？」則尚未有清楚的定義。在美國社會中，達到老年的標準是，以某人已經降低其生產力而言。這個年齡通常被定義在六十五歲，即受雇退休的年齡。

文獻指出，美國社會中，以某人可以提供生產力，或是即將可以提供生產力來衡量個人的價值。退休不只是代表停止生產，也代表不能勝任（Twente, 1970）。當某人必須從慣常的工作角色轉換時，退休經常會轉換成有意義地運用時間，例如，受雇、撫養孩子或做家事，而進入替代性的角色（Havighurst, 1970）。老年人的生活只剩下沒有明確目標與機會，及卑微的自尊。

老年人的滿足感似乎來自於與他人有連結的機會（Jeffers & Nichols, 1970; Palmore & Luikart, 1974），對高齡族群的方案必須能提供這些機會，這些方案要能適用並強化生理與社會功能，且方案的焦點是放在正向品質，而非失能或失敗之處。音樂與音樂性的活動要能適當地促發成功經驗，例如，促進自尊、美感表達，及滿足感；最重要的是，音樂要能提供時間的結構性使用（Sears, note 1）。

自從音樂廣泛地使用在文化與社會後，即成為人類生活中不可或缺的部分。文化與社會會為音樂下定義，並決定如何使用。音樂治療領域的基本前提是：除了文化中的音樂，否則音樂本身是很少或沒有意義的（Gaston, 1968），而且他人也會無所反應，或是難以參與其中。此前提的一部分是：大部分成年人喜好在年輕時期的音樂，更甚於其他的生命階段（Gaston, 1966），而這些音樂可以使他們比那些沒有喜好音樂的人，更能提升他們參與音樂治療活動的動機。另一個一般的假設是：高齡族群傾向喜歡安靜的音樂經驗，更甚於刺激性的音樂（Cotter, 1965）。在這些基本假設下，音樂治療師及其他音樂創作者可以為高齡族群設計年輕時期的音樂活動。這些活動強調安靜的自然音樂。如果這些假設是不正確的，音樂活動就無法協助高齡者在音樂中投入參與或提供成功經驗。

最近音樂治療對高齡族群的研究較少，但早期的研究顯示：音樂對老年人的效果是被肯定的，案主的適當行為與個人表現會增加、攻擊性降低、身體與視覺的幻覺反應降低、大小便失禁的狀況也減少，且病患發出令人不愉快的聲音亦會減少（Cotter, 1960; Griffin, 1959; Kurz, 1960）。音樂也會提高孤立的住院老年病患的警覺度（Leiderman, 1967; Bright, 1972）。

這個研究的目的在於：決定高齡族群的音樂偏好，對其早期成年期的音樂，與成年期後喜好音樂的比較，或者高齡族群者並沒有特定的音樂偏好。此外，研究也企圖要確定高齡族群者較偏好刺激的音樂或是安靜的音樂。早期成年期被界定在二十至三十歲之間。法定的成年年齡與清楚的研究設計，也被考慮用來定義年輕成年期。

方法

受試者

方法學 →

六十個六十五到九十五歲間的案主，語言正常、非臥床者，被邀請作為自願受試者，由堪薩斯州 Lawrence-Kansas 市隨機選擇出受試者。

每一個受試者都給予對研究的口頭解釋，以確定這個說明是被理解的，且每個受試者都被要求要複誦說明中的內容。這些預期成為受試者的人，在確定了解研究後，則被邀請成為研究的自願參與者。研究也在他們成為自願受試者後立即進行。

研究場域

研究的地點選在六個高齡者可以到達的會議室中。研究材料與設備包括：單聲道的錄音機、三卷實驗用錄音帶、反應表格、鉛筆與一架鋼琴。

研究程序

音樂的選擇，以錄音帶錄製 1900 至 1976 年間的流行歌曲，並以每十年為一個時期。選擇鋼琴來伴奏是為了排除這些歌曲中的樂器演奏、管弦樂團及聲樂等不同的因素。歌曲是隨機由流行歌曲曲目，及在每個時期的音樂家們所熟悉的音樂中來挑選，為的是要盡可能呈現每個時期的音樂，且每個挑選的專輯中要包含相同數量的刺激（stimulative）音樂與安靜（sedative）音樂。每個時期的刺激音樂與安靜音樂的判斷，由一群音樂專家所組成的評判小組來決定。

一位熟悉廣泛的流行音樂與錄製音樂類型的鋼琴家，最熟悉的樂曲將被演奏。從不同時期中隨機挑選的實驗錄音帶，同時包含安靜音樂與刺激音樂。每首被挑選出的歌曲間大約有二十秒的時間間隔，並在下一首歌曲演奏前，會有二十秒的反應間隔，每一卷實驗錄音帶約為十四分鐘的長度。

在所有實驗錄音帶的第一部分是選擇熟悉的愛國歌曲，受試者被要求要說出是否聽過這樣的音樂。在第一部分允許受試者調整音量至其舒服、可聽見的程度，並讓受試者更熟悉實施的程序。在第一部分結束，受試者被允許發問有關施測中的問題。當所有的問題都被回答後，實驗就開始，並且在完成之前，都不能被打斷。大部分的受試者約五人一組，而且一個人只參與一次的實驗。

在每個音樂選擇後的二十秒反應間隔，每個受試者要用 0（非常不喜歡）到 10（非常喜歡）的量表，來判斷自己是否喜歡這些音樂。並利用同樣的等距量表（Edwards, 1957）來記錄這些反應，所有的受試者都沒有表示還需要額外的反應時間。

受試者的年齡範圍廣，因此必須以三個不同的時期來界定受試者的年輕時期。對六十五至七十五歲的受試者來說，他們的年輕時期包含 1920 至 1940 年。對七十六至八十五歲的受試者來說，他們的年輕時期包含 1910 至 1930 年。最後，對八十六至九十五歲的受試者來說，他們的年輕時期包含 1900 至 1920 年。對某些落在每個分群中末端的受試者，必須有一些重疊的補充。此外，流行音樂傳播時段的因素是我們所不知道的。

在三個不同的成年時期被界定後，必須製作三種不同的樂器或實驗的錄音帶，來測量對流行音樂的偏好。除了第一個音樂選擇在所有的錄音帶中是一致的之外，每卷錄音帶都呈現每個分組早年成年時期的八首流行音樂。每個分組含括二十年，並在每十年中，選擇兩首刺激音樂與兩首安靜音樂。每卷錄音帶也包含八首由 1950 年後流行的歌曲中隨機選取出的歌曲——四首刺激音樂與四首安靜音樂，這八首歌曲是屬於生命後期，1950 年過後，都包含在三卷實驗錄音帶中。每一卷實驗錄音帶包含十六首流行歌曲，當作試驗的選擇。表一是每個時期選擇的歌曲順序。

資料分析

由六十名受試者中的三十八名做資料分析。二十二位受試者的資料無法使用，是因為填錯分數表、無法完成實驗，

表一　各個年齡時期設計的實驗錄音帶之歌曲順序

表格

	曲名		
類型	65–75 歲	76–85 歲	86–95 歲
1. Sed	Sentimental Journey	*I'm Sorry	Moonlight Bay
2. Stim	*You're 16, You're Beautiful & You're Mine	If You Knew Susie	Over There
3. Sed	*Roses Are Red	Moonlight & Roses	*I'm Sorry
4. Stim	Deep in the Heart of Texas	*The Lion Sleeps Tonight	My Little Margie
5. Sed	I Only Have Eyes for You	*Roses Are Red	*Roses Are Red
6. Stim	*Raindrops Keep Falling on My Head	Baby Face	*Sixteen Tons
7. Sed	*Mandy	Always	Always
8. Stim	Marzidoats	*Raindrops Keep Falling on My Head	*The Lion Sleeps Tonight
9. Sed	Over the Rainbow	*The Way We Were	*Mandy
10. Stim	*The Lion Sleeps Tonight	I've Got Rhythm	Darktown Strutters Ball
11. Sed	*I'm Sorry	Girl of My Dreams	Let Me Call You Sweetheart
12. Stim	I've Got Rhythm	*You're 16, You're Beautiful & You're Mine	*You're 16, You're Beautiful & You're Mine
13. Sed	I'm in the Mood for Love	*Mandy	*The Way We Were
14. Stim	*Sixteen Tons	My Little Margie	*Raindrops Keep Falling on My Head
15. Sed	*The Way We Were	I'm in the Mood for Love	I'm Always Chasing Rainbows
16. Stim	You Are My Sunshine	*Sixteen Tons	Alexander's Ragtime Band

*1950 年後流行的歌曲。

或選項無區辨性。可分析的資料中，有十八名是六十五至七十五歲，十六名是七十六至八十五歲，有四名是八十六至九十五歲。

結果

結果 →

分析結果顯示，交互作用（AB）未達顯著（見表二），意即變項間沒有顯著的交互作用。因此，實驗結果可以直接來做解釋。

表二顯示，因素A——音樂時期的效果，達顯著（p<.001）。因此，拒絕在音樂喜好上沒有差異的假設。

對成年早期的音樂與生命後期的音樂間的喜好，是有顯著差異存在的。音樂偏好指出，高齡族群偏好成年早期的音樂，更甚於生命晚期的音樂（見圖一）。

表二顯示：對刺激音樂或安靜音樂的偏好並未存在顯著差異。然而，圖二顯示：此研究定義的高齡族群較偏好刺激音樂，更甚於安靜音樂。

研究結果顯示，高齡族群強烈偏好成年早期的音樂，更甚於生命晚期的音樂，此似乎也表示，所有生命時期的高齡族群偏好刺激的音樂更甚於安靜的音樂。研究支持音樂治療所提出的假設——高齡族群偏好成年早期的音樂，但拒絕高

表二　變異數分析摘要表

變異來源	SS	df	MS	F
A（音樂時期）	50.658	1	50.65	11.53**
B（音樂類型）	15.635	1	15.63	3.56*
AB（交互作用）	2.301	1	2.30	1.00
誤差	650.366	148	4.39	
總和	728.959	151		

*p < .100.

**p < .001.

圖表 →

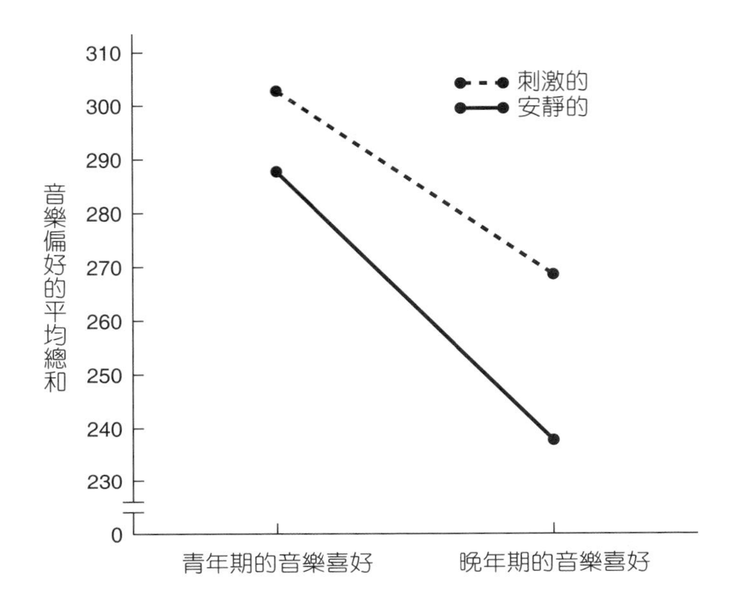

圖一　高齡族群對成年早期與生命晚期的音樂偏好，音樂類型：安靜與刺激

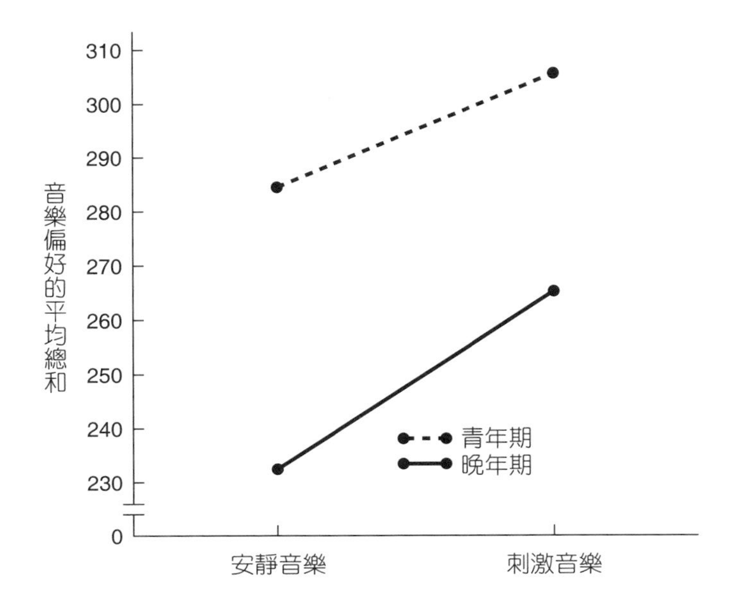

圖二　高齡族群對成年早期與生命晚期之刺激音樂與安靜音樂的偏好

齡族群傾向偏好安靜音樂，更甚於刺激音樂的假設。因此，如果對音樂的偏好是高齡者音樂經驗的成功因素，成年早期的流行音樂，會比生命晚期的流行音樂，更可能提升他們的成功經驗。

討論或摘要 →

討論或摘要

音樂治療對高齡族群的實務，年齡範圍分布很廣，從六十五至九十五歲，甚至更多。如果把這些年齡範圍相差那麼多的人組成一個群體，偏好的音樂變化廣，在此團體成員中的成年早期音樂有很大的差異。音樂治療師可能會錯誤地認為，任何舊時的流行歌曲都可以對高齡族群在音樂活動中，達到最好的幫助與成功。這個研究指出：每個人成年早期所喜好的音樂，甚於其他時期的流行音樂。如果音樂偏好影響參與程度的話，臨床者要考慮團體中每個個別成員的年輕時期音樂。此外，臨床者不能假設，只有安靜音樂可以幫助達到音樂治療的成功經驗，有些高齡族群會傾向喜歡刺激音樂，更甚於安靜音樂。

參考文獻 →

參考文獻註釋

1 W. W. Sears. Music is time-ordered behavior. Informal discussion. University of Kansas, June 29, 1976.

參考文獻

Birren, J. E., and V. Clayton. 1975. History of gerontology. In *Aging,* edited by D. Woodruff and J. Birren. New York: Van Nostrand.

Bright, R. 1972. *Music in geriatric care.* New York: St. Martin's Press.

Cotter, V. W. 1960. Effects of the use of music on the behavior of geriatric patients. Unpublished master's thesis, University of Kansas, Lawrence, KS.

———. 1965. Music therapy for geriatric patients with behavioral disorders. In *An analysis, evaluation and selection of clinical uses of music in therapy,* edited by E. T. Gaston, 76–92. Cooperative Research Project F-044, HEW, University of Kansas, Lawrence, KS.

Edwards, A. 1957. *Techniques of attitude scale construction.* Englewood Cliffs, NJ: Prentice Hall.

Gaston, E. T. 1966. Sound and symbol. *Journal of Music Therapy* 3:90–92.

———. 1968. Man and music. In *Music in therapy,* edited by E. T. Gaston. New York: Macmillan.

Griffin, J. E. 1959. The effects of a planned music program on habits of incontinency and interest in music activities of geriatric patients. Unpublished master's thesis, University of Kansas, Lawrence, KS.

Havighurst, R. J. 1970. Leisure and aging. In *The daily needs and interests of older people,* edited by A. Hoffman. Springfield, IL: Charles C Thomas.

Jeffers, F. C., and C. R. Nichols. 1970. The relationship of activities and attitudes to physical well-being in older people. In *Normal aging,* edited by E. Palmore. Durham, NC: Duke University Press.

Kurz, C. E. 1960. The effects of a planned music program on the day hall sound level and personal appearance of geriatric patients. Unpublished master's thesis, University of Kansas, Lawrence, KS.

Leiderman, P. C. 1967. Music and rhythm group therapy for geriatric patients. *Journal of Music Therapy* 4:126–127.

Palmore, E., and C. Luikart. 1974. Health and social factors related to life satisfaction. In *Normal aging II,* edited by E. Palmore. Durham, NC: Duke University Press.

Twente, E. E. 1970. *Never too old.* San Francisco: Jossey-Bass.

為了從研究中獲取有用的資訊，必須了解研究文章的不同部分，及每個部分可以提供什麼樣的訊息。例一呈現出描述性研究文章的重要組成。

出版資訊　期刊資訊，包括期刊名（*Journal of Music Therapy*）、期別（十四卷，第四期）、出版年份（1977 年），及文章的頁數（180-189 頁）。出版資訊幫助讀者在圖書館中找到特定的文章。

文章標題　研究文章的標題通常是長而累贅。然而，作者試圖要盡可能將研究做了什麼，及對哪些族群來做等文章資訊含括在內。例一的標題「高齡族群普遍的音樂喜好」告訴我們，標題呈現出高齡者喜歡的音樂類型。

作者與單位　作者的名字與研究機構會放置在文章的最前面。Alicia Clair Gibbons 在堪薩斯大學完成這個研究。如果治療師或其他研究者需要找更多有關此研究的資訊，就可以到作者做研究的所在地去。

摘要　摘要提供了在文章中可找到的簡短摘要，經常包括：研究目的、誰參與了研究（受試者）、觀察或分析到的行為或結果，及從中我們可以學習到什麼。摘要對臨床者或研究者來說是個有用的工具，因為它可以幫我們知道研究文章中包含了哪些相關的訊息，而不需要去閱讀整篇文章。從閱讀摘要中，Janine 推測：此篇文章與她的問題是有緊密相關的，因此她可以選擇閱讀整篇文章，以獲取更多詳細的描述。

序言與相關文獻　文章的最開始提供了研究背景的資訊。序言描述了研究問題、先前的研究者對此問題學習到什麼，及哪些問題的答案還沒有被解決。作者通常要確認問題的哪個部分是他／她計畫要探索的部分？在例一中，Gibbons 簡短地摘要之前有關高齡族群的音樂興趣研究，她也解釋她計畫要研究的部分，是之前的研究尚未回答的問題。

方法學　方法學的部分描述作者如何執行這個研究，包括：描述誰參與了此項研究（受試者）、研究在哪裡進行、使用的特殊儀器或測驗，及蒐集資訊的程序。作者要給予足夠細節的描述，讓其他的研究者可以重製（重複）研究。Gibbons 研究六十名從堪薩斯州各地所挑選出的高齡族群，使用不同時期的音樂，她試圖了解高齡者對年輕時期的音樂偏好，與對其他生命時期的偏好，或是沒有特定偏好。她也想知道，高齡族群會刺激音樂（動感、輕快的）與安靜音樂（安靜、慢的）的偏好。

結果　結果的部分描述：作者發現什麼。在描述性研究與實驗性研究中，通常都會有研究者蒐集到的量化資料之統計分析（受試數量、事件長短、正確率……等）。作者通常會以文字敘述的方式來描述結果，但結果的呈現會以表格或圖表來做概述。Gibbons 研究推論出：老年族群偏好成年早期的刺激音樂。

表格 表格是一種有效的資料呈現方法。在例子中，作者指出使用特定的統計測試，並概述結果。表一中的小星狀標誌代表音樂流行的時期與音樂類型，對聆聽者偏好有重要的影響（會以：達到統計顯著性，或大於機率等方式來描述）。

圖表 圖表對提供結果呈現的視覺效果是有幫助的。例如，在例一的圖一中，曲線往下，代表成年早期的音樂比晚期的音樂更被喜愛。

討論或摘要 有些文章會將討論部分分開，而在這個文章中，則將最後的圖表放在結果的部分。在討論的部分，作者解釋研究的發現。換句話說：它的意義是什麼？對臨床實務者有任何意義嗎？讀者在解釋結果時，有什麼需要注意的？這個部分也提到對未來研究的價值。在 Gibbons 的摘要中，她建議治療者在處理高齡族群時，要選用案主成年早期的音樂。她也提到音樂的選擇不受限在安靜的音樂，因為在此研究的受試者傾向偏好更刺激的音樂。

參考文獻 參考文獻部分包括列出所有過去與作者研究相關的文章。每個引用都要包括文章的標題、作者的姓名，並描述出版的訊息。

在此篇文章中有個有趣的發現，高齡族群偏好刺激音樂，這與過去認為高齡族群者喜歡安靜音樂是不同的。這樣的結果是以研究者自己的觀點為基礎，不完全是正確的。研究的其中一個價值，就是要幫助我們了解臨床情境中，廣泛且更客觀的觀點。

❖ 實驗性研究

實驗性研究的格式跟描述性研究是相似的。雖然兩種類型的研究有很多共同點，但我們可以學習到的資訊是不同的。描述性研究描述「什麼是存在的」（what exists），實驗性研究指出「可能性是什麼」（what might be）。

我們經常會把實驗性研究與實驗室、穿白袍的科學家做連結，然而，其包含探索範圍是更廣泛的。在一個實驗性研究中，研究者使用控制的環境，以決定特定的因素（特徵或事件，例如，特定的藥物、教導的方法，或牙膏品牌）在結果中的重要影響。例如，一位牙醫師可能給一部分的病人使用X牌牙膏，另外的病人使用Z牌牙膏，一年之後，牙醫師可能會發現使用X牌牙膏的病人，比使用Z牌牙膏的病人，蛀牙狀況來得少。

牙醫師可以認為X牌牙膏是更有效果的嗎？除非她可以排除掉兩個族群間所有不同差異的可能解釋。有可能使用X牌牙膏的病人們，住的社區飲用水中含有氟化物。也有可能使用X牌牙膏的病人們是比較認真刷牙的。為了確認蛀牙數量的差異，是因為X牌牙膏是更有效的，研究者必須控制其他所有會影響結果的因素（或變項）。

如同牙醫師為了要改善病人們的蛀牙狀況，可能會去比較兩種不同的牙膏品牌，音樂治療師也會去比較不同的介入方式，來決定哪一種是更為有效的。在研究例二中——實驗性研究，作者對特定的音樂治療介入做實驗。

研究例 ❷

實驗性研究

音樂與節奏刺激對步態疾患的復健

（Music and Rhythmic Stimuli in the Rehabilitation of Gait Disorders）

Myra J. Staum
University of the Pacific

這個實驗性研究探討以節奏聽覺刺激作為框架結構，以節奏性步態來協助本體感覺控制的應用。二十五個不同年齡與步態疾患的案主，聆聽個人所選擇的音樂及節奏敲擊聲，並試圖讓他們的步伐來配合這些刺激。當節奏控制增加，刺激條件會逐漸淡化，而產生內在化和獨立於動作模式。結果顯示，所有的案主不論在走路和／或維持走路速度的一致上，都努力地配合節奏。獨立測量的部分，包括：百分之一秒踏步的累加時間變異，與連續每十秒間隔中不一致節奏比率。並請大學生當觀察員，評量隨機選取的錄音帶段落之基準線與治療狀況。大體上來說，根據步態的特殊狀況，觀察員要區辨基準線與治療狀況的差異顯著性。以音樂／拍子的治療，及音樂／拍子之漸漸淡化，在評分上未產生顯著區辨，顯示在淡化過程中仍有可觀察到的強度與效果。節奏性步態的本體感覺控制，是幫助半身不遂的中風案主、麻痺疾患，及關節疼痛或脊椎側彎的狀況等，很好的方法。

神經肌與骨骼疾患在美國大約影響了兩千萬的人口，疾病嚴重改變人們的生活品質（Kelsey et al., 1978）。許多同時有疼痛及生活功能受限障礙的人，需要花費大量的金錢，並需要長時間，甚至是費力地進行復健。尤其是，妨礙動作的疾患，會影響個體獨立工作、社交，完成日常例行活動的功

Journal of Music Therapy, XX(2), 1983, 69-87 © 1983 by the National Association for Music Therapy, Inc.
Myra Jo Staum, Ph.D., RMT, is an assistant professor at the University of the Pacific, Stockton, California. This paper is a report of her dissertation research completed at The Florida State University.

能。當獨立動作的代償系統持續發展，個體的心理影響與完整性，會在復健技巧中，獲得更多的進展。

傳統方式對行動疾患的復健是有效的，許多案主，尤其是高齡者，需要更長時間的協助，或動機促進自主的復健練習。老年人與中風案主的專注力是有限的，且經常會情緒不穩定，需要更多特殊、非傳統性的治療方式。同樣地，年輕孩子對需要重複練習的活動之容忍度也是有限的，他們可能只對可產生愉悅感的活動做回應。對這些神經肌連結有嚴重困難的案主來說，學習控制肌肉與肢體是項艱鉅的任務。

動作學習與復健的研究，可以促進正常與患病族群的各種動作任務，有額外聽覺刺激是特別有影響力的（Carsloo & Edfeldt, 1963）。在正常案主的閱讀、聆聽、動作學習任務中，聲音的出現、消失或中斷，偶爾會在出現特定動作行為時被使用（Adams et al., 1972; Madsen & Wolfe, 1979; Reynolds & Adams, 1953）。在訓練肌肉反應時，偶然的聽覺回饋之效果，在控制下巴動作與拇指抽動的行為中被觀察到（Hefferline & Keenan, 1963; Hefferline & Perera, 1963），會降低各種抽搐的發生率（Barrett, 1962），並調整不好的姿勢（Azrin et al., 1968; O'Brien & Azrin, 1970）。在一些例子中，隨著時間消逝的聽覺線索強度，仍然維持在一種（如同）真實的反應層級（Hefferline & Perera, 1963）。

伴隨性音調刺激被應用在特殊及收容機構族群身上，腦性麻痺與四肢麻痺的案主，連續的聲音增強可以增進他們在旋轉追蹤目標上的表現（Sachs & Mayhall, 1972）。伴隨性音樂聆聽與樂器彈奏可以促進重度智能障礙兒童的動作技巧（Holloway, 1980），但對重度與極重度智能障礙的成人來說，並不能增進其動作行為（Metzler, 1974）。歪曲與中斷的音樂，成功地降低智能障礙盲童的搖擺行為（Greene et al., 1970），但並不能降低智能障礙兒童的自我刺激行為（Greenwald, 1978）。伴隨性音樂的使用，對多數腦性麻痺患者獲得適當的頭部動作控制來說，是有效的（Wolfe, 1980）。

音樂／旋律刺激在動作系統上的天生影響，可在新生兒的動作（Owens, 1979）、咀嚼口香糖（Wagner, note 1）、追蹤旋轉的目標（Mikol & Denny, 1955）、打字（Jensen, 1931）、游泳（Dillon, 1952）、心血管功能的持久度

（Anshel & Marisi, 1978），及體育課的表現（Beisman, 1967）等中被觀察到。即使是在很多樣的情境中，結果顯示，音樂／旋律刺激在動作的表現上皆有強烈的正向影響。

步態訓練的聽覺刺激主要限制在伴隨聲調、嗡嗡聲及單音的使用。在聽覺角（auditory horn）回饋、無回饋、漸弱回饋等各種狀況中，腦性麻痺案主的步態拖曳，在有回饋的狀況下，從 71% 降低到 2%（Spearking & Poppen, 1974）。在聽覺與視覺回饋下，半側性長期步伐中斷（footdrop）的案主，比傳統的治療運動，幫助案主促進與維持兩倍背側屈（dorsiflexion）（Basmajian et al., 1975）。肌動電流描述器的視覺與聲音回饋，也成功地幫助半側性障礙的案主獲得右側上肢與下肢的活動功能（Nafpliotis, 1976）。此外，聽覺回饋可促進半側性腳踝背屈問題的案主，協助監控每次虛弱的肌肉活動、腸胃肌肉痙攣、四頭肌，並協助監控其他抽筋狀況的虛弱腳筋（Basmajian, 1979）。對用腳指頭走路的孩子，在腰部配戴一個手提式嗡鳴器，在適當地用腳跟接觸走路時，便發出聲響（Conrad & Black, 1980）。

截肢者使用聽覺聲響來表示適當的力量程度，並在受影響的腿承受重量時，逐漸擴大聲音。不同的聲調回饋強度也表示不同的力量程度（Warren & Lehmann, 1975）。

對半側中風的案主來說，一把有回饋的枴杖，可以用來幫助他們將身體的重量轉換至虛弱的那隻腿。當枴杖承受的重量超過事先所設定的閾值時，聲音的回饋就像閾值一樣，會逐漸地調整至更敏感的階段。這種儀器的結果指出，只要數個星期的練習，就可以產生充分的本體覺控制，而就不需要回饋枴杖了（Baker et al., 1979）。

以音樂刺激伴隨步態訓練的驗證研究是很少的，除了聲音回饋之外，只有在麻痺患者及肌肉虛弱者的震動應用時被研究（Basmajian, 1979）。

此研究檢測節奏聽覺刺激的使用，來增加獨立性，甚或不穩定或無節奏步態模式之移動控制。就如同恢復正常非臥床的模式，需要藉由本體感覺的神經衝動及肌張力來控制，並調整其他的感官知覺，增加聽覺線索的使用，可以協助控制。

方法

案主

此研究中共有九個孩子（年齡在五至十九歲）及十六個成人（年齡在五十二至八十七歲）。所有研究數據是可觀察的步態不穩或不一致的走路速度〔節奏異常（cadence abnormalities）〕。步態不穩包括麻痺（spastic）、腦性癱瘓（athetoid）、腦性麻痺（ataxic cerebral palsy）、頭部創傷所引發的半身不遂（spastic hemiplegia）、腦血管意外（CVA）所引起的半身不遂、脊柱側凸（scoliosis）、脊髓灰質炎／小兒麻痺（poliomyelitis）、帕金森氏症與骨關節炎（osteoarthritis）（見表一）。孩子是由兩所公立學校系統的特殊教育方案中選擇。年長患者則來自兩間不同的照護之家、延伸性照顧場所，及老年居家計畫（senior citizens' housing project）。

表一

受試	年齡	性別	障礙	受試	年齡	性別	障礙
A	11	M	腦性麻痺	G	52	M	腦中風／右側半身不遂（伴隨表達性失語症）
B	5	F	腦性癱瘓	H	83	F	腦中風／左側半身不遂
C	7	M	脊髓露出體外癱瘓症（脊柱側凸）	I	75	F	腦中風／左側半身不遂（伴隨心血管疾病）
D	5	F	腦性麻痺	J	68	F	腦中風／右側半身不遂（伴隨膝關節炎）
E	80	F	帕金森氏症（伴隨嚴重混亂與憂鬱）	K	76	M	腦中風／右側半身不遂（伴隨廣泛性失語症）
F	87	F	腦中風／左側半身不遂	L	72	F	膝蓋與髖部的骨關節炎（踝關節浮腫）

（續下頁）

表一

受試	年齡	性別	障礙	受試	年齡	性別	障礙
M	64	F	腦中風／右側半身不遂（伴隨嚴重混亂）	T	72	F	脊髓灰質炎；神經肌脊柱側凸（伴隨膝關節炎；左膝與左側髖部疼痛）
N	86	F	腦中風／右側半身不遂	U	11	F	右半身腦性麻痺（伴隨頭部外傷）
O	81	F	腦中風／右側半身不遂（伴隨廣泛性失語症）	V	11	M	右半身腦性麻痺（伴隨眼盲、智能不足）
P	74	F	腦中風／右側腦性麻痺（伴隨嚴重憂鬱）	W	19	M	腦性麻痺／左側半身不遂（伴隨輕微智能不足）
Q	68	F	腦中風／右側半身不遂（伴隨踝關節炎）	X	11	M	輕微左側半身不遂（伴隨智能不足）
R	66	M	腦中風／左側半身不遂	Y	9	M	輕微左半身腦性麻痺（伴隨智能不足）
S	66	M	腦中風／右側半身不遂（伴隨輕微表達性失語症）				

音樂節錄的選擇與錄音

一些有清楚及強烈拍打節奏，案主可以用來配合步伐的進行曲，被實驗者選擇來分析。以下五首進行曲因能保持更多一致的節奏而被選擇：Verdi *Aida* 的〈Stars and Stripes Forever〉、〈Colonel Bogey〉、〈Grand March〉與 *The Music Man* 的〈76 Trombones〉及〈Semper Fidelis〉。所有的歌曲選擇都記錄在八個不同速度的節拍器（錄音帶 450-VT），兩分鐘為一個段落，兩首歌曲中間以五秒鐘為間隔。

如同歌曲一樣，八卷分開的錄音帶中，有八種拍子，並錄製兩個聲調間隔做節拍拍子。這些「拍子」在每一卷錄音帶中都是兩分鐘。因此，治療的材料包括八卷錄音帶，每一卷內含五首歌曲，每首為兩分鐘，另外有八卷是兩分鐘的節拍拍子。每組錄音帶都記錄在速度愈來愈快的節拍器上，以提供步伐從慢到快的步行者的範圍（每分鐘三步至每分鐘一百一十九步）。研究的目的是所有進行曲都要呈現四拍節奏，案主依其自身的能力，將注意力放在第一拍、第一及第三拍，或所有四拍，很慢的步行者則被允許每八拍走一步。

場地與儀器

場地選擇因案主而異，此場地是對案主方便的特殊環境。如同一些行動不便者（disability），只會在與平衡有關的轉角、直線走廊及圓形轉角，實驗提供所有的場地，且在每個案主治療的過程中保持一致。

一台小型的錄音機（Realistic Minisette 9-14-812），掛在案主的肩膀上，並搭配兩個重量很輕的頭戴式耳機（Panasonic EAH 740 及 Calrad 15-129）來連結聲音的輸出。頭戴式耳機在案主與實驗者兩者間都會鳴響，因此，分貝數、節拍一致性、試驗停止等都是被監控的。此外，實驗者會戴上可掃視時間的手錶，走在案主的側邊，並在每個試驗中，輕輕地跟在案主背後。另一個實驗者會呈現錄影帶，並在每個試驗間協助坐輪椅者。錄影機（Sony Betamax SLQ-340）一週使用兩次，記錄研究過程中的資料。

研究設計與程序

基準點（B_1）、治療的拍子及音樂刺激（X_1）、漸弱的刺激（X_2），組成此研究標準設計的版本。在基準錄影帶錄製之前，有連續三天實驗者親自與案主一同走約五分鐘，幫他們習慣流程，並提供練習給那些最近較少步行者，決定個人配合拍子的能力，及弄清楚其他身體部位的動作功能。第四天，案主與實驗者一起走路一分鐘，休息一分鐘，然後在坐與休息間，再分散走六次的時間。這六個試驗的錄影帶只聚焦於膝蓋以下，進行節拍的分析（每分鐘的步數）、左／右腳步間的時間誤差、速度上的不一致（節拍不一致），以及異常的步伐特徵。

在每個實驗的日子，案主輪流曝露在三首音樂曲及三種拍子的情境下。在治療過程中，案主透過頭戴式耳機，每一分鐘聆聽聽覺選擇、輕拍手，或事先決定的身體部位功能，並對音樂的節拍發出聲音。在一分鐘過後案主站起來，並在相同的節奏模式下「與音樂／節拍同行」。走一分鐘後，案主坐下，實驗者更換錄音帶，這樣的程序就在音樂或節拍中交替選擇進行。

當實驗者決定一種步態的適當改變或控制時，音樂與節拍音量會隨著秒數增加而減弱。走路時實驗者逐漸降低音量，直到預設時間為止，再逐漸增加音量，直到一分鐘的間隔結束。當走得不順時，則反轉調大音量直到案主重獲適當的控制。在持續試驗中，音樂與節拍會逐漸消退，三週治療結束時，所有案主的聽覺線索都完全消失。

測量與評估

六個基準的期間，平均獲得一個基準的表現分數。每週兩次的案主在治療情境的第二星期是被隔離的，第三星期用來評估。

本研究的目的，步態不穩（arrhythmia）被定義如：在一分鐘內，腳步走動方式的不一致變異。跟之前的前驅研究的常模做比較，間隔超過二秒鐘被認為是步態不穩。為了測量這個差異，使用兩種微開關（microswitch, Unimax）獨立連結到兩個百分之一秒的時間間隔器（Lafayette Co. 54014 及 Standard Electric Co. S-1）；微開關按壓時間器使其動作，放開使其停止。右邊的開關會在案主的右腳跟接觸地面時開始動作，當腳放鬆時則放開，並提供左腳擺動期間的測量；左腳也使用同樣的方式來進行，監控右腳的擺動期間。到一分鐘時，兩腳的累計秒數可被記錄。每次試驗中兩種步伐間的差異，以「兩種步態間的漸增差異」（cumulative deviations between footfalls）或「步態不穩」來表示。根據常模資料，步態不穩被預期在差異接近於零的時候獲得改善。開關／時間儀器之錄音帶分析的評分者間信度，在八次不同狀況下，八種不同的資料，獲得 0.996 的評分者信度。

每一分鐘的「節拍」或步伐數，最初藉由數案主每分鐘的平均步伐之基準線來評估，並藉由六次走路的結果平均，來得到個人平均速度。這個資料僅被使用在治療過程中，以選擇適當的錄音帶與節奏模式。

然而，為了測量節奏的不一致性，節拍也藉由每一分鐘內十秒間隔來做評估，並比較前一個十秒的間隔，不一致的總數或「變化」就可以算出來。相較於前驅研究的常模資料，不一致的預期，以正常一致的走路速度，在每一分鐘不會超過 1.31 步。此研究中的不一致，被定義為每分鐘三步的總量差異。連結到微開關／時間器的計數器，可知道右腳與左腳之節拍總量，因此，提供案主增加或降低自己每分鐘步伐總量的連續監控（Wolfe, 1980）。

兩個主觀評量由大學音樂系的學生完成，首先，學生觀察員要看案主在治療前三份四十五秒間隔的段落（B_1），音樂／節拍治療段落（X_1），及在沒有聽覺線索時，聲音消退下的走路狀況段落（X/xb/2）。所有二十五個臨床案主之段落順序是隨機的，電視監視器的聲音控制被關掉，所以只有視覺評估。觀察者需要盡可能看很多次，並給予「較壞」、「次好」、「較好」的步態。在第二個任務中，由不同的觀察者，以同樣的錄音帶順序，並增加第一段落而成為第四段落，重複地觀察。此任務需要觀察者指出，十五個不同的正常與不正常步態之連續比較錄音帶段落，進步情形是增加或減少，並以－ 3 到＋ 3 來作為量表的評分（圖一）。

觀察者 #________	受試者 #________	比較影帶____ 和 ____
1. ____ 不平衡	–3 –2 –1 0 1 2 3	____ 平衡
2. 使用部分足部行走	–3 –2 –1 0 1 2 3	____ 使用全部足部行走
____ 腳後跟____ 腳尖		先腳後跟再腳尖
____ 側面____ 平板足		
3. ____ 停頓或暫停	–3 –2 –1 0 1 2 3	____ 沒有停頓或暫停的走路
4. ____ 側步走	–3 –2 –1 0 1 2 3	____ 持續左右交替走路
____ 後退走		
____ 同腳雙步走		
5. ____ 無節奏或不平均步伐	–3 –2 –1 0 1 2 3	____ 節奏平均步伐
6. ____ 僵固不順暢步伐	–3 –2 –1 0 1 2 3	____ 平均平順步伐

圖一　由評估者觀察而得之特定步態成分列表

（續下頁）

觀察者 # ________	受試者 # ________	比較影帶____ 和 ____
7. ____ 步距	–3 –2 –1 0 1 2 3	____ 步距正常
____ 步距過寬		
____ 步距過窄		
____ 橫越身體中線		
8. ____ 步距不一	–3 –2 –1 0 1 2 3	____ 步距一致
9. 超過一次的腳步方向轉換	–3 –2 –1 0 1 2 3	____ 直行
____ 往外		
____ 往內		
10. ____ 離地距離	–3 –2 –1 0 1 2 3	____ 離地距離正常
____ 太高		
____ 太低		
11. ____ 離地距離不一致	–3 –2 –1 0 1 2 3	____ 離地距離一致
12. ____ 走路速度	–3 –2 –1 0 1 2 3	____ 走路速度正常
____ 太慢		
____ 太快		
13. ____ 走路速度不一致	–3 –2 –1 0 1 2 3	____ 走路速度一致
14. ____ 跨距太長	–3 –2 –1 0 1 2 3	____ 跨距正常
____ 跨距太短		
15. ____ 跨距長度不一	–3 –2 –1 0 1 2 3	____ 跨距長度一致

圖一　由評估者觀察而得之特定步態成分列表（續）

研究結果與討論

治療中步態產生改善的分析，步態不穩在所有的案主中是普遍現象（表二）。最令人印象深刻的是一位六十六歲的男性中風患者（案主 R），其兩步之間的差異從基準點的 29.56 秒，治療結束的進展到 0.61 秒。有十個案主（45%）達到正常的穩定步伐，其他九個案主（41%）只進步了二至三秒。

一位八十七歲的女性中風患者（案主 F），沒有達到正常的穩定模式，但差異從原本的 26.20 秒降至 7.83 秒。另一位七歲患有脊髓露出體外癱瘓症的男性兒童（案主 C），從 17.10 秒降到 8.23 秒，這兩位都呈現顯著的改善。只有一位案主的進步很少，且從 14.87 秒增加到 20.54 秒，原本預計可以增加到 12.67 秒。三位案主已經在正常穩定節奏的範圍內，因此，他們的評估報告未呈現。

在最後音量漸弱時，只有 32% 的案主是少量增加步態節奏不穩，其他 52% 的案主整個過程中持續有改善。步態不穩定的增加，可能是特定案主需要更多長期的訓練中獲得改善，對他們來說，音量消退過早了一點。

在速度的一致性部分，雖然變異性大，但有 68% 的案主獲得改善，8% 的案主無明顯的趨勢，12% 的案主沒有改善。在指出改善的同時，4% 的案主有進步但沒有脫離最初的常模，12% 的案主已經與常模比較非常一致，因此，他們未有更多的測量評估（表三）。

表二　一分鐘的腳步間之累積誤差：步態不穩

受試	基準線	第二週		第三週		
		週二	週四	週二	週四	
A	2.02	2.20	2.64	.97	1.49	
B	1.19	-------------------- 正常範圍 --------------------				
C	17.10	16.44	5.31	6.72	8.23	
D	15.15	6.06	7.19	8.06	3.26	
E	19.96	1.41	5.98	2.85	3.17	
F	26.20	8.13	7.15	9.13	7.83	
G	.39	6.11	2.09	1.00	.83	(foot-foot)
	9.38	6.24	1.70	.80	3.25	(foot-cane)
H	7.5	5.19	4.04	3.10	.01	
I	12.03	4.41	7.21	6.75	2.21	
J	9.07	4.47	1.99	1.90	.28	
K	10.97	1.30	.41	.42	1.59	
L	23.41	4.35	5.60	.29	.20	
M	6.99	1.56	1.31	1.76	1.82	
N	9.75	.82	1.45	.12	.13	

（續下頁）

表二　一分鐘的腳步間之累積誤差：步態不穩（續）

受試	基準線	第二週 週二	第二週 週四	第三週 週二	第三週 週四
O	14.87	8.34	20.54	13.32	12.67
P	.78	------------------- 正常範圍之內 -------------------			
Q	.56	------------------- 正常範圍之內 -------------------			
R	29.56	3.12	4.37	3.06	.61
S	9.60	.98	.44	.52	.17
T	17.16	6.97	3.69	2.60	3.87
U	8.59	1.35	3.16	4.74	2.55
V	14.66	5.04	5.07	4.64	3.24
W	10.31	3.21	3.20	2.88	3.44
X	8.38	5.16	7.21	2.31	3.34
Y	6.49	1.10	3.16	3.01	1.88

表三　一分鐘改變的總數量：節奏不協調

受試	基準線	第二週 週二	第二週 週四	第三週 週二	第三週 週四
A	19	9	9	6	1
B	5	5	2	2	5
C	14	3	4	6	2
D	11	2	4	3	2
E	5	6	7	5	4
F	5.6	1	3	4	1
G	2	------------------- 速度一致 -------------------			
H	12	5	5	5	2
I	6	9	4	3	1
J	12.6	6	3	21	10
K	17.5	8	10	8	7
L	4.5	0	1	1	1
M	10	2	4	4	3
N	2	------------------- 速度一致 -------------------			
O	2	------------------- 速度一致 -------------------			
P	4	3	1	0	0

（續下頁）

表三　一分鐘改變的總數量：節奏不協調（續）

受試	基準線	第二週		第三週	
		週二	週四	週二	週四
Q	25	65	64	60	60*
R	6.5	6	2	6	3
S	8	0	7	4	1
T	12	1	8	2	0
U	14	2	2	4	2
V	9	12	6	12	6
W	4	4	8	7	4
X	13	7	3	1	6
Y	12	3	8	8	5

* 案主 Q 速度一致，但是需要增加每分鐘的步數

觀察者評估所有的步態，顯著的視覺差異實際上來自錄音帶的順序，例如，B_1 被認為是「最差」，X_1 認為是「次佳」，X_2 被認為是「最好」（表四）。對特殊步態成分的評分，觀察者要區辨基準線與治療錄音帶之間節奏、平均步伐等差異，所有六個比較順序中都正確符合實際治療的方向（$p < .001$ 及 $p < .02$，表五）。

表四　整體步態觀察評分

類別	B_1	X_1	X_2	X^2	p <
較壞	254	52	69	200.85	.001
次好	51	184	140	73.46	.001
較好	71	137	167	38.60	.001
	B_1	X_1	χ^2		p <
	254	184	11.18		.001
	B_1	X_2	χ^2		p <
	254	167	17.97		.001
	B_1	X_2	χ^2		p <
	184	167	.823		.50

表五　特殊步態成分之觀察評分

錄音段落比較	n	較壞	相同	較好	χ1	p <
節奏，平均步伐						
B_1–X_1*	121	23	13	85	75.44	.001
X_1–B_1	129	89	23	17	74.23	.001
X_1–X_2	114	32	29	53	9	.02
X_2–X_1	129	64	37	28	16.33	.001
B_1–X_2	139	11	40	88	65.28	.001
X_2–B_1	120	89	17	14	90.15	.001
旋律／速度不一致						
B_1–X_1	233	23	62	148	105.34	.001
X_1–B_1	254	142	85	27	78.11	.001
X_1–X_2	236	50	88	98	16.31	.001
X_2–X_1	245	87	106	52	18.38	.001
B_1–X_2	242	25	67	150	100.33	.001
X_2–B_1	234	160	50	24	133.64	.001
僵固／不順暢步伐						
B_1–X_1	120	19	26	75	46.55	.001
X_1–B_1	129	82	29	18	54.46	.001
X_1–X_2	121	32	40	49	3.59	.20
X_2–X_1	130	60	42	28	11.88	.01
B_1–X_2	130	14	24	92	67.81	.001
X_2–B_1	120	82	24	14	67.40	.001
停頓／暫停						
B_1–X_1	120	22	21	77	51.35	.001
X_1–B_1	130	86	34	10	69.66	.001
X_1–X_2	120	26	44	50	7.80	.05
X_2–X_1	129	52	55	22	15.48	.001
B_1–X_2	129	7	28	94	95.86	.001
X_2–B_1	121	93	16	12	103.36	.001

* 要讀成「X_1 和 B_1 比較」：先呈現錄音帶 B_1 再呈現錄音帶 X_1。

在節奏不一致方面，一致性的分類和慢／快速度降低甚多，並在治療順序的所有比較中，再次產生顯著差異（$p < .001$）。只有在 X_1（音樂／節拍治療間）與 X_2（消退）之間的比較是例外，觀察是顯著相似（$p < .001$）。另外兩個相關的組成，包括僵固、不順暢步伐等分析，在所有錄音帶比較中，除了 X_2 與 X_1 的比較外，都有顯著的差異。

研究結果指出，節奏與一致性步態進步的客觀測量，及強烈視覺再認的治療效果，是由較年輕的觀察者所做。本程序的優點，在於即使聽覺線索已經減弱消失，仍然有連續的步態變異降低得到證實。在音樂／節拍治療間，及後來的逐漸音量減弱，在觀察者間是無差異的。事實上，有 88% 的案主維持了步態穩定性，即使整個程序的控制消退，仍能對制約的聽覺刺激逐漸移除，一致地維持肌肉反應（Hefferline & Perera, 1963）。

除了步態穩定，甚至是走路，其他相關的步態異常也會獲得改善。這些包括了一些跨中線的麻痺患者與腦性麻痺患者、同側步態問題的中風患者，都由較年輕的觀察者獲得證實。

多變的個體步態訓練之提升與中斷（deter）是具有功能的，特別是高血壓引發心臟問題造成的治療影響，下肢緊張而害怕跌倒的患者。接受性失語症患者、智能障礙的年輕人、心智混亂案主，與注意力不集中的患者，有時理解功能會降低。所有案主的疲乏因素，會顯現在準確度的降低。年輕的孩子會有注意力不集中的情形，年長案主則移動能力降低。

因為神經與肌肉損傷是廣泛性的，麻痺的虛弱肌肉類型患者，甚至很少有反應。然而，走路的動機是步態改善的重要因素。這個會造成在步態訓練過程中是否勤勉練習，及在訓練之外，內隱性的節奏模式重複，或用自我引導節拍來主動對穩定步態做重複練習。

音樂與節拍試驗不會產生不同的結果，大多數的案主指出，他們是享受音樂的。其他少數的案主則在步伐中與清晰節拍中，同時覺得非常放鬆。

摘要與建議

本研究探討節奏性聽覺刺激的使用，對步態疾患者做復健。額外加上去的聽覺線索（節拍音樂與打擊節奏），被用來協助本體感覺控制穩定，及協調的走路。二十五位不同步態疾患案主的治療結果，由以下測量來評估：⑴百分之一秒步伐的累加變異（步態不穩）；⑵在一分鐘內，每十秒鐘間隔的步數整體改變（節奏的不一致性）；⑶錄影帶的整體主觀評估；⑷特殊步態組成的主觀評估。此外，觀察者對隨機的錄影帶案主做評估，在觀察的基準線與治療過程中，不論是在整體與特殊的步態組成中，都有顯著的差異。觀察者在治療的音樂／節拍及音量減弱是未達顯著的，證明一般的步態改善跟隨著聽覺刺激的消弱而被類化到一般情境。

一個控制的實驗室情境，對步態研究來說可能會是更好的，然而，一個自然情境對日常工作的正常知覺之個別功能來說，也同樣重要。這類研究的臨床特性，限制了所有因素的控制，腰部以下強調一致的服裝、鞋子，及走路通道的筆直之錄影帶，可能會提升評估的一致性。兩個主觀的評估證實，研究結果達到步態不穩與節拍不一致的客觀評估。然而，更進一步的主觀測量確認，應該從未來的研究中來獲得。

對腦性麻痺及大腦中風痙攣症的案主來說，擺動方式之時間長短的變化性，偶爾會從一隻腳轉換到另一隻腳，每個連續不斷的左－右或右－左的步伐間，可能產生更多精確計算的步態不穩情形。在這些案主中，時間內步態不穩與平衡的交替出現，產生少量或不存在的變異。然而，半側痙攣的測量與改善，大部分是透過時間變化的測量而出現，因為擺動方式的長度總是累積更多時間。

長期訓練的功能性價值，如同所有的臨床程序，主要考量治療師治療步態疾患的過程。案主需要個別的走路協助，最初的平衡訓練是經由特殊選擇的協助裝置，及長期練習階段需要更多所需的必要條件。對年輕或較不嚴重的障礙者而言，這個方法協助他們慢一點、更一致，或甚至是步態方面，因此要增加動作的穩定性，及接下來提供更多的運動控制。

腦血管病變的發生率增加，造成半側痙攣，這類型的步態訓練要充分提供有效且愉悅的技巧，以面對接下來的長期復健。聽覺刺激在協助規律步態之本體感覺控制方面之有效性，在於案主對練習必要技巧之渴望與動機。步態復健的意義，加上音樂與聽覺刺激可以產生具體的改變，並獨立移動。然而，持續的實驗研究研究，區分這些治療工具的潛在使用可能性是值得的。

參考文獻註釋

1 D. K. Wagner. An Electromyographic Investigation of the Frequency and Amplitude of Adult and Adolescent Gum Chewing Behavior During Three Music Conditions. Unpublished manuscript, 1981.

參考文獻

Adams, J. A., P. H. Marshall, and E. T. Goetz. 1972. Response feedback and short-term motor retention. *Journal of Experimental Psychology* 92:92–95.

Anshel, M. H., and D. Q. Marisi. 1978. Effect of music and rhythm on physical performance. *Research Quarterly* 49:109–113.

Azrin, N., H. Rubin, F. O'Brien, T. Ayllon, and D. Roll. 1968. Behavioral engineering: Postural control by a portable operant apparatus. *Journal of Applied Behavior Analysis* 1:99–108.

Baker, M. P., J. E. Hudson, and S. L. Wolf. 1979. A "feedback" cane to improve the hemiplegic patient's gait. *Physical Therapy* 59:170–171.

Barrett, B. H. 1962. Reduction in rate of multiple tics by free operant conditioning methods. *Journal of Nervous and Mental Disease* 135:187–195.

Basmajian, J. V., ed. 1979. *Biofeedback—principles and practice for clinicians.* Baltimore: Williams and Wilkins.

Basmajian, J. V., C. G. Kukulka, M. G. Narayan, and K. Takebe. 1975. Biofeedback treatment of foot-drop after stroke compared with standard rehabilitation technique: Effects on voluntary control and strength. *Archives of Physical Medicine and Rehabilitation* 56:231–236.

Beisman, G. L. 1967. Effect of rhythmic accompaniment upon learning of fundamental motor skills. *Research Quarterly* 38:172–176.

Carsloo, S., and A. W. Edfeldt. 1963. Attempts at muscle control with visual and auditory impulses as auxiliary stimuli. *Scandinavian Journal of Psychology* 4:231–235.

Conrad, L., and E. E. Black. 1980. Augmented auditory feedback in the treatment of equinus gait in children. *Developmental Medicine and Child Neurology* 22:713–718.

Dillon, E. K. 1952. A study of the use of music as an aid in teaching swimming. *Research Quarterly* 23:1–8.

Greene, R. J., D. L. Hoats, and A. J. Hornick. 1970. Music distortion: A new technique for behavior modification. *The Psychological Record* 20:107–109.

Greenwald, M. A. 1978. The effectiveness of distorted music versus interrupted music to decrease self-stimulatory behaviors in profoundly retarded adolescents. *Journal of Music Therapy* 15:58–66.

Hefferline, R. F., and B. Keenan. 1963. Amplitude-induction gradient of a small-scale (covert) operant. *Journal of Experimental Analysis of Behavior* 6:307–315.

Hefferline, R. F., and T. B. Perera. 1963. Proprioceptive discrimination of a covert operant without its observation by the subject. *Science* 139:834–835.

Holloway, M. S. 1980. A comparison of passive and active music reinforcement to increase preacademic and motor skills in severely retarded children and adolescents. *Journal of Music Therapy* 17:58–69.

Jensen, M. B. 1931. The influence of jazz and dirge music upon speed and accuracy of typing. *Journal of Educational Psychology* 22:458–462.

Kelsey, J. L., H. Pastides, and G. E. Bisbee, Jr. 1978. *Musculo-skeletal disorders: Their frequency of occurrence and their impact on the population of the United States.* New York: Prodist.

Madsen, C. K., and D. E. Wolfe. 1979. The effect of interrupted music and incompatible responses on bodily movement and music attentiveness. *Journal of Music Therapy* 16:17–30.

Metzler, R. K. 1974. The use of music as a reinforcer to increase imitative behavior in severely and profoundly retarded female residents. *Journal of Music Therapy* 16:97–110.

Mikol, B., and M. R. Denny. 1955. The effect of music and rhythm on rotary pursuit performance. *Perceptual and Motor Skills* 5:3–6.

Nafpliotis, H. 1976. Electromyographic feedback to improve ankle dorsiflexion, wrist extension, and hand grasp. *Physical Therapy* 56:821–825.

O'Brien, F., and N. Azrin. 1970. Behavioral engineering: Control and posture by information feedback. *Journal of Applied Behavior Analysis* 3:235–240.

Owens, L. D. 1979. The effects of music on the weight loss, crying, and physical movement of newborns. *Journal of Music Therapy* 16:83–90.

Reynolds, B., and J. A. Adams. 1953. Motor performance as a function of click reinforcement. *Journal of Experimental Psychology* 45:315–320.

Sachs, D. A., and B. Mayhall. 1972. The effects of reinforcement contingencies upon pursuit rotor performance by a cerebral-palsied adult. *The Journal of Nervous and Mental Disease* 155:36–41.

Spearking, D. L., and R. Poppen. 1974. The use of feedback in the reduction of foot dragging in a cerebral palsied client. *Journal of Nervous and Mental Disease* 159:148–151.

Warren, C. G., and J. F. Lehmann. 1975. Training procedures and biofeedback methods to achieve controlled partial weight bearing: An assessment. *Archives of Physical Medicine and Rehabilitation* 56:449–455.

Wolfe, D. E. 1980. The effect of automated interrupted music on head posturing of cerebral palsied individuals. *Journal of Music Therapy* 17:184–206.

實驗性研究的論文格式，與描述性研究很類似。然而，在實驗性研究部分，研究者介紹一些新的事情，並研究其效果，而不是看什麼是已經存在。在例二中，Staum 研究節奏音樂在步態復健上的效果。

問題的介紹中，作者指出：步態疾患的復健是冗長乏味且不舒服的歷程。她引用幾個研究建議，聲響或嗡鳴的節拍刺激，在身體障礙者的動作計畫中，會是個有用的線索。但報告僅限制在將音樂如同節拍訊息一般使用的計畫中。因為其他研究指出，音樂可以是一種愉悅且具回饋性的刺激，Staum 假設音樂可以當作激發因素，及聽覺線索。

在方法的部分，Staum 描述參與在團體中的人、音樂使用的類型、研究地點，及如何測量步態規則。她也討論治療介入的效果如何測量。在這個研究中，研究者比較每個案主在治療開始時的步態（在此研究中特定稱為基準線，在預試時也是），及治療後的步態。

實驗性研究論文的結果部分，包括評估實驗介入是否在結果呈現有效的改變。在 Staum 的文章中，我們學習到治療在所有步態不穩的案主間都產生改善。接著，作者討論治療更有效的狀況類型。

> 根據本文章的結果、摘要及建議，Janine 可以有信心地預測，音樂在老年中風族群中，會是步態訓練練習的正向附加價值。

前述兩篇文章指出，描述性與實驗性研究經常使用量化資料來呈現統計表格與圖表。這兩個研究類型的報告資訊，是包括大量的案主。與單系統研究做比較，單系統研究具有實驗性研究與描述性研究的一部分相似性，一般用在正常環境中，個人或少量參與者的方法。

❖ 單系統研究

會使用單系統研究取向有兩個主要的理由。第一個理由是在整個治療過程中監控一個獨立行為或表現的改變。另一個理由是研究一個變項對案主的行為是否有特定的介入效果，來決定其是否為其因果關係（Hanser, 1995; Ottenbacher, 1986）。例如，是否音樂即興創作改變了案主與他人互動的水準，或藉由聽音樂，減輕了醫療過程中的疼痛？

在單系統研究（SSR），實驗者在一系列的時期有系統地應用與抽離一個音樂治療介入，亦即一個處理變項（treatment variable），這稱為階段

（phases）。在單系統研究中，有三種可以明顯區別的階段，被用在一個複合式的實驗設計結構：

1. **基準階段**（baseline）：這是一個處理變項沒有被應用進來的時期（我們稱它為 A）。這個時期所呈現的是，一個人在一般時間狀況下所展現的行為水準。
2. **介入階段**（intervention）：這是一個處理變項被引入（B）的一個時期。換句話說，這是一個人在音樂治療處理下將如何反應的時期。
3. **回復階段**（reversal）：這個階段有時候會在單系統研究中被使用，回到基準線階段是在經過了一個處理階段後（A），再回到基準線階段的時期。這樣的回復有助於證實這樣的行為改變是導因於處理變項，而非來自於其他的影響。

SSR 最常用的是 ABA 設計或變異的逆反設計。

依變項（研究下明確的行為）定期且頻繁地測量，遍及於單系統研究之不同階段。例如，研究者可能要查明在不同的處理情況下，一個病人陳述了多少的疼痛抱怨。在這個案例中，疼痛便是一個依變項。

資料分析的獲得，乃是透過各式各樣量化的（統計的）方法，以及質性的分析〔例如，「仔細打量」（eyeballing）資料〕。研究者尋找關於引入或抽離處理變項的改變模式，這是在研究中對介入形式的一種試驗。

讓我們來看一個單系統研究在音樂治療中應用的例子。

一個治療者要決定是否一個新的音樂治療技術是有效的，為提升一個中風（腦血管病變，CVA）案主右手使用，使用一個 ABA（B）的實驗設計，治療者發現在基準線階段，案主在五段分開的十五分鐘的療程中，使用他的右手臂，占了 15% 的時間（獨立變項）。接著，治療者介紹以節拍為主的音樂經驗之介入。在接下來的五個療程中，案主使用其右手臂的時間，增加為 75%。要決定此改變是否因為音樂治療的介入，治療者開始進入回到基準線階段，將節拍為主的音樂經驗介入撤除。在接下來的療程中，案主使用其右手臂的時間下降至18%，接近基準線。接著研究者重新增加音樂治療介入，案主使用右手臂的時間快速增加到78%。治療者推斷，新的音樂治療技巧對案主使用右手臂的增加是有幫助的。圖15-1描述在ABA（B）研究中所蒐集的資料。

因為SSR的意圖是建立因果關係，與實驗性研究方法相似，兩種方法的比較是有幫助的。

實驗性研究與SSR都依賴一個或多個在研究中不會改變的獨立變項。然而，在實驗性研究中，獨立變項是有測量方面的限制，一般來說，在治療變項前要介紹，並在研究後完成。SSR的部分，獨立變項是更大量重複與頻繁地測量。實驗性研究與SSR最大的差異可能在於案主量的不同。實驗

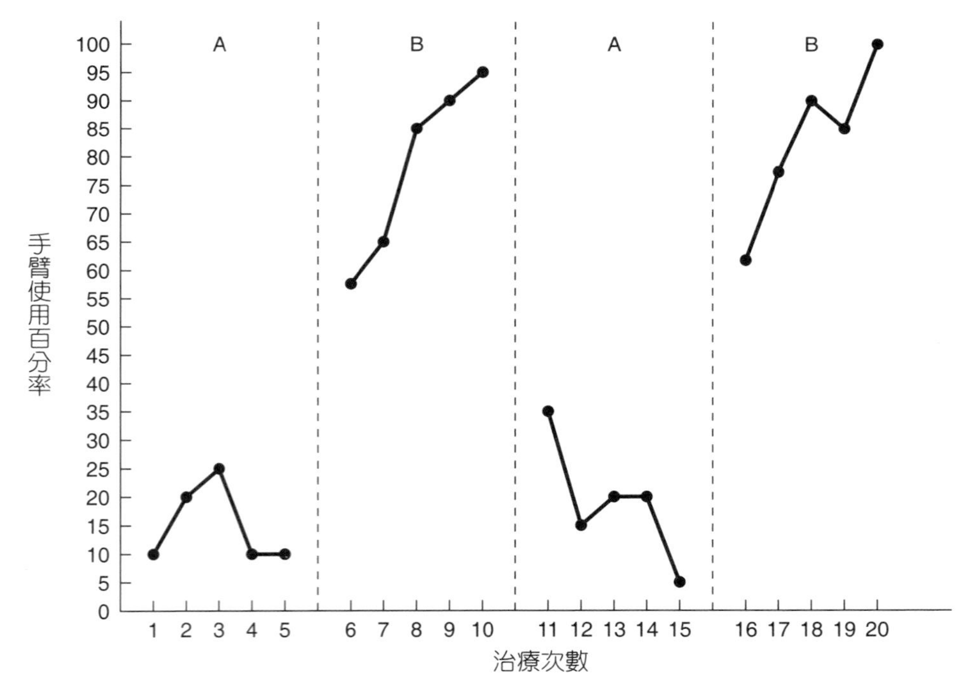

圖 15-1 ABA(B) 研究

性研究主要將案主分為實驗組與控制組，來建立治療與獨立變項間的因果關係。在 SSR 中，個體將自己在介入與未介入的情況中做控制。因為兩種方式獨特的差異，SSR 一般來說，將其整合至臨床的音樂治療，是比實驗性研究來得簡單。

其他重要的研究類型，例如，質性研究、哲學性研究、歷史性研究，需要更多質化方面的訊息。

❖ 質性研究

質性研究是個快速新興，且被視為一個可被接受的探究模式，運用於音樂治療與其他社會科學研究。對照於實驗研究，質性研究是描述性的，並且聚焦於人的知覺與感覺。使用歸納性的推論（奠基於特定的資料或訊息，獲致一個一般性結論），音樂治療獲得有關於一個介入歷程之療效與結果的結論。因為質性研究浮現於案主的社會情境，它往往可以被結合在治療的歷程更甚於其他形式的探究（例如實驗研究）。它格外有助於與案主一同工作一段頗長時間歷程的音樂治療者（Aigen, 1995; Ottenbacher, 1986）。

質性研究方法包括三種主要的資料蒐集形式：

1. 直接觀察存在於研究中的人們。
2. 書面紀錄的調查。
3. 深度訪談。

這些基本程序可以通用於實驗與描述性的研究。然而，在質性研究中，研究者將蒐集一些不同種類的訊息，以及用不同的方法獲致。

透過一個訪談，可獲得關於一個主觀的感受、經驗、見解、興趣、態度、價值觀，以及知識等寶貴的資料。直接觀察的資料蒐集方式，可以對關於一個案主行為以及其與他人互動，獲得重要的理解。例如，觀察一個受試者，一個實驗研究者可能會記錄一個特定行為的出現次數，量化這個情況。相對地，一個質性的研究者將很可能對個別或團體的反應寫下一個非常詳細的描述，如此強調觀察期間反應的不同或細微差異。被視為主觀的資訊在質性研究中是可以被接受的。

透過回顧書面紀錄，例如問卷、日記，以及札記，治療師可對案主的感覺、信念，以及動機，獲得有助益的洞察（Berg, 1998; Denzin et al., 1994; Patton, 1991）。

不同於實驗以及其他特定形式之科學性研究，質性研究資料不是對一段時期內數量或頻率來測量所得出來的（例如，一個參與者玩一個鼓，或做一個口語報告的次數）。反之，研究者分析資料是為了：獲致有助於他們了解一個來自於他或她個人經驗的模式與主題。在這樣的做法之下，治療者將更能夠來定義一個案主對一個介入的獨特反應，並且更有效地個別化其治療性音樂計畫（Aigen, 1995）。然而，很重要的是，質性研究不能做因果的推論，此非這類型研究的強項，治療者將研究發現應用在更大的群體時應小心（Ottenbacher, 1986）。

我們的音樂治療師 Janine 決定與她一個接受步態復健的案主使用質性研究的一種方法——深度訪談。她期待對她的案主有更進一步的了解，包括她對即將要進行之復健的感覺與態度、較喜歡的音樂形式，以及對治療好處知道多少。藉由蒐集有關她案主的獨特觀點，她相信治療介入將是更有意義與有效的。

總結來說，質性研究致力於透過在人所屬的社會脈絡中研究來回答問題。為了更能理解他們如何從他們的經驗中衍生出意義，質性研究尋找有關人如何活著，以及如何與他們的環境互動的資訊。就像其他形式的研究，在質性研究獨特的方法學需要有其特別的訓練與專門技術。如果要獲得質性研究更多的資訊，Berg（1998）所寫的《社會科學的質性研究方法》（*Qualitative Research Methods for the Social Sciences*）是個不錯的參考資料來源。

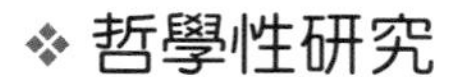

❖ 哲學性研究

哲學性研究也與實驗性研究及描述性研究，在許多方面都有所不同。一個顯而易見的差異是在文章的組織架構。哲學性研究與歷史性研究的格式很相像，但最大的不同在於資料呈現的類型。歷史性研究描述過去發生了什麼事，而哲學性研究的目標是期望應該發生什麼事。根據一些資料顯示（Codding, 1988; Gilbert, 1979; Jellison, 1973），在音樂治療發表中，哲學性研究的探索，比描述性研究、實驗性研究及歷史性研究少很多。此外，在過去十到十五年間，哲學性研究的數量已經在下降。早期專業組織年代中，有強而有力的證據說明哲學性研究的存在。

實驗性研究藉由已控制的環境來測量特定的事件，並尋求答案；反之，哲學性研究企圖以反思或批判性思考為基礎來決定事實與原則。Phelps、Ferrara 及 Goolsby（1933）強調，這些反思歷程是受過訓練、有條理的。知識與事實透過邏輯與推理來取得，而不是透過分析資料。

哲學性研究提供不同的目標（Phelps et al., 1993）。第一個目標：客觀評估目前音樂治療的實務，並透過邏輯與批判性思考，來決定什麼方法是要被繼續留存、摒棄或修正。第二個目標是：將與專業考量有關的原則或概念做界定或澄清。例如，哲學論文對特定族群音樂治療方案提供效度。第三個理由，哲學性研究是現存理論對音樂治療實務的應用。例如，研究者會比較音樂治療實務中不同的音樂反應理論。

研究例三是 Leonard Meyer（1955）所發表的哲學性論文，他是一位知名的音樂治療師與哲學家，建立音樂中的意義與情緒（meaning and emotion in music）之理論。這篇文章的目的是，音樂治療使用音樂反應的相關理論。作者駁斥了將音樂反應視為獨立、被隔離的理論。

Meyer 指出，音樂意義與聆聽者的文化背景、聯想及習慣有關。這樣的觀點暗指，音樂治療師在治療介入選擇音樂時，必須考慮案主的文化背景。

研究例 3

哲學性研究

學習、信仰，與音樂治療（Learning, Belief, and Music Therapy）

Leonard B. 383, Ph.D.
Department of Music, University of Chicago

直到最近，音樂心理學被三個有互相關係的錯誤困擾著：享樂主義（hedonism）、原子論（atomism）和絕對主義（absolutism）。

享樂主義是對審美（aesthetic）經驗及愉悅感的困惑。如 Langer 所述，早期的心理學家將他們的經驗放在「音樂是一種愉快感受形式……」的假設。這引起喜歡與不喜歡的審美、搜尋定義美的感覺之基礎……但在之後，對單一聲音或基本聲音的複雜性（elementary sound complexes），有愉快與不愉快反應描述……這個方式並不能為我們所採用（Langer, note1）。

原子論的錯誤在於，企圖解釋與了解音樂，將音樂視為一連串可分離、獨立的聲音，與聲音的複雜度。但即使成果有限，Langer 仍允許這類型更加不值得重視的研究。愉悅—不愉悅反應的測試，並不是大多數心理學家默認的：它們並不是普遍現象，而是由學習與經驗所產生的。

這導致第三個上述提到的錯誤──絕對主義的錯誤：反應是由經驗或其他普遍、自然、絕對得來的信念。絕對論者的方式與生理學、準聲學（quasi-acoustical）、音樂享受的詮釋等確認已久的研究有關，以企圖用振動、音程比率等等來說明音樂溝通。

實際上，這些並不像 Pythagoras 的鬼魂出沒般，經常無聲無息地落入絕對論的錯誤中，很多對音樂有「情緒反應」的問題（經常涉及到，什麼是真實情緒反應之研究）之研究，會被默許為這些發現是適用於所有時間與所

L.B. Meyer. 1955. Learning, belief, and music therapy. Fifth Book of Proceedings of the National Association for Music Therapy, 27-35. Lawrence, KS: National Association for Music Therapy, Inc.

有地點的。因此，舉例來說，小調的「悲傷」效應並不是過去二百五十年的歐洲音樂藝術的特質，而是一種必然的普遍形式。對大部分的種族主義學者來說，西方音樂即一切音樂。

我認為，今日我們能被更多事情所啟發。幾乎所有人都可以簡單地進入偉大音樂中，了解貝多芬的交響樂不是一種音樂香蕉聖代——單純感官愉悅。完形學派心理學家的努力，顯示了解並不是一種孤立的單一刺激或簡單音樂的組合，而是刺激模式或相關模式的群組（grouping）之整體知覺。最後，比較音樂理論家（comparative musicologist）的研究，將我們對音樂的注意帶到其他的文化，增加我們對特定事實的覺察——西方音樂並不是絕對的，而是自然或上帝給予的。

心理學及美學，和那些相關音樂理論領域者對音樂的研究，大部分摒棄音樂溝通中音樂經驗是普遍與絕對的先驗假定觀點。對音調模式的知覺與反應，及對意涵與聯想的覺察與反應，音樂給予的不是天真無知的（naive）、反射式的反應。現在一般認為，音樂經驗是取決於所學習到的習慣反應，及不同文化與不同時代的音樂類型。亦即不同文化與特定年代的音樂家，發展出的人為結構（artificial constructs）。

音樂類型是社會而非生理事實，它們不會在泛音系列（over-tone series）或缺經驗者的天真反應中被發現，而是在那些透過很多練習與經驗來了解並感受建立特定類型感覺關係之習慣反應的人們中被發現。Aiken 舉的例子是：我們說「傳統」、一種藝術類型、「意義」等等，如果這些事情有它們自己獨立的事實，就會繼續永恆地跟藝術做接觸。但傳統與意義只透過傾向與習慣持續存在，這些是無數人們的主觀形式……美學反應無法與個人賦予的意義分離（Aiken, note 2）。

這些傾向與習慣是藉由演奏與聆聽的不斷練習所學習而來，練習應該或經常是在兒童早期出現，其實習慣反應大部分是很輕易建立的。概念性的了解並不是經由自動化、本能的反應，使聆聽者了解流動、改變的音樂流動過程。客觀知識並不是必要的，對音樂，Russell 表示：「了解音樂不是字典定義的事情——不是了解音樂文法或音樂形式，而是個人正確地獲得習慣及適當地推定他人的事情。」（Russell, note 3）

這還不夠，例如，聆聽者知道過去三百年西方音樂的概念性感覺，是聲調的結合，優勢的七度和絃創造出與其他聲調、主音的結合，預期是接著而來的。這樣的預期必須是本能的意動組合（ideomotor set）——一種迫切感，在那之前可以真實地理解或強烈的感受。離開床舖、奔向鋼琴，並解決優勢七度和絃的年輕作曲家的故事，是一個迫切感覺的好例子——根深柢固的習慣。

就如 Russell 所觀察到的，並不只是聆聽者要正確地獲得習慣，他們也必須適當地推論他人。因此，如果它們被使用在任何地方時，我們被訓練的區辨力與反應必須與特定音樂類型相關。習慣的獲得並不是普遍性，而是特定音樂類型所發展及學習連結而來，儘管如此，一個聆聽者當然可能會從數個類型中適當地獲得習慣，就像一個人會學習了解很多語言一樣。

音樂並不是「普遍性的語言」，音樂的語言是多樣的，它們因文化不同而不同。在同樣文化中，也會因年代不同而不同，即使在同一個年代與文化中亦有不同。一個西方人必須學習了解日本音樂，正如他必須學習了解與說日語一樣。一個人只熟悉最近的歐洲音樂傳統，必須練習彈奏並聆聽中世紀的音樂，就像他必須練習閱讀與說喬塞（Chaucer, 1340-1400，偉大的英國詩人）的語言。即使在同樣的文化與年代，當音樂類型是被文化中所有人所了解時，這就被預期是一種規則。例如，莊重（serious）音樂的愛好者，對爵士樂的細微及音調的細微差異是有困難的——反之亦然。

事實上，對音樂治療師顯而易見的意涵來說，音樂經驗取決於所學習到的習慣反應與傾向，這表示，如果音樂有一種特殊的影響——提供比一般社會給予更多，因此要小心地選擇，將所學到的習慣、連結，及特定案主或治療中的案主族群之取向，謹記於心。不熟悉的音樂類型，至少部分可理解，是會引起不舒服的恐懼、緊張與焦慮的。

參考文獻註釋

1. Susanne K. Langer. Philosophy in a New Key (New York: Mentor, 1951), 171.
2. Henry D. Aiken. “The Concept of Relevance in Aesthetics.” *Journal of Aesthetics* 48 (1947) VI: 159.
3. Bertrand Russell. *Selected Papers* (New York: Modern Library, 1957), 42.

這個研究對 Janine 的案主有很重要的意涵。Janine 工作的復健中心是一個可以練習音樂治療的場所，鄰近地區有大量的老年案主。在她的城市中有許多德國年長者。根據 Meyer 對文化取向的重要評論，Janine 可能會想要考慮將某些德國民俗音樂納入步態復健的方案中。

❖ 歷史性研究

描述性研究與實驗性研究尋求發現是什麼及將會有什麼，歷史性研究者企圖以一種精確且系統化的方法，去學習什麼在過去已經發生。音樂治療師有興趣的是人們、地點、事件，及過去專家所建立的有效方法。

根據 Phelps、Ferrara 及 Goolsby（1993）的看法，有許多追求歷史性研究的理由。第一，過去的事情可以幫助了解音樂治療實務對現在的狀況影響。例如，Solomon（1980）報告十九世紀與二十世紀早期，將音樂當作一種對語言障礙及聽力障礙案主之重要的診斷與治療，以支持特殊教育的假設證據。Solomon 推論，音樂治療在特殊教育上的使用，不是一種新的想法，這段歷史可以追溯到十九世紀。今天，音樂被使用來幫助診斷與治療聽力障礙的孩子，在一百年前已經建立此方法。

第二個了解歷史性研究理由，是確認機構、醫院與學校的音樂治療使用狀況。例如，我們知道音樂治療在十九世紀的後期，被使用在紐約市的 Blackwell’s Island，然而，我們缺乏對醫院固定常規，及音樂治療技巧被使用在數百個智能障礙案主上的特殊資訊。Blackwell’s Island 完整的音樂治療實務可以幫助我們更了解十九世紀後期，專家所使用的技巧與狀況。

第三，與早期相關的傳記資料，著名的音樂治療師是重要且稀少的。Eva Vescelius、Harriet Ayer Seymour 及 Willem Van de Wall 都是二十世紀早期與中期的重要音樂治療師，我們對於他們的生平或音樂治療活動的了解卻是稀少的。如果沒有音樂治療先驅者的錄影帶，我們會錯過可以提供給今天的音樂治療師鼓勵的重要資訊（Solomon & Heller, 1982）。

研究例四是由 Dale Taylor（1981）所發表的歷史性研究，文章描述在二十世紀前半段時間，音樂治療如何應用在治療一般醫療情境的身體與心智疾患案主。Taylor 指出，音樂治療在診所、醫院及其他如牙醫診所等醫療情境，對案主的身體與心理復健上扮演重要的角色。這篇文章重要，是因為它彙整了來自二十世紀的前數十年不同資料來源，由醫療與音樂專家持續有興趣並研究的音樂治療實務。

研究例 ❹

歷史性研究

1900 至 1950 年間的一般醫療音樂治療

（Music in General Hospital Treatment from 1900 to 1950）

Dale B. Taylor
University of Kansas

在世紀轉換之初，這篇報告調查了最近發明的留聲機，應用在調解分隔了一百年的醫療與音樂間的效果。隨著時間演進，在二十世紀前半段時間，檢測音樂應用在生理藥物治療的影響。標題包括第一個應用醫療性音樂的大學科系，重要理論包括音樂效果的神經學基礎，早期探索音樂應用在生理性行為的影響，醫療院所所包含的音樂性硬體設備、整形外科的社會與身體復健、精神疾患與身體化疾患醫學的心理學應用，與將音樂應用在對抗外科、牙科、產科及婦科過程的疼痛感。

Journal of Music Therapy, XVIII(2), 1981, 62-73.

Dale B. Taylor, RMT, is director of music therapy at the University of Wisconsin, Eau Clair, Wisconsin, and a doctoral candidate at the University of Kansas.

音樂治療專業的服務，在數量與範圍上都有所成長，新興與已存的臨床應用會被探索與開展。某些似乎是新興的音樂治療專業領域，事實上是停止階段之後，人們重新對音樂治療再度感興趣。特定領域應用的歷史發展之回顧，可以幫助音樂治療師發現什麼已經在過去得到證實或被反駁，並且對現在與未來的活動建立決定性的考量。

在音樂與醫療之間關係的近期回顧，Kuemmel（1978）強調，音樂與醫療在 800 到 1800 年間，在醫師的訓練與臨床實務上，是構成整體所必需的要件。到十八世紀後期與十九世紀，兩個領域才開始分歧，雖然仍有相似性存在兩者之間（Boxberger, 1963）。Edison 在 1877 年創造留聲機，並在 1896 年引進商業用的圓形膠盤，音樂在醫療治療上的應用，又重新獲得興趣。音樂被使用在白天及晚上睡覺時來轉移注意力。早期的使用也報告應用在手術房來減緩對手術的害怕，並提供協助在局部麻醉的應用上。

留聲機也被用於音樂影響的科學研究，是由醫師對音樂在醫學上應用的興趣所促發。在 1899 年，紐約市的 James Corning 醫師，以頭巾遮蓋臉部做實驗，以排除非計畫中的聲音，使用真空管連結 Edison 留聲機。他的推論是，意識不是必要的，大腦大部分的區域受到有益的影響（Gatewood, 1921）。1903 年，Tarchanoff 執行相似的研究，使用被稱為肌力描記器（ergograph）的儀器。他也推論，意識不是必要的，音樂對生理的影響才是最重要的。大約在世紀轉換時，音樂對生理的影響，透過實驗室對動物與人的研究被探索，這些研究指出，心跳、呼吸率與呼吸量、脈搏跳動率、血壓，及身體分泌，都與不同類型的音樂有關（Light et al., 1954）。

第一個被美國醫療協會（American Medical Association）正式公認，音樂治療應用在一般醫學治療中，是在 1914 年由 Evan O'Neill Kane 醫師所發表。他報告在他的手術室中使用留聲機，在全身麻醉與局部麻醉前，「讓病人從恐怖的情境中緩和與轉移注意力」（Kane, 1914, 1829）。留聲機的優點在於，它可以任憑外科醫師、麻醉師、助手等，一直連續地製造聲音。通常助理會被指示在病人感到疼痛時，和病人說話。在其他時間，幾乎都是安靜沉默的。有了留聲機，有些病人會反映，在整個手術的麻醉過程中，音樂的選擇讓他們感到有活力。

在一篇 1917 年，由 Eva Vescelius——National Therapeutic Society of New York City 的創辦人所撰寫的文章中，她預測「當音樂治療的價值是被了解及體會時，它在治療中將變得是必要的，就如同空氣、水、食物一樣」（1918, 376）。她對這段時間也傳達出希望，當醫院、收容所或監獄可以在有能力的音樂督導下設置音樂設備，音樂的適當性會在其他任何有人的地方同樣被認為是重要的。

一年後，哥倫比亞大學宣稱開創了一個新的科系，稱為「音樂治療系」（Musicotherapy），由 Margaret Anderton 來執教——一位英國籍音樂家，曾與第一次世界大戰中受傷的加拿大軍人們一起工作。她在整形外科及癱瘓案主的技巧上，是讓他們自己創造音樂。她的理論認為，音樂的治療功能之可能性是在於樂器的音色（timbre），特別是由木頭做成的管樂器。她的研究背景來自於測試健康的男性，以決定某些音高或和聲的結合具有特殊的生理影響。例如，一個醫院研究用喉嚨來吹奏指定和絃音的效果，目標是利用此來治療下巴麻痺者（“Columbia University to heal wounded by music,” 1919）。

在本世紀的前半段時間，一般醫療院所使用音樂作為治療工具大量增加，使用在連結麻醉與痛覺缺失者。這個活動的基礎來自於 1920 年，Esther L. Gatewood 博士所發表的文章，認識到採用患者偏好的音樂是重要的，她提出不同時間中，音樂類型選擇的改變的生理解釋。她也強調音樂的重要性在於「維持想要的情緒與態度，並不是在於病患，而是由醫生來負責」（1912, 48）。她描述在音樂中情緒的漸進改變，現在廣為熟悉的情緒改變之「ISO 原理」。Gatewood 提供了音樂在「神經性論據的」（neurological fact）有利影響之特殊基礎。有兩個分開的感官刺激同時進入神經系統，傾向會彼此中和，只剩下較強者，剩下的那一個會進入意識層次。因此，如果個人的注意力是完全集中在某個刺激，例如音樂，這個刺激會有效地排除其他刺激。在 Gatewood 的發表中，他提出一個叫作音樂效應的實驗研究的議題。

決定什麼特殊原理來掌控的特定類型之節奏、旋律、和聲以及機體反應，仍然存有許多問題。這樣的定義資訊對音樂治療在臨床狀況的明智使用是必要的，麻醉的施行就是一個例子（48）。

其中一個答案來自於堪薩斯大學的 Ida L. Hyde，他研究十五位案主的脈搏跳動率與血壓、收縮壓與舒張壓、血液流量的相對速度（relative velocity of blood flow），以及心電圖。他的研究結果對生理藥物方面有特殊的應用，結論如下：

不論聲音或樂器之音樂選擇的提供，對於心血管系統發揮了有利的放鬆功能，也對肌張力、工作能力、消化功能、分泌功能，以及其他身體功能具有利的影響（Hyde, 1924, 223）。

音樂在醫療院所中使用的另一個重要推展，是由醫院中的音樂國家協會（National Association for Music in Hospitals）的 Isa Maud Ilsen 所進行的。Ilsen（1926）宣稱，他在研究與應用音樂作為治療媒介，來減緩外科手術所帶來的疼痛上，有二十年的經驗。他的基本理論是，醫院的音樂必須「所有節奏在一個完美的健康狀態時，能激發身體的活力功能，於此音樂節奏必須是調和的」（15）。

雖然 Ilsen 將節奏視為音樂中基本的治療元素，但有一個反對爵士樂的公眾偏見，認為「僅有爵士」（mere jazz）不具和諧效果，而病房中所需要的是音樂作為可舒緩的媒介，但爵士樂卻具有不和諧的節奏效果。他也考慮到令人悲傷的音樂，對身體病痛及與家人、朋友分離者之憂鬱的不適當效果。他預測音樂需要透過徹底的醫療訓練、醫學倫理，以及科學和治療管理，可以讓它更快成為醫療服務的一個分支。

經過三十年的努力，確信音樂在醫療專業上的重要性，第一個在醫療音樂上的永久性保證是來自於 1929 年 Duke University Hospital。所有臥床的病人透過耳機，兒童或嬰兒則使用海綿橡膠墊子接收器或固定在牆上的麥克風，來接收收音機的刺激。相同的麥克風也安裝在病房中及準備室，在單調的任務中提供音樂，擴音器也同時運用在所有恢復室中（Pickrell et al., 1950）。

隨著音樂治療的研究與應用、技術的改良，以及醫院中使用音樂的論文發表等的增加，使得其他治療單位對在手術室中使用的興趣大增。特別在產科與婦科中，McGlinn（1930）建立了音樂治療使用的歷程，他也回顧了氣態麻醉的負向副作用（例如，噁心、嘔吐、肺部疼痛），這個問題與例如嗎啡與莨菪鹼（scopolamine）等麻醉劑量的治療使用有關。音樂被認為具有可克服恐懼和對付化學媒介。音樂並不會干擾手術室的技術，且可以提供最理想的注意力轉移。McGlinn 也報告，許多醫院使用收音機來陪伴兒童在扁桃腺切除術中的局部麻醉。

雖然大部分 McGlinn 支持的觀點描述音樂應用在各種不同的外科手術歷程中，他也指出，產科與婦科特別應該使用音樂。音樂被報告提供了外科手術病人注意力轉移及更好的氣氛，放鬆手術帶來的緊張感及個人照護，並對手術室中的人員在準備與清除過程中帶來娛樂。作者表示：「對病人來說，音樂無疑能減輕心靈衝擊及降低手術的麻醉劑量。」（682）

直到這段時間，音樂在手術室中的使用已經不再只是對病人，透過擴音器也可以讓所有房間中的人都聽見。在 1932 年，A.F. Erdmann 表示，他的「沉默的留聲機」（silent gramophone）可以用來使病人鎮靜。取代完整的留聲機，它只包括了電動唱機唱頭上的交流電轉盤、一個分離的聲音控制鈕、在前方或枕上的聽筒耳機，及麻醉師的分開接收器。這個儀器特別的時間，有效地傳送所選擇的音樂，到某些特定的人們那兒（Erdmann, 1934）。

1932 年 12 月，在 New York Society of Anesthesiologists 發表後，幾篇報紙和期刊立即刊載了 Erdmann 的流程，包括：*Brooklyn Daily Eagle*、*Scientific American*、*Medical Economics*、*Science Service*，及《紐約時報》。之後的報紙繼續他對音樂及醫療的新聞報導，報告在 International New Thought Alliance 的實務示範。這篇報導由 Harriet Ayer Seymour 的鋼琴家 Ada Cox Fisher，及男中音 Everett A. Engstrom 來示範，他們主張音樂「加上建構思考會是有力量的……以治療疼痛與疾病」（“200 Test Music Cure,” 1933）。

雖然 Esther Gatewood 早在十五年前就提供神經學的基礎，但只有在 1935 年，音樂才使用於打擊與病痛相關的特殊刺激。一位名為 E.S. Best 的牙醫師，將聲音分成兩個部分：聲調與噪音。根據 Best 所說，牙醫器材的噪音會透過骨頭的傳導而加重疼痛，在病人達到害怕時被注意到。使用早期 Gatewood 的神經學原則，Best 指出，當有多個刺激進入時，中樞神經系統會聚焦在一個刺激上。Best 及他的同事以他們發現骨頭傳遞聲音為基礎，設計一個「收音機座椅」，傾向取代聲波震動，且病人傾向會去注意音樂。在各種不同區域的頭骨試驗後，他們提出結論，擴音器應用在「顳骨的乳突（mastoid）部位提供更好的傳遞效果」（Best, 1935, 265）。透過這樣的歷程，他們支持將聲調藉由骨頭傳遞，直接注入頭部聽覺中心，可以提供降低磨牙聲所帶來的不愉快聽覺感受。

小兒科與整形外科病房也在 1938 年開始受到注意，是由於《紐約時報》報導一篇 Harriet Ayer Seymour 的故事，他是 Hospital Music Committee、State Charities Aid Association，及 Isabel Parkman of Bellevue Hospital 的主席。他們指出，交響樂對呼吸與心跳，室外音樂對結核病，進行曲對瘸子，有特殊效果。案主描述包括一個出生就沒有四肢的女孩，在她的學校管絃樂隊中，成為第一個伸縮長號的演奏者，操作樂器時使用袖口、環狀物、鉤子與拉鍊。也描述一個肢體障礙，手腳不能移動的孩子，愉快地演奏著節奏樂器（"Healing' by music," 1938）。

Esther Goetz Gilliland 企圖組織之前的音樂治療專業，在醫療與教育相關的期刊上發表了大量的文章。在 1944 年的文章中，她聲稱實驗已證明「不可否認的」音樂的力量引出生理上的改變，如同增加身體的新陳代謝，增加或減少肌肉能量、降低規律性以促進呼吸系統、改變心血管的反應、降低感覺刺激的反應閾，並增加內部腺體的分泌。雖然大部分她的工作是奉獻給神經精神病學領域，但她對生理醫療方面的音樂使用具有先驅者的地位。

1944 年，Kenneth Pickrell 開始了一個大計畫，在外科手術以及其他醫療部門的所有處置階段，連結使用音樂。他們的目標在於藉由營造一個合適的氣氛，來消除恐懼、建立信心，以及緩和擔憂。他們相信「在病房、麻醉室、開刀房，以及恢復室的音樂介紹，簡化了外科醫師、行政人員、護士的工作，以及或許更重要的是病人」（Pickrell et al., 1950, 144）。

當這個計畫進行，Pickrell 和他的同事發現，音樂有助於事先避免病人對不明聽覺來源的焦慮。經過使用之後，音樂可以幫忙經常感到孤單的病人帶來舒緩及舒服感。音樂使用在局部、脊髓或區域性麻醉的病人中。透過耳機直接對病人彈奏音樂，可以幫助轉移他們對手術儀器噪音的注意力，並轉移他們對手術及病理方面細節的關心。在手術後階段，醫療人員使用音樂來轉移病患的疼痛與不舒服感，並避免對症狀的不關心或過度誇張的反應，及「大腦的不活動」（cerebral inactivity）。他們報告這樣的自我專注（self-preoccupation）也降低藥物的需求、排除混亂感，並且恢復期可以縮短，並感到更多的愉悅感。醫療人員企圖選用特殊類型的治療音樂，產生溫柔、舒服、悅耳動聽感，晚餐後的音樂也使用甜美的管絃樂編排。Hymns 認為，靈魂樂及戰爭音樂會增加緊張感，在手術上是很少被使用的（Pickrell et al., 1950）。

在小兒科病房中，收音機—留聲機音樂被使用來提供孩子愉悅感，並減輕他們監護人的照護。使用每分鐘四十五轉數及自動換片，大量的音樂可以在不換片狀況下持續提供。此外，電子器材，例如，X 光儀器紀錄，並不會被音樂所干擾。

經歷手術的孩子，在給予音樂後，可幫助減緩不舒服的經驗，並脫離不能挽回的心理與生理傷痕。護士與協助者使用故事與音樂，並利用洋娃娃來表演手術的過程，應用了穿衣、餵食，及便盆的使用（Pickrell et al., 1950）。

經過許多科學家的努力，軍隊開始對醫院中受傷或殘障的老兵，進行有效的音樂醫療應用。雖然許多調查已經做過，在 1947 年由包括退休的陸軍外科總長 Norman T. Kirk、Admiral Swanson、海軍醫療部門主席，及 Hawley 將軍、退伍醫療部門主席，組成的團體認為音樂不能像奎寧、盤尼西林及紅外線治療般，作為藥物一樣的療法，他們也不同意使用「音樂治療」（Music Therapy）這樣的標題，及除非研究證實有效的方法才能被使用（Lewis et al., 1947）。

Lewis 與他的同事們相信，對病人來說，音樂僅有超越恢復期所具有的娛樂效果，而沒有醫療所接受的技術存在其中。然而，他們引用一篇未發表的文章，描述一個兩年性計畫的口腔外科手術，在麻醉期間使用音樂。結論是「音樂，可以降低標準的麻醉劑量，這樣的結果可以讓病人從麻醉過程中更快速地且容易地恢復，且沒有發紺的狀況」（546）。

在 1948 年，音樂使用於牙醫治療過程中得到新的注意。在過去超過五十年間的報告，發現氮氧化物麻醉造成的不正常氧氣狀態之危險性。主要的困難是缺氧症與其嚴重的影響，例如，對腦部與其他器官短暫或永久的傷害，是不可回復的。許多可以降低這些危險性的科學與治療技巧，都太危險、價格高，或有法律上的問題。音樂則成功地被使用作為一種轉移注意力的方式。將音樂使用在氮氧化物麻醉，可以降低氧氣的耗損、滿足所有類型的牙醫醫療過程，也不需要經過掙扎或譫妄狀態。病患快速由麻醉狀態回復，占用醫療椅的時間減至最少，不需要協助地離開醫療椅，也不會有風險（Cherry & Pallin, 1948）。

儘管這些工作與研究都在本世紀前半段完成，音樂在醫學方面的發表報告也在雜誌與期刊中發表。醫生對此方便的資料，並沒有完全的興趣及準備好接受這些資訊來源。結果，許多研究都被認為是剛剛開始的。

有一個大規模的研究始於 1948 年，在芝加哥臨床大學（University of Chicago Clinics）（Light et al., 1954）。他們最初的研究包括對二百名在局部、區域與脊髓麻醉的案主使用音樂。病患在手術過程中被觀察，並且在手術的前、中、後做資料的記錄蒐集。結果顯示，選用的音樂對案主在手術前與過程中是有效的。其他觀察與結論則與 Pickrell 及其同儕做的研究相類似（1950）。

當芝加哥臨床大學的研究始於 1948 年 2 月，使用的是攜帶式有線記錄器，但很快被錄音帶記錄器（tape recorder）所取代。任何留聲機或錄音帶設備、擴音器、電源插座，及耳機都被大量使用。之後的改良包括三台錄音機裝置在特殊的音樂房間，音樂可以同時提供到六個不同的手術室、手術前的準備室，及準備手術儀器的房間。

這些研究者發現，音樂可以讓他們降低先前手術中的鎮靜劑用量，而減少大劑量藥物的毒性影響，對病人是較安全的，並加速他們在手術後的恢復。特別是對孩子，音樂被發現可以幫助他們在麻醉過程中增加舒適、安靜感（Light et al., 1954）。

1949 年，芝加哥手術團體使用音樂來連結身體疼痛中的心身症。他們執行一系列手術，包括二十四位消化性潰瘍者的迷走神經切斷術，那是一種有心因性病因的疾病。規則的藥物治療對一般的疼痛與緊張感只有很小的效果，因此，他們考慮在手術過程中使用音樂來達到鎮靜效果。大部分要求半古典音樂，並報告聆聽音樂可以帶來熱情。這些研究者強調重要的是，選用的音樂可以在任何時間鎮靜病患，並且不需要刺激就可以維持他們的注意力（Light et al., 1949）。

Gillespie（1950）提出麻醉與音樂間新的關係，類比於手術團隊與絃樂四重奏之間的關係：

> 麻醉師本質上是「合奏者」之一，在稀有的情況下成為「獨奏者」，更多的時候就像四重奏中的第二小提琴手或中提琴手，也可能像微笑的「大提琴」一樣，提供演奏需要的「基底」（base）或「低音」（bass）（它可能是個不太適宜的雙關語）。雖然麻醉師很少單獨表現，但其貢獻對整體手術過程中是非常重要的（115）。一個麻醉師要學習讓自己的貢獻在整個過程中表現完美，並且具有價值，而足以符合他的稱號（116）。

1950 年，國家音樂治療協會（NAMT）（一個音樂治療專業可發表與出版刊物的組織）所提供的訊息顯示，音樂治療在一般醫療院所使用的研究發表數量，在十年間大量增加，包括音樂治療在放射科、急診室、腦電波、等待室、燒傷中心，及腫瘤科，NAMT 也提供音樂在醫療的應用進展。

參考文獻

Best, E. S. 1935. The psychology of pain control. *Journal of the American Dental Association* 22:256–267.

Boxberger, R. 1963. History of the National Association for Music Therapy, Inc. In *Music therapy 1962,* edited by E. H. Schneider. Lawrence, KS: National Association for Music Therapy.

Cherry, H., and I. Pallin. 1948. Music as a supplement in nitrous oxide oxygen anesthesia. *Anesthesiology* 9:391–399.

Columbia University to heal wounded by music. *Literary Digest* (1 March 1919):59–62.

Erdmann, A. F. 1934. Silent gramophone in local anesthesia and therapy. *Current Researches in Anesthesia and Analgesia, Supplement* 13:70–71.

Gatewood, E. L. 1921. The psychology of music in relation to anesthesia. *American Journal of Surgery, Anesthesia Supplement* 35:47–50.

Gillespie, N. A. 1950. Anesthesia and music. *Current Researches in Anesthesia and Analgesia* 29:114–116.

Gilliland, E. G. 1956. Music therapy rehabilitation. *Hospital Management* 81:46–48, 98–99.
"Healing" by music tried in hospitals. *New York Times* (20 March 1938):5.
Hyde, I. H. 1924. Effects of music upon electrocardiograms and blood pressure. *Journal of Experimental Psychology* 7:213–224.
Ilsen, I. M. 1926. How music is used in hospitals. *Musician* 31:15.
Kane, E. O. 1914. Phonograph in the operating room. *Journal of the American Medical Association* 62:1829.
Kuemmel, W. F. 1978. Music and medicine as interrelated in theory and practice. Cited in V. Moretti, Book Review, *Journal of Music Therapy* 15:157–159.
Lewis, R. D., H. Burris-Meyer, and R. I. Cardinell. 1947. Music as an aid to healing. *Journal of the Acoustical Society of America* 19:544–546.
Light, G. A., W. V. Haymond, H. M. Livingston, and J. Willard. 1949. Use of magnetic recorder "silent" music during operation. *Current Researches in Anesthesia and Analgesia* 28:330–338.
Light, G. A., D. M. Love, D. Benson, and E. T. Morch. 1954. Music in surgery. *Current Researches in Anesthesia and Analgesia* 33:258–264.
McGlinn, J. A. 1930. Music in the operating room. *American Journal of Obstetrics and Gynecology* 10:678–683.
Pickrell, K. L., J. T. Metzger, J. N. Wilde, R. R. Broadbent, and B. F. Edwards. 1950. The use and therapeutic value of music in the hospital and operating room. *Plastic and Reconstructive Surgery* 6:142–152.
200 test music cure. *New York Times* (29 June 1933):22.
Vescelius, E. 1918. Music and health. *Music Quarterly* 4:376–400.

檢視 Taylor 的文章，可看出與實驗性研究及描述性研究使用之架構的不同考量。他並沒有包括方法、結論或討論的部分，歷史性研究的格式，其資料來源是使用邏輯性與批判性思考，以及問題到問題的變化。敘事的結構並不是計畫初始的證據，而是由已被書寫的內容來形塑（Solomon & Heller, 1982）。

從閱讀 Taylor 的文章，Janine 可以決定將音樂使用在轉移身體疼痛的注意力，已經被成功使用多年了。這個歷史訊息提供 Janine 的音樂治療方案一個強而有力的基礎理由。

研究目前在專業中的地位

自從 1950 年之後，研究進展是國家音樂治療協會（NAMT）的主要目標（NAMT, 1950）。然而，相較於某些建立已經數百年的專業，這還是一個很短的歷史。因此，相對屬於少量的研究知識，是靠音樂治療師蒐集的。

第一個分享研究發現的協同努力，是 1951 年 NAMT 在《程序手冊》（*Books of Proceedings*）上發表哲學性、方法學與研究論文開始，這份年刊主要包括專業論文與學會年會上的發表。

在 1964 年，NAMT 開始發行《音樂治療期刊》，一份刊載原始音樂治療研究的期刊。在 1973 年，音樂治療師參與《藝術心理治療期刊》（*Arts Psychotherapy: An International Journal*）的臨床與研究報告討論會，現在改名《心理治療中的藝術》（*Arts in Psychotherapy*）。這本期刊包括結合不同健康專業的報告，例如，心理治療師、藝術治療師、諮商師及音樂治療師。另外，還有其他期刊，《音樂治療》由音樂治療美國協會（AAMT）在 1981 年創立（此期刊已在 1997 年停止出版）。一年後，NAMT 同意並開始著手發行《音樂治療展望》，一本主要記載臨床事件的期刊，但也包含證據基礎的研究。音樂治療師有興趣的專業刊物並不只限於此四種期刊，音樂治療師閱讀與撰寫文章的相關領域，包括諮商界、特殊教育界，及心理學界。然而，上述所提的期刊，確實是音樂在治療上使用的研究資料主要呈現的地方。

摘要

描述性、實驗性、歷史性、哲學性、質性，與單系統研究，都是有用的研究類型，每一種類型有其獨特的優勢與限制。描述性研究與質性研究被使用來決定目前的狀況（例如，一個案主對某一個特定的音樂類型的感覺如何），而實驗性研究與單系統研究方法在探詢什麼將會發生（例如，音樂對智能遲緩兒童的語言反應增進，是否為顯著效果）。

歷史性研究與哲學性研究較描述性與實驗性研究來得不普遍，雖然重要性也很高。歷史性研究討論過去發生什麼（人、地點、形塑音樂治療專業的事件）；哲學性研究涉及什麼可能會發生（定義、澄清，透過邏輯與批判性思考推論勾畫專業的未來）。

一種研究類型並非就比其他的來得好。對研究者來說，選擇適合回答特定問題的研究方法才是最重要的。此外，一種研究類型可能對另一個有重要的影響。例如，哲學性研究者的原則提議，經嘗試透過實驗性研究的方法，或一系列的實驗性發現，可以協助哲學性研究者來建立新的原則。

最後，了解研究發現總是在變遷，是很重要的。一個新且更精巧研究方法的出現，將會反駁過往的研究結論。當有新的研究發現，就會有新的問題產生。理論與方法將會經由過去、現在與未來的研究者所累積的努力成果，而持續地被測試、被精練。

討論問題 Study Questions

1. 研究透過哪三種途徑來影響音樂治療實務？
2. 定義描述性研究，並提供一個使用該技巧的研究例子。
3. 為什麼研究計畫中要有參考文獻的部分是重要的？
4. 研究摘要在研究論文中的功能是什麼？
5. 哲學性研究與歷史性研究有何不同？
6. 《音樂治療期刊》與《音樂治療展望》著重的焦點不同在何處？
7. 哪一種臨床族群是音樂治療師最常研究的？
8. NAMT 的刊物《程序手冊》的目的？
9. 質性研究與實驗性研究間至少兩個相異處為何？
10. 為什麼在單系統研究的治療前，要使用基準線是很重要的事？

參考文獻 References

Aigen, K. 1995. Interpretational research. In *Music therapy research: Quantitative and qualitative perspectives,* edited by B. Wheeler, 329–366. Phoenixville, PA: Barcelona Press.

Berg, B. L. 1998. *Qualitative research methods for the social sciences.* 3d ed. Boston: Allyn and Bacon.

Codding, P. A. 1988. A content analysis of the *Journal of Music Therapy. Journal of Music Therapy* 24:195–202.

Denzin, N. K., and Y. S. Lincoln, eds. 1994. *Handbook of qualitative research.* Thousand Oaks, CA: Sage.

Duerksen, G. 1968. The research process. In *Music in therapy,* edited by E. T. Gaston, 409–424. New York: Macmillan.

Feder, E., and B. Feder. 1981. *The expressive arts therapies.* Englewood Cliffs, NJ: Prentice Hall.

Gilbert, J. P. 1979. Published research in music therapy, 1973–1978: Content, focus, and implications for future research. *Journal of Music Therapy* 16:102–110.

Hanser, S. B. 1974. Group contingent music listening with emotionally disturbed boys. *Journal of Music Therapy* 11:220–225.

———. 1995. Applied behavior analysis. In *Music therapy research: Quantitative and qualitative perspectives,* edited by B. L. Wheeler. Phoenixville, PA: Barcelona Press.

Jellison, J. 1973. The frequency and general mode of inquiry of research in music therapy, 1952–1972. *Council for Research in Music Education Bulletin* 35:1–8.

Meyer, L. B. 1955. Learning, belief, and music therapy. *Fifth Book of Proceedings of the National Association for Music Therapy.* Lawrence, KS: National Association for Music Therapy.

National Association for Music Therapy (NAMT). 1950. *Constitution and bylaws of the National Association for Music Therapy.* Lawrence, KS: National Association for Music Therapy.

———. 1969. Constitution and bylaws of the National Association for Music Therapy, Article 2. *Journal of Music Therapy* 8:59–67.

Ottenbacher, K. J. 1986. *Evaluating clinical change: Strategies for occupational and physical therapists.* Baltimore: Williams and Wilkins.

Patton, M. Q. 1991. *How to use qualitative methods in evaluation.* Newbury Park: Sage.

Payton, O. D. 1988. *Research: The validation of clinical practice.* Philadelphia: F. A. Davis.

Phelps, R., L. Ferrara, and T. B. Goolsby. 1993. *A guide to research in music education.* 4th ed. Dubuque, IA: William C. Brown.

Phillips, K. H. 1989. Learning to read research. *Iowa Music Educator* 43:23–25.

Rainbow, E. L., and H. C. Froehlich. 1987. *Research in music education.* New York: Schirmer.

Solomon, A. I. 1980. Music for the feeble-minded in nineteenth century America. *Journal of Music Therapy* 11:119–122.

———. 1984. A historical study of the National Association for Music Therapy, 1960–1980. Unpublished Ph.D. diss., University of Kansas, Lawrence, KS.

Solomon, A. I., and G. N. Heller. 1982. Historical research in music therapy: An important avenue for studying the profession. *Journal of Music Therapy* 19:236–242.

Taylor, D. B. 1981. Music in general hospital treatment from 1900 to 1950. *Journal of Music Therapy* 18:62–73.

Wolfe, D. 1980. The effect of automated interrupted music on head posturing of cerebral palsied individuals. *Journal of Music Therapy* 17:184–206.

單次音樂心理治療的療程架構

接下來是一個音樂治療療程架構的例子，結合了諮商與治療性音樂經驗兩部分的逐步程序。這個架構有充分彈性讓不同類型的治療性音樂經驗使用，例如，樂器即興創作、引導性的樂曲聆聽、音樂與律動，及運用不同諮商技巧，例如，現實治療、人本治療等。然而，這些架構的階段能邏輯地導向有效的治療改變。如果因為治療過程或案主之需求，每個階段可能會重複或替換。這個療程架構是導向治療團體的「此時此刻」，及團體架構中的具體行為改變，因此，特別適合在音樂治療的精神醫療情境。

階段一：介紹

這個階段可能會持續十到二十分鐘，對將案主導引到團體、團體規則，及團體目標是必要的。並分成以下五個小步驟。

1. **團體、時間與地點的定向**：治療者要自我介紹，解釋團體性質、療程的時間、實施的規則，並驅散案主的焦慮感。
2. **建立團體目標**：治療者要解釋團體的治療目標、團體的架構，及團體活動，可以讓案主有機會達成之治療性的改變。
3. **評估目前情緒、關心議題，及行為狀態**：鼓勵案主說出目前的情緒、想法、重要事件，及關心的議題。這個討論可以促進下個步驟

資料來源：Michael H. Thaut, 1992. In *An Introduction to Music Therapy: Theory and Practice*, by William B. Davis, Kate E. Gfeller, and Michael H. Thaut, 278-281. Dubuque, IA: McGraw-Hill Companies.

中，個人議題的建立，並且可以給予治療者對團體功能及治療需求的看法。

4. **建立個人與團體目標**：案主被要求在治療者引導下，建立療程中的個人議題。案主須簡要地說出在團體中欲達成的目標。而團體目標，例如，關心社交互動，也可以被設定。
5. **預想治療的結果，與個人在團體中可以得到的益處**：治療者要回顧案主的個人目標，並解釋接下來的療程階段可以怎麼樣幫忙達到每一個目標。因此，案主在整個治療過程中會有清楚的重點，來幫忙了解每個活動的治療意義及被預期的益處。

階段二：治療性音樂經驗

案主在階段一中已經有足夠的準備後，就可進入治療性音樂經驗的階段，並了解預期的治療意義。治療性音樂經驗是要模擬真實生活經驗，並轉換到具有治療性意義的音樂活動中。例如，透過音樂活動來再創造或示範社交互動模式，或使用音樂來教導案主對他人傳達感覺與想法。也可以用音樂來幫助回憶生命中的重要生活經驗，透過音樂，正向的情緒經驗可以幫案主進入對自我的正向訊息，因而創造愉快的情緒狀態，並提升案主尋求行為改變的動機。

治療性音樂經驗可以緩和案主的焦慮，讓他們敞開心胸去思考治療的改變。達成這些目標的音樂治療技巧，包括：引導性的樂曲聆聽、樂器與聲音的即興創作、合唱、音樂與律動、音樂與想像技巧、結合其他藝術媒介的音樂……等（Unkefer, 1990）。

階段三：刺激的反思

在此階段是經由口語互動以澄清，並解釋治療性音樂經驗。三個小步驟如下：

1. **刺激確認**（stimulus verification）：治療者與案主討論音樂刺激或音樂經驗的品質與特性。包括關於聽到了什麼、做了什麼、傳達了什麼情緒，或經驗的美感品質如何被知覺到，這些將有助於澄清團體的知覺，與確定案主知覺的真實基準。
2. **刺激解釋**（stimulus interpretation）：治療師鼓勵案主將他們的感覺與想法，跟音樂經驗作連結。有關案主的感覺與想法是如何被音樂所影響，在這個階段是重要的。
3. **刺激評估**（stimulus evaluation）：治療師引導案主，透過與治療性音樂經驗相關的歷程，進入個人的議題中。治療師與案主討論治療性音樂經驗是如何能幫助達到案主的治療性目標。

階段四：改變

在這階段，治療者引導案主朝向去了解，治療經驗與案主生命中所關注的治療之間的關聯性。這個階段可以分為兩個緊密相關的小步驟：

1. **連結**：治療者與案主討論，治療性音樂經驗如何反映出，案主生命中所關心的治療性問題與議題。這些問題與關心的議題，在不同媒介——音樂——中的經驗價值，要在這個階段被澄清。
2. **應用**：以上一小步驟連結為基礎，治療者與案主現在要準備討論，治療性音樂經驗在案主的治療歷程中的特殊應用。治療者與案主要澄清、定義，並討論先前獲得的知識與行為經驗。

階段五：計畫

此階段關心的是，對治療改變形成具體計畫，並承諾去實行這些計畫，在進行下一小步前，至少要有一個簡短的承諾可以被檢視。

階段六：回顧

最後一個階段的重點是對療程做個結束，並回顧療程的目標與治療結果。以下有三個次步驟：

1. **事件摘要**：治療師與案主回顧，並摘要療程的事件、經驗與過程。
2. **治療性音樂摘要**：治療師與案主澄清並檢視治療性音樂經驗，對每位成員個人議題在治療學習與改變中的角色。
3. **預先檢視**：治療師解釋時間、地點，下一次會談的性質，並提醒案主對實現自己的治療計畫做承諾與努力。

參考文獻 References

Unkefer, R., ed. 1990. *Music therapy in the treatment of adults with mental disorders*. New York: Schirmer.

推薦書目 Selected Readings

曲目與資源文獻

Bayless, K. M., and M. E. Ramsey. 1982. *Music: A way of life for the young child.* St. Louis, MO: C. V. Mosby.
Birkenshaw, L. 1982. *Music for fun, music for learning.* 3d ed. Toronto: Holt, Rinehart and Winston.
Bitcon, C. H. 1976. *Alike and different: The clinical and educational use of Orff-Schulwerk.* Santa Ana, CA: Rosha Press.
Bright, R. 1972. *Music in geriatric care.* New York: St. Martin's Press.
Bruscia, K. E. 1987. *Improvisational models of music therapy.* Springfield, IL: Charles C Thomas.
Cassity, M. D. 1977. Nontraditional guitar techniques for the educable and trainable mentally retarded residents in music therapy activities. *Journal of Music Therapy* 14:39–42.
Chavin, M. 1991. *The lost chord: Reaching persons with dementia through the power of music.* Mt. Airy, MD: Eldersong.
Chosky, L., and D. Brummitt. 1987. *120 singing games and dances for elementary schools.* Englewood Cliffs, NJ: Prentice Hall.
Clark, C., and D. Chadwick. 1979. *Clinically adapted instruments for the multiply handicapped: A sourcebook.* Westford, MA: Modulations.
Elliot, B. 1982. *Guide to the selection of musical instruments with respect to physical ability and disability.* St. Louis, MO: Magnamusic-Baton.
Ficken, T. 1976. The use of songwriting in a psychiatric setting. *Journal of Music Therapy* 13:163–172.
Graham, R. M., and A. S. Beers. 1980. *Teaching music to exceptional child: A handbook for mainstreaming.* Englewood Cliffs, NJ: Prentice Hall.
Graham, T. L. 1986. *Fingerplays and rhymes for always and sometimes.* 2d ed. Atlanta, GA: Humanics.
Haselbach, B. 1978. *Dance education: Basic principles for nursery and primary school.* London, England: Schott.
———. 1981. *Improvisation, dance, and movement.* St. Louis, MO: Magnamusic-Baton.
Henry, D., C. Knoll, and B. Reuer. 1986. *Music works: A handbook of job skills for music therapists.* Stephanville, TX: Music Works.
Hoshizaki, M. K. 1983. *Teaching mentally retarded children through music.* Springfield, IL: Charles C Thomas.
Karras, B. 1980. *Down Memory Lane.* Wheaton, MD: Circle Press.
———. 1989. *Moments to remember: Topics and ideas for reminiscence groups.* Mt. Airy, MD: Eldersong.
———. 1990. *Say it with music: Music games and trivia.* Mt. Airy, MD: Eldersong.
Knoll, C., and D. Henry. 1995. *Music Works: A handbook of job skills for music therapists.* Stephanville, TX: Music Works.

Krout, R. 1983. *Teaching basic guitar skills to special learners.* St. Louis, MO: Magnamusic-Baton.
———. 1995. *Beginning rock guitar for music leaders: Skills for therapy, education, recreation and leisure.* St. Louis, MO: Magnamusic-Baton.
Lathom, W. B., and C. T. Eagle, eds. 1984. *Music therapy for handicapped children,* vols. 1, 2, and 3. Lawrence, KS: Meseraull Printing.
Mettler, B. 1975. *Group dance improvisations.* Tucson, AZ: Mettler Studios.
Nelson, E. L. 1986. *The great rounds song book.* New York: Sterling.
Nordoff, P., and C. Robbins. 1971. *Music therapy in special education.* New York: John Day.
———. 1977. *Creative music therapy.* New York: John Day.
Palmer, H. 1981. *Hap Palmer favorites: Songs for learning through music and movement.* Sherman Oaks, CA: Alfred.
———. 1987. *Songs to enhance the movement vocabulary of young children.* Sherman Oaks, CA: Alfred.
Polisar, B. L. 1985. *Noises from under the rug: The Barry Polisar songbook.* 2d ed. Silver Spring, MD: Rainbow Morning Music Alts.
Rykov, M., and G. Hewitt. 1994. *Last songs: AIDS and the music therapist.* 2d ed. Toronto: Music Therapy Series of Metropolitan Toronto.
Schulberg, C. H. 1981. *The music therapy sourcebook: A collection of activities categorized and analyzed.* New York: Human Sciences Press.
Shaw, J. 1993. *The joy of music in maturity.* St. Louis, MO: Magnamusic-Baton.
Shaw, J., and C. Manthey. 1996. *Musical Bridges: Intergenerational music programs.* St. Louis, MO: Magnamusic-Baton.

音樂的心理學與人類學

Berlyne, D. E. 1971. *Aesthetics and psychobiology.* New York: Appleton-Century-Crofts.
Dainow, E. 1977. Physical effects and motor response to music. *Journal of Research in Music Education* 25:211–221.
Hodges, D. A., ed. 1996. *Handbook of music psychology.* 2d ed. San Antonio: IMR Press.
Merriam, A. P. 1964. *The anthropology of music.* Evanston, IL: University of Chicago Press.
Meyer, L. B. 1956. *Emotion and meaning in music.* Chicago: University of Chicago Press.
Radocy, R. E., and J. D. Boyle. 1996. *Psychological foundations of musical behavior.* 3d ed. Springfield, IL: Charles C Thomas.
Springer, S. P., and G. Deutsch. 1985. *Left brain, right brain.* New York: Freeman.

音樂發展／音樂教育／音樂治療的原則、理論與歷史

Alley, J. M. 1979. Music in the IEP: Therapy/education. *Journal of Music Therapy* 16:111–127.

Atterbury, B. W. 1990. *Mainstreaming exceptional learners in music.* Englewood Cliffs, NJ: Prentice Hall.

Borczon, R. M. 1998. *Music therapy: Group vignettes.* Gilsum, NH: Barcelona Press.

Boxberger, R. 1962. Historical bases for the use of music in therapy. In *Music Therapy 1961,* edited by E. H. Schneider. Lawrence, KS: National Association for Music Therapy.

Boxhill, E. H. 1985. *Music therapy for the developmentally disabled.* Rockville, MD: Aspen Systems.

———. 1998. *The miracle of music therapy.* Gilsum, NH: Barcelona Press.

Bright, R. 1997. *Music therapy and the dementias: Improving the quality of life.* St. Louis, MO: Magnamusic-Baton.

Brotons, M., S. M. Koger, and P. Pickett-Cooper. 1997. Music and the dementias: A review of literature. *Journal of Music Therapy* 34(4):204–245.

Bruscia, K. E. 1987. *Improvisational models of music therapy.* Springfield, IL: Charles C Thomas.

———. 1989. *Defining music therapy.* Spring City, PA: Spring House.

———. 1991. *Case studies in music therapy.* Gilsum, NH: Barcelona Press.

Cassity, M. D., and J. E. Cassity. 1995. *Multimodal psychiatric music therapy for adults, adolescents and children: A clinical manual.* St. Louis, MO: Magnamusic-Baton.

Clair, A. A. 1996. *Therapeutic uses of music with older adults.* Baltimore: Health Professions Press.

Clark, M. E. 1986. Music therapy-assisted childbirth: A practical guide. *Music Therapy Perspectives* 3:34–41.

Cohen, G., and O. L. Gericke. 1972. Music therapy assessment: Prime requisite for determining patient objectives. *Journal of Music Therapy* 9:161–189.

Darrow, A. A. 1985. Music for the deaf. *Music Educators Journal* 71:33–35.

Darrow, A. A., and G. N. Heller. 1985. Early advocates of music education for the hearing-impaired: William Wolcott Turner and David Ely Bartlett. *Journal of Research in Music Education* 33:269–279.

Davis, W. B. 1987. Music therapy in nineteenth-century America. *Journal of Music Therapy* 24:76–87.

———. 1993. Keeping the dream alive: Profiles of three early twentieth-century music therapists. *Journal of Music Therapy* 30(1):34–45.

DiGiammarino, M. 1990. Functional music skills of persons with mental retardation. *Journal of Music Therapy* 27(4):209–220.

Furman, C. E., ed. 1996. *Effectiveness of music therapy procedures: Documentation of research and clinical practice,* 2d ed. Silver Spring, MD: National Association for Music Therapy.

Gaston, E. T., ed. 1968. *Music in therapy.* New York: Macmillan.
Gfeller, K. E. 1984. Prominent theories in learning disabilities and implications for music therapy methodology. *Music Therapy Perspectives* 2:9–13.
———, ed. 1986. *Fiscal, regulatory, and legislative issues for the music therapist.* Washington, DC: National Association for Music Therapy, Inc.
———. 1987. Music therapy theory and practice as reflected in research literature. *Journal of Music Therapy* 24:176–194.
———. 1987. Songwriting as a tool for reading and language remediation. *Music Therapy* 6:28–38.
Gfeller, K. E., and A. A. Baumann. 1988. Assessment procedures for music therapy with hearing-impaired children: Language development. *Journal of Music Therapy* 25:192–205.
Gibbons, A. C. 1988. A review of literature for music development/education and music therapy with the elderly. *Music Therapy Perspectives* 5:33–40.
Gilbert, J. P. 1977. Music therapy perspectives on death and dying. *Journal of Music Therapy* 14:165–171.
Godley, C. A. 1987. The use of music therapy in pain clinics. *Music Therapy Perspectives* 4:24–28.
Goll, H. 1994. *Special education music therapy with persons who have severe/profound retardation: Theory and methodology.* New York: Peter Lang.
Hanser, S. 1985. *Music therapist's handbook.* St. Louis, MO: Warren H. Green.
Heller, G. N. 1987. Ideas, initiatives, and implementations: Music therapy in America. *Journal of Music Therapy* 24:35–46.
Isenberg-Grezeda, C. 1988. Music therapy assessment: A reflection of professional identity. *Journal of Music Therapy* 25:156–169.
Lucia, C. M. 1987. Toward developing a model of music therapy intervention in the rehabilitation of head and trauma patients. *Music Therapy Perspectives* 4:34–39.
Maranto, C., ed. 1991. *Application of music in medicine.* Silver Spring, MD: National Association for Music Therapy.
Maranto, C. D., and K. E. Bruscia, eds. 1987. *Perspectives on music therapy education and training.* Philadelphia: Temple University.
McDonald, D. T., and G. M. Simons. 1989. *Musical growth and development: Birth through six.* New York: Schirmer.
Michel, D. M. 1985. *Music therapy: An introduction, including music in special education.* 2d ed. Springfield, IL: Charles C Thomas.
Michel, D. M., and J. L. Jones. 1992. *Music for developing speech and language skills in children: A guide for parents and therapists.* St. Louis, MO: Magnamusic-Baton.
Munro, S. 1984. *Music therapy in palliative/hospice care.* St. Louis, MO: Magnamusic-Baton.
Peters, J. S. 1987. *Music therapy: An introduction.* Springfield, IL: Charles C Thomas.
Plach, T. 1997. *The creative use of music in group therapy.* 2d ed. Springfield, IL: Charles C Thomas.

Pratt, R. R., and R. Spintge, eds. 1996. *Music medicine, vol 2.* St. Louis, MO: Magnamusic-Baton.
Rainbow, E. L., and H. C. Froehlich. 1987. *Research in music education.* New York: Schirmer.
Rorke, M. A. 1996. Music and the wounded of World War II. *Journal of Music Therapy* 23(3):189–207.
Roskam, K. S. 1993. *Feeling the sound: The influence of music on behavior.* San Francisco: San Francisco Press.
Ruud, E. 1978. *Music therapy and its relationship to current treatment theories.* St. Louis, MO: Magnamusic-Baton.
Scartelli, J. P. 1989. *Music and self-management methods.* St. Louis, MO: Magnamusic-Baton.
Scovel, M. A., and B. Houghton, eds. 1990. *Reimbursement guide for music therapists: Phase one.* Washington, DC: National Association for Music Therapy.
Solomon, A. I. 1984. A historical study of the National Association for Music Therapy, 1960–1980. Unpublished Ph.D. diss., University of Kansas, Lawrence, KS.
———. 1993. A history of the *Journal of Music Therapy:* The first decade (1964–1973). *Journal of Music Therapy* 30(1):3–33.
Solomon, A. I., and G. N. Heller. 1982. Historical research in music therapy: An important avenue for studying the profession. *Journal of Music Therapy* 19:236–242.
Standley, J. M. 1986. Music research in medical/dental treatment: Meta-analysis and clinical applications. *Journal of Music Therapy* 20:69–87.
———. 1991. *Music techniques in therapy, counseling and special education.* St. Louis, MO: Magnamusic-Baton.
Standley, J. M., and C. A. Prickett, eds. 1994. *Research in music therapy: A tradition of excellence.* Silver Spring, MD: National Association for Music Therapy.
Steele, A. L., ed. 1985. *The music therapy levels system.* Cleveland, OH: Cleveland Music School Settlement.
Thaut, M. H. 1983. A music therapy treatment model for autistic children. *Music Therapy Perspectives* 1:7–13.
———. 1987. A new challenge for music therapy: The correctional setting. *Music Therapy Perspectives* 4:44–50.
———. 1988. Rhythmic intervention techniques in music therapy with gross motor dysfunction. *Arts in Psychotherapy* 15:127–137.
Unkefer, R., ed. 1990. *Music therapy in the treatment of adults with mental disorders.* New York: Schirmer.
Wheeler, B. 1983. A psychotherapeutic classification of music therapy practices: A continuum of procedures. *Music Therapy Perspectives* 1:8–10
———, ed. 1995. *Music therapy research: Quantitative and qualitative perspectives.* Gilsum, NH: Barcelona Press.
Wigram, T., R. West, and B. Saperston, eds. 1995. *The art and science of music therapy: A handbook.* Chur, Switzerland: Harwood Academic.
Wilson, B. L., ed. 1996. *Models of music therapy interventions in school settings: From institution to inclusion.* Silver Spring, MD: National Association for Music Therapy.

相關文獻的資源

Bear, M., B. Connors, and M. Paradiso. 1996. *Neuroscience: Exploring the brain.* Baltimore: Williams and Wilkins.

Berg, G. L. 1998. *Qualitative research methods for the social sciences.* 3d ed. Boston: Allyn and Bacon.

Birren, J. E., and K. W. Schaie, eds. 1996. *Handbook of the psychology of aging.* 4th ed. San Diego: Academic Press.

Bleck, E. E., and D. A. Nagel, eds. 1982. *Physically handicapped children: A medical atlas for teachers.* 2d ed. New York: Grune and Stratton.

Corey, G. 1996. *Theory and practice of counseling and psychotherapy.* 5th ed. Pacific Grove, CA: Brooks/Cole.

Corey, M., and G. Corey. 1987. *Groups: Process and practice.* 3d ed. Monterey, CA: Brooks/Cole.

Corsini, R. J. 1989. *Current psychotherapies.* Itasca, IL: F. E. Peacock.

Cratty, B. J. 1979. *Perceptual motor development in infants and children.* Englewood Cliffs, NJ: Prentice Hall.

Crystal, D. 1980. Introduction to language pathology. Baltimore: University Park Press.

Cunningham, W. R., and J. W. Brookbank. 1988. *Gerontology: The psychology, biology, and sociology of aging.* New York: Harper and Row.

Delisa, J. A., ed. 1988. *Rehabilitation medicine: Principles and practice.* Philadelphia: Lippincott.

Diagnostic and statistical manual of mental disorders—IV. 1994. Washington, DC: American Psychiatric Association.

Donnellan, A., ed. 1985. *Classic readings in autism.* New York: Teachers College Press.

Dowling, J. E. 1992. *Neurons and networks: An introduction to neuroscience.* Cambridge, MA: Belknap Press of Harvard University Press.

Farber, S. D. 1982. *Neurorehabilitation: A multisensory approach.* Philadelphia: W. B. Saunders.

Feder, E., and B. Feder. 1981. *The expressive arts therapies.* Englewood Cliffs, NJ: Prentice Hall.

Feil, N. 1993. *The validation breakthrough: Simple techniques for communicating with people with" Alzheimer's type dementia."* Baltimore: Health Professions Press.

Gallahue, D. L. 1982. *Developmental movement experiences for children.* New York: Wiley.

———. 1982. *Understanding motor development in children.* New York: Wiley.

Groden, G., and M. G. Baron, eds. 1988. *Autism: Strategies for change.* New York: Gardner Press.

Kandel, J. H., J. H. Schwarz, and T. M. Jessell. 1995. *Essentials of neural science and behavior.* Stamford, CT: Appleton and Lange.

Kavale, K. A. 1988. *Learning disabilities: State of the art and practice.* Boston: College Hill Press.

Madsen, C. K. 1986. Research and Music Therapy: The necessity for transfer. *Journal of Music Therapy* 23(2):50–55.

Masdau, L., L. Sudarsky, and L. Wolfson, eds. 1997. *Gait disorders of aging.* Philadelphia: Lippincott Raven.
Meier, S. T. 1989. *The elements of counseling.* Pacific Grove, CA: Brooks/Cole.
Moursound, J. 1990. *The process of counseling and therapy.* Englewood Cliffs, NJ: Prentice Hall.
Ottenbacher, K. J. 1986. *Evaluating clinical change: Strategies for occupational and physical therapists.* Baltimore: Williams and Wilkins.
Papalia, D. E., C. J. Cameron, and R. D. Feldman. 1996. *Adult development and aging.* New York: McGraw-Hill.
Parente, R., and D. Herman. 1996. *Retraining cognition: Techniques and applications.* Gaithersburg, MD: Aspen.
Reisberg, D., ed. 1992. *Auditory imagery.* Hillsdale, NJ: Lawrence Erlbaum.
Shore, K. 1986. *The special education handbook.* New York: Teachers College Press.
Shott, S. 1990. *Statistics for health professionals.* Philadelphia: Saunders.
Spence, A. P. 1989. *Biology of human aging.* Englewood Cliffs, NJ: Prentice Hall.
Spivak, B. S., ed. 1995. *Evaluation and management of gait disorders.* New York: Marcel Dekker.
Strub, F. W., and F. W. Black. 1992. *Neurobehavioral disorders: A clinical approach.* Philadelphia: F. A. Davis.
Sullivan, P. E., P. D. Markos, and M. A. D. Minor. 1982. *An integrated approach to therapeutic exercise: Theory and clinical application.* Reston, VA: Reston.
U.S. Department of Education. 1988. *Summary of existing legislation affecting persons with disabilities.* Washington, DC: Office of Special Education and Rehabilitation Services.
Wade, D. T., R. Langton-Hewer, C. E. Skilbeck, and R. M. David. 1985. *Stroke: A critical approach to diagnosis, treatment, and management.* Chicago: Yearbook Medical Publications.
Walsh, K. 1994. *Neuropsychology: A clinical approach.* New York: Churchill Livingstone.
Warren, B., ed. 1993. *Using creative arts in therapy: A practical introduction.* New York: Rutledge.
Weiner, M. B., A. J. Brok, and A. M. Snadowsky. 1987. *Working with the aged.* 2d ed. Norwalk, CT: Appleton-Century-Crofts.
Yalom, I. 1983. *Inpatient group psychotherapy.* New York: Basic Books.

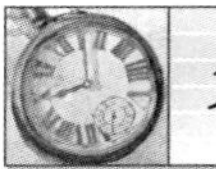

名詞解釋 Glossary

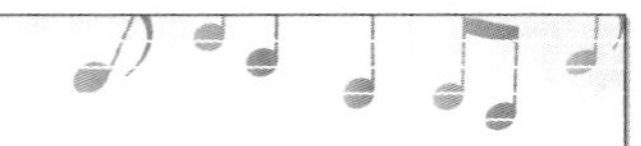

Acquired hearing loss 後天性聽力損失

出生後才產生的聽力損傷。

Acuity 敏銳度

感官敏銳度（通常與視覺或聽覺有關）。

Adventitious 偶發性

出生時並未發生。

Aesthetics 美學

對於藝術與優美事務的感受力；亦指人類對於精緻藝術之反應的研究。

Alzheimer's disease 阿茲海默症

一種因大腦結構變化所產生的失智症。此失智症會造成漸進、穩定的認知功能衰退。

Anaclitic depression 依附性憂鬱

在嬰兒七到三十個月大時，因為與主要照顧者分離而產生的一種憂鬱狀態。症狀包括無精打采、情感表現匱乏、厭食，以及活動力降低。

Analgesic 止痛劑

降低或消除疼痛的藥品（例如阿斯匹靈）。

Anoxia 缺氧症

因為疾病或創傷所造成的腦部缺氧。

Anxiety disorder 焦慮性疾患

一組特徵包含非真實或極度的焦慮、恐慌發作或逃避行為的診斷。

Aphasia 失語症

使用或理解語言的能力受損。

Apraxia 失用症

在沒有癱瘓麻痺或任何感覺中樞受損的情況下，卻無法將說話時所使用的肌肉組織組成有意義的動作。較為緩和的狀態，稱為「構音困難」（dyspraxia）。

Aptitude　性向

對於學習的自然能力。

Arteriosclerosis　動脈硬化症

一組特徵包含動脈壁變厚與硬化的疾病。

Articulation　發音

在說話時所產生的個別聲音。

Assessment　衡鑑

在治療開始前一個蒐集資訊的過程，能提供有關案主過去與現在情況的完整敘述。這些蒐集到的資訊，接著會使用在發展治療策略，以及估算治療時程。

Association through contiguity　藉由接近而連結

時間接近使得兩件分隔的事件因而產生連結。

Astigmatism　散光、亂視

因眼角膜的不正常彎曲造成的視力不良。

Atlantoaxial instability　頸椎不穩定

常在唐氏症患者中被發現，一種在上脊椎段彎曲的狀況。

Attending behavior　專注行為

指能夠完整地完成一項任務的能力。

Audiologist　聽力學家

處理聽力科學的健康照護專家。其工作多半包含為嚴重聽障者實施聽力測驗、適配助聽器、管理康復治療。

Auditory awareness　聽力覺察

對環境中的聲音知覺。

Auditory nerve　聽覺神經

將資訊從內耳（耳蝸）傳送至大腦的神經纖維，使資訊能在大腦內獲得整理。

Auditory training　聽力訓練

以協助聽障者為目標的復健過程，使其將剩餘且仍能使用的聽覺功能發揮至最大。

Autonomic nervous system 自主神經系統

中樞神經系統的一部分，會自動調節不同生理過程，如呼吸、心律、新陳代謝。

Baseline 基準線（運用於行為矯治）

指試圖改變某種行為之前的基準。

Behavior modification 行為矯治

系統性運用的學習理論以消弱、強化或維持某目標行為。

Central nervous system 中樞神經系統

大腦與脊椎神經。

Central processing 中樞處理

使用記憶、推論以及評估，把接受到的刺激加以處理分類。

Cerebral aneurysm 腦動脈瘤

因動脈組織的薄弱而造成的大腦動脈壁腫塊。

Civilization 文明時期

第一個文明時期出現在西元前五千到六千年間，具文字溝通、城市興起，以及醫療與科學成就等特徵。

Cochlea 耳蝸

內耳中小型蝸牛狀的結構，包含把聲音傳送到聽覺神經的一個重要感覺接收器。

Cochlear implant 人工耳蝸

一種為了重度聽力損傷患者所設計的聽覺輔助器材。

Cognition 認知

認識的歷程，如同複雜的思考技能。

Cognitive behavior modification 認知行為改變

包含自我增強和自我評估的行為矯治技術。

Cognitive pain control 認知疼痛控制

運用心理策略以緩和不適。

Communication 溝通

指人與人彼此互動的廣泛過程。

Conductive hearing loss　導傳性聽障

因外耳或中耳異常而造成的聽力衰退。

Confidentiality　保密原則

在法律範圍內所設置的原則，以求保護案主的隱私權。

Congenital　先天的

出生時即存在的。

Deaf　耳聾（聾人）

此名稱於此有兩種聽力學上的狀況：其一指甚少或完全沒有聽力的狀況；另外，亦用來形容聽力受損者的一種稱呼，相對於有聽力的人，他們在社會性和政治性被歸屬於聾人。

Delusions　妄想

缺乏事實根據的非實際信念。

Dementia　失智症

一種特徵為多重認知缺陷的疾病，含有超過十多種以上的相似情況，包括阿茲海默症。

Descriptive research　描述性研究

描述現存狀況為何的研究類型，用調查來蒐集資料便是一種常見的描述研究工具。

Discrimination　辨別力

分辨兩種或以上不同物件或事件間之差異的能力（例如，分辨兩個不同的聲音或字詞）。

Down's syndrome　唐氏症

基因不正常所導致的特定智能不足疾病。

Duration recording　時距記錄

為測量某一特定行為持續發生時間的記錄技術。可利用總時間數來測量，或計算在特定期間內，所發生的行為表現之百分比。

Dysarthria　構音困難

因中樞或末梢神經系統受損，而造成肌肉控制能力喪失，導致不完整的口語發音。

Dyslexia　識字困難

一種閱讀能力障礙的疾病。此名稱多半使用在疑似神經性障礙，而造成的閱讀問題。

Embolus　栓子

在血液中因血塊造成的阻塞物。

Endocardium　心內膜

心臟內層。

Endogenous　內因性

來自於身體內的。

Etiology　病因學

某一情況被造成或產生的原因。

Executive function　執行功能

對於適應行為不可或缺的決策能力。

Exogenous　外因性

來自身體外的外在因素。

Experimental research　實驗性研究

探討在某特定因素或條件的影響下，「可能將會發生」的情況。

Expression　表達

對於所接受到的刺激，能夠在許多不同的選擇中選出適當反應的能力。

Expressionism　表現主義

與藝術哲學相關聯的一種信念，認為音樂本身有能夠激起情緒的能力，並也認為音樂本身的結構特徵能夠引領出意義。

Expressive language　表達性語言

語言的產物，如說話或書寫。

Felt needs　感覺需求

一種衡鑑取向，含括案主興趣、價值觀與態度在治療計畫中。

Field of vision　視野

指由外圍至中心所有眼睛能看到的範圍。

Four cardinal humors　四體液說

源自西元前 380 年，並影響了醫學二千年左右的一種醫療理論。認為人體健康是來自人體內的四種液體（血液、黏液、黃膽汁、黑膽液）之間的平衡，而不平衡則會引起疾病。

Fragile X syndrome　X 染色體易裂症

一種造成智能障礙的遺傳疾病。

Frequency　頻率

每秒中，由聲音源所產生音波數〔以赫茲（Hz）為測量單位〕，每秒鐘的音波數愈大，則聲音愈高，440Hz 約為鋼琴上中央 C 上的 A 音符。

Frequency recording　頻率記錄

一個實用的觀察技術，用來記錄在觀察中某行為的次數。

Generalization　類化

將從某一情境中習得的資訊應用於不同情境的能力。

Geriatrics　老人醫學

關注高齡照護與高齡醫療問題與治療的醫學次專科。

Gerontologist　老人學家

鑽研於一個或多個關於老化不同面向的人。

Gerontology　老人學

研究老化現象的科學研究，包含了老化過程與衰老歷程，亦包括高齡者的相關問題和成就。

Goal　目標

對治療之期望成果的廣泛陳述。

Gustation　味覺

和辨別嘗味有關的，指覺察鹹味、甜味、酸味與苦味的能力。

Hedonic　快樂論的

與愉快喜悅有關的。

Historical research　歷史性研究

反映思考「過去事件」（what was），用以了解和現在關聯的過去。

Homeostasis 體內平衡

維持生化反應和身體狀態穩定性的身體能力。

Hospice 安寧療護

減輕和消弱在疾病末期時的疼痛感，以及其他困難的症狀。依照每位案主的特定需求，安寧療護計畫可能包含了看護服務、心理諮商、音樂治療、神職人員，和培訓志工。

Huntington's disease 杭丁頓氏舞蹈症

一種相較下較為罕見的遺傳性神經疾病，會影響運動控制。

Hyperkinesia 運動機能亢進

不正常性的運動活動增進。

Hypoactivity 活動過少

少於正常的運動活動量。

Hypothermia 低體溫症

體溫顯著低於正常值的一種狀況。

Hypotonia 肌肉張力不足

指肌力的缺乏。

Iconicity 仿同性

依照結構特性來模仿某種感受、物件或事件的一種藝術類型。

Individualized education plan (IEP) 個別化教育計畫

在公立學校就讀的障礙學生均需要有其個別化教育計畫，此計畫能作為決定孩童可能的最佳教育方案之藍圖，並由特教人員諮詢團隊和該學生家長或監護人來填寫。

Intensity 強度（聲學）

指由聲音源所產生的聽覺能量之程度，此名稱與主觀名詞音量（loudness）相關聯。

Interdisciplinary team 跨專業團隊

指由一群健康專家共同協調合作，並制定治療計畫的團體。

Intracranial hemorrhage 顱內出血

頭顱內血管破裂。

Ischemia 缺血

血管中的障礙物造成的血流不足。

Iso principle 同質原理

使音樂和案主的情緒相符合，並且再慢慢轉變以產生影響，使得案主達到期望情緒狀態的一種技術。

Language 語言

用來溝通傳遞思想或感受的口語或非口語表現，大多包含在特定族群中普遍被了解的口說、書寫或手勢符號系統。

Language arts 語言藝術

利用語言的學術活動，如閱讀、演講、書寫，或拼字。

Limbic system 邊緣系統

包含情緒和動機狀態，位於大腦中央的神經網絡。

Localization 定位化

使某一物件、聲音或事件固定在一特定位置或地點。

Mainstreaming 主流教育

將障礙學生安置於一般正規教育場域，而非在特殊教育班級內。

Masking 遮蓋

利用另一種聲音來掩蓋某種聲音刺激的過程（例如，用喜悅的音樂來掩蓋刺耳的牙鑽聲音）。

Mental retardation 智能障礙

形容與一般大眾相較下，智力功能有明顯低於平均的現象；同時，適應性行為障礙亦存在，且在發展時期便開始有明顯的現象。智能障礙可能肇因於產前、產程與產後。

Minimal brain dysfunction 輕微腦部失能

使輕微智障兒童產生學習困難的一種輕微的神經異常。

Mnemonic 記憶符號

旨在幫助記憶。

Mobility 移動性

在空間中從現階段姿勢轉換到期望位置。

Mood disorder 情感性疾患

一種主要表現為情緒混亂的心理疾病，以憂鬱或極度高亢等為特徵。

Moral treatment 道德治療

利用藝術、閱讀、音樂或體能教育等方法，來治療精神疾病的一種十九世紀末期漸進式療程。

Music therapy 音樂治療

利用音樂刺激來改變不健康行為，使其能被較佳適應性的行為所替代的一門行為科學。

Neurofibromatosis 神經纖維瘤病

一種神經與皮膚系統的遺傳性疾病，又稱 von Recklinghausen's 疾病。

Neuroleptic drugs 抗精神病藥物（同 antipsychotic drugs）

用來治療精神疾病的藥物。

Normalization 常態化

整合物件、事件及其相互影響的過程，使治療環境能夠與一般日常生活相似。

Object classification 物件分類

例如，對於不同顏色和形狀的辨識。

Object 目的

在達到最終目標的過程中，先描述出一個立即性的目標，以視為完成目標前的一個小步驟。

Olfactory 嗅覺

與聞出味道相關。

Orientation 定向感

使用感官知覺處理，來完成找出個體在環境中重要物件與自身定位的相關聯。

Ossicles 小骨

在中耳內，負責傳導對音覺能量反映的三塊小型骨頭（槌骨、砧骨與鐙骨）。

Parallel play 平行遊戲

在兒童發展的一個階段裡，幼小的兒童在遊玩當中，各玩各的，並缺少社會互動行為。

Paralysis 麻痺、癱瘓

負責運動活動的神經系統中，神經或肌肉機制的損傷，而造成的運動功能喪失或受損。

Parkinson's disease 帕金森氏症

對身體動作造成影響的一種神經疾病。

Passive activities 被動式治療活動

在退化老人的復健治療場景中，僅需來自案主少量的口語或反應行動，而使用的音樂或其他活動。

Patterned sensory enhancement (PSA) 模組化感官增強

一種音樂治療的技術，利用音樂中的時間性、視覺空間性和力度模式，來創造動作提示的結構。

Perception 知覺

將感官接收到的訊息加以組織整理或詮釋理解的處理過程。

Perceptual disorder 知覺障礙

從感官中所接受到的物件、關係或資訊品質，發生了覺察上的混亂。

Perinatal 出生前後的

指在產前、產程、產後的短暫時間。

Personality disorder 人格疾患

一種精神疾病，個體表現出極端且不彈性的人格特質，使得在工作、學校和人際關係中均產生困難。

Phenylketonuria (PKU) 苯酮尿症

一種會遺傳的代謝缺陷，因人體喪失了分解體內物質苯氨酸的能力，而造成嚴重的腦部損害。

Philosophical research 哲學性研究

研究者對於「應該的樣子」（what ought to be）所發表的意見。

Postlingual 習語後

指發生在獲得成人說話和語言的原則結構之後。

Postnatal 產後

指出生後的時期。

Potentiation 潛伏性

準備性。

Prelingual 習語前

指在獲得成人說話和語言的原則結構之前的一段時期（大約出生後的前三年）。

Preliterate societies 史前社會

在還沒有書寫溝通系統，且無農業或政治結構，亦或尚無固定住所的文化階段。

Prenatal 產前

指出生前的時期。

Prescriptive framework 制式架構

一種衡鑑取向，在案主沒有太多參與時，治療師根據案主的弱點和限制而設計出治療計畫。

Pressured speech 無法克制地說個不停

多半在躁症發作時的症狀，患者變得極度多話，同時可能感受到一種無法克制，需要持續說話的迫切衝動。

Primary aging 初級老化、先天性老化

由遺傳因素促使系統性身體器官功能衰退，每個人的整體老化速度是由初級老化與次級老化兩者共同決定的。

Psychogenic 心因性的

因心理衝突或壓力所產生的苦惱。

Qualitative research 質性研究

旨在著重與描述人類感官認知與感受的一種研究風格，質性研究是在案主的社會環境裡進行一段時間，以個體或是小型團體為對象。

Rational medicine 理性醫療

根據實徵證據所做的健康或疾病研究。

Reality orientation 現實定向

對老人實行的一種技術，利用反覆資訊對失去定向感和混亂案主進行再教育，亦指對於人、地、日期、時間或其他環境事、物的正確感知。

Reception 接收

對於視覺、聽覺或其他感官的知覺。

Receptive language 語言理解

了解口語或書寫等形式之語言的能力。

Referential meaning 指示意義

哲學信念，認為音樂的意義形成來自於聆聽者將音樂與非音樂性的事物之間所產生的連結。

Refractive 折光結構

指眼睛內部聚焦光線的結構，例如，視網膜、眼角膜和水晶體。

Reliability 信度

指行為測量測驗的一致性。

Reminiscence 生命回顧

結構性地對過去生命事件或經驗的再檢閱，這是用於高齡者一個重要的治療工具。

Remotivation 再激勵

為刺激老人思考和語言互動，並強化其社交能力的一種治療技術。

Residual hearing 剩餘聽力

可用的聽力（指失去聽覺能力，但仍能聽到部分聲音的人）。

Resource room 資源教室

為幫助有特殊障礙的身心障礙學生而設立，並含有特別設備與教職員之教室。

Retina 視網膜

位在眼球後面，具光線敏感性的細胞層，以接受視覺影像，並將訊息傳到視覺神經。

Rhythmic auditory stimulus (RAS)　節奏性聽覺刺激

促進頻率運動（特別像是踏步）的一種技術。

Schizophrenia　精神分裂症

一種嚴重的精神疾病，患者會感受到嚴重的思想、知覺、情緒和動作上的扭曲。

Secondary aging　次級老化

壓力、創傷、疾病等，皆會影響老化，每個人的整體老化速度，是由初級老化與次級老化兩者共同決定的。

Senescence　衰老

自然不可避免的身體系統效能衰退，是老化過程中的一個自然現象，並不被認為是失功能的。

Sensorimotor　感覺動作

指像走路或跑步等，需要靠感官與運動機能互動而成的行為。

Sensorineural hearing loss　感覺神經性聽力障礙

因為耳內感官或神經機能（耳蝸和聽覺神經）受損所造成的聽力損傷。

Sensory modulation　感官調節

在中樞神經系統裡，處理感官刺激反應的過程。

Sensory training　知覺訓練

協助老人重組對環境聯繫感的一種復健治療技術。

Seriation　序列性

依照物體的尺寸、數量或屬性加以歸類分組。

Short-term memory　短期記憶

在訊息發生後的短時間內，再回想的能力。

Single systems research　單系統研究

在案主的社會或治療環境內，對一個或一小群案主進行的一種研究種類。

Spatial relationship　空間關係

諸如上／下、內／外等空間性的關係。

Speech-language pathologist 語言病理學家、語言治療師

協助溝通障礙患者，使其能夠順利產生語言，或協助他們使用語言擴大器的健康照護專家。

Startle reflex 驚嚇反射

對於巨大、突然的聲響所產生的不自主肌肉反應。

Syntax 語法

語言的文法系統。

Tactile 觸覺

與觸碰知覺相關。

Task analysis 作業分析

將一個技巧分解為較小的序列步驟的方法。

Temporal relationships 時間關係

事件的時間順序，例如，第一、第二、最後等。

Tertiary aging 三級老化

指在極為年長者身上，所發生的迅速改變。

Therapeutic instrumental music playing (TIMP) 治療性樂器演奏

一種音樂治療技術，用來鍛鍊肌肉，並強化細或粗的動作技能。

Thrombus 血栓

阻礙動脈血流的血塊。

Transient ischemic attack (TIA) 暫時性腦缺血發作

短時間腦內血流中止所造成的狀況。

Treatment plan 治療計畫

為幫助案主達成所要行為的預設目標，而設計逐步進行的計畫。

Validity 效度

指測驗所測量到預期目標的程度。

Vestibulocochlear nerve 前庭耳蝸神經

內耳中掌管聽力與平衡感的結構。